Caroline Raasch

Impressum

4. Überarbeitete Ausgabe September 2024
1. Auflage Juni 2023

Druck und Distribution im Auftrag der Autorin:
tredition GmbH, An der Strusbek 10, 22926 Ahrensburg, Germany.
Coverdesign: Nina Raasch, www.ninaraasch.com
Layout und Satz: WIBES Agentur UG

ISBN Softcover: 978-3-347-91180-2
ISBN Hardcover: 978-3-347-91181-9
ISBN E-Book: 978-3-347-91182-6

Hinweis: Alle Aussagen zur Astrologie beziehen sich in ihrer ursprünglichen Basis auf das System der „Münchner Rhythmenlehre" von Wolfgang Döbereiner.

Die Deutsche Nationalbibliothek verzeichnet diese Publikation in der Deutschen Nationalbibliografie; detaillierte bibliografische Daten sind im Internet über http://dnb.dnb.de abrufbar.

WIE AUS GOTT GOOGLE WURDE

Dieses Buch ist nicht nur meiner Tochter gewidmet, ich habe es für sie geschrieben!

Inhaltsangabe

Künstliche Intelligenz, künstliche Befruchtung, Roboterbienen – ist das die Normalität von morgen? Wir zucken ja kaum mehr, wenn wir mehr und mehr Berichte darüber lesen, aber machen wir uns wirklich klar, wo das alles hinführt? Und noch viel wichtiger ist die Frage, wie wir überhaupt an diesen Punkt gekommen sind.

Wir selbst lassen uns zu einem Ding machen, denken über Ersatzorgane, das Internet der Dinge, womöglich noch über Chips im Körper und Gehirn nach, als wäre das der normale Lauf der Dinge. Der Transhumanismus klopft nicht nur mehr leise an unsere Tür und noch immer gibt es keinen Aufschrei.

Die griechischen Mythen sind voll von unerbittlichen Strafen gegen Menschen, die sich über die göttliche Weisheit erhoben haben. Das war das höchste Vergehen überhaupt! Nichts anderes tun wir seit Jahrhunderten und sind an einem Punkt angekommen, an dem wir uns im nächsten Schritt nur noch selbst zerstören können, wenn wir nicht endlich innehalten.

Die größte Weisheit des Menschen besteht darin, die Hypothese einer kosmischen Ordnung zu akzeptieren und in dieser seinen Platz zu finden, anstatt sich darüber zu erheben. Wir müssen begreifen, dass das Menschsein Grenzen hat, die niemals durch irgendeine Art Technik dauerhaft durchbrochen werden können, dass Krankheit in einer polaren Welt zur Heilung des Menschen dazugehört – als eine gesunde Korrektur – individuell wie kollektiv – und diese Vorstellung des allmächtig gewordenen Menschen, Krankheit wie ein Unkraut auf dem Feld einfach ausrotten zu wollen, ist eine wahnsinnige Illusion, die das ganze Menschsein aufhebt.

Der Gott des Christentums trägt uns nicht mehr, die Wissenschaft hat in den letzten Jahrhunderten diese Rolle übernommen und nicht nur jedes Maß verlassen, sie kann uns ebenfalls nicht tragen. Es wird Zeit für ein neues Gottesbild und das finden wir nicht allein im Außen, wir müssen dafür auch nach innen schauen. Wir haben die geistige Ebene der Welt und mit ihr unsere Seele weitgehend aus dem Alltag verdrängt und leben in einem materialistischen Weltbild. Wir brauchen dringend ein neues Weltbild – eines, in dem alles im Universum als ein sinnvolles Ganzes erkannt wird.

Dieses Buch schlägt eine Brücke zwischen der Welt, in der wir heute angekommen sind und der Weisheit unserer Ahnen sowie des Kosmos, die in gleicher Weise in jedem von uns angelegt ist und uns in nahezu jedem Alltagsbereich begegnet – sei es in der Medizin, der Wissenschaft oder der Psychologie – und zeigt ebenfalls, dass alles, was inhaltlich nicht gelebt werden kann, funktional zur Erscheinung werden muss. Aus kosmischer Sicht der Vollständigkeit von allem darf auch eine astrologische Betrachtungsweise nicht fehlen.

Wenn wir uns die Zusammenhänge im Großen wie im Kleinen, also im übergeordneten weltlichen Kontext wie in unserem ganz persönlichen Leben bewusst machen, können wir aufhören, in Kategorien wie Schuld und Unschuld oder Richtig und Falsch zu denken, müssen uns aber auch mit unseren eigenen Ängsten und verdrängten Emotionen auseinandersetzen und aufhören, unser Ungelöstes auf unsere Kinder zu übertragen. Wir können in der Tiefe erkennen, wie weit wir uns vom Lebendigen in uns selbst, unseren Mitmenschen und der Natur regelrecht abgespalten und unser Ur-Bedürfnis nach Sicherheit ins Außen verlagert haben.

Noch können wir anhalten und auf ganz neuer Erkenntnisebene zu dem werden, was uns als Menschen ausmacht. Der Wandel wird jedoch nicht von außen kommen, nur von innen, und jeder Einzelne kann dafür mehr tun als er denkt.

Inhalt

Einleitende Worte

Mein Buch habe ich 2016 ganz ungeplant mit dem drängenden Gefühl begonnen, meine gewachsenen Erkenntnisse aus 25 Jahren Heilpraxis und fast 30 Jahren Astrologie – die von der Mythologie für ein wirkliches Verständnis nicht trennbar ist – vor allem für meine Tochter zu formulieren. Wo es mich hinführen würde, konnte ich damals nur ahnen und die aktuelle Zeit hat mit dem, was sie deutlich hervorgebracht hat, mein Buch in gewisser Hinsicht sogar erst vollendet.

Die therapeutische Begleitung sehr vieler Menschen über so lange Zeit hat mich, nicht nur vor dem Hintergrund der Astrologie, immer demütiger werden lassen. Das Leben auf diese Art zu betrachten ermöglicht tiefe Einblicke in oft ungeahnte Zusammenhänge und Strukturen, die dadurch ein großes heilendes Potenzial in sich tragen. Ebenso offenbart sich eine alles durchdringende Sinnhaftigkeit der Ereignisse, die einem auch dann noch Halt gibt, wenn die Welt so schwankt, wie sie es derzeit tut.

Mich faszinieren von jeher die tiefen Zusammenhänge im Leben der Menschen, genau wie die in der Welt, im Sichtbaren wie im Unsichtbaren. Es ist immer wieder gigantisch, was uns das Leben offenbart, wenn wir genauer hinschauen. Alles, was wir in der Welt finden, ist auf allen Ebenen gleichermaßen angelegt – bildhaft, inhaltlich oder funktional. Und jede Ebene drückt im Prinzip das Gleiche aus, häufig in beeindruckender Weise und Genauigkeit, vor allem aber in seiner Folgerichtigkeit. Es zeigt uns, dass sich hinter dem, was wir an der Oberfläche erkennen, tiefe Wahrheiten verbergen und sich das Leben im Grunde nur vollständig zeigen kann, wenn wir den unsichtbaren Teil integrieren, der sich oft im Bildhaften erschließt.

Alles Äußere, scheinbar noch so stabile, ist vergänglich. Manchmal von einer Sekunde zur anderen. Ein geliebter Mensch stirbt plötzlich, ein Unfall verändert alles, das Haus geht in Flammen auf, die Firma meldet Insolvenz an. Und in der Welt begegnen uns die Katastrophen auf anderer Ebene. Ohne einen Sinn dahinter zu erkennen, den uns diese Zusammenhänge offenbaren, kann man gefühlt leicht daran zerbrechen.

Mit unserem aktuellen Weltbild neigen wir leider dazu, alles einzeln zu betrachten und für alles plausible Begründungen zu suchen, aber wir können die Dinge, die uns im Leben widerfahren – im persönlichen genau wie im gesellschaftlichen Bereich – im Grunde nur wirklich begreifen, wenn wir sie im Gesamtkontext betrachten. Wir leben in einer sichtbaren und einer unsichtbaren Welt – etwa analog zum Leben auf der Erde und im Himmel, was sich in den alten Mythen wunderbar bildhaft zeigt – und Halt gibt uns nicht das Verankertsein in der sichtbaren, sondern nur das Verwurzeltsein in der unsichtbaren Welt.

In der Literatur wurden viele der Zusammenhänge zwischen Himmel und Erde schon oft aus verschiedensten Blickwinkeln beleuchtet, aber ich habe immer etwas vermisst. Auch wenn es dabei im weitesten Sinne meist um den „Himmel" geht – als wichtigsten Teil des Unsichtbaren – schaut inhaltlich fast niemand auf diesen. Ohne die Astrologie, der ältesten Wissenschaft überhaupt, können solche komplexen Betrachtungsweisen aus meiner Sicht jedoch nicht vollständig sein, denn sie offenbaren noch eine ganz andere Seite der Zusammenhänge – auch wenn mir vollkommen bewusst ist, dass auch ich mich diesen in ihrer göttlichen Tiefe nur annähern kann.

Auf den ersten Blick mögen einige der Kapitel weder viel miteinander noch mit der Astrologie zu tun haben. Die Inhalte der Kapitel bauen jedoch aufeinander auf, daher möchte ich Ihnen empfehlen, die Kapitel in der Reihenfolge zu lesen und auch bei Fragen und möglichen Unverständlichkeiten einfach weiter zu lesen. Die Struktur ähnelt einem Vergrößerungsglas – je näher ich herangehe, desto deutlicher wird alles – immer bezogen auf einen übergeordneten Zusammenhang, der allem Sein zugrunde liegt und sich im Großen wie im Kleinen wiederfindet. An vielen Stellen ist es das ganzheitliche Weltbild und im Besonderen unsere derzeitige Lebenssituation, die sich durch die Astrologie sehr eindrücklich vermittelt und gespiegelt in den verschiedenen Themenbereichen wiederfindet. Genauso findet sich früher wie heute alles in allem wieder – daher fange ich mit der Antike an und werde im Jetzt enden.

Ich habe in den ersten Kapiteln einige Bilder aus der griechischen Mythologie und aus der Bibel herausgenommen, um bestimmte Zusammenhänge deutlich zu machen – und nicht etwa, weil ich hinter der Art der kirchlichen Religionsausübung stehen würde, sondern weil das

Christentum der Glaube ist, der in unserem Kulturkreis am bekanntesten und die griechische Mythologie am eindrücklichsten ist und sich darüber hinaus im astrologischen Tierkreis wiederfindet. Alle diese Bilder zeigen in ihrem Kern elementare Wahrheiten, auch wenn wir vielleicht nie erfahren werden, in welcher Tiefe die Menschen damals schon um die Inhalte gewusst haben. Ich kann die einzelnen Bilder in ihrer Reichhaltigkeit in meinem Rahmen hier nur berühren, aber das reicht aus, um sich der Essenz dessen zu nähern, was ich vermitteln möchte.

Mir ist durchaus bewusst, dass die Mythen heute beinahe in Vergessenheit geraten sind und teilweise sehr kritisch betrachtet werden. Aber es wäre vermessen, wenn wir uns für intelligenter hielten als unsere Urahnen es waren. Wir haben zwar enorm an Wissen gewonnen, aber sicher nicht an Weisheit. Und so tief wir heute in der Lage sind, die technische und rationale Welt mit verschiedensten Methoden oder Messgeräten zu durchdringen, so ist es möglich, in der anderen Richtung ebenso tief einzutauchen. Nur dort ist und bleibt der Mensch das wichtigste Messgerät. Und dem haben unsere Vorfahren intuitiv noch vertraut.

Die Astrologie entstammt in ihren weisen und beeindruckenden Ursprüngen ebenfalls dieser Zeit und ist vielen Menschen heute eher fremd und höchstens auf oberflächlichem Niveau bekannt. Es ist mir nicht nur ein Herzensanliegen, die Astrologie aus ihrem unseriösen Schattendasein zu befreien, sondern mit der umfassenden Betrachtungsweise, die auch Astrologen durchaus noch bereichern kann, vor allem Menschen anzusprechen, die sich einer ganzheitlichen Weltsicht bislang nicht so richtig nähern konnten, weil sie vielleicht nicht wussten, wo sie hätten anfangen sollen – ihnen das alles entweder zu philosophisch, zu kompliziert oder zu esoterisch erschien – aber dennoch spüren, dass es mehr gibt als das, was wir an der Oberfläche sehen, anfassen oder wissenschaftlich untersuchen können und die grundlegende Basis des Lebens einfach gar nicht mehr stimmt.

Auf der Ebene der verschiedenen Ansätze und Blickwinkel versuche ich alles in einen sinnvollen Zusammenhang zu bringen und dieses möglichst einfach und lebensnah zu formulieren – aber dennoch geht es sehr in die Tiefe, da uns letztendlich nur das durch unwegsame Zeiten trägt, was wir wirklich im Innersten begriffen haben. Das ist mit dem, was rein über den Intellekt verstanden wird, nicht möglich. Ich stelle mit vielen Beispielen den Bezug zu dem her, was uns im Alltag begegnet, in der Hoffnung, dass sich diese Betrachtung der Welt möglichst vielen Menschen erschließen möge, die das – scheinbar bequemere – materialistische Weltbild bislang nicht verlassen haben. Insbesondere möchte ich auch die jungen Menschen ansprechen, da all das in keiner Schule oder Universität im Gesamtzusammenhang unterrichtet wird – was dringend nötig wäre.

Ich habe ebenso für meine vielen wunderbaren Klienten geschrieben – ohne die ich wiederum dieses Buch nie hätte schreiben können – und die immer noch mehr wissen wollten und wollen, aber die Zeit in den Beratungsterminen für die Fülle der vielschichtigen Themengebiete nie ausreicht. Darüber hinaus erstaunt es mich im Praxisalltag immer wieder, dass viele Zusammenhänge für Menschen – obwohl sie alternative Beratungswege suchen und egal, welchen Bildungsstand sie haben – in ganz neuem Licht erscheinen, dass sie den anderen nicht für eigenes Leid und Unwohlsein verantwortlich machen können oder das Erlebte ebensowenig einfach nur dem Pech zuzuordnen ist, genau wie auch die scheinbar verpassten Chancen immer einen tieferen Sinn haben – und nicht sehen, dass alles im Außen die Antwort auf das eigene Innenleben ist.

In jedem Kapitel stand ich eingangs erneut vor dem gleichen Problem – ein Teil aus der untrennbaren Einheit herauslösen zu müssen – aber wir können uns tiefere Zusammenhänge eben immer nur in Teilbereichen erschließen. Beispielsweise ist die Angst vor dem „Tod" ohne die Auseinandersetzung mit den in uns angelegten „Schatten" überhaupt nicht zu fassen – genauso spielt das „Böse" dort hinein, ebenso wie das Gesetz der Polarität. Man könnte den Eindruck gewinnen, das am Ende der meisten Kapitel im Kern eine ganz ähnliche Aussage steht – und genau so ist es auch und muss es auch sein, da wir uns in der Essenz allen Lebens immer auf den gleichen Ursprung beziehen und alles nur auf die inhaltliche Einheit zulaufen kann.

So hat jede scheinbare Wiederholung ihren Sinn und die Inhalte kommen, wie im Leben, immer in neuem Kontext, in einer Art rhythmischer Wiederkehr zu Ihnen, bis sie verinnerlicht werden können. Und Ihr Leben wird das Seinige dazu beitragen, alles zu vertiefen, bis es zu Ihrer eigenen inneren Gewissheit geworden ist und in Ihnen weiterwirken kann.

Beim Schreiben kam mir immer wieder das faszinierende Bild eines Kaleidoskops aus der Kindheit. Man blickt hinein in eine tiefe dunkle Röhre und beim Drehen derselben purzelten die winzigen bunten Glassteinchen im Inneren in immer wieder wechselnden geometrischen Bildern und Mustern zusammen, die sich spiegelten und so perfekt waren wie ein Eiskristall in seiner Struktur. Bei jedem Drehen immer wieder anders und scheinbar ganz neu und perfekt geordnet. Aber der Inhalt ist immer der gleiche und immer da! Wie der eine Geist! Das ist für mich das Leben. Der Inhalt – weder im Kaleidoskop noch im Leben – verändert sich nicht, nur zeigt er sich mit jeder neuen Zeitqualität und in jedem Moment in einem anderen Bild. Jedes auch noch so scheinbare Durcheinander trägt eine tiefe innere Ordnung in sich.

Es geht mir daher nicht um eine Negativierung einzelner Bereiche, obwohl es jede Menge berechtigte Kritik gäbe, die ich auch benennen werde, wie beispielsweise bei den Themen Kirche, Schulmedizin oder der aktuellen Genderdiskussion, sondern mehr um das Verstehen, dass auch diese in der heutigen Form sehr wahrscheinlich erstmal ihren Platz haben mussten, denn es ist alles Teil des Ganzen und seiner Entwicklung. Für einen wahrhaften Wandel ist es aus meiner Sicht elementar zu begreifen, was uns diese Entwicklungen spiegeln. In der Essenz gehört alles zu einem ineinandergreifenden System, aus dem es im Grunde nur einen Ausgang gibt: Und das ist der Weg zurück zu uns selbst – in Verbindung mit der geistig-göttlichen Seelenebene.

Entstanden ist ein Buch für den Umbruch, in dem wir uns derzeit befinden. Ein Buch, in dem sich Ansätze für Antworten finden. Im Außen, aber vor allem in unserem Inneren.

„Der Ozean ist groß und er wird immer größer von dem, was er verschlingen muß, denn je mehr Bewußtsein dem Menschen verlorengeht, desto mehr Land des Bewußsteins wird vom Wasser verschlungen. Und da können sie so viel Deiche bauen, wie sie wollen. Das Wasser kommt.“[1]

Wolfgang Döbereiner

DER GLAUBE

Solange wie der Mensch existiert, stellt er die Frage nach dem Sinn des Daseins. Die alten Mythen, deren Glaube im Prinzip zur eigentlichen Grundlage aller Religionen wurde, sind der Ursprung, die Phänomene des Lebens zu erklären, die sich dem Intellekt nicht erschließen. Die stete Suche nach dem Göttlichen entspricht zu allen Zeiten einem inneren Wunsch, das eigene Erdendasein in seiner Vollständigkeit zu begreifen.

So wie der Mensch nach dem Sinn des Lebens sucht, sucht er gleichermaßen nach einer Ordnung, die ihm Halt bietet. Diese Struktur findet man in allen alten Mythen, die die Geschehnisse auf der Erde, verbunden mit dem scheinbar Unerklärbaren des Lebens, in Gottheiten und bildhafte Geschichten einteilten und damit eine Art „Weltordnung" herstellten.

Diesen Halt benötigen wir in gleicher Weise im Großen, also im übergeordneten Zusammenhang, genau wie im Kleinen, auf das eigene Leben bezogen. Wir wollen wissen, wo wir herkommen und wo wir hingehen. Es ist gleichermaßen wichtig zu wissen, wer unser leiblicher Vater ist, was Gott eigentlich bedeutet und wie wir morgen unsere Miete bezahlen werden. Vor allem die Frage nach dem Ursprung – ebenfalls im Großen und im Kleinen – ist unendlich wichtig, auch wenn wir diese meist erst später im Leben stellen.

Das Ur-Bedürfnis nach Sicherheit spiegelt uns auch die Tierwelt. Es vergeht keine Sekunde, in der ein Vogel beim Picken nicht die Umgebung beobachtet. Wir hingegen möchten potenzielle Gefahren, alles Unbekannte, durch Erkennen und Aufklärung möglichst einschätzbar machen. Der heutige, seiner eigenen Seele oft fremd gewordene Mensch, schließt dafür in allen Bereichen Versicherungen ab, die aber nicht im Ansatz die Sicherheit ersetzen, die man hat, wenn man sich in der Welt sinnhaft eingebettet fühlt und aus der inneren Sicherheit, der Gewissheit des eigenen Empfindens heraus lebt. Jeder, der da angekommen ist, spürt den Unterschied deutlich.

Fehlt uns der Sinn oder können wir das Gefühl der Sicherheit nicht entwickeln, wird unsere innere und äußere Entwicklung beeinträchtigt sein. Wenn ein Weg unsicher oder nicht gut geebnet ist, können wir eben nur langsam und vorsichtig oder manches Mal gar nicht weitergehen. Das gilt für den einzelnen Menschen, ebenso wie für die Welt im Ganzen. Es gibt jedoch einen Trieb in uns und in allem, was existiert, sich weiterzuentwickeln, eine höhere Ebene zu erreichen, verbunden mit der Fähigkeit sich veränderten Bedingungen anzupassen. Beides ist wie ein Ur-Rudiment in der Natur von allem Seienden verankert. Stillstand existiert nirgends.

Unsere Vorfahren haben instinktiv erfasst, dass es für alles auf der Erde eine Analogie im Himmel geben muss. Sie nahmen die Welt noch als Ganzes wahr und stellten Zusammenhänge zwischen Sichtbarem und Unsichtbarem her. Alles, was sie empfanden, was sie erlebten, wovor sie Achtung hatten, Greifbares genau wie Ungreifbares, fand sich wieder in der Zuordnung zu Göttern und Geistwesen, die all das Wahrgenommene verkörperten. Alle Urgötter standen für eine übernatürliche Kraft, die man sich nicht erklären konnte, eine Kraft, vor der man Respekt und sicher auch Angst hatte. Da man kaum physikalisches oder technisches Wissen besaß, war beispielsweise das Donnern des Himmels oder die Bewegung der Sterne, die man schon vor Tausenden von Jahren beobachtet hat, nur allzu leicht vorstellbar als ein Zeichen des Himmels. Alle Naturvorgänge waren einem unbewusst seelischen Geschehen zugeordnet, egal, ob es sich um den Wechsel der Jahreszeiten handelte, um Regenzeiten oder Gewitter, um Fruchtbarkeit oder den Tod, um Himmel und Erde, Mann und Frau oder die Entstehung der Welt.

Diese oft schwer zu fassenden, meist paradoxen Inhalte – weil sie gleichermaßen etwas enthüllen, wie sie es auf der anderen Seite verbergen und ebenso etwas nicht Artikulierbares, aber tief Empfundenes, enthalten, ließen sich, weil sich noch nicht alles dem Bewusstsein erschloss, am besten bildhaft darstellen oder abstrakt beschreiben. Am Anfang vermittelten die Menschen das Wahrgenommene in realen Bildern, wie alte Höhlenmalereien oder Körperbemalungen früherer Stämme zeigen. Mit der Entwicklung der Sprache erzählten sie sich, was sie instinktiv, also unbewusst, wahrnahmen oder träumten, genau wie das, was sich ihnen offenbarte, und so fand sich nach und nach die damalige Sinnsuche in immer dichteren Mythen und Geschichten wieder, deren seelische Essenz in nahezu allen Kulturen ähnlich ist.

Kapitel 1.1

Ein kurzer Ausflug in die Anfänge der alten Mythen

Es ist bemerkenswert, dass die Reste früherer und schon untergegangener Kulturen vor allem eines hinterlassen haben – und das sind Hinweise auf eine göttliche Ebene. Egal, ob wir auf die alten Tempel und die Art ihrer Erbauung schauen, auf Kathedralen oder Götterstatuen oder die Rituale der Menschen. In den alten bekannten Schriften überwiegen ebenfalls die Hinweise auf eine Existenz Gottes, ganz gleich, ob wir die griechischen Sagen nehmen, die hinduistische Bhagavad Gita oder das Gilgamesch-Epos.

Die ersten schriftlichen religiösen Aufzeichnungen existieren aus den ältesten Hochkulturen in Mesopotamien und dem alten Ägypten (etwa 5000 bis 4000 v. Chr.). Durch sie wurde auch die griechische Religion beeinflusst, die uns in unseren Breitengraden in Form der griechischen Mythologie (seit etwa 2000 v. Chr.) am bekanntesten geworden ist.

Schon in der mittleren Altsteinzeit (vor etwa 120.000 bis 130.000 Jahren) gibt es Hinweise, dass die Menschen ein religiöses Weltbild hatten – auch wenn sich über dessen Form Wissenschaftler teilweise noch heute streiten. Auf jeden Fall glaubte man an ein Leben nach dem Tod und an die Macht des Himmels. Für die Menschen war das Leben weitgehend vorherbestimmt und in allen Mythen spielten die überirdischen

Kräfte, denen selbst die Götter unterlagen, eine große Rolle. So war es selbstverständlich, dass die Götter durch Opfer und Gebete verehrt wurden oder man erbat etwas von ihnen – eine reiche Ernte oder ein gutes Weiterleben nach dem Tod. Und für Schamanen und Priester gehörte es zum Leben, die Götter oder die Geistige Welt anzurufen, um Rat fragend und diese in Form von Opferritualen gnädig zu stimmen.

Das Thema Fruchtbarkeit war ebenfalls ein zentrales Thema der Menschen und wurde übergeordnet immer durch Mutter Erde dargestellt. Die männliche Fruchtbarkeit fand sich im Bezug zum Himmel und zum Wettergott, der sich mit der Mutter Erde vereinigte und die uns nährenden Pflanzen als Kinder der Erde zum Wachsen brachte. Die Verbindung von Himmel und Erde wurde als eine Art heilige Hochzeit aufgefasst, als Beginn von allem.

Die Wiedergeburt wurde fast nie von einer Kultur infrage gestellt. In manchen mythischen Fruchtbarkeitsritualen erschien eine gestorbene Gottheit nach dem Tod in periodischen Abständen wiederholt auf der Erde. Im Sichtbaren zeigte sich das Thema besonders an den früheren imposanten Gräbern und Bestattungsritualen. Damit drückt sich die Hoffnung oder das tiefe Wissen um die Wiedergeburt aus, genauso wie das fortwährende, neu sprießende Leben und Sterben der Pflanzen mit Wiedergeburt in Verbindung gebracht wurde.

Wichtig für das Weiterleben im Jenseits war ebenso die Unversehrtheit des menschlichen Körpers. Dafür diente die sorgfältige Mumifizierung und die aufwendige Gestaltung der Grabanlagen, Pyramiden und Felsengräber. Oft waren die Toten auf Getreide oder später auf Kräuter gebettet, um die Wiedergeburt in einer anderen Welt symbolhaft zu unterstützen.

Die Vorstellungen vom Weiterleben nach dem Tod war das, wovor die Menschen die meiste Achtung hatten. Vielleicht war es ihnen in ähnlicher Form schwer greifbar, wie es uns das heute noch ist und wahrscheinlich immer bleiben wird. Deshalb war es wichtig, die Ahnen gut zu behandeln und sie mit allem auszustatten, was sie im Jenseits brauchen könnten. Man fand in den frühen Gräbern sehr häufig Beigaben – je nach Kultur – entweder in Form von Fleischstückchen oder Werkzeugen. In einigen Kulturen – besonders in der Shang-Zeit des alten

China, ebenso in Japan und auch bei den Inkas – mussten bei sehr angesehenen Menschen sogar lebendige Menschen in die Gräber folgen. Das gibt es in der Tat noch heute in Indien;[1] wenn auch verboten, wird es noch mancherorts praktiziert.

Die gewaltigen Steingräber oder Monumente aus Stein, die hauptsächlich in der Zeit von 5000 bis 2000 v. Chr. entstanden sind, wurden alle im Zusammenhang mit dem Totenkult oder der Verehrung überirdischer Mächte erbaut. Das Leben und Sterben auf der Erde wurde fraglos als Kreislauf angenommen. Der Tod hatte nicht das Bedrohliche, was wir heute oft empfinden und war in seiner Bedeutung nicht endgültig, sondern es ging damit nur eine Station im Leben zu Ende. Die teilweise gigantischen Steinbauten waren ein Zeichen der Unvergänglichkeit, die eine sichtbare Verbindung zu den Verstorbenen darstellte. Man lebte in der Nachbarschaft mit den Ahnen weiter zusammen und empfand sie auch als Schutz für die lebenden Mitglieder der Gemeinschaft.

Diese oft riesigen Bauwerke in verschiedensten Teilen der Welt wiesen vielfach erstaunliche Ähnlichkeiten auf, wie zum Beispiel in der Größe oder der Ausrichtung nach den Himmelsrichtungen. Es scheint auch die Beobachtung des Himmels und der Sterne schon ein wichtiger Bestandteil des Weltbildes gewesen zu sein und ist vermutlich so alt wie die Menschheit selbst (→Astrologie).

In vielen der Steingräber findet man spiralartige Motive, die sicher auch auf die Vorstellung von Ewigkeit in einem zyklischen Weltbild ohne Anfang und Ende hinweisen. Faszinierend ist, dass sich auch unsere Milchstraße im Grunde als ein spiralartiges System darstellt. Die Spirale ist überhaupt ein sehr altes Symbol und Sinnbild für Zyklus und Evolution, die sich, außer auf Hawaii, in beinahe allen Kulturen der Welt findet und bis weit in die Altsteinzeit zurück reicht. Auch der berühmte, von den meisten Menschen als harmonisch empfundene Goldene Schnitt (→Symmetrie) steht in direktem Kontext mit der Form der Spirale.

Selbstverständlich gehörten auch die Tiere eng zum Leben der Menschen dazu und wurden immer schon als heilige Wesen empfunden – wie zahlreiche alte Höhlenmalereien zeigen. Man war sicher, dass Tiere ebenso wie Pflanzen über eine Seele verfügen. (→Pflanzen und Tiere).

Die Bilder der Götter wandelten sich über die Jahrtausende – abhängig von dem Bereich, in dem die Menschen lebten und woran sie glaubten. Daraus entwickelte sich später die Kultur, die sich wiederum weiter wandelt, so wie alles Leben sich im Laufe der Zeit verändert und nach Höherentwicklung strebt – auch etwas im Menschen Angelegtes. Etwa alle 2000 Jahre ist ein neues Zeitalter, ein neues Weltbild herangereift, was für die Menschen tragend und prägend wird – so wie es auch derzeit für uns spürbar ist. Das zeigt die Geschichte, genauso wie die veränderten und doch im Kern ähnlichen Mythen und findet sich in gleicher Weise in der Astrologie wieder (→Wassermannzeitalter).

Es bleibt faszinierend, dass im Grunde alle Kulturen der Welt – egal, ob man die Römer, die Griechen oder auch die Germanen betrachtet, das Leben in ähnlichem Zusammenhang wahrgenommen haben – und das alles sogar ohne die heutige Nachrichtenübertragung. Das zeigt deutlich, dass alles EINS ist, wir alle demselben Ursprung entstammen und weltweit auf den gleichen kollektiven „Topf" des Unbewussten (→Kapitel) zugreifen und dieses tiefe Wissen um die Welt und das Menschsein in uns allen gleichermaßen verankert ist.

Man mag beim Lesen der fantasievollen Mythen an so einigen Stellen schmunzeln und könnte auf die Idee kommen, es hätten sich unsere – aus unserer Sicht – einfachen Urahnen wie die Kinder die Welt erklärt, aber wir werden uns annähern im Laufe dieses Buches an einige der paradoxen Bilder, die das immer noch Ungreifbare zwischen der Tiefe der Seele und dem realen Geschehen auf der Erde auszudrücken vermögen.

Kapitel 1.2

Der Mythos der Antike

Die Bilder der Mythen enthalten tiefe Wahrheiten, die unser tägliches Sein prägen und immer prägen werden, auch wenn sich die meisten Menschen kaum Gedanken darüber machen. Der Mythos ist weit davon entfernt, antike literarische Unterhaltung zu sein. Es ist im Grunde eine

Philosophie, die sich mit den Fragen nach dem Sinn des Lebens beschäftigt und viele Weisheiten für ein erfülltes Leben enthält, mit all den dafür notwendigen Herausforderungen, denen mehr oder weniger jeder Mensch auf seinem Entwicklungsweg begegnet. Der Mythos war die Sprache des Geistes und der Seele und stellt den Kern der antiken Weisheit dar.

Die kulturelle Dimension der Mythen wird deutlich, sobald wir uns bewusst machen, wie häufig wir in unserer Alltagssprache Begriffe aus dieser Zeit benutzen, ohne darüber nachzudenken und oft nicht einmal den Hintergrund kennen. Dennoch weiß beinahe jeder um Redewendungen wie ... „eine Sisyphosarbeit machen", die „Büchse der Pandora öffnen", eine „Achillesferse haben", dem „Ariadnefaden folgen" oder die „Kassandra spielen". Wir wissen, was es bedeutet, einen „Ödipus-Komplex" zu haben oder gar „Herkuleskräfte" zu besitzen, eine „Furie" zu sein oder etwas „hermetisch" zu verschließen. Aber wer weiß, dass Begriffe wie Ozean, Atlas und Titan und viele mehr aus dieser Zeit stammen?[1] Allein mit dem, was den Mythen entspringt, könnte man ein ganzes Kapitel füllen.

Selbst in der vollkommenen Unkenntnis der Mythologie ist diese ein Teil unserer Kultur geworden. Sie überwindet seit gut 3000 Jahren Alter und soziale Schichten, genau wie Generationen und hat nichts an Faszination verloren, wenn man sich ihr öffnet. Durch jahrtausendelange Überlieferungen sind die Grenzen von Raum und Zeit im Grunde aufgehoben – so wie in der Seele im Prinzip auch und deshalb wirken diese Geschichten so anhaltend auf nachfolgende Generationen. In Kunst, Literatur, Theater und Philosophie wurden diese mythologischen Themen unzählige Male erneut aufgegriffen. Es ist das real nicht greifbare des seelischen Empfindens, was viele Menschen gleichermaßen beschäftigt, uns alle verbindet, von Generation zu Generation weiterlebt und stets fasziniert – was es nicht tun würde, hätte es nicht eine Wahrhaftigkeit und tiefere Wahrheit in sich.

Die Anschaulichkeit der frühen Bilder in den Mythen ist entstanden in einer Zeit, als das menschliche Bewusstsein noch nicht dachte, sondern unbewusst wahrnahm, was es sah oder hörte, egal, ob im Traum oder während des Tages. So wie ein kleines Kind erst wahrnimmt, bevor es denkt und der Seele viel näher ist als dem Bewusstsein. Die frühe

Wahrnehmungsebene eines Kindes ist vielleicht ein recht eindrücklicher Vergleich mit der Erlebnisform des Mythos, in dem die sichtbare Alltagswelt immer untrennbarer Bestandteil eines größeren Ganzen war, und ist hier keineswegs im Sinne von Unterentwicklung gemeint. Vielmehr drückt sich darin aus, dass sich die Menschheit in einem ganz anderen Entwicklungsstadium befand.

Sie lebten vor allem aus der geistig-seelischen Welt heraus und empfanden die Einheit mit der Natur als eine Art Ur-Bindung. Die Natur war göttlich, alles war beseelt und die Erde war die Urmutter, mit der man in symbiotischer Verbundenheit lebte und aus dem Unbewussten schöpfte. In der Welt des frühen Menschen bestand zwischen Objekt und Subjekt bei weitem nicht ein solcher Unterschied wie in unserem rationalen Verstand heute. Was außen geschah, geschah auch im Menschen und was in ihm geschah, ebenso auch außen. Das heißt, alles physisch Erlebte war mit bestimmten Emotionen verbunden – der Sonnenaufgang mit einem Erlösungsgefühl, die Nacht, das Dunkle mit der Angst. Das äußere Phänomen und der emotionale Inhalt ist für unsere Vorfahren ein und dasselbe gewesen.

Die vielen Götter und Helden sind daher weit mehr als die Personifikation von Naturgewalten, es sind in erster Linie die Emotionen, die der Mensch wahrnahm und das war damals für ihn schon wie eine Macht, die ihn ergriff und von der man ja auch nicht weiß, wohin sie einen führen kann. Denken wir an Angst und Panik oder an erotische Gefühle oder Triebe, die nicht immer gesellschaftsfähig sind, aber eben doch Teil des Menschseins, genau wie Eifersucht, Rachegefühle oder instinktive Wahrnehmungen, die teilweise auch hellsichtigen Charakter haben können. Stellen wir uns vor, wir hätten nur diese Emotionen und von den ganzen Hintergründen dazu noch nie etwas gehört und die Psychologie wäre uns unbekannt. Wir wären überwältigt von unseren Emotionen und dann kann man sich schon eher vorstellen, dass man das zu damaliger Zeit beinahe als Naturgewalt, einem göttlichen Geschehen oder einer ebensolchen Macht zugeordnet hat. Da würden Sie doch die Angst vielleicht auch als ein Ungeheuer beschreiben, so wie das Kinder in ihren gemalten Bildern oft unbewusst tun oder es unsere Träume bildhaft vermitteln.

Wie die Träume, so entsprechen auch die Bilder der Mythen dem Erleben in der materiellen Welt. Beides ist jedoch Ausdruck der tiefsten

Hoffnungen, Sehnsüchte und Ängste, der Möglichkeiten und Konflikte, Ausdruck des menschlichen Wollens – das wiederum von den teils widerstreitenden, teils zusammenwirkenden Kräften des menschlichen Körpers gesteuert wird. Der Mythos spiegelt beides wider, die erlebte äußere und die erfahrene seelische, innere Welt.[2] In seiner Reichweite und Gültigkeit geht er weit über das einzelne menschliche Sein hinaus und jeder Mythos, ob absichtlich oder nicht, besitzt eine psychologische Symbolkraft.[3]

Für unsere Urahnen gab es im Grunde oft keine Worte für das wahrgenommene, daher ist die Sprache der Mythen eine Sprache des Unbewussten, eine bildhafte Sprache, ebenso wie unsere meist paradoxen Traumbilder, die im ersten Moment manchmal absurd erscheinen können (→Träume), solange wir sie nicht zu deuten vermögen. Wenn man sich Träumen auf einer fundierten Deutungsebene nähert, gehen einem manchmal regelrecht „Kronleuchter" auf und man kann nur staunen, was das Unbewusste sich für Bilder sucht, um die entsprechenden Inhalte auszudrücken. Das genau ist es, was wir in allen Mythen finden. Der Unterschied zur heutigen Zeit liegt vor allem darin, dass viele Menschen sagen – solange sie sich damit nicht auseinandersetzen – sie würden immer nur wirres Zeug träumen oder die Mythen seien reine Phantasieprodukte, ohne Hintergrund. Aber damals haben sich die Menschen in diesen Bildern zurechtgefunden, es hat sich ihnen eine Ordnung offenbart. Die Menschen fühlten sich in den Mythen aufgehoben, so wie wir heute durchatmen, wenn uns ein Psychologe erklärt, was mit uns los ist, wenn wir das nicht aus uns selbst heraus begreifen konnten.

Die Menschen fühlten sich damals auf eine tiefe Weise mit diesen besonderen Erzählungen verbunden, da dem (→) kollektiven Unbewussten diese Bilder vertraut sind. Es ist die Sicherheit des inneren Empfindens, welches keine rationale Begründung braucht, um in der Welt sein zu dürfen. Man weiß es einfach.

Es ging um ein Leben in Harmonie mit dem Kosmos und um die Sinnfindung. Diese Verbindung ist die Weisheit des Mythos. Für die alten Griechen war es klar, dass die Schöpfung uns Menschen in allen Punkten überlegen ist – und dass jeder im Leben seinen eigenen Platz hat und seine Persönlichkeit, aber jeder einzelne im Grunde dem einzelnen Organ eines Körpers entspricht – in dem jedes für sich in seiner angelegten Form existiert, aber nur zusammen werden sie zu einem funktionierenden sinnvollen Organismus. Genauso ist das mit uns Menschen – wir sind alle nur zusammen wirklich sinnvoll und lebensfähig, aber dennoch ist jeder einzelne wichtig. Es drückt sich alles immer gleichermaßen im Großen wie im Kleinen aus (→Mikrokosmos und Makrokosmos). All das spiegeln uns die Mythen. Sie sind damit im Grunde aktueller denn je – in einer Zeit, in der wir uns von unseren Wurzeln mehr und mehr abschneiden.

Die Mythologie steht in Tiefe und Intelligenz unserer modernen Wissenschaft in nichts nach – im Gegenteil! Die Mythologie vermittelt Botschaften von unglaublicher Tiefe und bezieht sich viel mehr auf das reale menschliche Leben, als es die Bibel (oder das Judentum und der Islam[4]), immer mit dem moralischen Blick oder der Drohung des einen allmächtigen weisen Gottes und des Jenseits, teilweise heute noch tut. In der Mythologie sind die Götter nicht von Anfang an weise. Auch das macht sie uns lebensnah – es wird nicht gezeigt, dass alles schon fertig da ist, es wird gezeigt, dass alles sich entwickelt – wir uns mit den Göttern und die Götter sich mit uns. Je mehr wir diese Kräfte erkennen, können wir begreifen, dass am Ende alles EINS ist – so wie wir auch vom Kosmos lernen und mit unserem Bewusstsein auf ebendiesen einwirken. Aber dazu später mehr.

Die Begegnung mit dem Göttlichen wird immer auch als eine Hinführung zum Göttlichen beschrieben, was sich in der Mythologie in der Kreuzung beider Wege zeigt[5] – einerseits werden die Götter nach und nach menschlicher und die Menschen werden göttlicher. Die erste Göttergeneration stellt nur die Natur dar, die kosmischen Kräfte. Mit der zweiten Göttergeneration, den olympischen Göttern, bekamen die Götter ihre Persönlichkeit. Jeder stand für eine Erkenntnisstufe im Menschenleben. Im Grunde brachte man Ordnung ins Chaos und damit entstand auch eine Aussöhnung mit der göttlichen Welt, mit der man sich eng verbunden fühlte.

Das Zeitverständnis des Mythos ist auf Einheit und zyklische Wiederholung ausgerichtet. Er enthält die Entwicklung der Welt, die mit jeder Göttergeneration immer komplexer wurde als Ausdruck der Erkenntnisstufen der Menschheit.

In gleicher Weise steht die Annäherung zwischen den Göttern und den Menschen für nichts anders als für den inneren Wandel – denn je mehr ich mir als Mensch meiner Selbst bewusst werde, desto mehr werde ich mich dem Himmel öffnen, mich ihm verbunden fühlen und desto leichter kann ich meine Ängste verlieren, auch die vor dem Sterben und desto mehr der komplexen Sinnhaftigkeit des Lebens wird sich uns erschließen, was immer Kraft verleiht. Niemand tut gern sinnlose Dinge, die tragen einen auch nicht. Es ist ein tiefes Bedürfnis, das in uns allen angelegt ist, um unseren Platz im Leben zu wissen und einen Sinn darin zu sehen. Die Annahme unseres Schicksals und die Versöhnung mit der Gegenwart ist die höchste Weisheit im Zusammenhang mit dem Begreifen der dahinterliegenden Inhalte, die sich uns dadurch offenbaren.

Dennoch ist es nicht ganz leicht, sich auf diese Ebene einzulassen, weil wir uns heute nicht nur als getrennt von der Natur erleben, sondern auch getrennt von unseren Mitmenschen und die Wünsche und Bedürfnisse des Ego vieles andere überschatten und meist die Hauptrolle spielen. Dazu kommt die dominierende Wissenschaftsgläubigkeit, in der man etwas erstmal unter das Mikroskop legt, wenn man es nicht versteht, bevor man etwas Nicht-greifbares als Erklärung gelten lassen würde. Wenn wir uns aber unserem Leben stellen und wirklich zu uns finden wollen, werden wir früher oder später wieder spüren, dass unser Geist und unsere Seele untrennbar mit allen und allem verbunden ist. Und das ist ein sehr tragendes Empfinden. Aus meiner Sicht das Einzige, was wirklich trägt.

Der Mythos endete dort, wo dogmatische Theologie begann, beziehungsweise sich durchsetzte. Der Mensch wurde dann als ein von Gott getrenntes Wesen betrachtet, die Phantasie kam mehr und mehr zum Erliegen, Handeln wurde immer mehr zweckorientiert und es begann, was Rudolf Steiner „Die Mechanisierung des Geistes" genannt hat. Man orientierte sich zunehmend nur noch am Materiellen. Trotzdem ist alles noch da, wir haben nur verlernt, das wahrzunehmen.

Die heutige Verbreitung der Esoterik drückt die Suche nach dem Verlorengegangenen aus. Es ist die Suche nach dem inneren Halt – nach etwas, von dem unser Innerstes ganz genau weiß, dass es da ist, aber für uns ungreifbar geworden ist. Die heute ausgeübten großen starren Religionen können die Antworten nicht geben, so wie es die Mythologie noch konnte und immer noch kann.

Man kann sagen, der Mythos enthält eine Ur-Weisheit und wenn wir ihm heute begegnen – was in diesem Buch immer wieder der Fall sein wird – dann werden wir auch in uns noch tiefere Bilder oder Erkenntnisse ans Licht heben können. Wir werden uns vielleicht bestätigt fühlen, in dem einen oder anderen, was wir auf der Seelenebene längst wussten, uns aber womöglich wieder verlorengegangen ist in der heutigen herrschenden, intellektuell begründbaren Wissenschaftswelt.

Alle Ur-Strukturen, die sich in den Mythen und späteren Religionen finden und wiederholen, basieren auf dem Prinzip der Analogie, da man Geist und Seele und unbewusste Strukturen anfänglich nicht anders erfassen konnte als über bildhafte und symbolische Darstellung. Diese Ur-Bilder, denen die Ur-Prinzipien der Welt zugrunde liegen sind Verbinder für Geist, Seele, Körper, Materie und Zeit. Oder mit anderen Worten, die Verbindung zwischen Himmel und Erde.

Die Gleichzeitigkeit, die wir in den Mythen finden und die unser scheinbar entwickelter Verstand natürlich für unmöglich hält, hat damals niemanden gestört. Denn wenn es vor allem unbewusste Bilder sind, die man beschreibt, sind diese vollkommen losgelöst von einer Zeitlichkeit – so wie im kollektiven Unbewussten die Zeit ebenfalls aufgehoben ist. Schließlich sind ganz ähnliche Mythen weltweit in verschiedensten Kulturen aufgetaucht, ohne dass ein kultureller Austausch über die Kontinente hinweg möglich gewesen wäre. Ebenso spiegelt sich im Tierkreis das tiefe Wissen der Mythen in Form der menschlichen Entwicklungsstufen wider.

Auch wenn jede Bewusstseinsstufe ihre eigenen Mythen hervorbringt, sind sie in der Essenz alle ähnlich. Das müssen sie auch sein, wenn sie allgemeingültige Wahrheiten enthalten sollen. Das zugrundeliegende Lebensprinzip verändert sich nicht, wir gehen nur immer näher heran und erkennen auf immer tieferer Ebene. Wir entspringen ja dem Leben und nicht wirklich unseren Eltern, aber nur durch diese können wir am Erdenleben teilhaben. Je mehr der Mensch sich als Individuum erlebte und entwickelte, desto klarer und objektiver wurden die Bilder. Unseren Ahnen war das Höchste der Himmelskräfte genauso real wie die Schwierigkeiten des Erdendaseins. Alle schrecklichen Prüfungen, Dramen und Herausforderungen in der Mythologie geschehen für den Menschen immer in Verbindung mit dem Göttlichen – egal, ob (unerwartete) Hilfe oder Strafe, alles, was zur Erkenntnis führt, ist mit dem Göttlichen aufs Engste verknüpft. Die Strafen erscheinen einem oft als grausam, aber auch in unserem eigenen Leben empfinden wir korrigierende und einschneidende Erlebnisse häufig als grausam und nicht selten sind sie es auch real – trotz der in ihnen liegenden tieferen Bedeutung und des meist heilenden Potenzials.

Wir hätten heute keine Religion und auch keine Tiefenpsychologie in der erhellenden Form, wenn unsere Mythen nicht die Grundsteine dafür gelegt hätten. Dennoch geht es mir mit der teilweise psychologischen Betrachtung der antiken Mythen, wie sie uns in diesem Buch an einigen Stellen begegnen wird, keineswegs darum, die Seeleninhalte zu schmälern oder gar zu ersetzen. Es geht mir vielmehr darum, bestimmte Zusammenhänge deutlich zu machen, die noch heute ungebrochen auch für unser Leben Gültigkeit besitzen. Diese tiefen Inhalte haben sich der Welt zwar damals schon offenbart, werden aber in ihrer ganzen Tiefe erst nach und nach begreifbar. Noch dazu ist die Psychologie ein vergleichsweise junges Forschungsgebiet. Es ist ähnlich wie in der Wissenschaft, die auch nur mit der Zeit immer tiefere Erkenntnisse zutage fördern kann. In beiden Bereichen sind wir keineswegs an einem Ende angekommen, vor allem, da die eigentlich tiefe, uns alle bewegende Frage nach dem Göttlichen, nach unserem Ursprung, nach wie vor genauso offen ist. Aber wir können uns den Dingen annähern, indem wir die heutigen Erkenntnisse der Menschenkunde und auch die der Wissenschaften mit den Weisheiten der antiken Seelenbilder zusammenführen, aus deren Inhalt wir immer noch schöpfen können.

Für die Griechen der Antike war der ganze Kosmos ein beseeltes, mit Empfindungsvermögen, Verstand und Vernunft ausgestattetes, organisiertes und belebtes Wesen. Würde man das heute jemandem sagen, würde man möglicherweise für verrückt gehalten.

C.G. Jung hat gesagt:

> *„Keine Wissenschaft wird je den Mythos ersetzen und aus keiner Wissenschaft lässt sich ein Mythos machen, denn nicht ‚Gott' ist ein Mythos, sondern der Mythos ist die Offenbarung des göttlichen Lebens im Menschen."*[6]

Besser kann man es nicht auf den Punkt bringen.

DIE UR-TEILUNG

Am Anfang war das All. Das Universum – lateinisch „universus" – bedeutet gesamt. Es beschreibt die komplette Gesamtheit von Raum, Zeit, Materie und Energie. Das (Welt)All bedeutet Vollständigkeit. ALLES ist dort enthalten. Oben und unten. Innen und außen, gut und böse, bewusst und unbewusst, richtig und falsch, Himmel und Erde. Sämtliche Polaritäten entspringen dieser göttlichen Ganzheit – der schöpferischen Urkraft und Einheit allen Seins – die der Ur-Trennung zugrunde liegt.

So beginnt es auch in den Mythen. Am Anfang stellte man sich vor, dass sich vor Beginn der jetzigen Weltordnung der Himmel direkt auf der Erde befand, so dass es dazwischen keinen Lebensraum gab – weder für Menschen noch für Tiere oder Pflanzen. Erst die schmerzhafte Trennung von Himmel und Erde machte Leben auf der Erde und Weiterentwicklung möglich. Das zeigen viele der Bilder eindrücklich. Trennungsmythen von Himmel und Erde sind der Anfang aller Mythologien auf der ganzen Welt.

In einer Erzählung der Maori (auf Neuseeland) heißt es:

„Wenn ihr eure Augen nach oben richtet, werdet ihr Rangi sehen, er ist der Himmel, unten werdet ihr Papa sehen, sie ist die Erde. Vor langer, langer Zeit trennte nichts den Himmel und die Erde. Papa, die Göttin der Erde und Rangi, der Gott des Himmels, waren verliebt. Sie hielten sich in einem endlosen Kuss umfangen. Zwischen Erde und Himmel gab es keinen Lichtstrahl, keinen Lufthauch, so eng hielt Rangi Papa umschlungen, so fest umarmte Papa Rangi."[1]

Diese Symbiose sprengen die Kinder der beiden Götter, die nicht mehr in der Dunkelheit, in der Enge zwischen den Eltern leben wollten. Sie drängen sich aus der Einheit heraus und drücken den Himmel nach oben, die Erde nach unten, und die beiden Schöpfereltern für immer auseinander. Die Kinder auf der Erde können nun leben, doch Rangi und Papa betrauern ihre Trennung bis heute, nur noch verbunden durch ihre Tränen, den Regen als Bild der heiligen Verbindung von Himmel und Erde.

Ganz anders wird es in China erzählt, aber die Essenz ist die gleiche.[2] In China gehören die Mythen um den Riesen Pangu zu den einfachsten und damit ältesten Formen kosmogonischer Mythen. Er wurde als Zwerg aus dem Urei, also dem Chaos, geboren und wuchs langsam zum Riesen heran – er wuchs jeden Tag 10 Fuß und drückte dadurch die Eierschalen immer weiter auseinander bis nach 18.000 Jahren das Ei in seine schweren und leichten Bestandteile zerbrach. Aus der unteren dunklen Hälfte entstand die Erde (Yin), aus der oberen lichten Hälfte wurde der Himmel (Yang).

Zum asiatischen und auch afrikanischen Mythenbestand gehört, dass die Trennung von Himmel und Erde unumkehrbar gemacht werden muss, indem das beide verbindende Seil zerschnitten wird.

In Nippur (Mesopotamien) herrschte der Glaube, die Welt sei am Anfang in einem embryonalen Zustand gewesen, der männliche Himmel und die weibliche Erde haben sich in einem gewaltigen Koitus vereint und erst nach der schmerzhaften Trennung der beiden mit der Hacke durch den Göttervater Enlil sei der für das Leben nötige Raum entstanden.[3]

Bei den Griechen wird das noch eindrücklicher beschrieben. Überall, wo am Anfang Erde (Gaia) war, war auch Himmel (Uranos). Der Himmel klebte förmlich auf der Erde, er lag auf ihr drauf und nichts passte dazwischen. Durch die Vereinigung von Gaia und Uranos wurde die nächste Generation der Götter zwar gezeugt, aber Uranos wollte seine Kinder nicht ins Leben lassen. Er stieß sie immer wieder zurück und so konnten sie aus der Erde nicht geboren werden. Erst als Uranos mit Hilfe von Gaia von seinem jüngsten Sohn Kronos entmannt wurde, kam es zur schmerzhaften Trennung von Himmel und Erde. Die Kinder konnten endlich ins Licht und jede weitere geschlechtliche Vereinigung zeugte nun neues göttliches Leben. Die Erde ist fruchtbar geworden. Mit der Entmannung des Uranos hat auch in der griechischen Mythologie die Entstehung des Lebens zwischen Himmel und Erde ihr Ende gefunden.

Wir sehen deutlich die sehr identische Vorstellung unserer Vorfahren, dass beinahe jede Mythologie mit einem schmerzhaften oder gewaltsamen Trennungsprozess der Ur-Einheit von Himmel und Erde beginnt, da sonst keine Weiterentwicklung möglich gewesen wäre. Nach diesem Urzustand ist die Welt nicht mehr vollkommen, aber das, was sich teilt, ergibt eine geordnete Polarität: Ein Oben und Unten, männlich und weiblich, Bewusstes und Unbewusstes. Die Trennung von Himmel (Uranos) und Erde (Gaia) steht aber auch für die Geburt von Raum und Zeit, von Gebären und Vergänglichkeit. Alles Analogien des mythischen Bildes, jede ein Teil des Ganzen, einer Polarität (→Mikrokosmos/ Makrokosmos).

Die Bilder zeigen uns, dass Leben überhaupt erst aus einer Polarität entsteht und zuvor die uranfängliche Einheit zerstören muss. Das ursprüngliche Bild der Teilung der Welt enthält darüber hinaus das tiefe Wissen um das Prinzip der Entsprechung, der folgerichtigen Spiegelung (→Das heilende Spiegelprinzip) und der Zusammengehörigkeit sämtlicher Polaritäten in allen Lebensbereichen als eine EINHEIT.

Auch wir sind unserem himmlischen Ursprung nach vollständig angelegt, geboren werden wir jedoch unvollständig. Um im Bild des Mythos zu bleiben, fehlt uns quasi eine Hälfte. Es fehlt die „obere" Hälfte, die für alles in uns Angelegte und noch nicht bewusst Gewordene steht. Natürlich sind diese Anteile dennoch da, aber sie sind uns nicht in der Form bewusst, wie wir uns unseres Körpers und der uns umgebenden materiellen Welt bewusst sind.

Bei diesen unbewussten Anteilen geht es viel um die schmerzhaften Erfahrungen, die wir häufig in der Kindheit machen und verdrängen mussten – letzteres manchmal auch, um überhaupt zu überleben – um dann im Laufe des Erdenlebens nach und nach sich dieser Emotionen bewusst zu werden und sie dadurch zu heilen. Und da alles Leben untrennbar zusammengehört, drängen auch manchmal ererbte, unerlöst oder unbewusst gebliebene Anteile unserer Eltern oder Großeltern zur Bewusstwerdung in das eigene Leben. All das spiegelt sich, neben den gesunden Anlagen und Stärken, im persönlichen Horoskop wider. Die kraftvolle und die verletzte Seite eines jeden Menschen bilden ebenfalls immer eine in sich stimmige Polarität.

Für unseren Lebensweg geht es darum, nicht nur all dieses in uns Angelegte zu erlösen, sondern ebenso die geistige Ebene auf dem Erfahrungsweg in uns zu integrieren, indem wir die polare Welt, auch unsere ganz persönliche, als eine untrennbare erkennen und begreifen, dass auch wir Teil des Geistigen sind. Wenn wir mit diesem Bewusstsein mit beiden Seiten in Berührung kommen, können wir die Gegensätze in uns vereinen (→Dualität und Polaritat). Das geschieht immer in bestimmten Rhythmen, in bestimmter Zeitqualität. Durch unseren Erdenweg wird uns überhaupt erst das Bewusstsein ermöglicht, dass alles im Leben zusammengehört, einer Ur-Einheit entspringt und in gleichem Maße nach dieser strebt. So führt uns alles menschliche Erleben und Erleiden zurück in diese Ur-Einheit – aber auf höherer Bewusstseinsstufe. Und es führt uns in unser innerstes Wesen.

Das mythische Bild der ersten Trennung zeigt uns ebenso, dass jedes Leben, jede Entwicklung zum einen nur mit Abstand möglich ist und gleichermaßen zeigt sich hier ein weiteres Bild – was sich ebenfalls durch unser ganzes Leben zieht: Ohne (→) Schmerz können wir uns nicht entwickeln.

Es ist wie ein unbewusster Trennungsschmerz in uns, der uns in die Suche nach der anderen „verlorenen Hälfte" führt. Am deutlichsten wird es in dem Wunsch nach partnerschaftlicher Vereinigung, die anfangs aber oft nicht wie vorgestellt gelingt, weil wir – wie im Ur-Bild des Mythos – so eng mit dem Partner verschmelzen wollen, dass zwischen beiden kein Raum für eigene Entwicklung bleibt. In einer festen, abhängigen Umklammerung zwischen zwei Liebespartnern, in der ersehnten Einheit mit unserer fehlenden Hälfte, in der wir zwar anfangs meist das erlösende Gefühl von Angekommensein haben, bleibt dafür kein Platz. Wir wissen wahrscheinlich alle, dass besonders aus dem Grund Momente wie diese nie lange währen. Häufig entstehen daraus zerstörerische Beziehungen, weil wir unseren fehlenden Teil im Partner suchen, ihn aber nur in uns finden können – über das Erkennen und Integrieren unbewusster oder verdrängter Emotionen, um dann gesunde, anstelle von symbiotischen, Beziehungen führen zu können (→Die falsch verstandene Liebe).

Gesunde Liebe lässt Raum und nur, wenn es eine gesunde Balance zwischen Nähe und Abstand gibt, kann sich etwas entwickeln. Doch der erste Schritt aus jeder Symbiose ist immer schmerzhaft. Unsere allererste Trennung, die wir erleben, ist die Geburt, die ebenfalls meist schmerzhaft ist, und im weitesten Sinne ist jeder einschneidende Entwicklungsschritt, jede Reifung eine Art Geburt und meist mit Schmerzen oder Ängsten verbunden. Ebenso kann körperliche Reifung bei Kindern ganz real mit Wachstumsschmerzen einhergehen.

Wir wissen heute, dass Kinder, um sich gesund zu entwickeln, keine klammernden Eltern brauchen, sondern frei zwischen ihnen pendeln müssen, um das Maß von Bindung (Mutter) und Lösung (Vater) selbst zu erfahren und irgendwann stabil und unabhängig auf eigenen Füßen zu stehen. Auch das drückt sich im Bild des Mythos aus. Es ist darüber hinaus wie das Pendeln zwischen Intellekt und Empfinden, um am Ende aus der eigenen Mitte heraus handeln zu können. Auch hier geht es um das Vereinen der Gegensätze in uns, die uns erstmals durch die in den Eltern angelegten Gegensätze – auch in Form männlicher und weiblicher Polarität – begegnen.

In jeder Lebensphase wiederholt sich das auf einer tieferen emotionalen Ebene und wenn wir in der Lage sind, diese Struktur dahinter zu erkennen und uns ihr in gewisser Weise hinzugeben, führt uns das zu höherer Entwicklung auf der geistigen Ebene. So verschmelzen beide Bereiche nach und nach, alles fühlt sich runder und stabiler an und wir nähern uns an – an das zarte Gefühl von innerer Ganzheit. Mit dem Weltgeschehen verhält es sich identisch, auch wenn wir das dort nicht immer leicht erkennen und leider auf dieser Wahrnehmungsebene noch alles schön getrennt gehalten wird (→Wissenschaft), was letztlich zu wachsenden Spaltungen in allen Bereichen führt und innere Erkenntnis verhindert, anstatt fördert.

Die in uns angelegte Ur-Erfahrung der himmlischen Vollständigkeit verbinden wir mit einem Gefühl des inneren (göttlichen) Friedens. In allen Mythen wird die Einheit von Himmel und Erde genau so beschrieben. Erst nach der schmerzhaften Trennung der beiden war das Leben im Himmel wie auf der Erde, unter den Göttern wie unter den Menschen gleichermaßen durch Kampf, Krieg und viel Leid geprägt – analoge Bilder zum inneren Ringen des Menschen mit all seinen unbewussten Anteilen.

Für uns bedeutet vollständig werden, den anderen Teil, der sich oft der bewussten Wahrnehmung entzieht, als Erfahrung zu integrieren, auch wenn uns das anfangs in der Regel immer erstmal Angst macht und als leidvoll empfunden wird. Ungewohntes fordert uns immer heraus, ist unangenehm, unbequem, deshalb verbleiben so viele Menschen in gewohnten Strukturen, selbst wenn die innere Entwicklung damit immer mehr zum Stillstand kommt und dann in Form von äußeren Korrekturen wie Krankheit oder sogenannten Schicksalsschlägen verschiedenster Art an die Oberfläche drängt.

Um bestimmte Erfahrungen werden wir trotz aller Bewusstheit nicht immer herumkommen. Zu einem Teil werden wir unvollständig bleiben, einfach, weil wir Menschen sind, aber wir können uns der göttlichen Einheit nähern und dann werden wir es in uns und allem erkennen. Dann erkennen wir ebenso, dass wir zu jeder Zeit mit allen und allem auf der Erde sowie im Kosmos verbunden sind und dann fühlen wir uns auch nicht mehr allein. Das kann man zu Lebzeiten empfinden, auch wenn dafür manch reinigender als auch steiniger Weg vonnöten sein wird.

Das Göttliche ist die Einheit von allem, es ist auch die Liebe – vielleicht empfinden wir das besonders im Orgasmus – dem Moment göttlicher Verschmelzung, dem Wieder-eins-sein. Der Orgasmus ist in der Essenz sicher ein unbewusster Versuch, die schmerzhafte Teilung wieder aufzuheben, die Einheit herzustellen, in der wir uns ganz fühlen und der wir ursprünglich entstammen. Das Ziel des Erdenweges ist es jedoch, diese Einheit letztendlich – wahrscheinlich braucht es dazu viele Inkarnationen – in uns und aus uns selbst heraus zu erlangen.

Es ist ein fortwährender Kreislauf, im einzelnen Leben, genau wie in der Menschheitsgeschichte – alles Ungelöste, alles Unbewusste drängt immer wieder an die Oberfläche und will erfahren werden. Ob dieser Zyklus tatsächlich nie enden wird, wie es schon der frühe Glaube der Menschen in alten bildhaften Darstellungen, wie dem des Tierkreises ausdrückt, genau wie in der Analogie des ewigen Wandels der Jahreszeiten oder wie es der auf ewig vorausberechenbare und wahrscheinlich nie endende Lauf der Sterne am Himmel zeigt, wird wohl eine der letzten, womöglich nie zu lösenden Fragen der Menschheit sein. Aber weiter entwickeln wird er sich, das ist sicher – das zeigen die zurückliegenden Jahrmillionen im großen Kontext und die Erkenntniswege des Einzelnen, wenn er bereit ist, wirklich hinzuschauen.

Mikrokosmos – Makrokosmos Die Verbindung der sichtbaren mit der unsichtbaren Welt

„In allem Chaos ist Kosmos, in aller Unordnung die geheime, sich aller Willkür entziehende Ordnung enthalten. In aller Willkür stetiges Gesetz, denn alles Wirkende beruht auf dem Gegensatz.“[1]

C.G. Jung

Das sind tiefe weise Worte, die es auf den Punkt bringen. Chaos steht als Bild für unbewusste Dunkelheit, Kosmos für lichtvolles Bewusstsein und zusammen beschreibt beides den Ursprung aller Gegensätze, eine allumfassende Polarität, der alles Leben unterliegt und Leben überhaupt erst ermöglicht. Es sind polare Ur-Kräfte, die von Beginn an gleichermaßen gegensätzlich sowie ausgleichend angelegt sind. Auch das zeigen die Mythen deutlich. Es gab immer beide Kräfte – zerstörerische und heilende, genau wie Götter, die für Gerechtigkeit und Intelligenz standen oder ungleiche Geschwisterpaare, die beide Seiten einer untrennbaren Polarität verkörpern. Denken wir nur an Prometheus, den Vorausdenkenden und Epimetheus, den Hinterherdenkenden, an Kain und Abel aus der Bibel oder den zivilisierten maßvollen Apollon als Gegenspieler des trinkfesten chaotischen Dionysos. Genauso gab es in der ersten Göttergeneration 6 männliche und 6 weibliche Titanen und später, mit zunehmender Bewusstheit, wurde die nächste Göttergeneration geboren, die 12 olympischen Götter, die die Entwicklungsstufen des Menschseins verkörpern. Diese finden sich im Tierkreis wieder und sind ebenso durch und durch polar angelegt (→Inhalt des Tierkreises).

Das eine Prinzip zeigt einem in seiner dunklen chaotischen Seite etwas, was ich, bliebe ich nur auf der hellen geordneten Seite, niemals erkannt hätte. Im scheinbaren Chaos zeigt sich immer auch etwas Unterdrücktes oder etwas, was aus den verschiedensten Gründen noch keinen Platz im eigenen Leben haben durfte. In den Mythen wird das häufig durch eine Art Ungeheuer dargestellt oder eine göttliche Strafe sorgt für einen Ausgleich zwischen ordnenden und zerstörerischen Kräften. Kosmos und Chaos müssen miteinander verbunden werden. Chaos und Kosmos ziehen sich an und müssen sich ausgleichen und wie oft wissen wir hinterher, nach einem gefühlt schlimmen Erlebnis, das sich wie Chaos angefühlt hat, dass es, genau so wie es war, seine heilende Ordnung hatte.

Das Polare ist ein tief in der Welt verwurzeltes Prinzip des Lebens, in dem nur beide Pole gemeinsam existieren können. Alles Sichtbare verweist stets auf einen unsichtbaren Grund – jede Anwesenheit setzt eine Abwesenheit voraus – es ist immer das eine oder das andere vorhanden, entweder sichtbar oder fühlbar, bewusst oder unbewusst. Und das hat sich niemand ausgedacht, das ist unbestreitbare Tatsache der menschlichen Existenz. Es kann nur entweder Tag oder Nacht sein. Wir machen uns das Ausmaß dieser Polaritäten oft nicht bewusst, denn sie schließen wirklich jeden Bereich mit ein.

Alles Existierende hat grundsätzlich zwei gegensätzliche Seiten des Ausdrucks, aber auch wirklich alles... arm und reich, satt und hungrig, weiß und schwarz, krank und gesund. Liebe und Hass, Gefühl und Verstand. Keine einzige Seite ist besser als die andere und von dieser auch nicht lösbar, auch wenn wir gerne nur die Sonnenseiten leben und wahrnehmen würden. Wo Licht ist, ist IMMER auch Schatten. Es gibt keinen Himmel ohne Erde, keine Ebbe ohne Flut. Ebenso wenig sind Trauer und Freude trennbar, die ohne einander nicht nur keinen Sinn ergäben, sondern für uns auch nicht erfahrbar wären. Wir würden den einen Teil gar nicht erfassen, wenn es den anderen Teil nicht gäbe.

Dazu kommt, dass unsere menschlichen Sinne zu beschränkt sind, um alles, was existiert, parallel wahrzunehmen und da wir auf der Erde der Zeitlichkeit unterliegen, offenbart sich uns vieles auch nur nacheinander und immer auf unterschiedlichen Ebenen. So erleben wir einerseits Dinge im Phänomen, als äußeres Ereignis und erkennen möglicherweise später einen seelischen Zusammenhang zu dem Erlebten und mit wachem Blick nach innen offenbart sich vielleicht eine Erkenntnis, die damit verbunden ist. So manches im Erleben mag auf den ersten Blick schwerlich einen Zusammenhang ergeben, denn der erschließt sich oft erst später. Es ist, als durchdringe man Schichten.

Martin Spura hat das mit ganz anderen, wunderschönen Worten beschrieben:

> *„So ähnlich ist es mit einer Pflanze, die ihr eigentliches Wesen nur dem enthüllen wird, der ihre ganze Gestalt kennt, nicht nur einzelne Teile ihrer äußeren Erscheinungsform. Obgleich zeitlich getrennt, gehören alle Verwandlungsformen – der Samen, die Blüte, der Geschmack, die Heilkraft, die welke Pflanze, die letztlich wieder als Kompost dient, genau wie der Pflanzengeist – doch zu der einen Gestalt der Pflanze. Was sich den äußeren Sinnen immer nur nacheinander enthüllt, kann innerlich zu einer geistigen Einheit verschmelzen und so den Blick auf das Wesen freigeben.“*[2]

Wir sind gezwungen in der äußeren Welt zu leben, um uns genau diese in unserer Innenwelt erfahrbar zu machen. Das heißt, wir müssen mit dem Intellekt begreifen, was sich dem Unbewussten entzieht und das, was wir mit der Seele intuitiv erfassen, wird der Intellekt nie ganz erklären können. Unser Leben bietet uns die Chance, beide Ebenen in uns zu integrieren, die eine zu begreifen, die andere zu empfinden.

Deshalb brauchen wir immer beide Pole, beide Seiten. Wir brauchen den Spiegel, verkörpert durch Himmel und Erde, Gott und Mensch. Die Götter sind der Spiegel des Menschen und umgekehrt. Es entsteht aus dem Makrokosmos der Mikrokosmos, der Weg aus dem Unbewussten in das Bewusstsein, der Weg von Gott zu Mensch. In den Mythen wird diese Zusammengehörigkeit deutlich. Dort wird zwar zwischen sterblich und unsterblich unterschieden, aber die Nähe zeigt sich zum einen darin, dass die Götter auch mit Sterblichen Kinder bekommen.

Zum anderen werden die Götter mit menschlichen, durchaus auch mit abgründigen, Anteilen im Verhalten beschrieben. Die Menschen wiederum sind spiegelbildlich angelegt mit göttlichen Anteilen im Inneren. Und beides will gelebt und erlöst werden. Der Mensch ist der Mikro-Kosmos des Makro-Kosmos und untrennbarer Teil der kosmischen Einheit, die wir als Menschheit insgesamt verkörpern. Alles, was im Universum existiert, Sichtbares wie Unsichtbares, ist im Menschen gleichermaßen enthalten.

Alle Polaritäten drängen immer mit beiden Teilen zur Vereinigung. Es geht lange nicht nur um männlich und weiblich – auch wenn uns das in unserem Leben oft am meisten beschäftigt und ebenso die Basis aller Polaritäten darstellt. Vielmehr geht es darum, zu spüren, dass alles mit seinen beiden Polen zusammengehört, in allen Formen seine Berechtigung hat und immer nach Einheit drängt, nach dem göttlichen Prinzip.

Dieses Prinzip ist ein universales Gesetz und gilt für alle Bereiche des Lebens. Wenn wir nur Freude leben wollen und Trauer negieren, wäre das so, als würden wir die Nacht aus unserem Leben ausklammern, es dürfte nur noch Tag sein. Oder nur Flut, niemals Ebbe. Wir lachen vielleicht, wenn wir solche scheinbar unsinnigen Beispiele hören, aber machen uns nicht bewusst, dass, wenn die Menschen Angst, Trauer, Unsicherheit und andere unangenehme Emotionen aus ihrem Leben verdrängen, die aus dem Unbewussten ans Licht wollen, es exakt das gleiche ist. Und wie sollten wir begreifen, dass es die Nacht gibt, würden wir sie nicht erleben? Wie sollten wir Freude wirklich genießen, ohne die Trauer je berührt zu haben?

Ein leicht greifbares Beispiel finden wir auch in der Polarität Bewegung und Ruhe. Das Leben, genau wie unsere innere und äußere Wahrnehmung, findet zwischen diesen beiden Polen statt. Dafür haben wir im Körper zwei Nervenäste, einmal den Sympathikus, der für Aktion und Bewegung und, wenn notwendig, auch für Flucht oder Verteidigung sorgt. Er bezieht sich im Grunde auf den realen Raum, genauso wie auf das bewusste Handeln. Auf der anderen Seite haben wir den Parasympathikus, der für das Nicht-Sichtbare steht, für das Unbewusste, für Entspannung, Verdauung und in gleicher Weise für seelische Verarbeitung. Solange wir uns zwischen diesen Polen bewegen, ist meist alles gut. Der Normalzustand der meisten Menschen heute ist aber der permanente sympathikotone Zustand. Damit unterdrücken wir mit der Zeit zunehmend den anderen Pol und mit ihm das, was zu diesem gehört – nämlich den seelischen Bereich, unsere Emotionen. Irgendwann wird den Menschen das ganz leise bewusst und sie merken, dass sie eigentlich mal innehalten müssten und spüren dann im Modus der Ruhe die Dinge nach oben kommen, vor denen sie vorher durch ihren fortwährenden Aktionismus regelrecht weggelaufen sind.

Wie oft höre ich von Menschen in solchen Phasen, mit diesem oder jenem wollen sie sich gar nicht auseinandersetzen, um unangenehme Emotionen möglichst zu vermeiden. Also bleiben sie lieber bei ihrem übervollen Terminkalender und werden diesen, weil sie die andere Seite zu fürchten beginnen, immer mehr füllen, damit sie in der Bewegung bleiben – man kann an der Stelle beinahe sagen, bleiben müssen! Denn es ist wie ein innerer Zwang, da in der Ruhe die angestauten Emotionen viel leichter auftauchen können als im ständigen Tun. Je mehr ich sie unterdrücke, desto mehr drängen sie ins Bewusstsein und wenn ich ihnen das verwehre, drängen sie stattdessen in die Sichtbarkeit als Ereignis. Also wird man in diesem Verdrängungsmodus mit der Zeit immer mehr Aktivität brauchen, immer schneller werden müssen, weil das Unbewusste sich schon Wege sucht, um ins Bewusstsein vorzudringen. Und dann erwischt es uns nicht selten in einem Moment, in dem wir nahezu wie auf der Flucht durch unser Leben hetzen, bis eine Bremse, meist eine Vollbremse, in Form von Krankheit oder schicksalhaften heftigen Ereignissen uns zum Anhalten zwingt.

Genauso ist es anders herum – verbliebe ich aus Angst, zu scheitern oder falsche Entscheidungen zu treffen im Stillstand, wird aus dem Stillstand nicht Besinnung, sondern Starre und Unbeweglichkeit. Auch das führt gleichermaßen in äußere Korrekturen wie Depressionen und ähnliches. Selbst wenn wir im gehetzten Leben doch manchmal anhalten, wird es nur noch Erschöpfung sein, die uns für kurze Zeit dazu zwingt. Für wirkliche Besinnung und den Kontakt mit sich selbst, braucht es mehr als nur ein kurzes Anhalten. Es braucht Zeiten der Stille, die im besten Fall innere Erkenntnisse in uns heranwachsen lässt.

Dieses Beispiel lässt sich auf alles in der Welt übertragen.Auch die Natur braucht ihre Jahreszeiten, sich zu regenerieren, um dann mit neuer Kraft wieder aufzustehen und weiter zu wachsen, anderes stirbt und manches erblüht zum ersten Mal. Das ist der Kreislauf des Lebens im Großen wie im Kleinen und den negieren wir mit unserer Leistungsgesellschaft und dem „immer besser, schneller, weiter" – höher durchaus, aber auf anderer, der geistigen Ebene.

Das Leben pendelt uns hin und her zwischen den Erfahrungen beider Pole, um letztendlich in der Mitte, mit den integrierten Erfahrungen der beiden Seiten, fest im Leben zu stehen. Dann müssen wir uns nicht mehr an äußere Scheinsicherheiten oder die abhängige, mit Liebe verwechselte Beziehung, Besitz, Status und anderes anklammern, um inneren Halt zu finden – den es dort am Ende ohnehin nie geben kann.

Neben Sympathikus und Parasympathikus, sind wir auch mit zwei unterschiedlichen Gehirnhälften angelegt, die schon archaisch männlich und weiblich zugeordnet sind. In ihnen drückt sich ebenso die Polarität von Intellekt und Empfinden aus. Wenn wir, wie viele es tun, also die Seelen- und Empfindungsebene ausklammern würden, wäre es so als würden wir eine Gehirnhälfte stilllegen. Jede Entwicklung, alles Erlebte findet jedoch immer analog auf beiden Ebenen statt, sie zeigen sich lediglich zu unterschiedlichen Zeiten und auf unterschiedliche Weise.

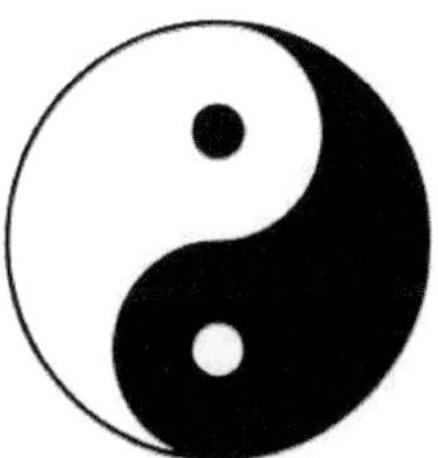

Abb. 1

Auch das chinesische Yin- und Yang-Symbol verkörpert perfekt die Doppelnatur des Seins. Alles ist in allem enthalten, im Großen wie im Kleinen, die eine Seite in der anderen und alles ist ein Kreislauf und wenn man unten ist, geht es wieder hoch und umgekehrt. Das Dunkle (weibliche Prinzip) enthält einen Kern des Männlichen, das Helle (männliche Prinzip) enthält einen Kern des Weiblichen. Alles schmiegt sich harmonisch aneinander. Das eine wäre ohne das andere nicht vollständig, nicht rund. Es zeigt bildhaft, dass es nie nützt, gegen das eine zu kämpfen, denn wir kämpfen damit immer nur gegen einen Teil in uns selbst.

Auch die geistige Energie hat einen Gegenpol mit dem sie immer in Verbindung steht. Beide Energien sind gleichermaßen wichtig, weil sich sonst nichts entwickeln würde. Die geistige Energie, die Energie des Wirkens, ist im Ursprung eher männlich und die materielle Energie, die Energie des Werdens, eher dem Weiblichen zugeordnet. Die geistige Ebene schwingt viel höher als die verdichtete, materielle Energie. Deshalb braucht man – je höher man selber schwingt, immer weniger die Anbindung an äußere Materie. Und Menschen, die „tiefer" schwingen, sind mehr an das Materielle (und meist auch an dieses Weltbild) gebunden. Sie brauchen es quasi als äußeren Halt, der im Inneren fehlt.

Es gibt aber noch viel mehr Ebenen, auf denen wir wiederfinden, was sich unserem Intellekt auf den ersten Blick nicht zeigt – denn die Polaritäten beschreiben nicht nur das Gegensätzliche, sondern im Grunde in gleicher Weise das Spiegelprinzip. Dieses wiederum enthält das Gesetz der Anziehung und wir finden das Ähnlichkeitsprinzip in allem Sein und Tun, genau wie Inhalt und Funktion zwei Seiten ein und desselben sind.

Alles, was geschieht, ist in seinen Wurzeln bereits angelegt. Ebenso spiegelt sich alles auf allen Ebenen wider und für alles Existierende gibt es auf jeder Ebene des Daseins eine Entsprechung. Deshalb erkennen wir im Kleinen das Große und umgekehrt. Alle Strukturen und Muster, die sich im persönlichen Leben zeigen können, finden wir genauso auf der gesellschaftlichen Ebene wieder. Und so wie wir unsere Außenwelt erleben, sieht es emotional in uns aus, analog zu unserer persönlichen Anlage und unserem Bewusstseinsstand. Verändere ich mich, verändert sich meine Umgebung und spiegelt meine Entwicklung wider. Alles, was uns begegnet, hilft uns, das Wirkliche zu erkennen.

Diese Urstrukturen des Lebens durchdringen einfach alles. Sie lassen keinen einzigen Lebensbereich aus und über Analogien kann man sie erforschen. Eine Analogie ist das Prinzip der Ähnlichkeit, was viele nur aus der Homöopathie kennen. Dieses Prinzip ist so grundsätzlicher Art, findet sich in allen Lebensbereichen, wird aber leider viel zu selten erkannt. Selbst Menschen, die sich darüber nie Gedanken machen, handeln oft danach. Viele Hobbygärtner wissen, dass bei Mehltau einer Pflanze – was so aussieht, als sei auf der Pflanze eine weißliche Flüssigkeit getrocknet – sie diese mit verdünnter Milch bespritzen und der Mehltau dann meist verschwindet. Essig auf der Haut brennt und ist die beste Behandlung bei Verbrennungen. Sofort angewendet verschwinden Schmerzen und Rötungen in wenigen Minuten – natürlich hängt es von der Stärke der Verbrennung ab, aber die Wirkung ist enorm.

Man kann auch an der Struktur und Schmerzempfindlichkeit des Fußes über die Reflexzonen, genau wie am Ohr, dort eher über Akupunktur, einen Bezug zu allen Organen herstellen. Wenn ich dann weiß, welche Organe geschwächt sind, weiß ich sehr schnell, welcher seelische Bereich gestört ist. Ebenso erkennt man am Gesicht eines Menschen wie er auf der Seelenebene angelegt ist, volle Lippen oder schmale sind auch für Ungeübte noch relativ leicht einzuordnen, aber der geübte Gesichtleser beschreibt anhand der Physiognomie und der Falten eines Gesichts einen Menschen in beeindruckender Perfektion.

Es spielt keine Rolle, ob wir den Menschen nehmen, bei dem bereits in jeder einzelnen Zelle die ganze Information seiner Anlagen enthalten ist oder ob wir uns ein Atom anschauen, dessen Kern mit seiner Elektronenhülle sich in verblüffend ähnlicher Form als Bild im Sonnensystem wiederfindet. Es ist ebenfalls bezeichnend, dass es gerade die Mikrophysik ist (mit der sich die Quantenphysik beschäftigt), die uns auf der wissenschaftlichen Ebene einen öffnenden Blick auf den Makrokosmos gewährt. Und der Erdkern ist innen etwa so heiß wie die Sonne außen. Alles großartige, wundersame Spiegelungen.

Die Astrologie gehört gleichfalls in den Bereich, denn hier kann ich am Himmel ablesen, wie der Mensch auf der Erde angelegt ist und welche Themen ihm in seinem Leben begegnen werden. Dafür gibt es im Horoskop einen oberen Rhythmus, der den Inhalt ausdrückt, also die emotionale Ebene, und einen unteren, der sich auf das Phänomen, das äußere Ereignis oder die Begegnung, bezieht. Es wird ebenso sichtbar, dass selbst der einzelne Mensch in seinem gesamten Wesen immer in einer Art Polarität angelegt ist. Auch wenn wir unsere Stärken oder Schwächen manchmal als einseitig empfinden, haben wir den Ausgleich dafür immer im Gepäck, nur gilt es diesen durch unser Leben zu entdecken, in gewisser Weise zu erlösen. Ich sehe das jeden Tag im Horoskop der Menschen und bin immer wieder beeindruckt, wie genau der Himmel doch dafür sorgt, dass wir, trotz manchmal heftiger „Aufgaben", alles mitbringen, um am Ende in unserer Mitte – und die ist natürlich immer individuell – gut und sicher stehen zu können, wenn es gelingt, beide Seiten miteinander zu vereinen.

Die Gegensätzlichkeit einer jeden Einheit zeigt sich in gleicher Weise auf der materiellen Ebene im Vorhandensein zweier Pole wie Nordpol und Südpol oder Positiv und Negativ. Dafür hat jedes Materieteilchen, jede Zelle, jedes Atom, ganz gleich, ob von Mensch, Pflanze oder Tier, jeder Wassertropfen, jede Batterie einen Plus- und einen Minuspol. Diese beiden Pole sind niemals verschiedene Dinge, sondern wie auf der Seelenebene und allem, was existiert, immer nur verschiedene Zustände, die Extreme derselben Sache. Wenn man einen Pol negiert, ist der Energiestrom unterbrochen, so als würde man bei einer Batterie einen Pol abklemmen und schon fließt nichts mehr.

Über diese Pole ist alles auf der Erde miteinander verbunden und die Energie beeinflusst ebenso alles. Störungen entstehen auf der Erde und im Universum gleichermaßen, wenn die Pole ihre Polarität ungesund verändern. Plus und Plus überhitzt und zerstört sich, Minus und Minus produziert keine Energie mehr. Genauso tragen Panik, Angst und Stress, Medikamente, Umweltgifte, belastende Lebenssituationen oder enorm zunehmende elektromagnetische Felder zur Umpolung organischer Zellen bei und verursachen Krankheit. Es ist dann nichts mehr im Fluss, vor allem keine heilende Energie. Aber auch das andere Extrem der totalen Harmonie auf allen Ebenen, würde längerfristig zu einem Entwicklungsstau führen.

Das Leben bekommt einen ganz anderen Sinn, wenn ich diese angelegten Prinzipien erkenne. Es ist wohltuend zu wissen, dass alles Leben einer höheren Ordnung unterliegt und sich eingebettet zu fühlen in diese Ordnung. Sie sorgt für jeden von uns, führt uns zielsicher auf Wege, in Ereignisse und zu Menschen, die uns genau spiegeln, was in uns erkannt, gelebt und erlöst werden will, damit wir aus uns selbst heraus möglichst vollständig werden. Wir müssen durch die Welt der Gegensätze hindurch mit allem Schmerz, um uns der Auflösung derselben zu nähern und wer auf dem Weg ist, weiß, wie kraftvoll sich das anfühlen kann.

Dualität und Polarität

Polarität wird sehr oft mit Dualität in einen Topf geworfen, aber der Unterschied ist elementar. Dualität ist eine subjektive Empfindung und Polarität eine objektive Tatsache. Dualität ist (→) Spaltung – entweder/oder – und das Gegenteil der alles vereinenden und die (Er)Lösung in sich tragenden, gegensatzverbindenden Polarität. In der Polarität liegt das Hauptmerkmal in der Zusammengehörigkeit. Damit sind nicht nur beide Teile gleichwertig, sie sorgen auch für ein Gleichgewicht. Dualität bezieht sich auf eine getrennte Welt, in der die Gegensätze keineswegs als gleichwertig angesehen werden, sondern vielmehr der Bewertung unterliegen und der negative Teil am besten verschwinden sollte.

Schon die ersten Kinder auf Erden verkörpern, oberflächlich betrachtet, diese große Diskrepanz der Menschheit. Jeder weiß um Kain und Abel. Den einen kennen wir als den Guten und den anderen als den Bösen, weil er seinen Bruder erschlägt. Bleiben wir bei dieser Betrachtungsweise stehen, befinden wir uns ebenfalls in der Dualität. Vielmehr ist es aber so, dass diese Erzählung, wie alle mythischen Bilder, etwas viel Tieferes vermittelt. Kain war der Erstgeborene, der gerade in früherer Zeit immer eine besondere Wertigkeit hatte. Kain bedeutet auch Besitz und steht damit für den materiellen Teil der Welt und eine ebensolche Sichtweise auf dieselbe. Abel ist der Zweitgeborene und sein Name bedeutet Atem – Atem steht für das Lebendige im Menschen, für die Seele und beschreibt den geistigen Teil des Menschseins.

Auf den ersten Blick führt uns die Geschichte in eine duale Welt und erst unter der Oberfläche erkennen wir die Polarität dahinter. Kain ist nicht generell böse, sondern im Grunde im Innersten schwächer, weil er seinen Bruder erschlägt, in einem Moment, wo er nicht mehr an erster Stelle stand, weil er sich von Gott benachteiligt und nicht gesehen fühlte. Seine Wut, oder womöglich auch der darunterliegende Schmerz, treiben ihn zu seiner Tat, weil ihm im Inneren die Stabilität fehlt, die sein Bruder Abel als seelisch-geistige Grundlage hat.

In diesem Mythos geht es nicht um eine Bewertung, sondern um die beiden Anteile des Menschseins, die wir alle in uns tragen und die man nicht getrennt behandeln kann – und sich hier durch das Geschwisterpaar ausdrücken. Es ist die Erkenntnis, dass beide Seiten zu jedem Menschen dazugehören. Leider ist es für uns nicht selbstverständlich so zu denken. Wir betrachten unsere Erfahrungen und Erlebnisse in der Regel nicht nur getrennt voneinander, sondern unterteilen sie oft noch in gut und schlecht. Die meisten Menschen glauben heute, sie leben in einer dualen Welt, die aus Gegensätzen besteht, von denen der eine gut und erstrebenswert und der andere böse und nutzlos ist.

Die übliche Trennung von Richtig und Falsch gehört ebenfalls hierher. Meist wollen wir alles richtig machen, möchten Fehler um jeden Preis vermeiden, aber das Richtige ist eben auch nur eine Seite des Ganzen und wenn ich fehlerfrei durchs Leben gehen möchte, klammere ich die andere Seite aus und werde die wahre Gesamtheit des Lebens nie erkennen. Vor allem klammern wir damit, genau wie mit Schmerz- und Schuldvermeidung, den wichtigsten Teil unseres Lebens aus, denn durch all diese Erfahrungen werden wir uns erst unseres wahren Wesens und der Anbindung an die geistige Welt bewusst.

In der Dualität kämpft der eine Teil immer gegen den anderen und ebenso tun das die Menschen, die in diesem trennenden Weltbild leben. In der Dualität gibt es keine sinnvollen kosmischen Gesetze. Dort existieren im Grunde nur mechanische Gesetze und damit ist man, aus dieser Betrachtung der Welt heraus, auch selbst an allem schuld, was einem widerfährt. Dualität bewertet, Polarität nicht. Dualität teilt auf in Schuldige und Opfer. Wir sind aber immer auch beides zugleich. Es braucht die Extreme, um Extreme aufzulösen. Nur so können wir unseren ganz eigenen Standort finden und in gleicher Weise die Welt, in der wir leben, in dem Maße erkennen, wie es uns als Erdenmenschen gegeben ist.

Um diesen Weg kommen wir nicht herum. Denn die Polarität ist im Kosmos als tiefe Wahrheit angelegt, aber das Leben der Menschen beginnt, nicht nur im Mythos, mit der Dualität. Auch wir werden in die Dualität hineingeboren. Im Himmel sind alle Polaritäten noch eine Einheit und genauso ist die Zeit dort eine Einheit. Vergangenheit, Gegenwart und Zukunft gibt es auf dieser Ebene nicht (→Astrologie – Die Mythen des

Himmels). Auf der Erde erleben wir nicht nur die Zeitlichkeit, wir erleben im unbewussten Zustand auch alles getrennt und je bewusster wir werden, desto mehr nähern wir uns der göttlichen Einheit, desto mehr offenbart sich uns die polare Welt.

Die ganze Bibel ist voll von sprachlichen Polaritäten, die auf die Möglichkeit der Selbsterkenntnis hinweisen: *Wenn ich schwach bin, dann bin ich stark;*[1] *die ersten werden die letzten sein;*[2] *wer sich aber selbst erhöhen wird, wird erniedrigt werden; und wer sich selbst erniedrigen wird, wird erhöht werden*[3] – um nur ein paar zu nennen. Die Gegensätze setzen eine inhaltliche Gleichwertigkeit voraus, welche unserem christlichen Empfinden widerspricht,[4] aber im Hinduismus und im Taoismus werden die Gegensätze als eine natürliche Wahrheit erkannt

Die christliche Seele soll das Böse ausklammern, moralisch sein (→Die Realität des Christentums). Wenn man das in der Tiefe versteht, dann verhindert man genau damit seine Selbstfindung. An der Stelle scheint es mir wichtig, einen Blick auf die heute gängige Esoterik zu werfen, die im Grunde ebenso das „Böse", sprich die Schatten, ausklammert, indem sie davon ausgeht, dass der Mensch durch positives Denken und einen unbegrenzt freien Willen alles Erwünschte erreichen kann. Es geht manchmal fast hin bis zu einer Art toxischer Positivität, bei der alles Negative am besten ignoriert wird und man ganz allein die Schuld an seinen negativen Gedanken trägt. Gedanken haben in jede Richtung eine große Kraft und es ist wichtig, darum zu wissen. Das Negative in unserer Seele wird jedoch durch ewig positives Denken nicht weniger, sondern nur in den (→) Schatten verdrängt und dort staut es sich – und macht irgendwann krank. Erst wenn wir bewusst ins Dunkel gehen, werden wir es erhellen – und erlösen.

Wenn wir uns der Polarität öffnen und die Gleichwertigkeit der Extreme anerkennen, was immer mit eigener Seelenentwicklung einher geht, dann erfahren wir uns nicht mehr als Opfer, sondern sind dankbar über die Spiegelungen, wenngleich das nicht immer einfach ist. So macht man den anderen auch nicht mehr zum Täter, weil man weiß, dass alles Geschehene für bestimmte Prozesse wichtig war.

Wäre eine duale Welt die Wahrhafte, wären die Nacht, Schmerz und Krankheit, Wut oder Ungerechtigkeit und vieles mehr Dinge, auf die wir zwar gern verzichten würden, die jedoch dann als sinnlos zu betrachten wären. Aber weder würde das eine ohne das andere funktionieren, noch einen Sinn ergeben. Wir können uns dem wahrhaften Licht eben erst zuwenden, wenn wir uns im Dunkel genügend umgeschaut haben. Wenn wir das erkennen, hätten wir eine andere Welt. In unserem derzeitigen Leben gehen wir aber von einem dualen Weltbild aus. Und wenn schon in der Grundsätzlichkeit des Weltbildes ein elementarer Fehler liegt, dann kann alle Forschung nur weitere Fehler produzieren, auch wenn sie noch so beeindruckende Dinge aufdeckt. Das Wesentliche jedoch wird ihr entgehen.

Ähnlich ist es bei den Menschen. Bevor man die Zusammenhänge wirklich erkennt, ist oft erstmal alles entweder schwarz oder weiß, richtig oder falsch. Oder wir erleben Menschen, die ein Extrem leben, weil sie die andere Seite verdrängen. Ein typisches Beispiel finden wir bei Menschen, die einfach keine Konflikte zulassen können, immer Harmonie wollen, suchen und herstellen und nicht selten entwickeln solche Menschen dann unerwartet eine so enorme, plötzliche Wut, dass das gesamte Umfeld erschüttert ist. Das ist nur ein einfaches Beispiel, aber jede unterdrückte Seite wird früher oder später ins Bewusstsein drängen.

Wer im dualen Denken unterwegs ist, für den ist Leben das Gegenteil von Tod, aber es stimmt in der Essenz so nicht. Wenn ich auf die Polarität schaue, dann gehören Geburt und Tod als Gegensatzpaar zusammen, denn bei beiden geschieht ein Übergang in eine andere Welt – einmal gehe ich ins Erdenleben und durch den anderen Pol verlasse ich das Erdenleben. Und beides ist am Ende das Gleiche: Es ist ein Geborenwerden in eine andere Welt.

Wenn wir nur die eine Seite wollen und die andere verhindern, zerstören wir beides. Wollen wir nur das Leben und negieren den Tod, dann verlieren wir das Leben, weil wir dort aus Angst vor dem (→) Tod gar nicht ankommen. Sich der Polarität in aller Konsequenz zu öffnen, ist ein großer Schritt, weil wir uns damit dem Leben in gewisser Weise hingeben und vertrauen.

Es gibt das Sprichwort: „Die Wahrheit liegt in der Mitte" und das ist viel weiser als wir das womöglich annehmen. Die Lösung liegt allerdings nicht darin, uns auf die Mitte zu einigen, sondern darin, den Weg zwischen den Gegensätzen zuzulassen – ins Dunkel genauso einzutauchen wie ins Helle, den Schmerz genauso zulassen wie die Freude, in der tiefen Gewissheit, dass keines schlechter oder besser ist als das andere. Das Leben findet zwischen den Gegensätzen statt und lässt sich auf keine der beiden Seiten beschränken.

Leider ist unsere heutige Welt von dieser Weisheit weit entfernt und spiegelt die innere Dualität des Menschen deutlich: Es gibt auf der einen Seite nur die wissenschafts-, macht- und geldorientierte Welt und dann gibt es auf der anderen Seite einen kleinen Teil in der Menschheit, der den spirituellen Weg sucht und geht. Wenn wir das zusammenführen würden, wäre wahrhafte Erkenntnis an so vielen Stellen möglich. Halten wir hingegen am derzeitigen Weltbild fest, wird uns das Eigentliche der Welt verborgen bleiben und die Zerstörung noch zunehmen.

Der Mensch ist es, der Himmel und Erde vereint, der aus der dualen Welt eine polare macht, durch sein Erleben und Erleiden, durch sein Ringen um Wahrhaftigkeit, durch sein Empfinden und Denken. Durch das Erkennen und Verbinden der gegensätzlichen Ebenen das Geschöpfte aus dem Unbewussten in die Bewusstheit zu bringen.

DIE KOLLEKTIVE SEELE

Mich hat das polare Prinzip schon in der Jugend beschäftigt und immer, wenn ich das Wort gehört habe, war ich seltsam, wie von einer tiefen Ahnung, berührt. Als Kind war ich extrem mit der dualen Welt konfrontiert und musste in einer Umgebung aufwachsen, in der es nichts anderes gab, als die funktionale Welt, in der man niemals über etwas Inneres gesprochen hat, und den Gott außerhalb von uns. Auf der einen Seite erlebte ich sehr viel, auch körperliche, Gewalt und auf der anderen Seite musste ich jeden Sonntag in die Kirche. Ich fand es später bemerkenswert, dass ich so geboren bin, mit einem Auge (fast) nur nach innen und mit dem anderen nach außen sehen zu können. Mein linkes Auge musste oft tief nach innen schauen, um die äußere Welt irgendwie fassen zu können. Sollte es mein Lebensweg sein, der in mir so angelegt war, dass ich das nach innen geschaute mit der im Außen wahrgenommenen Welt polar vereinen und die funktionale körperliche Beeinträchtigung, mit der ich geboren wurde, nun auch über dieses Buch ein Stück mit Inhalt füllen darf?

Alle in der Welt angelegte Gegensätzlichkeit können wir immer nur über die eigene Seele, dem Göttlichen in uns – der größten Kraft im Universum – erfahrbar machen.

„Dazu erzählt ein altes indisches Märchen von den Göttern, die zu entscheiden hatten, wo sie die größte Kraft des Universums verstecken sollten, damit sie der Mensch nicht finden könne, bevor er reif dazu sei,

sie verantwortungsvoll zu gebrauchen. Ein Gott schlug vor, sie auf der Spitze des höchsten Berges zu verstecken, aber sie erkannten, dass der Mensch den höchsten Berg ersteigen und die größte Kraft des Universums finden würde, bevor er reif dazu sei. Ein anderer Gott sagte, lasst uns diese Kraft auf dem Boden des Meeres verstecken. Aber wieder erkannten sie, dass der Mensch auch diese Region erforschen und die größte Kraft des Universums finden würde, bevor er dazu reif sei. Schließlich sagte der weiseste Gott: „Ich weiß, was zu tun ist. Lasst uns die größte Kraft des Universums im Menschen selbst verstecken. Er wird niemals dort danach suchen, bevor er reif genug ist, den Weg nach innen zu gehen." Und so versteckten die Götter die größte Kraft des Universums im Menschen selbst und dort ist sie noch immer und wartet darauf, dass wir sie in Besitz nehmen und weisen Gebrauch davon machen."[1]

Und so tragen die Menschen die größte Kraft des Universums in sich – viele immer noch ohne sich der Bedeutung in seiner ganzen Tiefe bewusst zu sein.

Die Nähe zwischen Gott und Mensch, die in den Mythen deutlich wird, zeigt uns, dass wir alle mit dem Göttlichen verbunden sind, dass es ein Teil von uns ist, ohne den der Mensch gar nicht geboren werden würde. In der heutigen Zeit wird noch oft zwischen Mensch und Gott getrennt, nicht selten nimmt auch der christlich Gläubige den Gott als außerhalb von sich wahr und die Atheisten behaupten sogar, es gibt keinen Gott – sicher gibt es den auch nicht als Person. Wir alle zusammen sind Gott, verbunden über die allumfassende Seele. Ich stelle mir das manchmal so vor, als wären wir alle ein Tropfen im Meer und auf diese Weise weltumspannend in großer Tiefe verbunden.

So wenig wie wir in unserem Erdenleben zwischen Gott und Mensch trennen können, können wir Bewusstes und Unbewusstes trennen. Dennoch zerlegt das heutige Bewusstsein des Menschen gerne alles in Einzelteile und sieht ebenso das Unbewusste als eine von sich getrennte Einheit an. Aber es ist EINS, eine untrennbare Einheit, so wie alles in unserer ohne Ausnahme polar angelegten Welt.

Alles, was ich im Außen wahrnehme und erlebe, ist im Inneren bereits vorhanden, da die Welt neben dem polaren Prinzip auch einem ebenso perfekten, alles durchdringenden Spiegelprinzip unterliegt. Es spiegelt sich alles auf verschiedenen Ebenen wider, in Form eines sicht- oder greifbaren und eines unsichtbaren Anteils. Den unsichtbaren Anteil kann ich nur auf der unbewussten Ebene erfassen, mit dem Empfinden, meinem sogenannten Bauchgefühl. Hier hat der Intellekt keine Chance und ist auch gar nicht gefragt. Wir können in allen Lebensbereichen immer nur wechselnd in Wellen auf beiden Ebenen wahrnehmen, um das Ganze in der Tiefe als sinnvolle tragende Einheit zu erfahren.

Das Bewusstsein weist, genau wie alles Existierende, verschiedene Qualitäten auf – von einem einfachen, rationalen Bewusstsein, über ein emotionales bis hin zu einem hoch entwickelten geistigen Bewusstsein. Mit dem Unbewussten verhält es sich ganz ähnlich, auch das besteht im Grunde aus mehreren, nicht strikt voneinander trennbaren Schichten.

Wenn wir Menschen vom Unbewussten sprechen, dann meinen wir meist unsere persönlichen Anteile, die aus eigener Erfahrung, aus Erlebnissen und Emotionen gespeist sind, aber das ist nur eine Schicht, die oft auch als Unterbewusstsein bezeichnet wird, weil es unterhalb der Schwelle des Bewusstseins liegt.

Dann gibt es ein allgemeines Unbewusstes, in das alles einfließt, was jemals auf der Welt geschah, gedacht und getan wurde. All das, was wir täglich erleben und empfinden, genau wie Erinnerungen oder Alltagsabläufe. Ebenso „lagern" dort die unbewussten Inhalte, genau wie alles, was wir vergessen oder verdrängt haben. Es fließt alles hinein, was wir erlösen, begreifen und verändern oder was uns bewusst geworden ist. Jeder Mensch hat auf diese Ebene einen mehr oder weniger ausgeprägten unbewussten Zugriff – je nachdem, welchen Bewusstseinsstand und welche Affinität er zu den Inhalten hat. Das allgemeine Unbewusste, genau wie das persönliche, verändert sich immer weiter, geprägt durch das Sein des Menschen.

Neben diesem Unbewussten gibt es aber noch etwas, was auf einer viel tieferen Ebene in uns ruht und das ist das uns angeborene, kollektive Unbewusste. Es enthält die Ur-Erfahrung der Menschheit mit all ihrem Wissen und ist wie ein genetischer Speicher der Menschheit. Das ist es auch, was wir in der Grundstruktur des Tierkreises, genau wie in jeder astrologischen Konstellation wiederfinden, die ebenfalls Schichten von persönlichen über allgemeinen Erfahrungen bis hin zu den allem zugrunde liegenden kollektiven Strukturen enthalten. Auf diesen Urgrund des Unbewussten, können alle Menschen – je nach Anlage – über ihre Seele gleichermaßen zugreifen. Das kollektive Unbewusste ist, wie das persönliche und das allgemeine, untrennbarer Teil der menschlichen Psyche.

Wenn sich das Bewusstsein der Menschheit verändert, wirkt sich das auch auf das kollektive Unbewusste aus, aber die Ur-Strukturen bleiben in ihrer Basis unverändert bestehen. Sie zeigen sich in jeder Zeit wieder neu, in etwas anderem Gewand und in menschlichen Schicksalen inkarniert, aber eine Grundstruktur bleibt immer erkennbar. Das sehen wir in der Weltgeschichte, in der Astrologie genau wie in den Mythen.

Der Begriff des kollektiven Unbewussten wurde in unserer Zeit durch C.G. Jung geprägt. Er sagte, das kollektive Unbewusste *„(...) sind überall auf der Welt im Menschen und in der Menschheit angelegte psychische Inhalte, Strukturen und Verhaltensweisen, die eine allgemeine seelische Grundlage überpersönlicher Natur bilden und in allen Menschen gleich sind."*[2]

An anderer Stelle beschreibt er es *„(...) als die gewaltige geistige Erbmasse der Menschheitsentwicklung, wiedergeboren in jeder individuellen Hirnstruktur. Das Unbewusste enthält die Quelle der treibenden seelischen Kräfte. Und das endliche Bewusstsein hingegen ist eine vergängliche Erscheinung, welches die Anpassung an das Bestehende leistet – vergleichbar mit einer Orientierung im Raum."*[3]

Das kollektive Gedächtnis der Welt geht weit über unsere persönlichen Erfahrungen hinaus. Es ist das geistige Erbe, das alle Menschen teilen. In diesem kollektiven „Topf" der UR-Seele sind die Grenzen von Zeit und Raum aufgehoben und diese Grundstrukturen in unserem unbewussten Verhalten sind es ebenfalls, die sich in Mythen, Märchen und auch Symbolen ausdrücken. Das Wissen um diese Zusammenhänge macht es möglich, zu begreifen, warum die Mythen sich in ihrer Botschaft so ähnlich sind und warum sich in der Menschheit über den ganzen Erdball verteilt, manchmal zu fast gleichen Zeiten ähnliche Geistesströmungen entwickelt haben oder gar das Gleiche erfunden oder entdeckt wurde, ohne dass Menschen in Ermangelung heutiger funktionaler Nachrichtenübertragung davon hätten wissen können.

In der Natur funktioniert das ganz ähnlich, auch dort hat alles eine Kollektivseele oder besser eine Gattungsseele. Auch der Mensch entstammt in seinem Ursprung einer Gruppenseele, die sich lediglich auf individueller Ebene weiterentwickelt hat. Dort werden ebenso Dinge abgespeichert, die wir, Mensch, Tier genau wie die Pflanzen, erleben und die unsere Gene verändern – wie beispielsweise, dass Elefanten heute auffällig oft ohne Stoßzähne geboren werden. Die Bedrohung der Art durch die Elfenbeinräuber hat sich im kollektiven Gedächtnis niedergeschlagen. In der Natur erleben wir immer wieder ein großes Sterben einer ganzen Art, das auch vor Grenzen nicht Halt macht. Wir alle sehen das lange schon an der Kastanie (→Gedanken zur Natur), vor wenigen Jahren traf es den Buchsbaum und nach dem 1. Weltkrieg sah man ein großflächiges Ulmen- und Eschensterben – und es ist bemerkenswert, dass diese in der Mythologie sinnbildlich für Mann und Frau stehen.[4]

Alle Erfahrungen bleiben in der Seele gespeichert, die angebunden ist an das große Ganze. Daher wirkt sich alles, was wir tun und denken, auf uns und andere aus (→Schwingung). Selbst wenn wir meinen, als Einzelner können wir im Verhältnis zur gesamten Welt nicht viel ausrichten, stimmt das nicht. Jeder, der daran arbeitet, sich seinen eigenen unbewussten Inhalten zu nähern, nimmt damit, wenn auch nahezu unmerklich, Einfluss auf alle anderen Menschen. Deshalb ist es wichtig, achtsam mit unseren Gedanken und Taten zu sein und bei uns selbst damit anzufangen. Wenn genug Menschen das Gleiche denken und tun, verstärken sich diese Energien – im Positiven wie im Negativen – und landen ebenfalls im „kollektiven Topf". Über unser unbewusstes Verhalten, unsere Instinkte und die in der Seele gespeicherten Erfahrungen sind wir mit anderen Menschen verbunden und erst unser Bewusstsein macht uns zu Individuen.

Das Bewusstseinszentrum im Menschen ist Teil des universalen Bewusstseins. Es braucht, um mit der physischen Ebene in Kontakt zu kommen, einen physischen Körper und ist nach dem Tod und vor unserer Geburt in einem anderen Zustand – so wie das Wasser als Eis, als Dampf, sichtbar oder unsichtbar oder schlicht als gewöhnliches Wasser vorhanden sein kann. Das Bewusstsein ist nicht zerstörbar, genauso wenig wie Materie und Energie es sind. Es gilt auch in der Wissenschaft als erwiesen, dass weder Materie noch Energie verloren gehen können. Sie wechseln lediglich die Zustandsformen (Energieerhaltungsgesetz).

Bewusstsein ist nicht lokal, es ist unbegrenzt, unsterblich und überall. Immer, wenn wir spontane Gedanken haben, einen Geistesblitz, eine Intuition, dann spüren wir diese Verbindung besonders deutlich. Für mich bekommt das Wort schöpferisch hier eine ganz neue Qualität. Wir schöpfen im Grunde ja alle „nur" aus dieser Ur-Suppe.

Und wenn wir uns so verbunden fühlen mit allem, wirklich begriffen haben, dass unser Bewusstsein im Grunde nur ein Gottesfunke eines viel größeren universalen Bewusstseins ist, dann blicken wir doch ganz anders auf unsere Welt. Die moderne Physik weiß, dass der Stoff, aus dem das Universum besteht, uns nur zu 5% bekannt ist. Den Rest hat noch niemand gesehen und da er mit rein physikalischen Methoden nicht erforschbar ist, wird er „Dunkle Materie" genannt.[5] Womöglich macht unser Bewusstsein ebenfalls nur ein paar Prozent aus im Vergleich zu den unbewussten Inhalten.

Die Beschäftigung mit den Urprinzipien des Lebens lässt uns die Verbindung unseres Handelns und dem, was uns widerfährt, mit der geistigen Ordnung erkennen. Wir begreifen dadurch immer mehr, dass, wie auch immer wir handeln, es niemals nur uns betrifft. Wir erlösen den anderen mit jedem eigenen Bewusstwerdungs- und Veränderungsprozess immer ein Stück mit. Es geht alles ein in den Topf des kollektiven Unbewussten und beeinflusst jetzt und in Zukunft alles weitere Leben.

Wer das erkannt hat, weiß, dass das Unbewusste viel klüger und schneller ist als das Bewusstsein. Es ist angebunden an die grenzenlose Weisheit der Welt, in der es keine Trennung von innen und außen, von oben und unten, keine Schuld und Unschuld, kein Gut und Böse gibt, wo ich den anderen gespiegelt in mir erlebe und mich im anderen erkenne und der andere sich in mir. Das Unbewusste spiegelt einem immer das Gesicht, was man ihm zeigt, denn es enthält den Keim der Einheit. Das Wesen des Bewusstseins ist die Unterscheidung. Es muss die Gegensätze voneinander trennen, um zu erkennen und leider oft auch erstmal bewerten. Im Göttlichen sind die Gegensätze aufgehoben – deshalb liegt nur dort die (Er)Lösung.

Je höher sich unser Bewusstsein entwickelt, desto näher kommen wir auch dem Unbewussten. Es müssen sich uns beide Seiten erschließen, sonst bleiben wir auf einer Stelle stehen, die derzeit unser gespaltenes Weltbild ausmacht, in dem Religiöses und Wissenschaftliches angeblich nichts miteinander zu tun haben. Man erkennt immer nur durch das Eintauchen in die gegensätzlichen Bereiche, dass alles in der Essenz nicht voneinander trennbar ist, sich jedoch nur auf unterschiedlichen Ebenen offenbaren kann.

Unseren Intellekt halten wir oft für stabil, er steht jedoch – solange wir uns der Weite des Unbewussten nicht bewusst sind – auf oft sehr wackligen Füßen und dann kann uns das Unbewusste nur allzu leicht überschwemmen. Erst, wenn wir uns eingebettet fühlen in Mikro- und Makrokosmos gleichermaßen, zwischen Intellekt und Empfinden pendeln, finden wir zu einer inneren Stabilität, die eine äußere uns nie geben könnte. Was nützt uns das Klammern an einen Partner, das dickste Bankkonto, wenn wir seelisch unsicher durch die Welt irren und uns an dem festhalten, was wir sehen und anfassen können und das für die Realität halten. Dann sind wir leicht aus der Bahn zu werfen, wenn es anders läuft als wir hofften und das Erlebte mit uns nicht wirklich in Verbindung bringen, sondern die Gründe dafür im Außen suchen.

Aber die Seelentiefe macht Angst, weil wir instinktiv ahnen, was schon die Mythen zeigen, dass es auf diesen Wegen nicht ohne das Durchschreiten schmerzhafter Prozesse gehen wird (→Der Schmerz und unsere Schatten). Daher ging es dem Menschen – je weiter er sich von seiner Seele entfernt hat im Zeitalter des scheinbaren Fortschritts – immer mehr um die Befestigung des rationalen Bewusstseins und die Dominanz dessen. Die Riten unserer Vorfahren, wie das Beschwören der bösen Geister, Enthexung, Abwendung von bösen Omen und magischer Rituale für all das – scheinbar – Böse sind die früheren unbewussten Schutzwälle vor dem Aufsteigen des Unbewussten, genau wie ein Versuch der Abwendung göttlicher Strafen. Diese Mauern sind später zu den Fundamenten der Kirche geworden.[6]

Die Kirche hat lange Zeit viele Menschen getragen, das hat sich mehr und mehr verloren, weil dort aus Machtgründen Moral gepredigt wurde und somit der Zugang zur eigenen Seele versperrt bleibt. Heute mauern wir uns ein in wissenschaftliche Forschungsergebnisse, halten uns fest an technischem Fortschritt, und dennoch ist es unsere Seele, die uns treibt und führt und nicht ruhen kann in dieser scheinbaren Sicherheit.

Wir spüren unbewusst, dass all diese Mauern irgendwann zu bröckeln beginnen (müssen), weil wir dort die Antworten, den Sinn und damit auch den Halt im Leben am Ende nicht finden können. Wir können nur selbst durch ein bewusstes Erdenleben das Unbewusste erhellen. Erst, wenn wir unser Unbewusstes als vollwertigen Teil von uns akzeptieren, werden wir unserer inneren Stimme wieder mehr Gehör schenken und auch die nächtlichen (→) Träume ernst nehmen. Dann erst können die inneren Kräfte uns mit der Zeit tragen und nicht mehr vordergründig beängstigen.

Die Beschäftigung mit dem Unbewussten ist ein Lebensweg. Alle Menschen, die sich auf diesen Weg gemacht haben, wissen, wo der Schatz liegt und versuchen ihn zu bergen. In der griechischen Mythologie ist es Hades, der Gott der Unterwelt, der diesen unermesslichen seelischen Schatz hütet. Und er gilt als der Reichste aller Götter.

Kapitel 3.1

Der Schmerz und unsere Schatten – die Bewusstwerdung des Unbewussten

Die meisten Menschen, die noch in der dualen Welt verhaftet sind, empfinden das Unbewusste oft als etwas, was mit dunklen unguten Emotionen verbunden ist. Vor allem ist es der Schmerz, den die Menschheit neben dem Tod am meisten fürchtet, und den viele kaum als etwas Sinnvolles begreifen können. Aber er ist so sinnvoll wie zum Sterben die Geburt gehört, denn gerade ein schmerzvoller Prozess ist, wenn er angenommen und begriffen wird, oft ein tiefer Wandlungsprozess, der Neues gebären kann.

Dass der Schmerz zu wichtigen Wandlungsphasen untrennbar dazugehört, haben auch unsere Vorfahren instinktiv erfasst, dieses aber auf einer ganz anderen Bewusstseinsstufe gelebt. In der gesamten Menschheitsgeschichte, und teilweise geschieht das in bestimmten Kulturen oder in alten Stämmen noch heute, wurden Übergangs- oder Initiationsriten vollzogen, die den Menschen für eine nächste Lebensphase bereit machen sollte. Diese Rituale waren und sind oft sehr schmerzhaft und teilweise regelrecht grausam. Oft haben sie sogar erniedrigenden Charakter, aber hinterher haben diese Menschen immer ein höheres Ansehen im Kollektiv.

Heute ist uns bewusst, dass es in Phasen einer bedeutenden inneren Veränderung auch um einen inneren Schmerz geht, der durch einen äußeren nie zu erlösen sein wird. Oft handelt es sich um Schmerzen, die einem in der Kindheit widerfahren sind, die verdrängt werden mussten und in bestimmten Lebenssituationen wieder auftauchen oder durch andere Menschen in uns ausgelöst werden. Das löst Ängste aus. Genauso tragen wir Unerlöstes unserer Vorfahren, das quasi in uns zur Wiederholung angelegt ist und erneut zur Erlösung ansteht und ebenfalls Ängste auslösen kann. Beinahe jede Form von Angst ist im Urgrund ein seelischer Schmerz.[1] Beide Emotionen sind immer eine Chance. Sie zeigen an, dass etwas nicht stimmt, dass uns etwas bewusst werden soll. Daher zieht es uns instinktiv in Begegnungen und Situationen, die diese Anteile in uns wieder hochholen und uns mit den verdrängten Emotionen konfrontieren – oft auch mehrfach, vor allem dann, wenn wir etwas einfach nicht fühlen wollen oder noch nicht können. Diese Wiederholungen sind aber auch vom Himmel, im Sinne der Erlösung der seelischen Unvollständigkeit als Möglichkeit, in uns angelegt und in den Horoskopen erkennbar.

Ich greife noch einmal auf den Schöpfungsmythos der Griechen zurück, von dem wir im Kapitel der Ur-Teilung schon gehört haben und der uns auch dieses Prinzip deutlich zeigt. Die Geschichte geht natürlich noch weiter und zeigt hier in starken Bildern neben dem Thema des unvermeidbaren Schmerzes, das des eigenen Schattens und der Wiederholungen als untrennbar zum Leben gehörig. Kronos, der jüngste Sohn von Gaia und Uranos, hatte auf Bitten seiner Mutter seinen Vater Uranos entmannt, weil dieser aus Eifersucht verhindern wollte, dass seine anderen Kinder geboren werden. So hat Kronos mit seiner schlimmen Tat seinen Geschwistern zwar das Leben überhaupt erst ermöglicht, aber selbst behält er eine große Angst zurück, dass ihm gleiches durch seine eigenen Kinder widerfahren könnte. Deshalb verschlingt er seine Kinder gleich nach der Geburt, eines nach dem anderen und wiederholt damit das, was sein eigener Vater getan hat – nur in etwas anderer Art.

Auch auf der Seite der Mütter geschieht eine Wiederholung. Gaia hatte als einzigen Verbündeten ihren jüngsten Sohn Kronos, der dafür kämpft, seine ungeborenen Geschwister zu befreien und Rhea, die Frau von Kronos, rettet ihren jüngsten Sohn Zeus als einziges Kind vor dem Verschlingen, der später ebenfalls dafür kämpft – diesmal geschieht es durch eine List – dass seine verschlungenen Geschwister ins Leben kommen dürfen. Die Fortsetzung des Mythos zeigt uns gleich noch deutlich, dass es manchmal eine Wiederholung braucht, damit etwas, was vorher auf diesem Wege noch nicht ganz erlöst werden konnte, nun in Folge mit einem anderen Erfahrungsstand aufgelöst werden kann. Durch die ursprüngliche Tat Gaias konnten die ins Dunkle verdrängten Schatten-Kinder als Teil der Schöpfung überhaupt erst ins Leben geboren werden. Durch Rhea wird dies auf einer anderen Bewusstseinsstufe möglich sein, denn sie geht in der Wiederholung noch einen Schritt weiter, indem sie später Zeus davon überzeugt, die Kyklopen und die Hundertarmigen zu befreien, ebenfalls Kinder des Uranos, vor denen er sich fürchtete und die er in tiefster Erde angekettet hatte, um die Unterwelt zu bewachen, der niemand entkommen sollte.

Das Bewachen der Unterwelt steht als Bild einmal für das Unbewusste und in gleicher Weise auch für das unter der Oberfläche gehaltene Verdrängte, was auf keinen Fall ans Licht kommen darf. Durch die Befreiung der Bewacher der Schatten (der Unterwelt) bekommt Zeus eine größere Macht, als sein Vater Kronos als eigentlich mächtigster Herrscher des Kosmos sie je hatte. Denn Zeus wird durch die Befreiung der Hundertarmigen und der Kyklopen von diesen zum Dank mit den mächtigsten Waffen der Welt, mit Blitz und Donner ausgestattet. Das lässt ihn den später geführten langen Krieg um die Weltherrschaft gegen die erste Göttergeneration der Titanen, zu denen Kronos und seine Geschwister gehören, gewinnen. Im Ergebnis wird eine neue Bewusstseinsstufe erreicht. Eine, die durch die Befreiung der Unterwelt die Schatten integriert hat. Anstelle der starren Titanen haben nun die olympischen, lebensnaheren Götter, aus denen später die Bilder des Tierkreises entstanden sind, die Macht über die Welt.

Dieser Schöpfungsmythos – selbst wenn ich hier nur eine Essenz beschreibe – enthält so unglaubliche Wahrheiten, dass es kaum in diesen wenigen Sätzen beschreibbar ist. Einerseits zeigt sich die Angst vor der Wiederholung, die Angst, sich schuldig gemacht zu haben, selbst wenn man etwas tun musste, was für das Leben unermesslich wichtig sein kann. Manchmal muss man jemandem enorm weh tun, um etwas zu ermöglichen, was anders nicht gegangen wäre (→Wir sind unschuldig). Gleichzeitig ist schon der eigene Schatten bildhaft angelegt in Form der Unterdrückung der eigenen Kinder, die im Mythos auch für eigene ungeborene und damit unbewusste Emotionen, genau wie ererbte Seelenverletzungen stehen. (In der Therapie spricht man heute oft von den inneren verletzten Kindern). Die Kinder verkörpern immer die Bereiche und Erfahrungen, die ins eigene Leben kommen sollen und vor denen man sich meist fürchtet, solange sie nicht bewusst geworden sind. Erst mit der Annahme der Kinder, den eigenen wie den inneren, gesteht man sich seine verletzten Anteile und die eigene Vergänglichkeit ein. Und vergänglich werden kann nur etwas, was auch auf der Seelenebene gelebt wurde oder gelebt hat.

Auch im realen Leben gehen wir, wie im Mythos, aus dem Zulassen von dem, was uns aus dem Unbewussten heraus ängstigt, immer mit größerer Stärke hervor. Aber solange wir uns diesem nicht stellen, bleiben es eher diffuse Gefühle, die wir häufig nicht so richtig einzuordnen wissen und sie unbewusst auf andere übertragen. Der Intellekt allein versagt uns an diesen Stellen die Erklärung. Erst durch die Begegnung mit unseren eigenen Schatten begegnen wir uns wirklich selbst. Der Schatten mutet oft an wie ein Geburtskanal, durch den man sich hindurchquetschen muss. Dunkelheit und eine unangenehme Enge, die oft schmerzt und die keinem erspart bleibt, der in die Tiefe seiner Seele hinuntertaucht. Aber dort finden wir zur inneren Kraft.

Jeder Schmerz ist eine Hinwendung zu sich selbst. Die meisten Menschen fürchten diesen Weg und ertragen sehr oft lieber körperlichen Schmerz als seelischen und machen sich nicht bewusst, dass es in der Regel zu körperlichen Symptomen erst dann kommt, wenn ein unterdrücktes seelisches Symptom aufbricht, weil es für die Seele keinen anderen Weg mehr gibt, als sich über den Körper, über Krankheit oder Unfall Gehör zu verschaffen. Der körperliche Schmerz erscheint uns isoliert betrachtet überschaubarer. Die Ärzte können einem offenbar sagen, womit man zu rechnen hat, welche Medikamente es braucht, um den Schmerz zu lindern oder aushaltbar zu machen, welchen Verlauf die Krankheit wahrscheinlich nehmen wird. Und wenn es gar zu schlimm werden sollte, gibt es Schmerzmittel bis hin zu Narkosemitteln.

Das ist zwar oft trotzdem alles andere als angenehm, doch halten wir es für einschätzbar. Das ist der Schmerz in der Seele nicht – vor allem, wenn man damit noch wenig Erfahrung hat. Man weiß nie so genau, wie tief der Schmerz sitzt, wie lange es dauert oder wie sehr er mich in meinem Alltag einschränkt. Was drängt womöglich noch an die Oberfläche? Was muss ich eventuell alles verändern in meinem Leben, wenn ich die Tür zur Seele aufmache? Und seelische Schmerztabletten gibt es eben nicht, nur seelische Betäubungsmittel: Psychopharmaka, Medien- und Eindruckskonsum, Alkohol, Essen oder andere Süchte wie Extremsport oder was es auch immer sein mag. Die krank gewordene Welt bietet ausreichend Möglichkeiten, um sich selbst nicht zu begegnen.

Körperliche Wunden, die nach einer Krankheit oder Operation zurückbleiben, heilen irgendwann. Selbst wenn Einschränkungen, Narben oder Defizite bleiben können, lassen sie uns in dem Trugschluss zurück, das Problem sei nun weitgehend gelöst. Aber ein seelisch verdrängter oder betäubter Schmerz heilt nicht – solange er nicht bewusst bearbeitet wird, vielmehr steht er irgendwann erneut zur Wiederholung an. Das zeigt sich dann immer deutlicher. Sobald jemand auch nur in die Nähe dieses alten Schmerzes kommt, flammt er wieder auf und unbewusst machen wir dann oft den anderen dafür verantwortlich. Manchmal wehren wir diese Menschen besonders stark ab, ohne uns des Hintergrundes bewusst zu sein. Dabei bergen gerade solche Begegnungen, wenn sie in Achtsamkeit geschehen, immer auch eine Chance der Heilung.

Deshalb zieht es uns unbewusst in die Wiederholung, weil wir spüren, dass es etwas in uns gibt, was sich erlösen, was bewusst werden will. Das in der Kindheit verprügelte Mädchen wird den verdrängten Schmerz so lange in der Seele behalten, bis ihr in der Tiefe bewusst werden darf, was ihrer Seele, nicht nur ihrem Körper, angetan wurde und sie sich traut, den eigenen Vater infrage zu stellen. Solange wird sie, wenn sie nicht stattdessen unbewusst in die Krankheit flüchtet oder andere Verdrängungsmechanismen in ihrem Alltag Einzug halten, sich instinktiv eher zu Männern hingezogen fühlen, die sie ebenfalls nicht gut behandeln. Das sind Wiederholungen in einer Art, die man als Außenstehender, schaut man nur auf das Phänomen, oft nicht begreift. Aber die Muster sitzen tief. Kinder (→Kapitel) sind Überlebenskünstler, die jede Lebenssituation (er)tragen und leider lange für normal halten, weil sie es nur so kennen, wie es eben ist, und dazu noch abhängig sind von ihren Versorgern. Die Erwachsenen sind die Großen und die müssen es ja wissen. Oft dauert es lange, bis ins Erwachsenenalter, bis ich mich traue, meine Eltern mit mir selbst zu konfrontieren und auf diese Weise endlich zu meinem inneren Wesen zu finden.

Diese Muster sind unbearbeitet wie lang Vergessenes, was sich im Keller stapelt. Irgendwann müssen wir aufräumen. Es löst sich nicht von selbst. Und als Erwachsener kann ich tragen, was ich als Kind nicht vermochte. Ich kann die Dinge anschauen und den Schmerz aushalten, ihn durch mich hindurchlassen und das fühlt sich am Ende, auch wenn es manchmal längere Prozesse sind, immer erlösend an. Und der Schmerz kommt meist nur in Etappen hoch, nur so viel, wie wir gerade verkraften. Es ist wie ein innerer Schutzmechanismus, der ebenso in der entgegengesetzten Richtung wirkt. Wenn etwas im Erleben wirklich zu schmerzhaft ist, in schlimmen Schocksituationen zum Beispiel, schaltet der Körper die Wahrnehmung regelrecht ab. Das sind dann die Erlebnisse, die uns später nicht mehr bewusst sind. Dennoch bleiben sie gespeichert.

Weder im Himmel noch auf der Erde geht je etwas verloren, lediglich der energetische Zustand kann sich verändern, und es wird in vielen Wiederholungen in unterschiedlichsten Verkleidungen solange wieder auftauchen, bis es erlöst – also begriffen und durchlitten ist. Wenn wir alles verdrängen mussten, weil es so schlimm war, dann müssen wir uns noch einmal erinnern, bevor die Erinnerung dann gehen darf. Das funktioniert aber nicht im Kopf, nicht über den Intellekt, sondern nur über das Empfinden und/oder gut begleitende therapeutische Arbeit. Auch ein astrologischer Blick lässt viel Hintergründiges erkennen und kann Heilendes bewirken. Ebenso ist körpertherapeutische Arbeit unschätzbar wertvoll, da alles Erlebte in Seele und Körper gespeichert ist und sich dann auch auf dieser Ebene lösen kann. Bei alledem ist es wichtig, den Prozessen Zeit zu geben, Tränen zuzulassen. Sie werden leider heute oft unterdrückt, da Schwäche oder Empfindsamkeit etwas ist, was gleichfalls gerne in den Keller verbannt wird.

Es braucht zur Heilung immer beide Ebenen, die Emotionen und das Begreifen der Hintergründe. Das ist auch der Grund, warum Verhaltenstherapie an solchen Stellen nicht funktioniert. Ebenso tragen reine Gesprächstherapien oft nicht die gewünschten Früchte, weil sie zu häufig auf der intellektuell-begründbaren Ebene steckenbleiben.

Welchen Weg auch immer wir wählen, durch die Angst müssen wir hindurch und jede Veränderung macht Angst. Man hat oft keine Idee, es scheint einem unvorstellbar, Liebgewonnenes, selbst wenn es quälend geworden ist, loszulassen, einen unpassenden Job zu kündigen oder vielleicht einem vertrauten Ort den Rücken kehren zu müssen und keine Ahnung zu haben, wie das Leben dann weitergehen soll. Oft müssen wir erst ganz überschwemmt werden, um zu begreifen, dass wir tatsächlich in einer Sackgasse sind oder unser Körper uns zeigt, dass sich etwas ändern muss.

Die Tiefe der Angst ist häufig enorm. Es fühlt sich manchmal an, wie eine Angst vor Selbstvernichtung und kommt damit einer Todesangst nahe. Mit dem Blick auf die Polarität von Geburt und Sterben können wir das vielleicht besser verstehen. Geburt und Tod sind die gleichen tiefen Wandlungsprozesse, zu dem die Angst und der Schmerz untrennbar dazugehören. Jede Geburt, ganz gleich, ob auf körperlicher oder seelischer Ebene, erfordert den Tod von etwas anderem. Und bei jedem Wandlungsprozess stirbt immer etwas Altes in mir – da spielt es anfangs kaum eine Rolle, ob mir das Gewohnte gut getan hat oder nicht. Es war mir vertraut und schien mich zu tragen. Die Angst vor dem Wandel gleicht daher unbewusst der Angst zu sterben und das erklärt, warum so viele Menschen lange lieber im Gewohnten verbleiben, auch wenn sie unter ihren Lebensbedingungen mehr leiden als glücklich sind.

Eine wirkliche Veränderung kann jedoch nie innerhalb bestehender Grenzen und des Gewohnten passieren. Schaffen wir es, diese Wege anzunehmen, ist das meist der schmerzhafte Beginn eines wunderbaren Weges zu sich selbst. Häufig fordert dieser Prozess ein gewisses Maß an Rückzug, in dem man es aushalten muss, nicht übereinzustimmen, es nicht mehr allen recht zu machen. Scheinbare Freundschaften können zerbrechen, plötzlich passt man nicht mehr ins Puzzle. In den Mythen wird das oft als Weg durch die Unterwelt beschrieben, in der man das findet, was sich einem im Bewusstsein bislang nicht erschließen konnte. Es mutet an wie ein Ausbrüten in der Seele, was es eigentlich auch ist.

Schmerz anzunehmen, ihn auszuhalten heilt. Da ist es nicht förderlich, täglich drei Freundinnen anzurufen und immer das Gleiche zu erzählen oder die abendliche Flasche Rotwein zu bemühen. Manchmal wird man auch ausgegrenzt, weil man nicht mehr immer der Nette ist. Man wird für andere plötzlich unbequem, weil man zuviel hinterfragt und deren eigenes System dann möglicherweise ins Wanken käme. Das muss man ebenfalls annehmen. Menschen, die weiter in der Verdrängung bleiben wollen, denen die Konfrontation mit solchen Entwicklungsphasen Angst macht, ziehen sich zurück. Das ist oft noch zusätzlich schmerzhaft, aber notwendig, weil es einem die Chance gibt, den eigenen Emotionen angemessen Zeit und Raum zu geben. Eine innere und äußere Entwicklung ist immer daran gekoppelt, dass man hinterher nicht einfach wieder da weitermachen kann, wo man vor dieser Krise aufgehört hat. Alles auf der Welt passt zusammen wie Schlüssel und Schloss und wenn der Schlüssel jetzt weniger oder gar mehr Zacken hat, wird er nicht mehr in dasselbe Schloss passen.

Man kann nicht aus einem kranken System – und ein System ist immer krank, solange in diesem verdrängt und die Muster auf andere übertragen werden – welches man durch seine Veränderung infrage stellt, aussteigen wollen und weiterhin Anerkennung oder Zugehörigkeit erwarten. Noch schwieriger wird es, wenn wir dabei sogar Familiengeheimnisse aufdecken oder andere totgeschwiegene Dinge offen benennen. Wir müssen uns in diesen Phasen oft von etwas trennen, was wir ersatzweise als zu uns gehörig betrachtet, mit dem wir uns vollständig gefühlt haben und das betrifft innere Haltungen und Glaubenssätze genauso wie Menschen. Wenn wir nun aus uns heraus eigenständig werden, dann brauchen wir die Kompensationen immer weniger und werden diesen anfangs häufig als Verlassenheit empfundenen Zustand schon bald nicht mehr als solchen erleben.

Je mehr man diese gesunde Entwicklung zulässt, desto mehr spürt man Kraft und eine neue innere Stärke. Das Alleinsein wird zur Energiequelle und diese Sicherheit wächst mit jedem durchgestandenen Prozess und ist durch keine äußere Bestätigung zu ersetzen. Auf diesen heilenden Wegen wachsen wir mehr und mehr hinein in veränderte Bedingungen, passend zu dem veränderten, gereiften Menschen, der wir auf dem Weg geworden sind. Deshalb kommt es nach solchen Prozessen oft auch zu Trennungen, wenn Partner, Freunde oder Familienmitglieder den Weg so gar nicht teilen können. Es ist wie ein Eiterungsprozess in der Seele. Im äußeren Umfeld spiegelt sich einem der eigene Wandel meist recht schnell. Es werden neue Begegnungen mit anderen eigenständigeren Menschen möglich, die aus dem Vorwurfs- oder Schulddenken ausgestiegen sind und sich auch nicht mehr im gegenseitigen Bestätigen oft identischer und unerkannter Defizite brauchen.

Es verändert sich ebenso der Umgang mit anderen Menschen, indem ich nicht mehr automatisch zurück"schieße", wenn ich mich dennoch manchmal angegriffen fühle. Das wird passieren, denn wir können immer nur einen Teil erkennen und wandeln, bevor wir uns an anderer Stelle wieder neu auf den Weg machen. Durch die gemachten Erfahrungen und die veränderte Sichtweise, kann ich sogenannte Angriffe nun als etwas erkennen, was mir genau meine blinden Flecken spiegelt (→Das heilende Spiegelprinzip). Am Ende bin ich sogar dafür dankbar, weil ich gelernt habe, dass Wunden nur durch das Erkennen heilen und durch das Wissen, dass mein Gegenüber mir diese Wunde nicht ursächlich zugefügt, sondern diese nur ausgelöst hat. So werde ich mich viel mehr öffnen und zeigen, und man wird genau damit nicht verletzlicher, wie die meisten anfangs denken mögen, sondern, im Gegenteil, unverletzlicher. Man erkennt, dass es nicht mehr das kleine Kind in einem ist, was verletzt werden kann, weil der erwachsene Teil in uns dafür die Verantwortung übernommen hat. Er trägt es, kann erkennen, was hier geschieht. Es kann auch sein, dass es mich nicht mehr trifft, weil die kindlichen Wunden entweder an diesen Stellen schon geheilt sind oder ich gelernt habe, vor allem in solchen Momenten, gut für mich und mein inneres Kind zu sorgen.

Mit jeder schmerzhaften Wandlung nehmen wir einen kleinen Anteil des Unbewussten mit in unser Bewusstsein. So wird die innere Spaltung, das Getrenntsein von Kopf und Bauch, von Intellekt und Seele nach und nach weniger und das empfinden wir als wachsenden Frieden.

Dieses Gefühl ist so tragend, so klar, dass man immer weniger Angst hat vor solchen Phasen im Leben und mit der Zeit immer deutlicher begreift, dass es das ist, was einen wirklich trägt. Je mehr wir das im Inneren spüren, desto weniger werden wir ersatzweise im Außen das Fehlende suchen. Die Erkenntnis des Unterbewussten mit der Erfahrung des Oberbewussten zunehmend als Einheit zu begreifen, führt mehr und mehr in die Nähe seelischer Vollständigkeit. Innere Zerrissenheit löst sich, weil vieles angeschaut werden durfte. Das Dunkle und Verdrängte hat keine Macht mehr über uns. Im Märchen kommt es an der Stelle oft zur Hochzeit – bei der man sich zu einem Ganzen vermählt. In realen Partnerschaften kann sich in solchen Momenten das Tor zur (→) Liebe öffnen.

Was immer wir durchleiden müssen, entsteht aus Notwendigkeit für die Seele in uns, das Unbewusste zu erlösen und sich damit weiterzuentwickeln, denn nur durch die Entwicklung eines jeden einzelnen Menschen verändert sich die Welt und das Bewusstsein der Welt im Ganzen.

Für die Menschen, die die ganz persönliche Auseinandersetzung mit ihren Schatten noch scheuen, wäre es vielleicht ein erster, möglicher Schritt, sich bewusst zu machen, dass wir in der derzeit so desolaten Welt, die wir auch in alltäglichen Dingen kritisieren, im Grunde meist über uns selbst stolpern. In gewisser Form brauchen wir an vielen Stellen den Schmerz oder zumindest Unbequemes, damit wir uns überhaupt aus unserer Komfortzone heraus bewegen. Ganz unabhängig, ob man nun zu den Bildern der Bibel oder den Mythen einen Zugang findet, ist es mehr als offensichtlich, dass der Schmerz zum Leben dazu gehört – auch in der entgegengesetzten Richtung! Wenn es nicht weh tut, verändert der Mensch nichts – das gilt ebenfalls im Kleinen wie im Großen und innen wie außen. Und meist muss es einem sogar persönlich weh tun. Solange die Plastikmüllberge im Ozean schwimmen, sind sie so weit weg, dass ich mich trotzdem aufrege, wenn ich im Laden plötzlich 50 Cent für eine Tüte bezahlen muss. Fünf Euro hätten den meisten an der Stelle weh getan und wären ein angemessener Preis. So wären die Menschen viel früher mit Stofftaschen unterwegs gewesen.

Genauso sind die Kinder, die in Afrika verhungern, so weit weg, dass man durch eine gelegentliche Spende vorübergehend den schmerzhaften Gedanken an das, was diese Kinder wirklich erleiden müssen, verdrängen kann. Und oft ist es erst eine eigene Erkrankung, die einen dazu bringt, sich beispielsweise Gedanken über die Inhaltsstoffe unserer konventionellen Nahrungsmittel zu machen und welche umfassenden Zerstörungen diese Form der Produktion und Landwirtschaft verursachen.

Man weiß heute, dass Menschen, die per geplantem Kaiserschnitt geboren wurden, dazu neigen, weniger zu kämpfen im eigenen Leben und wenn es schwierig wird, lieber den leichten Weg suchen. Wenn es schwer wird, kommt die Narkose. Das ist offensichtlich eine Prägung, die bleibt. Andererseits weiß man, dass Menschen, die in der Kindheit viel Schmerz aushalten mussten und es schafften, das einigermaßen zu überstehen, im Leben oft erstmal mehr Chancen haben, spirituell zu wachsen als Menschen, die aus einer scheinbar heilen Welt kommen, wo alles nur ganz unterschwellig verdrängt, aber das eigene Wesen dennoch unterdrückt wurde. Es muss nicht immer etwas Augenscheinliches wie körperliche Gewalt sein, die wir erlebt haben. Auch von außen kaum erkennbare Lieblosigkeit, ein ewiges Nichtverstandenwordensein kann schwer traumatisieren. Da ist die Hürde, sich den eigenen Verletzungen erstmal gewahr zu werden, viel größer, als wenn offene Gewalt herrschte.

Menschen, die sich auf den inneren Weg gemacht haben, weil sie merken durften oder mussten, dass das greifbare Äußere eben nicht den erwarteten Halt gibt, sind am Ende dankbar über die Erfahrung und die Annahme der Schattenseiten. Nur über diesen Weg erkennen wir letztlich den tieferen Sinn von so vielem und hören auf, im Außen nach etwas zu suchen, was wir nur in uns selbst finden können. Man fühlt sich durch die gemachte Erfahrung, die man selber durchgestanden hat, geläutert, man ist innerlich gewachsen. Und diese Erfahrung ist lebenstragend. Ganz anders als es die verbreitete Haltung der heute gängigen Esoterik ist: Wenn wir nur noch positiv denken, dann wird alles gut werden. Das ist absolut wichtig und damit kann man oft viel mehr erreichen als wir ahnen, aber ohne sich dem eigenen Schmerz zu stellen, wird auch eine noch so positive Haltung nicht dauerhaft tragen. Das Unverarbeitete sucht sich früher oder später seinen Weg ins Bewusstsein.

Wer das Gefühl hat, nur gut leben zu können, wenn er den Schmerz vermeidet, dem entgeht ein wirkliches Glücksgefühl. Man kann dann nicht mehr von „gut leben" sprechen, mehr ist es ein Existieren. Ohne Tiefen wissen wir nicht um die Kraft der Höhen. Ich schneide mir mit der Vermeidung der dunklen Seiten regelrecht eine Hälfte ab und bleibe in der Dualität stecken, in der das Gegenteil mein Feind ist. Wir werden unser Leben lang in einem gewissen Maß unvollständig bleiben, einfach weil wir Menschen sind. Aber wir sind ähnlich einem Gefäß, was sich im Laufe des Lebens langsam mit Bewusstsein füllen kann und immer fester auf dem Boden steht. Wenn man das Scheitern oder besser die Schattenseiten miteinbezieht und nicht mehr dagegen ankämpft, dürfen sie da sein. Sie haben dann nicht mehr diesen oft drohenden Charakter, weil es immer mehr Anstrengung kostet, sie unter Verschluss zu halten. Die Schattenseiten wollen gespürt und erlöst werden, sie wollen ebenfalls ins Licht.

Im alten Amerika glaubte man bei den Azteken, wenn ein Mensch einen gewöhnlichen Tod starb, dass er zunächst in die Unterwelt gelangte, in der ihn die Götter und andere Wesen so lange quälten, bis die Seele geläutert in den Himmel aufstieg. Starb aber ein Mann im Krieg oder eine Frau im Kindbett, stiegen sie nach deren Glauben gleich in den Himmel auf.[2]

Ein klares und für diese Zeit beeindruckendes Bild – ohne Qual, ohne Schmerz wird man nicht erlöst – das Wahre haben unsere Vorfahren auch hier erfasst.

Mir ist dazu noch ein schönes Bild begegnet:

> *„Im Grunde sind wir Menschen wie matte Diamanten, wenn wir geboren werden und das Leben schleift uns nach und nach ab, so lange, bis sich das Licht in seinen Facetten bricht und den ehemals matten Stein zum Funkeln bringt (…). Wer schon einmal eine Diamantschleiferei besucht hat, der weiß, dass der Diamant während des Schleifprozesses schreit: laut und schrill und eindringlich wie ein Todesschrei.“*[3]

Und der Diamant, das härteste uns bekannte Material, reift im Dunkelsten der Erde, so wie Chiron, der weiseste Gelehrte der ganzen griechischen Götterwelt, in einer Höhle abgeschnitten von der eigenen Familie leben musste.[4] Astrologisch steht er für Weisheit, Besonnenheit und die Meisterschaft über das innere Dunkel.

Kapitel 3.2

Vom Tieropfer zum Seelenopfer

Die meisten Menschen reagieren erstmal befremdet, wenn sie hören, dass man nur durch den Schmerz heilen kann. Wenn wir aber auf das Opfer schauen, was für unsere Vorfahren selbstverständlich zum Leben gehörte, können wir uns dem noch mal ganz anders nähern.

Für die Menschen der damaligen Zeit war das Leben immer gebunden an Respekt vor der göttlichen Kraft, um zu einem erfüllten Dasein zu gelangen. Das war schon den früheren Kulturen instinktiv bewusst – nur haben sie das auf einer ganz anderen Bewusstseinsstufe gelebt. Die unbewussten Schatten oder die Angst, sich schuldig gemacht zu haben, erlösten unsere Vorfahren unbewusst über reale Opfer, über Tieropfer oder manchmal war es ein Teil der Ernte. Es kamen jedoch auch Menschenopfer vor, wenn man glaubte, den Forderungen einer Gottheit entsprechen zu müssen, man einen Segen erbitten wollte oder um das Wohlergehen der Gemeinschaft zu sichern. Die Sicherheit der Gemeinschaft hatte höchste Priorität, da die Menschen damals noch im Gruppenbewusstsein, in der Gruppenseele lebten und das Ich-Bewusstsein, so wie es für uns heute selbstverständlich ist, noch nicht sehr ausgeprägt war.

Das Opfer ist im Grunde ein Paradoxon – ich muss erst etwas opfern, um ganz, um heil zu werden. Das zeigen auch die Mythen an sehr vielen Stellen in oft grausamer Art. Dort muss häufig erst jemand sterben oder wird mit dem Tod oder einem schweren Leiden bestraft, um eine höhere Erkenntnis zu erlangen. Es ist ein Prinzip, was in der Natur und im Menschsein angelegt ist, dass immer etwas Altes sterben muss, um etwas Neues zu gebären. Aber auch jedes Loslassen, jede Wandlung, jeder Abschied ist im Grunde wie ein kleiner Tod, ein Opfer, welches schmerzt aber oft unerlässlich ist, um den nächsten Schritt sicher gehen zu können und damit eine Weiterentwicklung zu ermöglichen. Unsere Urahnen haben das auf ihre Weise wahrgenommen. Die Tier- und Menschenopfer, manchmal sogar Kinderopfer, stehen da wie Bilder des schmerzhaften Loslassens und drücken den tiefen Schmerz aus, durch den wir in solchen Phasen des Lebens gehen müssen. Auch in unserer Sprache drückt sich diese unbewusste Weisheit aus, wenn wir manchmal nach einem mutigen neuen Schritt sagen: „Da bin ich tausend Tode gestorben."

Unsere Ahnen waren sehr eng mit der Tierwelt verbunden. Sie war einerseits ein untrennbarer Teil von ihnen und andererseits sicherte sie aber auch die Existenz der Menschen – das war dann nahezu ein doppeltes Opfer! Heute fällt es uns schwer, nachzuempfinden, was es bedeutet haben kann, ein Tier zu opfern, es sei denn es wäre der Hase des eigenen Kindes. Das würde viel Schmerz mit sich bringen. So ähnlich wie sich ein Kind mit seinem geliebten Tier verbunden fühlt, empfanden das womöglich unsere Ahnen. Da bekommt man ein Gefühl, was Opfer wirklich bedeutet. Ich schneide einen Teil von mir regelrecht ab und das tue ich ja wirklich, wenn ich empfinde und weiß, dass alles miteinander verbunden ist. Und genauso fühlt sich das heute für uns an, auch ohne ein Tier zu opfern, wenn wir uns den Schmerz in unserer Seele eingestehen oder eigenes Unvermögen. Dann versteht man, warum der Mensch davor so gerne flieht.

Wir können uns heute kaum mehr vorstellen, wie unsere Vorfahren ihre heiligen Kulte betrieben haben. Es wird jedoch begreifbarer, wenn wir uns bewusst machen, dass der Mensch damals zwar geistig sehr mit Natur und Tierwelt verbunden war, aber viel weniger mit dem Körperlichen und noch weniger dem Materiellen verhaftet als es heute der Fall ist.

Ein eindrückliches Bild finden wir in der Zeit der Mithrasreligion, der Zeit vor dem Christentum (→Die Sonnenreligion). Die Mithras beteten das höchste Wesen in Form der Sonne an und mit dem Blick zur Sonne gerichtet, töteten sie in ihrem Ritual einen Stier und mit ihm die tierischen Triebe, Leidenschaften und seinen tierischen Willen – eben alles, was am Menschen ungeistig ist, um es damit symbolhaft zu überwinden. In diesem Kult legten sich die Menschen vor dem Altar in eine Grube und ließen Stierblut auf sich laufen, als Symbol für die Reinigung alles Niederen. Der Mensch sollte bereit sein, alles loszulassen und zu einer Kraft finden, die dieses Triebhafte bändigt. Und dafür steht die Hinwendung zur Sonne, zum höchstgeistigen und zum Götterboten Mithras, der den Stier tötet.

Unsere Vorfahren mussten noch real das vollziehen, was wir erst heute in der Seele durch bekanntgewordene tiefenpsychologische Zusammenhänge mehr und mehr begreifen, aber mit dem beginnenden Christentum im Grunde auf viel tieferer Ebene schon in der Welt war. Wir müssen durch seelische Prozesse hindurchgehen, die wir oft wie Opfer empfinden, weil es immer darum geht, etwas Altes gehen zu lassen, den Schmerz anzunehmen, um dadurch verlorengeglaubte Seelenanteile in uns integrieren zu können und so der eigenen Bestimmung und dem Himmel näherzukommen.

Das frühe Opfer der Menschen fand – trotz sicher oft schmerzhafter Entbehrungen – außerhalb von ihnen statt und mit dem Christentum wandelte sich das Verständnis des Opfers ganz entscheidend. Diese Zeitepoche war eine Übergangszeit, die das Handeln heraus aus der Anbindung an das Unbewusste zu bewusster Erkenntnis vorbereitete und mit dem Christentum reif geworden war. Das Tieropfer wandelte sich in ein menschliches Seelenopfer und drückt damit nicht nur den Wandel vom unbewussten zum bewussten Menschen aus, sondern in gleicher Weise den Weg vom Gruppenbewusstsein zum Ich-Bewusstsein. Durch Jesus wurde deutlich, dass wir selbst ein inneres Opfer bringen müssen, um zu heilen.[1]

Das Bild der Kreuzigung zeigt uns genau diesen Inhalt. Kreuzigung als Bild für das Annehmen von Schmerz und Schuld, die nicht die eigene ist, und die Auferstehung auf einer neuen, höheren (Bewusstseins) Ebene. Das Bild, Gottes Sohn auf Erden, weist darauf hin, dass wir den Weg nur als Menschen auf der Erde gehen können, uns unseren unerlösten Schatten oder verdrängten Schmerzen und der scheinbaren Ungerechtigkeit der Welt stellen müssen, um zu uns und letztlich zu innerer Erlösung zu finden. Es ist das erste Bild in unserer Religion, was zeigt, dass die Erlösung des Schmerzes, des „Bösen" (→Kapitel) in uns liegt und nur durch uns geschehen kann – durch Hingabe und Annahme, aber auch durch Erkennen. Wir gehen damit das Risiko ein, nicht zu wissen, was das Ergebnis sein wird. Es drückt den menschlich-göttlichen Schicksalsweg aus, der für eine Wandlung im Inneren bereit sein muss, im Außen notfalls alles loszulassen.

Wahrhaft loslassen beinhaltet innere Bereitschaft, die Kontrolle abzugeben und zur Not zu sterben – so befremdlich das vielleicht gerade klingen mag. Es geht dabei jedoch viel mehr um die Bereitschaft als um das Reale, denn es handelt sich um einen inneren Weg. Die Bereitschaft zu sterben, meint daher nicht den konkreten Tod, sondern drückt zum einen dieses anfangs manchmal ohnmächtige Gefühl der Angst in solchen Wandlungsphasen aus, denen ich mich auf gewisse Weise nur noch hingeben kann, wenn ich diesem in der Tiefe gewahr geworden bin. Zum anderen geht es grundsätzlich auch darum, den Tod als Teil des Lebens anzunehmen und damit sich selbst als Teil des Vergänglichen zu akzeptieren (→Der Tod). Das gehört zur Annahme dieser Prozesse unbedingt dazu. Dann kann eine „Wiedergeburt" auf der seelisch-geistigen Ebene erfolgen, in einem Wachstum des Bewusstseins, was uns dann im Inneren immer mehr trägt.

Neben der Annahme der Schattenthemen und der Ängste, gehört das Gehenlassen alter Vorstellungen, was man vielleicht wollte oder dachte, erreichen zu müssen, ebenso dazu. Es ist ein Annehmen dessen, was ist, ohne dass damit widerspruchsloses Ertragen gemeint ist. Vielmehr geht es um die innere Erkenntnis, dass alles zu uns kommt, was wir über das Erleben an Bewusstsein integrieren dürfen und darum, zu begreifen, dass das eigentliche Opfer in uns, in unserer Seele zur Wandlung angelegt ist.

Erst, wenn wir mit unserem ganzen Sein loslassen und uns gewissermaßen der Fügung hingeben, entwickeln sich die Dinge. Die Raupe muss sterben, damit sie Schmetterling werden kann. Wenn ich ein Samenkorn festhalte, wird es sich ebenso wenig entwickeln. Ich muss es der dunklen Erde überlassen und manchmal keimt es nicht an der Stelle, wo man es wollte, sondern wie durch ein Wunder an ganz anderer Stelle oder gar erst Jahre später – und wahrscheinlich an diesem Platz viel kraftvoller und schöner. Wie viele Menschen kennen dieses Phänomen auch ganz konkret aus dem eigenen Leben. Wir kämpfen Jahre für einen bestimmten Job oder einen Partner und bekommen ihn einfach nicht, lassen wir los und schlagen einen anderen Weg ein, kommt unerwartet, wenn wir nicht mehr damit rechnen, ein anderes Angebot, was das Gewünschte womöglich noch übertrifft.

Evolution bedeutet Entwicklung. Alles, was beginnt, endet auch. Es ist im Grunde gar nicht möglich, irgendetwas festzuhalten, selbst wenn viele das lebenslang versuchen. Jedes Loslassen, jeder seelische Schritt ist ein inneres Opfer. Aus einem so durchlebten Prozess taucht man nicht einfach wieder auf und es geht irgendwie weiter. Man fühlt sich ein wenig wie neu geboren und wir spüren, dass wir mit dem Durchstehen eines solchen Prozesses uns selbst und auch dem Himmel ein Stück nähergekommen sind.

Das Christentum war der Beginn eines neuen Zeitalters, in dem diese Zusammenhänge uns Menschen bewusst werden durften und in dem sich überhaupt erst das Göttliche im Menschen offenbart hat. Die Kirche hat eigentlich ein wunderbares Handwerkszeug und es ist schade, dass die Macht dominiert, denn wenn sie in der Lage wäre, den Menschen die wirklichen Inhalte der Heiligen Schrift zu vermitteln, dann wäre sie in der Tat der wahrhafte Vertreter Gottes auf Erden (→Die Realität des Christentums).

Bis heute hat man die damals entstandenen kirchlichen Opferrituale beibehalten, wenngleich sie für die meisten keine große Rolle mehr spielen. Wir fasten vor dem Osterfest, wir feiern Ostern und lassen uns am Ende der Messe eine Hostie auf die Zunge legen. Meist denken wir wahrscheinlich gar nicht mehr über den tieferen Sinn nach. Hostie – kommt aus dem Lateinischen und bedeutet Opfer und wird bis heute in der katholischen Kirche verwendet. Im Islam werden zum wichtigsten Opferfest immer noch Tiere geschlachtet. Alles funktionale Handlungen anstelle eines inhaltlichen Prozesses. In unserer Kultur hat all das leider noch dazu den moralischen Beigeschmack und soll uns symbolisch immer wieder bewusst machen, dass wir die Sünder sind.

Die Kreuzigung steht als Bild für das Ende der realen Opfer, die nun ein Inneres geworden sind.[2] Wenn wir das wirklich annehmen und begreifen, wie wundersam diese Prozesse in uns und allem angelegt sind, dann kommt die Liebe hinzu, die wir empfinden, wenn wir uns mit dem Göttlichen verbunden fühlen. Wie weit wir davon weg sind in der heutigen Welt ist unverkennbar. Auch hier geschieht es im Großen nicht anders als im Kleinen: Wir müssen kollektiv opfern, was wir nicht selbst erlösen. Wir dürfen uns bewusst machen, dass nichts von dem, was wir als Einzelne verdrängen, sich irgendwann auflöst. Im Gegenteil, es sammelt sich an und entlädt sich an anderen Stellen. Nur so sind Kriege und viele andere in der Welt geschehene und noch stattfindende Katastrophen überhaupt erst begreifbar. Deshalb ist es so wichtig, dass wir bei uns selbst ansetzen!

Gelebte Opferbereitschaft heißt auch, zu dem zu stehen, was wir in unserem Inneren empfinden, sich den alten Verletzungen in voller Tiefe zu stellen, sich anzuschauen, was nicht mehr stimmt, notfalls neue Wege einzuschlagen, um Verzeihung zu bitten, wenn es notwendig ist, an manchen Stellen auch sich selbst. All das lässt innere Prozesse reifen, selbst wenn es anfangs Verzicht mit sich bringen mag. Es führt uns aber immer nur zu unserem göttlichen Kern und in die Liebe.

Heute stehen wir nach 2000 Jahren Christentum wieder an einer beginnenden, neuen Epoche (→Das Wassermannzeitalter), in der sich uns die Zusammenhänge zwischen Körper, Geist und Seele erneut auf höherer Ebene erschließen können und uns vielleicht erst heute in der Tiefe begreifen lassen, dass der Gott nicht außerhalb von uns, sondern in allem existiert und auch wir Teil des Göttlichen sind.

ADAM UND EVA

In diesem Bibelmythos geht es, wie wir alle wissen, augenscheinlich um die Erschaffung der ersten Menschen und um ihre Schuld. Aber es geht um viel mehr. Es geht um die Möglichkeit der Bewusstseinsentwicklung der Menschen und ihre Unschuld.

Die Geschichte beschreibt die Geburt des Ich-Bewusstseins und seine mögliche Weiterentwicklung. Der erste Schritt hin zu einer Entwicklung des Bewusstseins ist der, dass wir uns unserer selbst bewusst werden und um ein Ich-Bewusstsein zu entwickeln, müssen wir uns zuerst einmal als Individuum wahrnehmen. Das setzt – wie im griechischen Mythos durch die Ur-Teilung von Himmel und Erde Leben überhaupt erst möglich wurde – die Trennung aus der Einheit auf der menschlichen Ebene voraus. Dafür braucht es in diesem Bild zum einen die schmerzhafte Loslösung vom Paradies und zum anderen die Getrenntheit von Adam und Eva. Sie waren vorher Eins und erfahren nun die nächste Entwicklungsstufe auf dem Weg des menschlichen Daseins – zu dem die Schuld untrennbar dazugehört.

Schmerz und Schuld wurden bisher in einigen Kapiteln in einem Atemzug genannt. Beides ist oft nicht zu trennen, aber erst mit dem biblischen Bild von Adam und Eva können wir uns dem Verständnis des letzteren auf einer tieferen Ebene nähern.

Adam ist das hebräische Wort für „Erdling" und bedeutet im Tanach (der hebräischen Bibel) den ersten Menschen. Er wurde von Gott aus Lehm gemacht. Eva bedeutet „die Leben Schenkende", „Mutter der Lebendigen" und wurde aus Adam geboren. Anfangs ist Adam nur Mensch und erst in der Begegnung mit dem neuen Wesen erkennt er in sich den Mann und in seinem Gegenüber die Frau.[1] Die Selbsterkenntnis über das Prinzip des Spiegelns ist hier schon enthalten. Man wird sich seiner selbst in gewisser Weise immer nur in der Begegnung mit anderen bewusst, genau wie ein Baby, das sich nach den ersten Lebensmonaten nur durch seine Mutter plötzlich als eigenständigen Menschen begreift.

Gott blies Adam den Odem (Atem=Seele) ein, damit er lebe. Und die Seele will gelebt werden. Sie führt uns, zur Not, so scheint es oft, mit allen Tücken dahin, wo wir erkennen und uns weiter entwickeln können – deshalb konnte Eva dem Apfel nicht widerstehen. Sie musste einfach, von der Schlange überredet, die Frucht des von Gott verbotenen Baumes der Erkenntnis essen. Der Erkenntnis von Gut und Böse, der Erkenntnis der Dualität.

Die Schlange ist ein Ursymbol, welches in fast allen Kulturen und Mythen eine große Rolle spielt. Sie gilt oft als Ausgangspunkt des geschaffenen Lebens oder als Bewahrerin der Schöpfung.[2] Sie ist Hüterin der Schwelle in eine andere Welt, Mittlerin zwischen Diesseits und Jenseits, zwischen Himmel und Erde. Die Schlange gilt als unsterblich und dennoch als tief mit der unteren Welt verbunden und vertraut mit den Toten. Sie ist sowohl Symbol der Finsternis, des geheimnisvollen Unkalkulierbaren als auch das der Weisheit und damit das perfekte duale Gleichnis für die Trennung von Gut und Böse. Einerseits zeigt sie den Abgrund an. Sie ist „falsch", verführt zu Bösem, ist unberechenbar. Dann aber steht sie mit ihrer Fähigkeit zur wiederholten Häutung gleichermaßen als Sinnbild für den Weg der fortwährenden Erneuerung und Wandlung – und damit in gleicher Weise für die erkennende Verbindung der Gegensätze auf einer höheren Ebene.

Schlangen sind fast schon mystisch und angsterregend wie es auch das Unbewusste sein kann. In Träumen stehen sie oft für etwas Schreckliches, das aus dem Unbewussten plötzlich an die Oberfläche drängt. Ebenso ist sie Symbol der Heilung – wie die Schlange es beim Äskulapstab der Mediziner zeigt – da nur in der Ganzheit, die durch Erkenntnis beider Seiten gewachsen ist, Heilung geschehen kann.

Mit der Schlange begann nicht nur die Dualität, sondern auch die erste Spaltung des Menschen vom Göttlichen. Im Paradies war das bewusste

Leben, zu dem untrennbar Schmerz und Schuld gehören, ausgeschlossen. Erst durch die „Sünde“ wandelte sich das unbewusste Leben in ein bewusstes.

Mit dem sündhaften Biss vom berühmten Apfel wurden sie sich bewusst, dass sie nackt sind. Die Nacktheit war jedoch nicht ihre Schuld, sie waren so geschaffen. Damit steht der Apfel nicht nur für die Sünde, sondern ebenfalls als Symbol für Erlösung, denn nur, wenn ich mir meiner selbst bewusst bin, kann ich Ungelöstes in mir erlösen. Und es ist ein schönes Bild, dass man sich – auch im übertragenen Sinne – erst der eigenen „Nacktheit“ bewusst werden, sich erst wirklich zeigen muss, um zu erkennen und zu dem zu werden, der man unverhüllt ist.

Bewusstsein als Schuld – alle Menschen tragen diese Schuld. Auch bei den Griechen gibt es einen ähnlichen Mythos. Dort war es Prometheus, der den größten Gott hinterging und den Menschen das Feuer brachte, was sie eigenständig machte und welches in gleicher Weise für höheres Bewusstsein stand.[3] Prometheus wird dafür schwer bestraft und genauso werden die Menschen von Zeus bestraft, indem er ihnen die Pandora schickt und mit ihr sämtliche Übel der mit der Sterblichkeit verbundenen Existenz.

Es wird in beiden Mythen deutlich, dass die Menschen von Beginn an eine Strafe tragen, ohne sich je für etwas schuldig gemacht zu haben. Die Menschen mussten sich von da an mühevoll alles erarbeiten, Felder bestellen, Samenkörner eingraben, um daraus ihre Nahrung nun selbst zu erwirtschaften, und Eva sollte unter Schmerzen Kinder gebären. Das heißt, die Schuld für Wissen, im Sinne von Erkenntnis, war die Geburt von Arbeit, Leid und Schmerz.

Eine Schuld trägt sich auch wie eine Last. Mühsame Arbeit als Bild – hier analog zum Bewusstseinsstand noch auf der äußeren funktionalen Ebene – steht auf der inhaltlichen Seelenebene für die innere Arbeit mit uns selbst. Es beschreibt den oft beschwerlichen Seelenweg, den wir im Leben gehen müssen, auf dem uns neben Freude und Liebe ebenso Leid, Schmerz und Schuld widerfahren – ohne dass es, genau wie im mythischen Bild, eine persönliche wäre. Denn es ist nicht unsere Schuld, in welche Konstellationen wir hineingeboren werden, die uns in exakt das führen, was in uns oder in der Welt erlöst, durchlebt und begriffen werden soll.

Ohne Sünde zu sein würde bedeuten, ebenfalls ohne Erkenntnis zu sein. Das Paradies entspricht dem vorgeburtlichen Zustand und die Vertreibung aus diesem steht da wie ein Bild für eine Geburt aus der symbiotischen, sorglosen Einheit in eine erstmal kalte und unbekannte Welt. Es ist die Trennung des Menschen vom göttlichen Urgrund – der mit eigener Erkenntnis beginnt und durch das Leben zwischen den Polaritäten, der Integration von Gut und Böse in sich selbst, geprägt und getragen ist. Ebenso können die eigenen Schattenanteile erst mit dieser Entwicklung bewusst werden.

Die christliche Kirche nennt das Böse Erbsünde und macht uns damit zu Sündern, die sich moralisch nichts zuschulden kommen lassen dürfen, um von dieser Schuld erlöst zu werden – nur dann kommen wir in den Himmel. Wenn man das in der Tiefe versteht, dann weiß man, dass dieser moralische Ansatz jegliche Selbstfindung verhindert. Denn das Leben hat die Möglichkeit der Sünde – der eigenen Erkenntnis – mit angelegt. Es war also keine Wahl, sondern etwas, was sich verwirklichen musste.

Die Verführung zum Ungehorsam war in der Essenz ein großartiges Geschenk zu vermehrter Bewusstheit. Das Leben bedeutet Entwicklung. Im Paradies zu verbleiben hätte Stillstand bedeutet, aber sich diesem auf unserem Erdenweg wieder zu nähern, bedeutet das Getrennte in Form von innerem Wachstum wieder in sich aufzunehmen, zu heilen, die Ur-Wunde zu schließen.

Kapitel 4.1

Wir sind unschuldig

Auch wenn die Mythen Wahrhaftes zeigen, hält sich die Überzeugung von persönlicher Schuld und Unschuld tapfer. Wir leben in einer Welt, in der alle gerne den moralischen Zeigefinger heben, wenn jemand vermeintlich etwas falsch, sich „schuldig" gemacht hat. In gleichem Maße fühlen sich alle anderen drumherum immer entlastet, wenn sie einen Schuldigen gefunden haben. Schuld auf andere zu schieben ist nichts anderes als das Bedürfnis, sich nicht mit eigenen unguten Emotionen auseinander setzen zu müssen und selbst unschuldig zu sein – allerdings nimmt man sich damit oft die Chance, etwas Wesentlichem in sich selbst zu begegnen.

Dabei gibt es im Urgrund gar keine persönliche Schuld. Das klingt unglaubhaft, ich weiß, aber bei genauem Hinschauen haben uns das die eben erwähnten Mythenbilder deutlich gezeigt. Genauso finden wir das auch an anderen Stellen. Die 12 Aufgaben des Herakles beispielsweise stehen bildhaft für die seelischen Herausforderungen und Wachstumsschritte, denen sich im Grunde jeder Mensch im Laufe seiner Bewusstwerdung stellen muss und alle diese Aufgaben gehen von einer Schuld aus, die nicht die eigene ist.[1] Und die Sage um Ödipus zeigt deutlicher wie kaum eine andere, dass man sich, manchmal auch vollkommen unwissend, schuldig machen muss, zur Not sogar mit grausamen Taten, weil ungelebtes Schicksal in der Welt ist, was noch erlöst – das heißt gelebt – werden will.

Für die, die die Sage nicht kennen, hier ein eindrücklicher Abriss der Zusammenhänge:

Der Vater von Ödipus, Laios, lebt bei einer Familie, die nicht seine leibliche ist und ihn liebevoll wie einen eigenen Sohn behandelt. Als er größer geworden ist, verliebt er sich in den leiblichen Sohn seines „Vaters" Pelops und vergewaltigt ihn. Dieser Sohn ist darüber so schockiert, dass er sich das Leben nimmt. Durch den unendlichen Schmerz schwört der Vater: Wenn Laios jemals einen Sohn haben wird, dann soll dieser ihn umbringen.

Dieser Sohn wird Ödipus sein. Ödipus' Eltern erfahren schon vor der Geburt von Ödipus durch ein Orakel, dass – wenn sie jemals einen Sohn haben werden, dieser seinen Vater töten wird. Sie bekommen tatsächlich einen Sohn und aufgrund dieser Nachricht übergeben Laios und Iokaste (die Mutter von Ödipus) ihren Sohn später einem Diener, der ihn aussetzen soll. Dieser aber übergibt das Kind stattdessen heimlich seinem kinderlosen König von Korinth, Polybos, der das Kind aufnimmt.

Ödipus wächst in der neuen Familie auf, die er für seine Eltern hält, bis er viel später in der Jugend von jemandem als „Bastard" bezeichnet wird. Er ist sehr verunsichert und da seine Stiefeltern seiner Nachfrage ausweichen, macht er es wie seine leiblichen Eltern und befragt das Orakel von Delphi.

Dort erfährt er, dass er seinen Vater töten und seine Mutter heiraten wird, aber nicht, dass seine Eltern nicht die leiblichen sind. Ödipus ist bestürzt und beschließt, Korinth für immer zu verlassen, um seine – für ihn immer noch leiblich geglaubten – Eltern zu schützen.

Das unglaubliche geschieht: Gerade indem er versucht, seinem Schicksal zu entgehen, sich nicht schuldig zu machen, führt er genau das wie in einem inneren unbewussten Zwang herbei. Es ist, als ob es geschehen muss.

Und der leibliche Vater von Ödipus lebt in dem Glauben, dass sein Sohn tot ist. Und beide Schicksale kreuzen sich – nicht nur im wörtlichen Sinne. Ödipus trifft mit seinem Wagen an einer engen Kreuzung auf den Wagen seines leiblichen Vaters. Die Kreuzung ist so eng, dass beide nicht aneinander vorbeikommen, aber keiner will aufgrund seines Stolzes – Laios als König von Theben und Ödpipus als Prinz von Korinth – ausweichen oder zurückfahren. So geraten sie in Streit, der dazu führt, dass Ödipus immer wütender und dann auch handgreiflich wird, so dass er natürlich unwissentlich seinen Vater, ebenso dessen Wächter und Kutscher umbringt. Nur ein Diener kann flüchten.

Ödipus setzt seinen Weg nach Theben, seiner Heimatstadt, fort. Dort terrorisiert zu der Zeit die Sphinx die Stadt, indem sie allen jungen Männern ein Rätsel aufgibt und wer das nicht lösen kann, wird von ihr verschlungen. Dieses Schicksal trifft sehr viele Männer, einzig Ödipus löst das Rätsel ohne Mühe und nun muss die Sphinx sterben und die Stadt ist endlich befreit von dem Ungeheuer.

Die Stadt feiert Ödipus und zur Belohnung bekommt er die Hand der gerade Witwe gewordenen Königin Iokaste – die seine Mutter ist. In völliger Ahnungslosigkeit heiratet Ödipus Iokaste und wird mit ihr vier Kinder haben. Die Ehe ist 20 Jahre glücklich und er ein guter König.

Als jedoch dann in Theben die Pest ausbricht, die sich durch nichts eindämmen lässt, fragt Ödipus erneut das Orakel um Rat und dieses sagt, dass die Katastrophe nicht eher enden würde, bis Laios Mörder gefasst und bestraft ist. Ödipus handelt in gutem Glauben und setzt alles in Bewegung, um den Mörder zu finden und befragt den bekanntesten Wahrsager Teiresias, der ihm nach viel Druck von Ödipus Seite endlich die Wahrheit sagt.

Iokaste ist am Boden zerstört und versucht alles zu widerlegen, um dem Wahrsager zu beweisen, dass er sich irren muss, gibt aber zu, dass sie tatsächlich damals einen Sohn gehabt hat, den sie ausgesetzt habe. Zeitgleich bekommen sie durch einen Boten die Nachricht, dass sein Stiefvater, den er immer noch für seinen leiblichen hält, gestorben ist. Der Bote, als würde er Ödipus trösten wollen, sagt ihm noch, dass Polybos ohnehin nicht sein leiblicher Vater gewesen sei, weil Ödipus als Kind ausgesetzt worden sei. Er sucht daraufhin nach Beweisen und findet den Diener von Laios, der den kleinen Ödipus damals aussetzen sollte und erfährt nach vielem Drängen nun die ganze Wahrheit.

Iokaste nimmt sich daraufhin das Leben und Ödipus straft sich selber und zerkratzt sich die Augen. Er verlässt den Thron und verbringt sein Leben in der Art eines Landstreichers und darf nicht mal begraben werden. Er wird den Vögeln und Hunden überlassen – so erfährt er spät das Schicksal, was ihm seinen leiblichen Eltern nach eigentlich hätte widerfahren sollen. Ausgesetzt und allein.[2]

Früher oder später verwirklicht sich alles. Und auch hier zeigt sich die schicksalhafte Wiederholung deutlich. Vater und Sohn sind beide nicht in den eigenen Familien aufgewachsen, und beide tragen die vermeintliche Schuld am Tod eines anderen. Aber nur durch die Tat des Ödipus konnten alle Zusammenhänge überhaupt erst ans Licht und damit ins Bewusstsein kommen. Verbrechen ist für uns immer mit Strafe verbunden. Aber Ödipus hat nichts von dem gewollt. Er war vielmehr ein kluger Mann, der alle Menschen gut behandelt und in bester Absicht das Orakel befragt hat. Dennoch war er die ganze Zeit im übertragenen Sinne blind – was am Ende der Geschichte sogar zum realen Bild wird.

Wenn wir auf diesen Mythos schauen, kann man keine Schuldfrage stellen. Und ebenso ergeht es uns in unserem Leben. Wenn man aber niemanden für schuldig (am eigenen Schicksal) erklären kann, dann muss man sich, wie Ödipus am Ende seines Lebens, mit dem Schmerz auseinandersetzen, etwas getan zu haben, was man nie wollte, aber um der Erlösung, um der Ordnung des Kosmos willen, musste es ganz offenbar geschehen.

Meine 25-jährige Praxiserfahrung zeigt nichts anderes. Würde ich alle mir bekannten Familiengeschichten aufschreiben, die ich begleiten durfte oder die mir in meiner Praxis zugetragen wurden, würde es der griechischen Mythologie nicht unähnlich sein. Die schmerzhaften Wiederholungen zeigen sich immer, auch wenn man davon nie etwas wusste. Familien sind sehr häufig alles andere als friedliche Orte. Das mag hart klingen, aber ich bin sicher, das werden viele bestätigen können. Es wiederholt sich alles, bis es über den Schmerz des Erleidens erlöst und in den hintergründigen Zusammenhängen begriffen ist. Erst dann ist es in der Seele integriert und braucht keine weiteren Wiederholungen.

Wenn wir geboren werden, fangen wir keineswegs bei Null an. Unsere Seelen tragen in sich, was in früheren Leben erlebt oder uns aus der Familiengeschichte heraus ungelöst mit in die Wiege gelegt wurde. Sie bringen mit, was erneut zur Lösung ansteht, wie ein Zeitspeicher aus einer vergangenen Welt – allein das ist schon – um noch mal kurz die Kirchensprache zu bemühen: Sünde und nicht mehr unbefleckt.

Wolfgang Döbereiner hat dieses wahrhaft formuliert:

> *„Die Schuld ist in der Welt und das Leben bedeutet, dass wir uns schuldig machen müssen – aber im Sinne des Himmels sind wir unschuldig, denn einer muss ja die Schuld erlösen, indem er sie auf sich nimmt. Wenn die Schuld nicht in der Welt angelegt wäre, könnte sich kein Mensch schuldig machen – also muss sich jemand ‚opfern', um die Schuld zu erlösen. Und nur, wenn ich die Schuld annehme, kann ich sie erlösen. Wenn ich mich entschuldige, begründe, relativiere, etwas auf mich lade, um alles wieder ‚gut' zu machen, ist die Schuld nicht erlöst."* [3]

Wir alle kennen Situationen, in denen wir etwas getan haben, was wir zutiefst bereuen, manchmal so tief, dass wir oft über viele Jahre, oder gar Jahrzehnte ein Schuldgefühl einfach nicht loswerden. Es zu bereuen, das ist sicher ganz wichtig, aber das erlöst die Schuld nicht. Die Schuld erlöse ich erst, wenn ich den Schmerz darüber zulasse und diese Tat in der Tiefe in mein Leben integriere als etwas, was ich nicht anders tun konnte aus meiner damaligen Lebenssituation heraus und meinem damaligen Bewusstseins- und Erkenntnisstand. Also wenn ich es annehme als etwas, was zu meinem Leben gehört, verbunden mit dem Begreifen der Hintergründe und der Entschlossenheit, mich selbst von der Anklagebank zu nehmen und auch den anderen um Verzeihung zu bitten.

Wenn wir etwas in unserem Schicksal haben, was sich offenbar vollziehen muss, dann muss es auch jemanden geben, der es vollzieht. Entweder sind wir das selbst oder es ist ein anderer, der dieses ebenfalls in seinem Schicksal angelegt haben wird. So hart wie es klingen mag, aber wenn jemand die Affinität hat, umgebracht zu werden, muss es jemanden geben, der es tut. Das bedeutet nun keineswegs, dass wir alle Menschen freisprechen sollen, die Verbrechen begangen haben, aber wenn man das ganz konsequent zu Ende denkt, dann ist dieser Mensch nicht persönlich schuld – er hat sich jedoch schuldig machen müssen.

Auch, wenn das ein drastisches Beispiel ist, können wir dieses Prinzip in gleicher Weise auf Alltägliches übertragen. Trägt beispielsweise ein schlagender Vater wirklich die alleinige Schuld, wenn er selbst Opfer häuslicher Gewalt und komplett alleingelassen war? Und sich erst durch die eigene Tat und den Schmerz des eigenen Kindes seines erlittenen Schmerzes in der Tiefe bewusst werden konnte und dadurch im besten Falle Heilung geschieht.

Es gibt vielfältigste Situationen, in denen wir eigene Schuldgefühle verdrängen mussten, weil die Lebenssituation nichts anderes zuließ und einem das erst später, meist durch andere Begegnungen oder Erlebnisse, bewusst wird. Ich denke an eine Frau, die sehr früh ihre kleine Tochter immer fremdbetreuen lassen musste, obwohl sie das gar nicht wollte und bei ihrem eigenen Enkelkind lange nicht versteht, wieso ihr der Abschied von dem kleinen Mädchen jedes Mal nur unter heftigen Tränen gelang. Und dem Enkelkind erging es exakt genauso. Erst als die Großmutter begreift, dass sie die frühe Trennung von ihrem eigenen Kind nie bedauern oder beweinen konnte, und ihr das eigene Schuldgefühl bewusst wird, löst sich die Situation auf. Jetzt konnte sie die eigentliche Trennung beweinen und ihre erwachsene Tochter um Verzeihung bitten. Und plötzlich gelang es auch ihrem Enkelkind, sich ohne Tränen von ihr zu verabschieden. Alles, was wir erkennen, wirkt auf andere, auch unbewusst. Die Enkeltochter konnte noch nicht sprechen, folglich hat ihr das niemand erklären können. Schon diese scheinbar kleine Situation zeigt uns, dass nichts ohne Grund geschieht und wir mit allem Geschehen tief verbunden sind. In dieser Familie war das zu frühe Alleingelassen-worden-sein bereits auf väterlicher Seite ein großes Thema und hat auch dort tiefe Wunden hinterlassen.

Ich erzähle Ihnen noch ein Beispiel, das mich selbst lange beschäftigt hat. Ich hatte eine Klientin, die drei Kinder von drei verschiedenen Männern bekam und alle Kinder in einem sehr jungen Alter bei den Vätern zurückgelassen hat. Die Beziehungen zu den Vätern waren vorher und hinterher sehr schwierig, so dass Kontakt zu ihren Kindern kaum noch möglich war. Sie litt darunter, aber hat einfach nicht anders handeln können. Sie hatte eine auffällige Konstellation im Horoskop und ich riet ihr, einmal in der Familie zum Thema Kinder nachzuforschen. Dabei erfuhr sie, dass von den elf Kindern ihrer Großmutter, die eigentlich gar keine Kinder wollte, nur drei überlebt haben und alle anderen auf unklare Weise früh verstorben waren. Als die Klientin dann das vierte Kind von einem neuen Mann bekam, ist sie geblieben, obwohl es nicht einfach für sie war. Denn ihr wurde erst mit diesem Schritt bewusst, wie schwer es ihr fiel, ihre eigenen Kinder anzunehmen und es gar nicht vordergründig die schwierigen Männerbeziehungen waren, die sie daran gehindert haben.

Diese Situation ist alles andere als eine Ausnahme. Es gibt so viele tragische Familiengeschichten, die für uns leichter werden könnten, würden wir mehr unter die Oberfläche schauen. Wenn wir uns oder einem anderen einfach nur unhinterfragt die Schuld geben, dann verbinden wir damit im Prinzip die Möglichkeit, dass er oder sie hätte anders handeln können und dann wären wir tatsächlich selbst schuld. Aber wir wissen zu gut, dass wir im Grunde alle unser Bestes geben und meist nur so handeln können, wie wir es eben konnten, selbst wenn wir es manches Mal anders gewollt hätten. Manchmal wehren wir uns sogar regelrecht, versuchen mit Vernunft und Intellekt die Dinge zu lösen oder möglichst kluge Entscheidungen zu treffen. Aber die Kraft der Seele ist stärker und gnadenlos, sie zieht uns immer wieder hinein und gefühlt auch manchmal hinab in Abgründe, von denen wir gar nicht gewusst haben, dass sie in uns schlummern.

Auch an solchen Stellen zeigt sich wieder einmal die Möglichkeit oder besser die Unmöglichkeit des freien Willens. Wenn wir wirklich von einem gänzlich freien Willen ausgehen oder unser Schicksal komplett selbst erschaffen könnten – was wäre das für ein Alptraum und was für eine Schuld, wenn dann etwas schief läuft. Der Druck wäre unermesslich und das Schuldgefühl ebenso. Ich möchte damit jedoch nicht ausdrücken, dass alles bis ins Letzte vorherbestimmt ist. Wissen kann das ohnehin niemand, da wir nur einen Weg gehen können. Aber unser Handeln ist aus unserer jeweiligen Entwicklungssituation heraus immer folgerichtig, denn das in uns Angelegte muss sich – auf welche Weise auch immer – erlösen.

Daher kann man genausowenig jemanden wirklich retten – auch das zeigt das Drama von Ödipus deutlich. Der Diener hat in bester Absicht gehandelt, weil er das Kind nicht allein in der Natur sterben lassen wollte – aber damit ist im Grunde alles nur noch schlimmer geworden und am Ende war doch genau das sein Schicksal. Ob es eine Wahl gegeben hätte, wird immer offenbleiben, aber es zeigt deutlich, dass die für uns wichtigen emotionalen Erfahrungen verwirklicht werden müssen – diese sind auch in den Horoskopen der Menschen eigentlich immer erkennbar. Die Wege sind wahrscheinlich auf verschiedene Art möglich, es wird jedoch auch auf dem bewussten Weg in der Essenz zur gleichen Erkenntnis führen. Vielleicht wäre der kleine Ödipus gefunden worden und hätte dennoch gut aufwachsen können – allerdings in dem Schmerz, dass er von seinen Eltern aus ihm unbekannten Gründen abgelehnt und ausgesetzt worden ist. Möglicherweise wäre das die Heilung gewesen. Wir wissen es natürlich nicht, aber annehmen würde ich es. Es hätte vermutlich sogar den Schmerz, den womöglich sein Vater schon hatte, der auch nicht in der leiblichen Familie aufwuchs, ebenfalls erlöst.

„Ich bin schuld" – bedeutet streng genommen, die Allmacht über das Schicksal zu haben. Aber alles, was wir tun, ist immer eine Kombination und eine Folge aus unzähligen Faktoren, Ereignissen und dem eigenen Bewusstseinsstand. Die Schuld ist in der Welt und jeder Mensch trägt mit seiner Geburt einen Teil davon, der in seinem Leben erneut zur Erlösung ansteht. Und genauso wie man selbst ganz offenbar für die eigene Entwicklung eine bestimmte Schuld auf sich laden musste, um sich verdrängter schmerzhafter Anteile bewusst zu werden – so musste der andere das sehr wahrscheinlich für seinen Lebens- und Erkenntnisweg erleiden.

Wir werden alle geführt – das entbindet uns jedoch nicht der Verantwortung, achtsam mit uns und anderen Menschen, genau wie mit der Umwelt umzugehen. Es ist ebenso wenig ein Freifahrtsschein, wild um sich zu schlagen und wissentlich andere Menschen zu verletzen, sondern wie Ödipus immer in guter Absicht zu handeln. Und trotzdem können uns unschöne oder auch grausame Dinge widerfahren – die ganz offensichtlich zu unserem Schicksal gehören. Wir müssen vieles tun, um frei zu werden.

Frieden kehrt ein, wenn ich annehme, dass ich oder ein anderer nicht anders konnte als so zu handeln. Ohne Annahme löst sich nichts auf und dennoch muss ich die Folgen meines Handelns tragen. Frühe seelische Verletzungen machen aus Opfern unreflektiert immer auch Täter und das muss nicht immer etwas ganz Schlimmes sein. Nicht weniger zerstörerisch ist es, wenn wir unsere ungelösten Themen unbewusst auf andere übertragen, vor allem auf unsere (→) Kinder. Wenn wir jedoch um die Zusammenhänge wissen und nicht die Verantwortung übernehmen, ohne die Schuld deswegen zu personifizieren, dann machen wir uns tatsächlich schuldig.

Schuld hat viele unterschiedliche Gesichter, in der Essenz ist sie aber immer nur Ausdruck von etwas Ungelöstem. Allerdings reicht es nicht aus, diese in der Welt angelegten Mechanismen mit dem Intellekt zu begreifen. Wir müssen alles durchleben und nicht selten auch erleiden und nur dann gehen wir gestärkt daraus hervor. Der Schmerz über das eigene Unvermögen gehört untrennbar dazu, wenn er erlöst werden soll. Wer um jeden Preis alle Schuld vermeiden möchte, auf keinen Fall jemandem weh tun will und versucht, jedem Schmerz aus dem Weg zu gehen, kommt nicht zu seinem Leben. Dann stehen die ungelebten Inhalte in einer nachfolgenden Generation womöglich erneut zur (Er) Lösung an. Solange das Erlebte im Innersten unserer Seele nicht angekommen ist, man es nicht mit sich in Zusammenhang bringt, bleiben auch innere Veränderungen aus und so lange wird es Wiederholungen brauchen. Schuld gänzlich auszuklammern würde bedeuten, einen Teil der Seele auszuklammern.

Wenn man dieses Prinzip weiterdenkt und wir uns die Schuld nicht als eine persönliche anlasten können, sondern als etwas, was in der Welt war und nur durch uns geschehen konnte, dann wird es sich mit dem Positiven, was wir so gerne unserem Ego zuschreiben, ebenso verhalten. Auch das ist bereits in der Welt und ich kann es meiner Anlage entsprechend aufgreifen, entwickeln und damit mich selbst entwickeln[4] oder ich kann es verhindern. In diesem Rahmen scheint sich der freie Wille des Menschen aus meiner Sicht zu bewegen.

Wenn wir das verinnerlichen, sind wir auch zunehmend weniger angreifbar, wenn uns jemand die Schuld zuschieben oder uns für sein eigenes Leid verantwortlich machen will. Wir sind dann viel weniger abhängig von äußerem Lob oder Kritik, sondern folgen unserer inneren Stimme – nicht, dass angemessene und respektvolle Kritik durchaus sinnvoll sein kann oder ein Lob uns beflügeln darf – aber das Ego ist nicht mehr bestätigend darauf angewiesen, nur ja nichts falsch gemacht zu haben. Dann tun wir die Dinge nicht in erster Linie um der Anerkennung willen, sondern um der Sache willen und nehmen Kritik oder auch eine Schuldzuweisung nicht per se persönlich, sondern schauen, ob sie berechtigt ist und uns einen Weg weisen kann.

In bestimmten Lebensphasen ist es jedoch einfach noch nicht möglich, bestimmte Dinge zu erkennen, so wie der Apfel am Baum langsam reift, so reift auch unsere menschliche Seele nur langsam. Deswegen ist das Alter so kostbar, denn wenn man einen guten Weg gegangen ist, steckt man nicht mehr in Gut und Böse, in Richtig und Falsch oder Schuld und Unschuld fest. Sondern man weiß in der Tiefe seines Innersten, dass alles Erlebte in der Essenz für das Wachstum der eigenen Seele genau so sein musste, wie es eben war. Wichtig ist auch, dass Schuld vergeben wird – uns selbst, genau wie die des Anderen, der oft ebenso wenig anders handeln konnte, wie man selbst in bestimmten Zeiten und Situationen.

Solange das nicht stattfindet und diese tiefe Grundstruktur des Lebens unbegriffen bleibt, stecken wir auch auf gesellschaftlicher Ebene im Schulddenken fest – das sehen wir unter anderem am System unserer Rechtsprechung. Leider führt das in dem Bereich ebenfalls nur dazu, dass die wirklichen Ursachen, die meist im ganz persönlichen Leben zu suchen sind, unerkannt bleiben und sich so das Unbewusste immer weiter aufstaut, was sich dann an anderer Stelle entladen muss (→Das Böse). In der Rechtsprechung und auch in der Geschichte würde das Begreifen dieser tiefen Zusammenhänge zu einem ganz anderen Verständnis und wirklicher Gerechtigkeit führen, von der wir sehr weit entfernt sind. Allein schon das Bemühen um Selbsterkenntnis würde unser ganzes System tragend verändern. Es reicht nicht, nur intellektuelles Wissen anzuhäufen, wir müssen uns ebenso auf der Seelenebene „weiterbilden".

Es ist im Grunde ungeheuerlich, wenn wir uns mal genau überlegen, was heute eigentlich stattfindet. Niemand will an irgendetwas schuld sein, alles wird übertragen auf andere und da findet man immer jemanden, den man zum Täter machen kann. In dieser Welt aus Schuldzuweisungen kann man den Eindruck gewinnen, es ist beinahe egal, wie absurd die Beschuldigungen manchmal sein mögen. Je größer und massiver die Schuldzuweisung an andere geschieht, desto mehr möchte man bewusst oder unbewusst eigene Unzulänglichkeiten unter der Oberfläche halten. Man will es einfach nicht spüren. Auch dieses Prinzip findet sich, wie alles, im Großen wie im Kleinen wieder, in Familien und Beziehungen, im öffentlichen Leben genau wie in der Politik.

Viel gesünder wäre es, wir würden aufhören, uns selbst heilig sprechen zu wollen und stattdessen das Leben mit seinen Herausforderungen und dem Risiko sich unter Umständen auch schuldig machen zu müssen, anzunehmen. Es bleibt selbst in ganz kleinen Dingen nicht aus, mal jemanden enttäuschen oder weh tun zu müssen. Wenn beide Seiten dann bewusst damit umgehen, selbst wenn das nicht immer gleich gelingt, wissen am Ende beide, dass es für alle seinen Sinn hatte.

Adam und Eva standen für ein neues Zeitalter, mit dem deutlich wurde, dass die Schuld (durch Erkenntnis) etwas in der Welt Angelegtes ist und nur durch unser Leben – im späteren mythischen Bild durch Jesus Christus – erlöst werden kann. Das Bild, das Jesus eine Schuld trägt, die nicht seine ist, zeigt, dass sie in der Welt ist und nur erlösbar durch jemanden, der sie auf sich nimmt, wenngleich es meist unbewusst geschieht – so wie bei Ödipus.

Es ist ein unerlässlicher Schritt in die Heilung, sowohl diese als auch andere im Kosmos angelegten Gesetzmäßigkeiten zu begreifen, selbst wenn die Frage nach dem Warum des Ganzen offen bleiben muss. Wir können uns, ganz gleich an welcher Stelle, dieser göttlichen Ordnung nur über das eigene Leben nähern – und das wird unter anderem spürbar, wenn wir aus Schuld- und Opferdenken aussteigen.

Die Schuld im Mythos – die ebenfalls nicht in dem Handeln von Ödipus Vater begründet liegt, obwohl es den Selbstmord seines Stiefbruders nach sich zog – musste erlöst werden, um die kosmische Ordnung wiederherzustellen. In Mythen wird dieses Prinzip meist als Fluch bezeichnet und scheint willentlich, aber es beschreibt letztlich nur die übergeordnete göttliche Struktur.

Die kosmische Ordnung wiederherzustellen dauert nicht selten Generationen und ohne dass uns dieses bewusst ist, tragen wir es tief in unserer Seele mit und bekommen meist erst durch das Stolpern im Außen über bestimmte Ereignisse oder auch Krankheiten eine Idee, dass da noch mehr ist als wir womöglich dachten. Selbst wenn wir sehr wahrscheinlich in jedem Leben nur einen kleinen Teil davon bewältigen können, lohnt es sich immer, sich dem zu stellen. Es geht um Erlösung der verborgenen Anteile in uns und in der Welt. Jede Abweichung von der angelegten Bestimmung wird vererbt, und ohne die Schuld auf mich zu nehmen, wird sich im Bewusstsein nichts in Erkenntnis wandeln.

Die Mythen und die heutigen Weltreligionen gehen hier von völlig verschiedenen Dingen aus. In den Mythen wird deutlich, dass es keine persönliche Schuld gibt und die christlichen Religionen wollen uns genau damit drohen: Wir dürfen uns nicht schuldig machen, denn dann sind wir persönlich schuld und müssen bestraft werden. Die Katholische Kirche hat eigens dafür die Beichte eingeführt. Wer als Kind noch zur Beichte musste, weiß wie man sich da fühlt. Man konnte nur ein schlechter Mensch sein.

So können die wirklichen Antworten nur offenbleiben. Viele, die sich dem Religiösen und seiner Ausübung abgewandt haben, suchen sinngebende Antworten für Erlebtes auch in esoterischen Bereichen – in Rückführungen oder Reinkarnationstherapien, bei Sehern oder, nicht selten selbsternannten, Heilern. Leider höre ich in der Praxis oft von Menschen, die diese Wege gesucht haben, dass sie in diesem Leben etwas tragen oder erleiden müssen, weil sie sich im letzten Leben schuldig gemacht haben. Aber wenn es in diesem Leben keine persönliche Schuld gibt, dann kann es sie im letzten ebenso wenig gegeben haben. Dann wäre jedes neue

Leben ein Absitzen der alten Schuld. Eine Buße. Und das ist es mit Sicherheit nicht.

Das menschliche Dasein mit allen Erlebnissen, schmerzhaften Prozessen, Wiederholungen, mit glücklichen Fügungen, Krankheiten und scheinbaren Katastrophen ist genauso perfekt angelegt wie es die Natur ist. Auch wenn es sich uns wohl nie erschließen wird, wie das möglich ist. Aber so wie die Natur sich aus einzelligen Lebewesen und einfachen Pflanzen über die Jahrtausende in immer komplexere Strukturen hineinentwickelt hat, so ergeht es uns Menschen. Angelegt ist alles von jeher, nur offenbart es sich immer detaillierter, immer feiner.

In Forschung und Wissenschaft sehen wir gleiches auf der funktionalen Ebene. Die Möglichkeiten muten immer gigantischer an und in gleichem Maße stoßen sie auf deutliche Grenzen, da dieser Weg allein uns weder zum Kern der Schöpfung noch zu uns selbst führen wird. Denn letztendlich ist es das wachsende Bewusstsein des Menschen, welches uns immer tiefer in die wahrhaften Zusammenhänge des Lebens hineinführt.

DIE SINTFLUT
WASSER ALS BEREINIGUNG

Ein weiterer, aus meiner Sicht, bedeutungsvoller Mythos ist die Sintflut. Sintfluterzählungen gehören zu den ältesten Mythen überhaupt. Es gab sie schon vor 5000 Jahren. Sie ziehen sich durch beinahe alle alten Glaubenssysteme und sind auf der ganzen Welt verbreitet. Fast überall wird von einer Art Sintflut berichtet, teilweise verbunden mit Seuchen, Dürren und Hungersnöten, um die Menschen zu verringern oder gar auszulöschen, weil sie den göttlichen Weg verlassen hatten. Und die Sintflut war im Gegensatz zu sonstigen „Strafen" immer die Variante, bei der es auf jeden Fall gelang.

Die Geschichte aus der Bibel von der Arche Noah kennt jeder, aber auch in der griechischen Mythologie schickt Zeus eine große Überschwemmung, um die Menschen für die Missetaten des Prometheus zu bestrafen. Im Ursprung sind alle Geschichten gleich: Es geht immer darum, dass der Schöpfergott das sündige Treiben der Menschen leid war, aber einige wenige sollten überleben, um dann ein neues besseres Leben anzufangen. Meist wird ein sehr gläubiger Mensch von Gott auserwählt zu überleben und das Weiterbestehen der Menschheit zu sichern, ihnen eine neue Chance zu geben. Am Ende muss der Retter ein Dankopfer bringen und bekommt als Geschenk das ewige Leben – ein Bild für den fortwährenden und niemals endenden Kreislauf des Lebens an sich.

Die Sintflut steht für eine neue Epoche, eine neue Kultur, für eine neue Phase in der Entwicklung der Menschheit. Selbst wenn, was anzunehmen ist, es damals tatsächlich einschneidende Überschwemmungen gab, ist es doch beeindruckend mit welchen Botschaften die Erzählungen ausgestattet sind – es war eine Strafe der Götter für die unredlich gewordenen Menschen, die die Grenzen ihres Daseins überschritten und die Demut vor dem Göttlichen verloren hatten. Der aufrichtigste Gläubige bekommt die Aufgabe zu retten und überlebt zusammen mit einer ausgewählten Art. Bei Noah waren es neben seiner eigenen Familie sogar nur die Tiere – die immer im Einklang mit den natürlichen Gegebenheiten leben.

Der Retter in den Sintfluterzählungen wurde immer gleichgesetzt mit dem Kulturbringer der neuen Zeit. Von Noah wird erzählt, dass er der Erste war, der nach der Sintflut Wein anbaute, den man vorher nicht hatte. Inhaltlich bedeutet das natürlich auch, dass die Katastrophe Hochwasser wieder neue fruchtbare Erde hervorbringt, ganz im Sinne einer neuen Zeitqualität. Es wachsen plötzlich neue Pflanzen, ebenso wie die Welt- und Weitsicht der Menschen wuchs und sich veränderte – technisch sowie inhaltlich. Ein Untergang der alten Welt war immer mit sich entwickelndem Bewusstsein verbunden und stand in gleicher Weise für die Geburt einer vollkommen neuen Lebensstufe.

Die Angst vor einer Zerstörung der Welt hat die Menschen immer beschäftigt. Sogar die Angst vor Überbevölkerung findet sich in verschiedenen Kulturen als mythologisches Motiv. Aus heutiger Sicht mag uns das, bei der vergleichsweise geringen Anzahl der damals lebenden Menschen, kaum vorstellbar scheinen, aber gemessen an den früheren Versorgungsmöglichkeiten ist es dann vielleicht doch wieder nachvollziehbar.

In einem Mythos der Inuit heißt es:

„Lange Zeit gab es keinen Tod, die Menschen waren unsterblich und besaßen die wunderbare Kraft der Verjüngung. Doch schließlich hatte die Bevölkerung sich so stark vermehrt, dass sich das Land neigte und alle ins Meer zu stürzen drohten. Daraufhin rief eine alte Frau, die die Gefahr erkannte, mit Zauberformeln Tod und Krieg herbei. So wurde die Welt wieder angehoben und die universelle Katastrophe blieb aus."[1]

In verschiedensten Mythen werden immer wieder Zyklen der Menschheitszerstörung beschrieben, die sich auf ganz ähnliche Weise vollzogen. Es ging dabei fast immer um die Zerstörung durch die Kraft der Natur:

Durch Wasser, Feuer, Sturm oder Erdbeben. Meist ist die Rede von 4, manchmal auch 5 Zyklen und die Zerstörung über das Wasser ist immer die letzte und grundsätzlichste.

Die Hopi-Indianer erzählen in ihrem Mythos, *die erste Welt sei als Strafe für menschliches Vergehen durch ein alles verschlingendes Feuer vernichtet worden. Die zweite Welt endete, als die Erdkugel auf ihrer Achse ins Schwanken geriet und alles mit Eis bedeckt wurde und die dritte Welt endetet durch die große Flut. Die gegenwärtige Welt, die vierte, hängt davon ab, ob ihre Bewohner in Übereinstimmung mit den Plänen des Schöpfers leben.*[2]

Es ist bemerkenswert, dass die Vernichtungszyklen – Feuer, Eis und am Ende das Wasser – in dieser Reihenfolge genau den 3 Tierkreiszeichen (Saturn, Wassermann, Steinbock) des vierten göttlichen Quadranten eines Horoskops entsprechen, der gleichermaßen für die Geburt wie für die Auflösung des Lebens steht. Der Saturn (Steinbock) steht für das Göttliche im Menschen und als Analogie für das Holz und damit für das Feuer, der Uranus (Wassermann) entspricht dem Heiligen Geist und ebenso dem Eis. Der Neptun (Fisch) entspricht dem Wasser und dem unsagbaren göttlichen Urgrund, dem alles entspringt, in den alles wieder eingeht und der damit auch als letzte Möglichkeit einer „Korrektur" steht.

Der Bezug zum Tierkreis ist hier wirklich nur sehr knapp dargestellt (mehr in „Inhalt des Tierkreises"), aber in diesem Kontext soll es ausreichen, um eine Idee zu bekommen, dass in beiden Bereichen ganz ähnliches und beeindruckendes Ur-Wissen verankert ist. Die Mythen haben all diese Zusammenhänge – nicht nur an dieser Stelle – in einer Tiefe erfasst, die uns heute schwer vorstellbar erscheint. Für uns mutet die vergangene Welt im Vergleich zur heutigen immer noch heil an. Zu jener Zeit, in all den zurückliegenden Epochen war die Natur und das damit verbundene Leben noch um ein Vielfaches ursprünglicher und unverletzter. Aber ganz offenbar wurde das Leben gegen das göttliche Prinzip zu jeder Zeit als „Vergehen" empfunden.

Bildhaft wird in den Mythen auch vermittelt, als müssten wir erst durch all diese elementaren Lebensphasen hindurch, um das Wahrhafte zu erkennen, bis man mit sich und der Schöpfung im Einklang leben kann. Ohne die Integration dieser drei Bereiche, die in ihrem Prinzip Körper

(Saturn), Geist (Uranus) und Seele (Neptun) und in gleicher Weise den dazugehörigen Bewusstseinsphasen entsprechen, ist ein erkennendes Leben tatsächlich kaum möglich.

Kommt es über das Begreifen nicht zur Erlösung, scheint die Zerstörung – bis zu welchem Punkt bleibt unbeantwortet – im Menschsein inbegriffen. Am Ende muss er sich vielleicht sogar selbst zerstören, wenn das Vergehen gegen die Bestimmung unumkehrbar geworden ist – wenn sich geklonte oder roboterhafte Menschen dann nicht mehr aus sich heraus fortpflanzen können, es ebenso keine fruchtbaren Samen mehr gibt, immer mehr ausgerottete oder mutierte Tierarten, unfruchtbare Böden – oder die Natur auf andere Weise zerstört und vergiftet wurde, so dass das Ökosystem, das gleichermaßen den Kreislauf des Lebens wie die Ordnung des Kosmos darstellt, nicht mehr funktioniert

Kapitel 5.1

Wasser und Salz als Lebensspender

So wie das Wasser das Potenzial in sich trägt, alles zu zerstören, trägt es, verbunden mit dem wertvollen Ursalz, ebenso das Potenzial in sich, alles Leben überhaupt erst entstehen zu lassen. Beides, das Wasser wie das Salz, hat Mutter Erde regelrecht aus sich geboren. Was für ein schönes Bild! Millionen von Jahren sprudelten heiße Lavamassen aus der Erde hervor, die später, neben dem Wasser, das die Erde selbst aus ihren tiefsten Schichten hervorbrachte, durch die einsetzende Abkühlung und den entstehenden Wasserdampf zu wahrscheinlich ebenfalls Jahrmillionen andauernden Regenfällen führten. So wurde das Salz mit seinen vielen Mineralien aus diesen Gesteinsmassen ausgeschwemmt, bis nahezu die ganze Erde mit Wasser bedeckt war. Heute besteht unser Planet immer noch größtenteils aus Wasser (71%) und davon sind 97% Salzwasser.

Aus dieser Salzsuppe entwickelte sich das erste Leben: die noch ungeschlechtlichen Einzeller, die sich durch Zellteilung immer weiter vermehrt haben. Wir selbst werden ebenfalls im Salzwasser – im

Fruchtwasser geboren, was den spezifischen Eigenschaften des Meeres nahezu komplett gleicht. Im Embryonalstadium besteht der Mensch – wie unsere Erde am Anfang – ebenfalls fast ausschließlich aus Wasser. Es sind etwa 90%, später sind es dann beinahe 70%. Der pH-Wert des Meeres und der des Menschen ist ebenfalls sehr ähnlich und liegt im oder nahe am neutralen Bereich. Alle für das Leben notwendigen Mineralien und Elemente sind über das Salz im Meerwasser enthalten. Es entspricht in seiner Zusammensetzung unserem Zellwasser, egal, ob es sich um Tränenflüssigkeit, das Fruchtwasser, die Lymphe oder unser Blut handelt. Unser Blut ist im Grunde nichts anderes als eine einprozentige Salzlösung, die in ihrer Zusammensetzung noch immer mit der Sole des Urmeeres identisch ist.

Das Wasser ist die Basis in unserem Körper, ohne Wasser findet keine Erneuerung der Zellen statt, keine Entgiftung und keine Verdauung. Ohne Wasser sterben wir viel schneller als ohne feste Nahrung. Wir würden regelrecht austrocknen, wie eine Pflanze, die nicht mehr gegossen wird.

Wasser weist darüber hinaus als einzige Flüssigkeit das Phänomen auf, dass es in gefrorenem Zustand leichter ist als in flüssiger Form. Damit hat es die wunderbare Eigenschaft, Leben nicht nur hervorzubringen, sondern auch zu schützen. Am Grund eines Sees sind selbst im Winter nahezu konstante 4°C und so können dort viele Lebensformen, Tiere und Fische überleben, während der See oben zugefroren ist. Wäre dies nicht so, wäre alles Leben im Wasser nach einem heftigen Winter zerstört.

Wasser war den Menschen früher, neben seinem existenziellen Nutzen, heilig. Nicht nur, dass man mit Salz versetztes Wasser als Taufwasser genommen hat, genauso empfand man intuitiv Orte, in denen es Wasser gab, vor allem Quellen, immer als kraftvolle Orte. Man wusste offenbar, dass Wasser Energie trägt (→Wasser hat ein Gedächtnis) und hat es instinktiv, genau wie es heute noch gemacht wird, für Heilzwecke (Heilquellen und heutige Kneipp-Kuren, Solebäder, Bewegungstherapien im Wasser) eingesetzt.

Auf der stofflichen Ebene unseres Körpers findet sich die lebenstragende Eigenschaft des Wassers im Blut, indem es in Verbindung mit den Salzen gelöste Stoffe, einschließlich aller Nährstoffe, bindet und an die

Stellen im Körper transportiert, an denen sie gebraucht werden. Die Lymphe wiederum transportiert die Giftstoffe zur Entsorgung. Eine Salzsuppe, die das Leben auch im „Kleinen" überhaupt erst ermöglicht und alles miteinander verbindet.

Das Salz hatte früher einen sehr großen Wert. Es wurde als weißes Gold der Antike gehandelt und hat einer ganzen Epoche ihren Namen gegeben. In der Hallstattzeit[1] etwa 800 bis 400 v. Chr. wurden im Salzkammergut große Salzmengen abgebaut. Es entstanden überregionale Handelskontakte und bescherte den Menschen ein reiches Leben. Es hat aber auch noch eine ganz andere Bedeutung. Die Herkunft des Namens Salz gibt uns Hinweise, wenngleich diese selbst unter Sprachwissenschaftlern nicht ganz geklärt ist. Bemerkenswert ist jedoch die indogermanische Wortwurzel „sal", in der sich sowohl der Begriff Seele von „salig" = „selig, heilig" wiederfindet, genau wie „Saal", germanisch „salaz", was soviel wie Haus bedeutet.[2]

Auch im Lateinischen leitet sich das Wort Salz aus „sal" ab und dieses wiederum von „sol", was gleichbedeutend ist mit der Sole, einer Lösung aus Wasser und Salz. Sol bedeutet aber auch Sonne.[3] So ist die Sole von ihrer sprachlichen Herkunft flüssiges Sonnenlicht, flüssige Lichtenergie. Und wie wir wissen, ist aus der Sole unserer Urmeere in Verbindung mit Licht alles Leben entstanden.

Es lohnt sich, auch einen Blick auf die Bedeutung des Wortes „Hall" zu werfen, dem Namensgeber dieser bedeutenden Zeit. „Hall" stammt von mittelhochdeutsch „hal", das auf mittelhochdeutsch „hellen" und althochdeutsch „hellan" zurückgeht und schallen bedeutet.[4] Schall ist eine Schwingung und während seiner Reise durch die Erde nimmt das Salzwasser alle kosmischen Schwingungen in sich auf – wie wir im nächsten Kapitel gleich sehen werden. Die beeindruckenden Wortverwandtschaften weisen schon deutlich auf den Zusammenhang zwischen Salz, Schöpfung, Seele und Sonne hin und in diesem Kontext mutet das Wasser an wie das Blut der Erde.[5]

Instinktiv haben die Menschen früher den energetischen Wert des Salzes wahrgenommen. Salz war für die Menschen, wie auch das Wasser, etwas Göttliches. Sie wussten nicht nur auf stofflicher Ebene um seine Fähigkeit, Nahrung haltbar zu machen und Totes vor dem Verwesen zu schützen, es war für sie ebenso Übermittler göttlicher Segenskraft. Salz galt als Schutz vor negativen Einflüssen und in gleicher Weise als Heil- und Reinigungsmittel von negativen Energien. Es war Schutzsymbol für Glück und Reichtum. Bereits bei den Griechen und Römern wurde Salzwasser als Weihwasser genutzt. Salz sollte aber auch beim Loslassen von allem auf der Erde Verhaftetem helfen.[6] Noch heute schenken wir Menschen zum Einzug gerne Brot und Salz.

Salz weist auch materiell mehrere Besonderheiten auf. Es ist zum einen nicht molekular angelegt, das bedeutet, es verwandelt sich durch äußere Einwirkungen nicht. Salz bleibt Salz. Wenn Salzwasser austrocknet, ist das Salz immer noch genau dasselbe. Salz muss in unserem Körper nicht verstoffwechselt werden. Es wird so aufgenommen, wie es ist und unter dem Mikroskop zeigt ursprüngliches Salz seine kristalline Struktur in Form eines Quadrats und verkörpert somit ein Höchstmaß an (→) Symmetrie und Ordnungskraft.

Zum anderen hat Salz eine elektrische Grundstruktur. Ohne Salz wäre das Wasser nicht leitfähig. Meerwasser hat aufgrund seines Salzgehalts die höchste Leitfähigkeit. Dafür sorgen die dort in großen Mengen enthaltenen Stoffe. Das sind einmal die positiv geladenen Metall-Ionen (Natrium, Kalium, Magnesium und Calcium) und drei negativ geladene Ionen (Chlorid, Sulfat und Carbonat).[7] Bei den positiv geladenen Ionen weiß man, dass sie zum größten Teil aus dem Festlandsgestein stammen. Bei den negativen Anionen wird die Herkunft sowohl aus der Erd-Uratmosphäre sowie aus unterirdischen Vulkanausbrüchen vermutet.[8] Auch wenn das wissenschaftlich nicht absolut klar ist, ist es für diese Art der Betrachtung unerheblich und doch denke ich, dass es richtig sein müsste, da es ein stimmiges Bild zeigt – das Salz, als gleichermaßen stofflicher wie auch „geistiger" Bestandteil des Wassers, hat seinen Ursprung sowohl unter- als auch oberirdisch und es verbindet ja im weitesten Sinne oben und unten, den Himmel mit der Erde.

Salz stand auf vielen Ebenen für Verbindung. Nicht nur, dass es die frühen langen Salzstraßen waren, die die Welt verbunden haben. Wenn ein Gast kam, hatte das Salz ebenso einen verbindenden Charakter, denn man bewirtete diesen zuerst mit Wein, Brot und Salz. Salz galt immer als Verbinder von Leib und Seele und nimmt damit auch in dieser Dreiheit als Element die Bedeutung des Geistes ein.

Gleiches spiegelt sich im rein stofflichen Bereich wider. Unbehandeltes Salz enthält 84 Elemente, von denen der wichtigste lebensnotwendige Mineralstoff das Natriumchlorid ist, ohne das nicht ein einziger Nervenimpuls verarbeitet und weitergegeben werden könnte. Wir wären weder in der Lage zu denken oder zu handeln noch zu fühlen. Der Organismus von Mensch und Tier benötigt Natriumchlorid für jegliche Nervenleitung und Muskelerregung.

Auch hier finden wir alles in einem vereint – energetisch und stofflich, inhaltlich und funktional (→Inhalt und Funktion). Es ist die ganz praktische Leitfähigkeit im Sinne des elektrischen Stroms und in gleicher Weise sind es die elektrischen Impulse in unserem Körper. Genauso steht das Salz auch im übertragenen Sinn für die „Leitfähigkeit" auf der geistigen Ebene und verbindet auf dieser Körper und Seele.

Salz ist interessanterweise das einzige Element der Erde, was wahrscheinlich nie erschöpft sein wird.[9] Nach heutigen Berechnungen würde es noch für mindestens 400.000 Jahre reichen und unabhängig aus welchem Bereich das Salz heute stammt, auch wenn es aus dem Bergwerk kommt, hat es seinen Ursprung im Meer.

Salz und Wasser sind nicht nur stofflich lebenswichtig, sondern ebenfalls in ihren Schwingungsmustern, die den Schwingungsmustern unseres Körpers entsprechen.[10] Die meisten Menschen zieht es ans Wasser. Dort erholen wir uns und tanken auf. Sicher gibt es etwas in uns, das unbewusst spürt, wo wir herkommen und uns mit den ursprünglichen Schwingungen wieder aufladen können. Wasser ist das geheimnisvollste aller Elemente und um uns dem zu nähern, machen wir nun einen kurzen Exkurs zu dem Phänomen der Schwingungen.

Schwingung

Nikola Tesla (1856 - 1943), Genie, Physiker und Elektroingenieur, Erfinder des Wechselstroms und des Weltradios hat gesagt:

> *„Willst du die Geheimnisse des Universums entdecken, dann denke in Begriffen von Energie, Frequenz und Schwingung.“*

Jeder Mensch und jeder Ort, jede Pflanze, genau wie jedes Tier, jeder Ton und jedes Wort, jedes Zeichen und jede Zeitqualität, selbst jeder Gedanke, einfach alles im Universum hat seine eigene Schwingung. Und ebenso reagiert jeder und jedes nur auf bestimmte Schwingungen oder nimmt entsprechend seiner eigenen nur bestimmte Schwingungen wahr. Alles hat seine eigene Wellenlänge, die wir nicht immer empfangen können, denn der Empfänger muss – wie beim Radio – zum Sender passen. Auch auf der materiellen Ebene schwingt es – dort haben sich die Schwingungen nur so verdichtet und sind zunehmend langsamer geworden, dass wir Dinge als feste Stoffe wahrnehmen.

Früher waren die Menschen noch viel empfänglicher für Schwingungen. Sie spürten, wenn Unheil nahte oder Gefahr drohte. Sie hatten ja nur ihren Instinkt, der sie geschützt hat. Das Geräusch des Windes, das der Tiere, des Wassers, ob hörbar oder nicht, vermittelt sich über Schwingung. Heute faszinieren uns eher die sichtbaren Schwingungen, so wie bei einem Stein, den man ins Wasser wirft. Das ist etwas, was viele Menschen gerne tun, wenn sie am Wasser sind. Vielleicht nehmen die meisten von uns ja unbewusst wahr, dass es da noch eine ganz andere, viel tiefere Ebene gibt.

Womöglich ein alter Instinkt, irgendwie eine unbewusste Ahnung der Verbindung von allem? Oder unserer besonderen Beziehung zum Wasser?

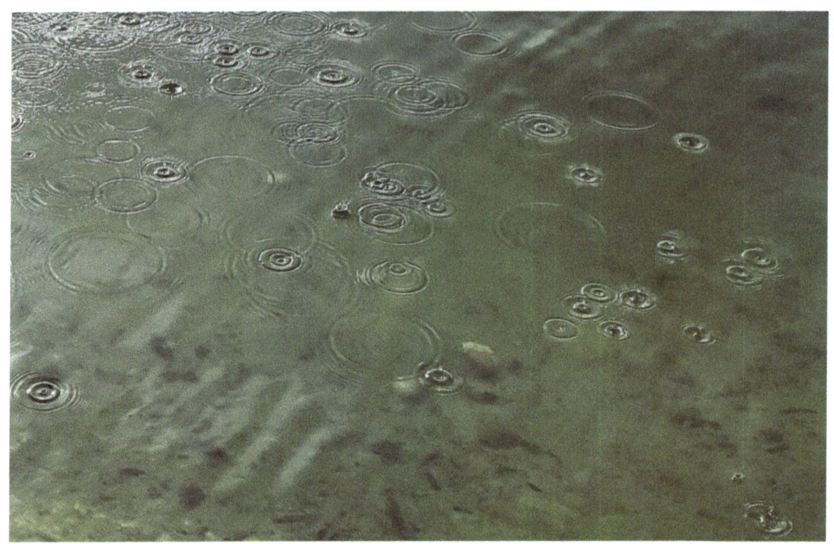

Die meisten Schwingungen können wir jedoch nicht sehen und auch nicht hören, jedenfalls nicht ohne technische Hilfsmittel. Die Tatsache, dass unser Auge sie nicht sieht oder unser Ohr nicht hört, ist weder ein Grund noch ein Beweis dafür, dass sie nicht existieren. Und doch glaubt die Mehrzahl der Menschen nur an das, was sie sehen oder anfassen können, was scheinbar wissenschaftlich belegt ist. Wir nehmen mit unserem Bewusstsein nur einen ganz geringen Teil der Realität wahr. Die Forscher sprechen von 4% und nur 1% davon gilt als erforscht. Licht ist dafür ein Beispiel, welches jedem bekannt ist. Das für uns sichtbare Licht (8%) macht nur einen sehr kleinen Teil des elektromagnetischen Spektrums aus.

Alles, was schwingt, hat eine bestimmte Frequenz, die wir manchmal spüren können. Ebenso unterliegen Schwingungen, wie alles, in unserem Universum, einem bestimmten Rhythmus. Sie bilden jeweils bestimmte Vibrationsmuster, die man auch Resonanzfelder nennt und diese Muster ziehen stets ähnliche Muster an – ganz gleich, ob es sich um Menschen, Ereignisse oder Orte handelt.

Das kennen wir alle aus unserem ganz alltäglichen Leben. So lange sich in uns nichts verändert, das heißt unsere Schwingung in etwa gleich bleibt, zieht es uns immer wieder hin zu bestimmten Menschentypen oder in ähnliche Situationen. Jeder kennt die leidigen Wiederholungen, die Muster, denen man oft so schwer entkommt. Diese wiederholen sich so lange, bis unsere Schwingung sich durch neue Erkenntnisse und Erlebnisse verändert und damit ein verändertes Bewusstsein auf anderer Ebene schwingt. Es begegnet uns jedenfalls grundsätzlich nichts, was nicht irgendetwas mit uns zu tun hat, was uns nicht spiegelt, was nicht auf unserer Wellenlänge schwingt. Schwingungen sind Informationsträger. Im Prinzip könnte man sogar sagen, dass die Schwingungen miteinander kommunizieren und gar nicht wir als Person. Es geht nur durch uns hindurch. Genauso verhält es sich bei Pflanzen, Tieren, Atomen oder Zellen.

Auch Orte haben ihre eigene Energie, die sich über die zu ihnen gehörende Schwingung vermittelt. Jeder kennt Geschäfte, in denen sich kaum ein Gewerbe länger hält, ständig wechselt der Mieter. In bestimmten Wohnungen erleben verschiedenste Menschen teilweise ganz ähnliche Dinge und es gibt Orte, da fühlen sich nahezu wie selbstverständlich sehr viele Menschen besonders wohl. An anderen Orten ist das komplette Gegenteil der Fall, auch ohne es an äußeren Dingen festmachen zu können. Früher haben Menschen aus diesem Grund bestimmte Flächen instinktiv nie bebaut. Astrologisch kann man diese Energien gut erkennen.

Wenn jemand einen Raum betritt, ändert sich die Schwingung manchmal schlagartig. Wir nehmen plötzlich eine veränderte Stimmung wahr, ohne dass wir den Menschen überhaupt als Person gesehen oder wahrgenommen haben. Ebenso kennen wir alle das Gefühl, wenn wir selbst bestimmte Räume betreten, dass wir die Energie darin sofort spüren. Entweder fühlen wir uns spontan wohl oder unsere „Antennen" richten sich auf und wir verhalten uns vorsichtig. Und das geschieht in einer Zehntelsekunde, lange bevor wir die Umgebung konkret erfasst haben.

Sie können selbst ein leichtes Experiment machen. Legen Sie sich mal entspannt hin – allein oder mit mehreren und einer spricht verschiedene Worte – alle in der gleichen Lautstärke und Betonung. Sie spüren sofort eine Spannung im Körper, wenn der Andere Wut sagt oder Angst (selbst wenn das scheinbar mit ihnen gerade gar nichts zu tun hat) und eine Ruhe, wenn er Danke oder Liebe sagt.

Schwingungen sind im Grunde die schöpferische Urkraft des Lebens, wenngleich es jeder etwas anders nennt und empfindet. Der Wissenschaftler nennt es Energie, der Metaphysiker eher Geist und für den Gläubigen ist dieses Ungreifbare einfach Gott. Diese Schwingungen verbinden alles Leben auf der Erde und im Kosmos und alles befindet sich im ständigen Wandel und alle Schwingung ist immer auch an die Qualität der Zeit gebunden.

Damit die Energie des Lebens im Fluss bleibt, muss sie schwingen. All unsere Gedanken, Wünsche, Worte schwingen und lassen unsere Gegenwart entstehen. Die Energie muss sich ständig verändern, um sich (weiter) zu entwickeln. Deshalb heißt es immer so schön, wir müssen die Dinge loslassen, selbst wenn wir sie uns manchmal noch so sehr wünschen. Wenn wir sie in Gedanken festhalten, sie manifestieren wollen, scheinen die Energien wie eingemauert und können sich nicht entwickeln. Womöglich schwingen sie dann nicht mehr in ihrem Rhythmus. Jeder von uns kennt das. Wenn man an einen bestimmten Punkt kommt, wo man an das sehnlichst Erwünschte gar nicht mehr denkt, weil es sich einfach nie fügen wollte, ist es plötzlich da.

Können Schwingungen sich nicht mehr ausbreiten, kommt es zum Stau. Angestaute Energie zeigt sich in der Natur genauso wie beim Menschen. In der Natur können es heftige Gewitter und Stürme oder Überschwemmungen sein, beim Menschen mehr Wutausbrüche oder manchmal eben auch Krankheiten oder Unfälle. Jede Energie ist schon im nächsten Moment immer eine Spur anders. Es wird nie zweimal exakt das Gleiche sein, so wie es keine zwei gleichen Schneekristalle und niemals zwei gleiche Blätter an einem Baum gibt oder kein einziger Löwenzahn identisch mit dem anderen ist. Ebenso gleicht kein Mensch dem anderen. Alles der gleichen Art ist in der Grundstruktur, in seiner Schwingung, zwar gleich angelegt, aber alles andere ist eben nur ähnlich und damit immer einzigartig.

Tiere können oft nicht nur viel besser sehen, hören und riechen als wir, sie nehmen auch Schwingungen ganz anders wahr. Es soll Schmetterlinge geben, die ein paarungswilliges Weibchen über viele Kilometer Entfernung wahrnehmen und auch finden. Und das ist nur das, was wir derzeit wissen. Auch Erdbeben kündigen sich durch, für uns meist nicht merkbare, Schwingungen an, die Tiere manchmal schon Tage vorher spüren.

Es gab früher Menschen, oft waren es alte Schamanen, die die Schwingungen der Pflanzen gespürt haben und vielleicht sogar hörbar wahrnehmen konnten. Auf jeden Fall aber werden die Töne von Bäumen und Blumen von Insekten wahrgenommen und auch von den Pflanzen untereinander. Dort zeigen sich die Schwingungen, indem die einen gerne und gut miteinander wachsen und andere neben einem unpassenden Nachbarn nur schlecht gedeihen oder sogar eingehen. Vielleicht klingt das dann ähnlich wie ein Störton damals im Fernsehen und müsste man diesen dauerhaft hören, wäre es zermürbend. Und wir wissen gut, wie schwer die schlechte Energie eines uns nicht wohlgesonnenen Kollegen oder Nachbarn wiegen kann, selbst wenn sie nicht mit einem sprechen und einfach nur da sind. Pflanzen nehmen genauso die Schwingungen von uns Menschen wahr – sie wissen, ob wir sie mögen oder nicht. Bekommen sie Aufmerksamkeit, auch gedankliche, befördert das in jedem Fall ihr Wachstum und sie reagieren ebenso auf Musik.

Genauso weiß man heute, dass ein Baum mit seinen Säften pulsiert wie das Meer mit seinen Gezeiten und die Luft mit ihrem Druck (der nicht nur wetter- sondern auch mondabhängig schwankt) entsprechend der Kurve der Gezeiten schwingt. Wenn das Meer schwingt, die Luft darüber die Schwingungen aufnimmt und man diese gleiche Energie im Baum mit seinen auf- und absteigenden Säften wiederfindet, dann liegt es nur nahe, dass wir wahrscheinlich alle bis in unser tiefstes Innerstes mit dem Kosmos verbunden sind. Wir atmen und pulsieren gemeinsam.[1]

Wir hatten mal eine Pflanze auf dem Balkon, ein Geschenk einer sehr lieben Tante mit einem grünen Daumen, die plötzlich irgendwie nicht mehr ganz in Ordnung zu sein schien. Ich hatte das noch gar nicht realisiert, da sagte meine damals 5-jährige Tochter beim Blick auf die Pflanze, wie aus dem Nichts heraus: „Mama, geht es Tante Helga nicht gut?" Ich war total überrascht, denn niemand wäre zu der Zeit auf diese Idee gekommen, da es keinen Anlass gab, das zu denken. Aber nur wenige Wochen später kam die Krebs-Diagnose und innerhalb von wenigen Monaten war die Tante verstorben. Die Pflanze hat es vorher gewusst, die war mit der Tante ganz offenbar immer noch auf energetische Weise verbunden und meine Tochter hat es deutlich gespürt, ohne dass man ihr diese Zusammenhänge jemals vorher erklärt hätte.

Schwingungen vermitteln sich immer, egal, ob ausgesprochen oder nicht. Gerade deshalb sollten wir möglichst in allen Bereichen besonders mit unseren Kindern gut, und vor allem ehrlich, umgehen. Alles, was wir denken oder sagen und sie vielleicht verbal noch nicht verstehen können, vermittelt sich ihnen auf der Schwingungsebene und damit resoniert es in ihrem Körper. Sie wissen genau, ob etwas stimmt oder nicht.

Ein Phänomen, das wahrscheinlich jeder kennt, ist, dass wir plötzlich intensiv an jemanden denken, den wir lange nicht gesehen haben und plötzlich ruft derjenige an. Manchmal haben wir Jahre von demjenigen nichts mehr gehört, aber die Schwingung haben wir vor dem Anruf wahrgenommen – und der andere offenbar auch. Dieses scheinbar unerklärliche Phänomen überträgt sich ebenfalls über Schwingungen, die einerseits Raum und Zeit überbrücken und andererseits werden bestimmte Schwingungen und ihnen entsprechende Gedanken und Taten in unserem Erdenerleben immer nur zu bestimmten Zeiten möglich. Das sehe ich täglich in der astrologischen Arbeit – immer wieder mit Staunen.

Es gibt bei jedem von uns im Alltag kleine Dinge, die sich auf unsere Energie, unsere Schwingung auswirken, die wir oft schon gar nicht mehr bewusst bemerken. So hatte ich beispielsweise eine sehr schöne, dekorative große Uhr in meinem Badezimmer aufgehängt und habe die Batterie entfernt, weil ich das Ticken nicht mochte. Und was macht man oft … man stellt die Uhr auf 5 vor 12. Recht bald begann mir das nicht mehr zu gefallen, weil ich dann bei dem Blick auf die Uhr immer eine gewisse Form von Druck verspürte oder auch an die Umwelt denken musste, die schon so zerstört ist. Überall ist es heute 5 vor 12. Und das war kein gutes Gefühl. Dann stellte ich die Uhr auf meine Geburtszeit und ab da freute ich mich jeden Tag bei dem Blick auf die Uhr, weil ich wirklich gerne lebe.

Andere haben vermeintlich kostbare Geschenke auf ihren Regalen stehen, die man meint, nicht wegtun zu können, weil dann die Schwiegermutter fragen könnte, wo ihre schöne Vase geblieben ist. Aber wenn ich die Schwiegermutter nicht mag, dann wird jeder Blick auf die Vase bewusst oder unbewusst ein negatives Gefühl in mir auslösen und das wirkt dann in Form einer negativen Schwingung auf meinen gesamten Organismus. Man sollte seine Umgebung auf Gegenstände überprüfen, die ungute Emotionen oder Erinnerungen in einem hochholen und am besten alle entfernen oder verschenken. Ebenso kann uns eine permanent unaufgeräumte Wohnung viel Energie rauben. Von der Auswirkung negativer Energie im Leben in permanenten Stresssituationen, ganz gleich, ob im Job oder in einer unglücklichen Beziehung, brauchen wir gar nicht reden. Da ist es klar, aber es wirken eben auch scheinbar ganz kleine Situationen und wenn ich viele davon habe, dann schwächt mich das.

Deshalb ist es ebenso wichtig, sich nicht zu viel mit negativen Menschen zu umgeben, die immer Opfer sind und die anderen für die Schuldigen halten. Von solchen Menschen gehen negative Schwingungen aus, die sich auf uns übertragen und uns Energie nehmen. Das merkt man hinterher meist schnell, wenn diese Menschen gegangen sind, weil man sich so erschöpft fühlt nach diesen Begegnungen.

Heute kann man Gedankentätigkeit messen bis zu einem Abstand von 2 m Entfernung. Man misst jedoch nicht die Gedanken, sondern die Schwingungen, die von ihnen ausgehen. Das macht noch einmal deutlicher, dass wir achtsam mit unseren Gedanken, Formulierungen und Taten sein sollten. Schon ein Blick – ein gut gemeinter, ebenso wie ein böser – schwingt und wirkt, auf uns, genau wie auf unsere Umgebung. Aber auch, wenn wir allein sind, ist es wichtig, mit welchen Gedanken wir etwas tun. Wenn wir mit Liebe kochen und dankbar für unser Essen sind, das vor uns auf dem Tisch steht, wird es umso nahrhafter für uns sein, als wenn wir es in Hektik zubereitet haben oder beim Essen den Blick vom danebenliegenden Handy nicht lösen können.

Musik und Worte, aber auch Gedanken beeinflussen unsere Schwingungen stärker als jedes andere Element.[2] Töne haben wahrscheinlich eine ganz tiefe Anbindung an die Schöpfung und dann wird begreifbar, dass viele religiöse Traditionen, vor allem die vedische, die Schöpfung aus dem Klang, im genannten Fall aus dem OM herleiten. Ich denke, die Töne sind vielleicht auch für uns so bedeutungsvoll, weil wir diese Schwingungen, die in uns sind, auf der einen Seite selbst hörbar erzeugen können und uns auf der anderen Seite das Hören verschiedenster Klänge oft auf unsagbare Weise tief berühren kann. Meine ehemalige Chorleiterin, die selbst wunderbar komponierte, hat immer gesagt, die Musik ist doch schon da, wir müssen nur schauen, was gerade aus uns heraus will. Auch bekannte Komponisten haben das ähnlich wahrgenommen. Wir schöpfen in jedem Bereich aus dem Universum und alles wird sich auf immer neue Weise verbinden und weiterentwickeln. Das ganze Universum ist Schwingung und könnten wir diese zu jeder Zeit hören, wäre es Musik in Form eines ganz sicher grandiosen Orchesters.

Wenn man mit anderen Menschen singt, geht es einem bei bestimmten Tönen durch und durch. Man staunt über die Tiefe, wie sich Töne manchmal wundersam verbinden und andere einfach so gar nicht zusammenpassen wollen. Wir fühlen uns alle zu der einen oder anderen Musik hingezogen und im Grunde schwingen wir nicht mit dieser Musik, sondern wir verbinden uns mit der äußeren hörbaren Schwingung, die unserer eigenen entspricht.

Wichtig scheint wie in allem, was wir als wohltuend empfinden, die Harmonie zu sein, die im Grunde in der Natur von allem Lebendigen angelegt ist. Das Zusammenpassen von inneren und äußeren Schwingungen lässt mich gerade auch an Organspenden denken. Denn jede Zelle schwingt und es muss hier ebenfalls harmonisch passen, da die Energie, also die Schwingung eines Organs, mit der Energie des Spenders verbunden bleibt oder besser, diese in sich trägt. Die Menschen spüren das teilweise deutlich, dass sie sich, verbunden mit dieser anderen Energie eines gespendeten Organs, manchmal empfinden, als seien sie nicht mehr sie selbst (→Schwingungsmedizin).

Als man den „Ötzi" im Eis fand, entdeckte man an seinem Körper bestimmte Schriftzeichen (man nennt sie „Körbler-Zeichen" – nach dem „Wieder"-Entdecker unserer Zeit). Diese Schriftzeichen setzt man heute zu Heilzwecken ein, in dem Wissen, dass sie ihre eigenen Schwingungen haben, die positiv auf unseren Organismus einwirken können. Auch die vielen, teilweise noch heute üblichen Körperbemalungen bei alten Stämmen oder in bestimmten Religionen werden ihren Ursprung dort haben. So vieles, was wir in unserer Zeit neu entdecken, war bereits in der Welt vorhanden und die Menschen früher waren vielleicht auf der technischen Ebene unterentwickelt, aber seelisch bestimmt hochentwickelte Menschen, die das alles sicher wahrgenommen haben oder instinktiv einfach wussten.

Einen besonderen Moment wahrscheinlich höchster Schwingung kennen die meisten von uns, ohne sich vielleicht darüber tiefgreifende Gedanken zu machen. Manchmal spricht jemand etwas aus und uns überkommt gefühlt eine alles durchdringende Gänsehaut. Es sind immer Momente, in denen beide genau wissen, dass der andere damit absolut ins Schwarze getroffen und einen das Gesagte auf einer ganz tiefen Ebene berührt hat. Unser Körper ist letztlich ja auch ein elektrisches Reizleitungssystem im weitesten Sinne, was vor allem am Herzen gut messbar ist und in solchen Momenten reagiert offenbar der ganze Körper mit der womöglich höchsten Frequenz körperlicher Elektrizität[3] – und wir empfinden eine tiefe seelische Übereinstimmung mit den Schwingungen der geistigen Ebene. Über den Körper wird das durch eine Gänsehaut fühlbar. Für mich mutet diese Form der Gänsehaut an wie ein heiliger Moment. Vielleicht ist es sogar so, dass sich in diesen Sekunden für einen winzigen Augenblick die eigene Seele so mit der anderen, die es ausgesprochen hat, verbindet, als wären sie Eines und sie schwingen für diesen Moment gemeinsam. Denn nicht selten haben beide eine Gänsehaut und sind sich, und womöglich dem Himmel, ganz nah. Die übliche Gänsehaut bei Kälte oder im Besonderen bei Angst drückt möglicherweise Gegenteiliges aus, es scheint hier eher ein kurzes Abgeschnittensein vom göttlichen Energiefluss.

Alles schwingt in seinem eigenen Rhythmus. Immer. Stillstand existiert nirgends. Es ist eine ständige Bewegung innerhalb der Polarität, zu deren Mitte wir leichter finden, wenn wir uns dem Rhythmus und der Schwingung des Lebens hingeben.

Kapitel 5.3

Wasser hat ein Gedächtnis

Masaru Emoto (22.07.1943 - 17.10.2014), der japanische Wasserforscher, hat gesagt, es gibt nur einen auf der Welt, der alle Schwingungen wahrnehmen kann und das ist das Wasser. Emoto hat das Prinzip des Wassers erkannt, indem er angefangen hat, verschiedenste Formen von Wasser zu gefrieren und sich diese Eiskristalle unter dem Mikroskop anzuschauen. Was sich ihm da auftat, war beinahe unglaublich.

Seine Versuche kannten keine Grenzen. Er untersuchte und probierte alles, bis er sich seiner Entdeckung gewiss sein konnte. Er sprach mit dem Wasser, beschimpfte es, nahm Leitungswasser aus unterschiedlichsten Regionen der Welt, Wasser aus einem See, aus einem Fluss und untersuchte Quellwasser genau wie Brunnenwasser. Er spielte dem Wasser Musik vor und entdeckte beeindruckende Unterschiede zwischen den Kristallen, er beschriftete Wasserflaschen mit Wörtern in Spiegelschrift – also dem Wasser zugewandt – und sogar hier bestätigten sich seine Vermutungen immer wieder, dass das etwas veränderte. Auch bei den Schriftzeichen zeigten sich deutliche Unterschiede in den Wasserkristallen, die sich in ähnlicher Energie im Wort wiederfanden.

Auch Farben wiesen unterschiedliche Schwingungen auf, die in unterschiedlichen, teilweise sogar in der Ausgangsfarbe leicht gefärbten Kristallen sichtbar wurden. Ein ganz ähnliches Ergebnis zeigte sich ebenfalls bei Aromaölen von verschiedenen Pflanzen, die er auf die Kristallbildung hin untersuchte und festgestellt hat, dass diese Kristallbilder in beeindruckender Weise der Pflanze glichen. Die Ganzheit der Pflanze ist in einem einzigen Tropfen enthalten, so wie in jeder einzelnen Zelle unseres Körpers alle zu uns gehörenden Informationen gespeichert sind. Dieses Prinzip wird hier deutlich. Nur so kann man die Wirkungsweise der Homöopathie überhaupt begreifen. Die energetische Information des Ausgangsstoffes, und sei es in noch so kleiner Menge, bleibt im Wasser gespeichert und wirkt dann auf den Menschen, der das Mittel einnimmt.

Emoto sprach mit vielen anderen Menschen Gebete an einem See und stellte fest, dass die Kristalle, die vorher auf eine schlechte Wasserenergie hinwiesen, hinterher harmonisch verändert waren. Ganz offenbar nimmt das Wasser auf feinste Weise alles auf, was auf der Welt geschieht, gesprochen und gedacht wird und zeigt hier bildhaft eindrücklich, wie groß die Kraft des Gebets und die unserer Gedanken ist. Wir verändern mit unseren positiven Gedanken unsere eigene Schwingung, die sich auf die Umgebung und das Wasser auswirkt.[1]

Gute Schwingungen brachten in seinen Untersuchungen immer schöne, sechseckige Kristalle hervor, die je nach Bereich unterschiedlich ausfielen und man sie erstaunlicherweise oft dem Ursprünglichen zuordnen konnte. Die Wasserkristalle zeigten sich umso harmonischer, je besser die Qualität des Wassers war. Das lässt mich an die Symmetrie und den Goldenen Schnitt denken, der ja ebenfalls die Nähe zur göttlichen Schönheit und die dahinterliegende harmonische Einheit auf faszinierende Weise zeigt.

Negative Schwingungen brachten keine oder keine schönen Kristalle hervor. Ebenso hat sich ihm gezeigt – und das deckt sich mit Erkenntnissen aus der Psychologie – dass das Schlimmste für das Wasser und damit auch für den Menschen, die Tiere und Pflanzen das Nicht-Beachtetwerden ist. Böses hat zumindest noch Energie, wenngleich natürlich keine positive, aber gar keine mehr zu bekommen, von der Schwingung regelrecht abgeschnitten zu sein, lässt alles verkümmern – das hat sich an den Kristallen beeindruckend gezeigt.

Wir wissen, dass ein Kind sterben würde, wenn es von den Eltern nicht mehr beachtet und berührt wird, wenn es keine Nahrung über die Seele bekommt – selbst wenn es zu essen bekäme. Und das Ungeborene, das noch im Wasser schwimmt, bekommt ganz sicher alles mit, was im Außen und Innen so vor sich geht. Wenn man manche Gärtner mit einem „grünen Daumen" nach ihrem Geheimnis fragt und diese nicht gerade nach dem Mondkalender arbeiten, dann sagen viele, sie sprechen mit ihren Pflanzen. Sie können es ausprobieren und werden es vielleicht schon erlebt haben, dass eine Pflanze – auch sie besteht zu 50-90% aus Wasser – die man nicht mag oder nicht beachtet – selbst wenn sie gegossen wird – irgendwann scheinbar plötzlich eingeht. Körper, Geist und Seele brauchen Nahrung auch in Form von Energie und Zuwendung. Und deshalb bleiben die Menschen manchmal lieber ewig im Streit oder Kampf verbunden, als gar keine Energie mehr zu bekommen. Zumindest ist das eine Facette der unbewussten Angst, die meist dahintersteckt.

Mittlerweile gibt es Forschungen im Bereich pflanzlicher Lebensmittel, in denen man ebenfalls eine kristalline Struktur festgestellt hat, die sich umso schöner zeigte, je frischer und vollständiger das Obst oder Gemüse war.[2] Bei länger aufbewahrten Lebensmitteln alterte diese Struktur schon wenige Tage nach der Ernte deutlich mit. Noch auffälliger und unschön verändert war die harmonische Grundstruktur bei Lebensmitteln, die, wie heute im konventionellen Handel verbreitet, zur längeren Haltbarkeit radioaktiv bestrahlt worden waren. Bei einzelnen

Stoffen, die man aus den Lebensmitteln extrahiert, wie man es oft auch bei (minderwertigen) Nahrungsergänzungsmitteln[3] findet, hat man diese Struktur nicht gefunden. Das zeigt, wie wichtig es ist, etwas als Ganzes zu mir zu nehmen, dann wird es auch meinen Körper in seiner Ganzheit stärken.

Aus der körpertherapeutischen- und Traumaarbeit weiß man, dass alle seelischen Erlebnisse und Verletzungen im Körper gespeichert sind. So wie alles, was auf der Welt geschieht, im Wasser der Erde gespeichert ist, ist auch alles, was wir jemals erlebt haben, in unserem Körper gespeichert – und sehr wahrscheinlich nicht nur im Gehirn oder der Muskulatur, sondern sicher ebenso als Information in unserem Körperwasser, was ja immerhin 70% ausmacht. Viele alternativ arbeitende Therapeuten, besonders die Körper- und Traumatherapeuten wissen, wie sensibel der Körper schon bei bestimmten, selbst kleinen Berührungen reagieren kann, wenn dort zurückliegendes Schlimmes, in der Seele nicht zu Verarbeitendes, und meist sogar kognitiv nicht mehr Erinnerbares, erlitten wurde.

Die Kristalle, die Emoto fotografiert hat, veränderten sich alle 10 Sekunden. Es mutete an als würde das Wasser atmen und schwingen, genau wie die Säfte eines Baumes. Schauen Sie sich mal seine Bilder an, sie sind atemberaubend. Das Wasser zeigt uns über seine gefrorenen Kristalle auf einer bildhaften Ebene, was inhaltlich alles in uns und in der Welt steckt.

Das Wasser ist empfänglich für die ureigenen Wellenlängen in der Welt und überträgt sie so, wie sie sind.[4] Und das Wasser verbindet alles – in allem Lebendigen ist Wasser enthalten. Wir kommen aus dem Wasser, es ist überall auf Welt. Selbst in der Luft gibt es in Form von meist unsichtbarem Dampf einen Wasseranteil – abhängig von der Temperatur ist er größer oder kleiner, aber immer vorhanden. Emoto schreibt in seinem Buch, man könne sogar Wolken verschwinden lassen. Ich wollte es erst nicht glauben, aber ich habe es ausprobiert, auch mit anderen Menschen zusammen und es hat funktioniert! Alleine schafft man meist nur eine kleine Wolke, aber je mehr Menschen das gemeinsam tun, desto größer dürfen die Wolken sein.

Eine überaus wichtige Essenz der Arbeit von Masaru Emoto ist, dass Liebe und Dankbarkeit die stärksten Schwingungen aufweisen. Wasser, welches mit dieser Energie konfrontiert war, brachte immer die schönsten Kristalle hervor. Ich bin sicher, dass das die größten Kräfte in unserem Universum sind, denn Liebe ist Geben und Gebären – im Tierkreis ist das der Sonne zugeordnet, der größten Kraft im Universum, die in den alten Religionen immer für das Väterlich-Göttliche stand. Dankbarkeit ist Empfangen und Annehmen, was sich über den Mond mit seinem mütterlich-erdig empfangenen Charakter ausdrückt – wieder 2 Pole eines Ganzen, von dem der eine ohne den anderen versiegen würde. Beides muss im Fluss bleiben und zeigt uns so deutlich, dass man kein gesünderer oder besserer Mensch ist, wenn man nur gibt und nicht annehmen kann. Diese tragenden Kräfte in unserem Leben wollen beide gleichermaßen genährt werden und viele müssen das erst lernen. Wenn ich ständig nur gebe, ist meine Schale irgendwann leer und wenn ich nichts annehme, bleibt sie leer.

In Japan sagt man, Wasser ist der Spiegel des Herzens, es enthält einen göttlichen Funken und Meer bedeutet in dieser Sprache auch „gebären".[5] Wenn ich die 12 Häuser eines Horoskops betrachte, ist der Anfang und das Ende von allem der Neptun – das 12. Haus. Der Neptun steht für das allumfassend Göttliche genauso wie für das Wasser, aus dem alles Leben hervorging. Aber (→) Inhalt und Funktion lassen sich nie trennen und so ist es aus meiner Sicht im Grunde ausgeschlossen, dass das Wasser mehr oder weniger nur für funktionale Zwecke in der Welt ist. Ich bin davon überzeugt, dass wir den Ursprung der Seele von allem im Wasser finden. Vielleicht ist das Wasser, als irdische Erscheinungsform des Neptuns, sogar die Seele selbst. Auch die Sprache sagt uns ähnliches. Seele kommt aus dem urgermanischen *salwaz*[6] und das bedeutet ursprünglich See, die zum See Gehörende = die Seele. Nach alter germanischer Vorstellung lebten die Ungeborenen und die Toten im Wasser.

Der Neptun als ewiger Kreislauf. Wenn das alles durchdringende Wasser der Seele entspricht und das unzerstörbare Salz dem Heiligen Geist – der ungreifbar geistigen alles verbindenden Ebene – ist es einfach nur folgerichtig, dass aus diesem irgendwann das Körperliche geboren wird. Wasser und Salz sind in dieser Bedeutung nicht voneinander zu trennen – denn destilliertes Wasser bildet weder Kristalle aus noch ist es leitfähig. Das Salz in der Lebenssuppe darf eben nicht fehlen.

Körper, Geist und Seele, die untrennbare Einheit. Und die Erde hat ganz sicher ebenfalls eine Seele, so wie alles Lebendige und ich bin sicher, dass sich diese vor allem über ihre innere Wärme ausdrückt. Und wir entziehen der Erde Wärme, indem wir tiefe Löcher für Wärmepumpen hineinbohren. Zapfen wir damit ihre Seele an? Mich graust dieser Gedanke, vor allem weil diese Technik noch viel weiträumiger ausgebaut werden soll. Ich hatte schon immer ein ganz ungutes Gefühl bei diesem Vorgehen, ohne dass ich es zu der Zeit hätte begründen können. Wenn die Erde lebt, dann kann sie auch sterben. Und wenn wir an unseren Körper denken und wissen, wie eng der Temperaturbereich ist, in dem wir gesund leben können, dann wird es bei der Erde ähnlich sein.

Das Wasser wurde früher in vielen Kulturen sehr verehrt, heute denken wir, es reicht, wenn wir es chemisch reinigen. Aber damit zerstören wir die Seele des Wassers noch weiter. Ein solches Wasser bildet keine Kristalle mehr aus. Man kann es aber reinigen und neu beleben, denn es scheint sich zu erinnern – auch das hat die Arbeit von Emoto gezeigt. Das Wasser als Gedächtnis des Lebens. Ich gehe fest davon aus, dass alles, was auf dieser Erde jemals gesprochen, gedacht oder getan wurde über Schwingungen auch im Wasser gespeichert ist und auf uns wirkt. Und es bleibt dort gespeichert, das Wassergedächtnis kann man nicht auslöschen. Es mutet an wie das kollektive Unbewusste. Vielleicht ist es sogar dasselbe? Oder es spiegelt sich hier wider?

Jeder Mensch wird mit diesem Gedächtnis seiner Vorfahren geboren.[7] Das Wasser, Seele und Zentrum des Lebens, der Neptun – Gott Vater – ist in uns allen. Wir alle zusammen sind Gott, jeder von uns ist ein Teil des Göttlichen. Es geht mehr denn je um die Einbeziehung der geistig-seelisch Ebene, schlicht um eine komplette Wandlung des herrschenden Weltbildes. Das ist es, was das jetzt beginnende (→) Wassermannzeitalter ausmacht. Der Uranus, der Heilige, alles verbindende Geist drängt in unser Bewusstsein, nachdem die Zeit des Neptuns, in der das Göttliche auf neuer Bewusstseinsebene unser Leben berührte, zu Ende geht.

Die Taufe mit dem salzhaltigen Wasser könnte im Grunde nicht passender sein, nur leider wird die Taufe in allen christlichen Religionen als Vorgang der Reinigung von der uns angeborenen Sündenschuld verstanden. Viel schöner wird es in der tibetischen Medizinphilosophie von Cyrill von Korvin-Krasinski verstanden. Dort heißt es:

„(...) daß das Wasser das einzig Unschuldige auf der Erde noch ist, (...) denn Wasser ist das Einzige, was aufsteigt, wenn es fest wird. Alles andere sinkt unter, wenn es fest ist. (...) Und wenn man mit dem Wasser tauft, soll die Unschuldskraft des Wassers die Seele öffnen für die Möglichkeit, das Geistige, das vom Himmel kommt, in uns aufzunehmen. (...) Das Wasser hat Empfängniskraft in sich und das Wässrige in uns entspricht der Empfängnisfähigkeit."[8]

Kapitel 5.4

Wasser und Salz als Funktion – die vergiftete Weltenseele

Das Wasser verdient den höchsten Respekt. Aus der vorangestellten Betrachtungsweise des letzten Kapitels bekommt die zunehmende Vergiftung unseres Wassers in der Umwelt, genau wie die unseres Körpers, durch ansteigende Schadstoffe und denaturierte, oft noch chemikalisch veränderte Lebensmittel, eine ganz andere Bedeutung. Wasser muss sauber sein und im Fluss bleiben, um seine Funktion, energetisch wie stofflich, zu erfüllen. Der Zustand unseres Wassers – im Außen genau wie im Innen, was sich über unseren Gesundheitszustand spiegelt – zeigt uns deutlich, wo wir heute stehen. Wir vergiften unsere Seele – das Zentrum des Lebendigen.

Es werden ungefähr 70% des Sauerstoffs der Erde im Meer gebildet und etwa 30% der CO_2 Emissionen von den Ozeanen aufgenommen. Dieser dynamische Gasaustausch ermöglicht neben dem der Pflanzen und Bäume, die ebenfalls Sauerstoff für uns produzieren, überhaupt erst das Leben auf unserem Planeten. Durch Sonneneinstrahlung verdunsten große Wassermengen, die als Regen die Erde versorgen, unsere Atemluft reinigen und Flüsse, Seen und Meere wieder auffüllen. Im gesunden Zustand wäre dieses Zusammenspiel ein ewiger lebensspendender Kreislauf.

Leider werden mit dem Regen mittlerweile riesige Mengen an Schadstoffen aus der Luft mit ins Wasser genommen, die die ohnehin derzeit schon schlechte Wasserqualität und die belasteten Böden noch weiter verschlechtern. Darüber hinaus gelangen die vermehrt eingesetzten Pestizide und künstlichen Düngemittel ins Grundwasser. All das laugt die Böden so aus, dass sie irgendwann vollkommen unbrauchbar sind und uns nicht mehr ernähren werden, weil einfach nichts mehr wächst. Hinzu kommen Schadstoffe aus Fabriken, Abwässer aus Massentierhaltung, Textilindustrie und anderen Bereichen. Fäkalien, Schwermetalle und Chemiereste gelangen immer noch vielerorts – nicht selten im doppelten Sinne – ungeklärt in Flüsse und ins Meer. Die ganzen darin enthaltenen Stoffe vernichten nicht nur Meeresbewohner und wertvolle Mikroorganismen, sondern greifen sogar den Hormonhaushalt von Tier und Mensch an, da wir viele dieser Meerestiere offenbar immer noch ohne große Bedenken essen. Alle Giftstoffe, die vom Menschen an die Umwelt abgegeben werden, sammeln sich am Ende, auch über Niederschläge, im Meer – in dem Wasser, wo alles Leben seinen Anfang nahm. Und durch das Grundwasser kommen die Schadstoffe über das Trinkwasser, selbst wenn dieses auf chemische Weise gereinigt wurde, in ihrer Energie wieder in unserem Körper an.

Die Artenvielfalt der Meere ist durch die zunehmende Übersäuerung des Wassers aufs Höchste gefährdet. Dazu kommt der Gehalt des Kohlenstoffdioxids, der durch die Industrialisierung um etwa 40% gestiegen ist.[1] Das Wasser vergiftet damit zunehmend alles Lebendige in sich. Es ist ähnlich wie beim Menschen, der sich durch die übliche Ernährung permanent übersäuert. In einem solchen Milieu haben Krankheitserreger und Krebsgeschwüre deutlich bessere Chancen uns zu schaden, ebenso nimmt die Fähigkeit zur Selbstregeneration in beiden Bereichen immer mehr ab.

Die weitere Folge ist eine Erwärmung der Meere, die den Lebensraum Wasser noch mehr zerstört. Der Wandel des Klimas wird sein Übriges tun – ob er nun menschengemacht ist oder nicht (→Gedanken zur Natur). Aber wir spüren eine Veränderung, es wird einerseits trockener, dann gibt es plötzlich tropenartige Regenfälle, Überschwemmungen sieht man häufiger und Stürme nehmen zu. Auch die Erde hat ihren Rhythmus, den wir ihr aber nicht mehr zugestehen und vielleicht ist das alles zusammen bereits schon eine Antwort des Wassers auf seine zunehmende Zerstörung und auf die in der Welt. Wenn es durch weitere Zerstörung – und das ist zu erwarten mit geplanten, im Meeresboden verankerten Windparks – dazu kommen sollte, dass das in den tiefsten, noch unerforschten Meeresböden schlummernde Methan[2] freigesetzt wird, wird die Erderwärmung nicht mehr zu stoppen sein und noch viel mehr zerstören. Schon eine Erhöhung der Wassertemperatur um ein Grad Celsius kann eine Tier- oder Pflanzenart auslöschen.

Über die mehr als 1 Million Kilometer im Meer versenkten Internetkabel, die teilweise im Meeresboden einige Meter tief vergraben, mit Druckluft eingespült oder bei härteren Böden sogar eingefräst werden, denkt offenbar gar niemand nach. Und das sind mittlerweile Hochspannungsleitungen! Fischarten nehmen die elektromagnetischen Felder wahr. Man weiß zumindest, dass sie sich in deren Umgebung anders verhalten, zusätzlich findet in der Nähe der Kabel eine starke Erwärmung statt. Dennoch sind mögliche Folgen immer noch nicht ausreichend erforscht.[3] Hauptsache das Internet läuft.

Vor den zunehmenden gigantischen Abfallmengen, die ebenfalls oft im Meer landen, können wir weniger die Augen verschließen, denn die schwimmen auf der Wasseroberfläche – allen voran das leidige Plastik. Der ganze Müll bildet im Wasser teilweise riesige Inseln. Tiere fressen das sich durch UV-Strahlung zersetzende Plastik mit und verenden daran elend – sie verhungern bei vollen Mägen und starken Schmerzen! Aber auch auf unseren Tellern landen früher oder später Teile des Abfalls in Form von Mikroplastik. Der normal gewordene Massentourismus an vielen Stränden der Welt sowie Fisch- und Walfang in zerstörerischem Stil gehören ebenfalls schon lange zu unserem Alltag. Erdöl aus Lecks oder Unfällen auf Bohrinseln oder Tankern, wie auch zerstörte Gas-Pipelines[4] sind ein weiterer Faktor.

Das wunderbare Ökosystem Ozean kann irgendwann nur noch kollabieren. Aber erst wenn uns das Wasser spürbar nahe kommt, durch steigende Wasserspiegel aufgrund abschmelzender Pole, horchen wir auf. Plötzlich wird unsere hausgemachte Sintflut greifbar.

Das Meer tauscht mehr als jedes andere Ökosystem Materie und Energie mit der direkten und indirekten Umgebung aus. Die heutige Welt hat sich vor dem Hintergrund (oder besser Alibi?) der Wissenschaft über die Natur gestellt. Wir zerstören riesige Biotope und damit Lebensraum von Mensch und Tier, nur um großen Konzernen bleibende und steigende Gewinne zu generieren und unsere Komfortzone nicht verlassen zu müssen. Wir haben uns heute derart daran gewöhnt, massiv in die Natur einzugreifen, dass sich schon niemand mehr wundert, wenn man einen Tunnel durch den Meeresgrund gräbt oder Organe klont – alles zum Wohle der Gesundheit und zur Bequemlichkeit des Menschen.

Wenn man einer Insel wie Großbritannien durch die Anbindung an einen anderen Kontinent den ursprünglichen Inselstatus nimmt, ist es keine Insel mehr. Und das wird die Natur nicht ungestraft lassen. Ich bin sicher, dass dieser Tunnel irgendwann eine schlimme Katastrophe für uns Menschen bereithalten wird. Naturkatastrophen ereignen sich häufig an den Stellen, wo der Mensch eingegriffen hat, wo er Flüsse entgegen ihrer Natur begradigt, Berge mit Tunneln durchbohrt hat, Wasser und Tierwelt zunehmend zerstört. Das zeigt uns, dass die Natur immer wieder zurückfinden will in ihr angelegtes Gleichgewicht.

Hinzu kommt, dass die meisten der synthetischen Medikamente nicht verstoffwechselt werden und selbst wenn sie organisch abgebaut würden, bleiben sie dennoch, neben all den anderen angesammelten Giften, als wirkende Information im Grundwasser und damit in unseren Böden genau wie im Trinkwasser zurück. Die eigentliche Qualität des Wassers entzieht sich den Laboranalysen. Um Wasser vollständig zu reinigen, müsste man diesem die Informationen der Schwingungen übertragen, die den Schwingungen der verunreinigenden Stoffe entgegengesetzt sind,[5] so wie man es heute in der Bioresonanztherapie macht (→Schwingungsmedizin).

Wasser hat ein Gedächtnis! Und alle gespeicherte Energie nehmen wir zu uns – egal, ob das messbar ist oder nicht! Ich wundere mich oft, warum die Menschen sich wundern, dass wir alle immer kränker werden. Natürlich gehört seelische Gesundheit an die erste Stelle, aber wenn der Boden, der uns ernährt, das Wasser, welches wir trinken und die Luft, die wir atmen, vergiftet oder nicht mehr in ihrem natürlichen Zustand sind, dann wird es selbst bei seelischer Gesundheit eine große Herausforderung körperlich gesund zu bleiben.

In der Geschichte der Arche Noah schickte Gott 40 Tage und Nächte Regen, der alles überschwemmen sollte. Für mich ist die Analogie zu dem lange überfälligen Umbruch unserer aktuellen Zeit beinahe erschreckend. Kann es nicht sein, dass unsere Vorfahren, die ja intuitiv enorm wach waren, auch dieses instinktiv erfasst haben – nämlich in dem Sinne, dass es letztlich das Wasser sein wird, das die Menschheit, oder zumindest Teile davon vernichtet, wenn wir uns zu weit von unserem Ursprung entfernt haben?

Wenn die Korrektur über das Wasser die tiefstmögliche ist, die die Natur zur Verfügung hat, muss sie auch analog zur Schwere des Vergehens an der Schöpfung stehen. Ich bin davon überzeugt, dass die wirklich einschneidenden und notwendigen Korrekturen auf der Welt durch das Wasser passieren werden, nicht durch Erdbeben, Kriege oder Wirtschaftskrisen. Die Natur wird sich „rächen", wenn der Mensch zu sehr in die Schöpfung eingegriffen, sich selbst zu „Gott" gemacht hat. Der Mensch ist dabei, die letzten Grenzen des Menschseins zu verlassen und wird die Regulation über die Macht des Wassers erfahren, des heiligen Neptun.

Der Tsunami in Thailand 2004 zeigte in erschreckenden Bildern, was auf uns zukommen kann. Es war aber offenbar nur ein Vorgeschmack in einer begrenzten Region, in der Kinder, sowohl Mädchen als auch Jungen, gezwungen sind, durch Prostitution ihren Lebensunterhalt zu verdienen und nicht wenige der wohlhabenden Menschen aus anderen Teilen der Welt sich darüber in ihrem Urlaub gar keine Gedanken machen, sondern im Gegenteil, sich diese Menschen für eine Zeit kaufen. Für mich war die Überschwemmung dort wie ein Mahnmal, welches aber die Menschen in unseren Breitengraden sehr schnell wieder vergessen haben. Man stelle sich derartiges in viel größerem Ausmaß vor, dann hätte man sintflutartige Zustände.

Die Schöpfung ist perfekt und wenn das Wasser der Seele entspricht und so auf der Erde zu einem Bild des Göttlichen wird, muss das Wasser korrigieren und wird dem Menschen zeigen, dass er eben nichts in der Hand hat, selbst wenn er sich so gerne zum Herrscher über Himmel und Erde machen würde.

Wenn die göttliche Ordnung des Kosmos funktioniert – und davon gehe ich aus – dann wird der Mensch begreifen müssen, dass diese viel mächtiger ist, als er es je sein wird und dass er nicht Gott spielen kann, nicht mal im Dienste der Wissenschaft. Die Natur wird diese Ordnung früher oder später wieder herstellen. Sie spiegelt dem Menschen seinen Größenwahnsinn und seine Respektlosigkeit vor dem Leben. Der Mensch muss sein Maß (wieder)finden, so wurde in den Mythen auch immer das Leben nach der Sintflut beschrieben. Es geht, damals wie heute, um eine Demut vor der Perfektion der Schöpfung. Das Universum ist ein in sich so stimmiges System, dass der Mensch das höchstens im Ansatz erahnen kann. Mit dem Verstand wird er es nicht begreifen.

DAS SALZ

Das Salz, welches wir heute zu uns nehmen, ist leider, wie das Wasser, ebenfalls komplett seiner Lebendigkeit und der geistigen Verbindungskraft beraubt. Von all den kostbaren Bestandteilen ist aufgrund der Industrialisierung und der chemischen Reinigung des Salzes lediglich eines, wenn auch das Wichtigste von allen, übriggeblieben: Natriumchlorid.

Fast 95% der weltweiten Salzgewinnung werden ausschließlich für industrielle Zwecke genutzt.[6] In der chemischen Industrie können viele Produkte nur mit Natriumchlorid produziert werden – zum Beispiel Waschmittel, Plastik, Lacke, PVC und vieles anderes. Das Natriumchlorid, was dann noch übrigbleibt, nachdem es verarbeitet, gebleicht und bei hohen Temperaturen gereinigt wurde, landet im Supermarkt als Kochsalz in den Regalen. Ebenso wird es nahezu allen Lebensmittelfertigprodukten als Konservierungs- und Würzmittel zugesetzt und ist nichts anderes mehr als ein Abfallprodukt der chemischen Industrie.

Dieses Salz hat mit der biologischen Qualität des ursprünglichen Salzes und seiner Heilkraft nichts mehr zu tun. Wir brauchen all die Elemente, wie sie in der natürlichen Form im Salz vorkommen, denn nur so kann unser Körper sie optimal aufnehmen und auch das Natriumchlorid wie gedacht verwerten. Das Kochsalz ist ein übrig gebliebener isolierter Stoff mit Medikamentenzusätzen, der auf den Organismus aggressiv wirkt. Der Körper verbraucht sein wertvolles Zellwasser zur Neutralisation und zur Ausscheidung des billigen Kochsalzes. Dieses Kochsalz trocknet uns aus und lässt uns viel schneller altern. Es ist auch ohne diese Erklärung für mich klar, dass man schneller altert, wenn man ausschließlich dieses Salz und denaturiertes Wasser, zu dem auch das Leitungswasser gehört, zu sich nimmt – beidem fehlt das Lebendige!! Kochsalz nimmt Energie, ursprüngliches Salz ist basisch und gibt Energie. Es leidet alles, was man in seine Bestandteile zerlegt und die Seele des Ganzen geht immer verloren. Wir sind ebenso nur im Ganzen funktionsfähig.

Es werden diesem übrig gebliebenen Natriumchlorid sogar noch chemische Stoffe beigefügt zur besseren Rieselfähigkeit – unter anderem Aluminium[7], was man durch die Düngemittel ebenso im Trinkwasser findet. Und lange schon wird für die Funktionsfähigkeit der Schilddrüse Jod hinzugefügt. Als Kariesprophylaxe tut man mittlerweile noch Fluor[8] dazu – ebenfalls ein Abfallprodukt genau wie das Kochsalz – in diesem Fall aus der Aluminiumindustrie. Nur ist Karies keine Fluormangelerscheinung, sondern ein Folgezustand fehlerhafter Ernährung. Das ganze Thema Kochsalz ist von A bis Z ein Skandal.

Aluminium wirkt auf Nervenzellen toxisch. Bereits in den 1970er Jahren fanden Forscher in den Gehirnen von verstorbenen Alzheimer-Patienten eine erhöhte Aluminium-Konzentration. 2013 zeigten italienische Wissenschaftler, dass bei Menschen mit Alzheimer ein erhöhter Aluminiumspiegel im Blut festgestellt werden konnte.[9] Die vielen Aluminiumverpackungen oder Aluminium in Kosmetika, Deos, Zahncremes und Medikamenten tragen sicher ihren Teil dazu bei. Die Industrie redet sich raus, indem sie meint, die Zusätze im Salz lägen deutlich unter dem erlaubten Grenzwert – die anderen Aluminiumquellen werden in der Welt der Einzelteile bei solchen Werten nie berücksichtigt, jeder schaut immer nur auf seinen eigenen Grenzwert. Schon merkwürdig, dass wir so viele Alzheimer-Kranke haben.

Auch wenn es richtig ist, dass die Schilddrüse ohne ausreichend Jod nicht funktioniert, tut sie das mit zu viel Jod ebenso wenig. Durch den standardmäßigen Zusatz von Jod ist eine Überdosierung im Grunde vorprogrammiert, da neben den natürlichen Jodquellen Jodsalz in fast allen fertigen Produkten der Lebensmittelindustrie zu finden ist, die für die meisten Menschen zu Hauptnahrungsmitteln geworden sind. Selbst wenn es in unseren Breitengraden (noch) Jodmangel geben sollte – das wäre genau zu hinterfragen – kann man das nicht in Form einer Zwangsmedikation über alle ausschütten. Die Menschen sind unterschiedlich und brauchen nicht alle das Gleiche. Dass Schilddrüsenkrebs der am häufigsten vorkommende endokrine Krebs ist und sich die in Europa häufigste Autoimmunkrankheit, die Hashimoto-Thyreoditis (eine Schilddrüsenentzündung), in erschreckendem Ausmaß weiterverbreitet, gibt zu denken. Ich finde es schon bemerkenswert, dass es ausgerechnet die Schilddrüse ist, die unter dem Deckmantel der Gesundheit mit der Überdosis Jod regelrecht zum Schweigen gebracht wird, denn bei dieser Art der Schilddrüsenentzündung löst sie sich irgendwann komplett auf.

Die Dramatik dieser Entwicklung lässt sich erst greifen, wenn man versteht, welch enorme Bedeutung die Schilddrüse hat und wie sie funktioniert. Der Mensch wäre ohne dieses kleine Organ gar nicht lebensfähig. Die Schilddrüse ist für die körperliche und geistige Entwicklung elementar. Fast alle wichtigen Funktionen im Körper: der gesamte Stoffwechsel der Gehirn-, Nerven- und Muskelzellen sowie Herz, Kreislauf, Magen und Darm, nebst Sexualität und Fruchtbarkeit werden von ihr gesteuert. Die Hypophyse und der Hypothalamus im Gehirn sind mit der Schilddrüse verbunden und regulieren all diese Prozesse. Das bedeutet, ohne die Schilddrüse kommen die ganzen körperlichen Stoffe und Signale nicht mehr da an, wo sie gebraucht werden.

Aber auch auf der seelischen Ebene kommen die Impulse nicht mehr dort an, wo sie notwendig sind. Die Schilddrüse ist so etwas wie eine ausübende Zentrale, die nahezu an fast allen Prozessen im Körper beteiligt ist und das meiste davon in Verbindung mit dem Gehirn auch steuert. Das Gleiche tut sie auf der geistigen Ebene. Hier steht die Schilddrüse für die Verbindung zwischen Kopf und Bauch, zwischen Intellekt und Empfinden und wenn sie nicht mehr funktioniert, werden die seelischen Impulse nicht mehr ausreichend an das Gehirn weitergeleitet. Die Seelenverbindung zu mir selbst geht zunehmend verloren, weil mir die Rückkoppelung zu meinem Bauchgefühl regelrecht fehlt. So wird die Basis des Handelns bei gestörter Schilddrüsenfunktion mehr und mehr über den Intellekt gesteuert. Das sind oft Menschen, die selbst sagen, sie spüren sich nicht mehr so gut oder ihrem Bauchgefühl nicht so richtig vertrauen können. Und viele dieser Patienten haben auch große Angst, vor dem, was da eventuell an Emotionen auftauchen könnte. Es sind Menschen, die Unangenehmes meist „gerne" verdrängen.

Die energetische Bedeutung der Kombination Salz und Jod ist aus meiner Sicht noch komplexer. Durch die Abtrennung wichtiger Bestandteile im Ursalz, fehlt dem Kochsalz lebendige Energie (Schwingung), die nur durch das Vorhandensein aller dem Ursalz eigenen Inhaltsstoffe gegeben ist. Das Kochsalz kann zwar so noch weitgehend seine Funktion im Körper erfüllen, aber es fehlt die geistige Verbindungskraft, für die im Körper vor allem die Schilddrüse zuständig ist. Im Grunde musste dieser fehlende Inhalt ersetzt werden, damit das Salz, und auf der Organebene die Schilddrüse, die ihnen zugrundeliegenden Aufgaben, alles miteinander zu verbinden – auf der körperlichen, genau wie auf der energetischen Ebene – nachkommen können. Aber das geht natürlich nicht mehr wirklich, man kann ja den Geist nicht ersetzen. Man kann es nur funktional versuchen. Und genau dafür steht aus meiner Sicht das Jod, ohne dass das wahrscheinlich der Industrie in irgendeiner Form bewusst wäre und stattdessen der Jodmangel als Begründung angeführt wird.

Auch wenn es sprachgeschichtlich offiziell offenbar keine Zusammenhänge gibt, finde ich es doch bemerkenswert, dass der kleinste und sehr bedeutungsvolle Buchstabe des hebräischen Alphabets das „Jod" ist und dazu noch dem Anfangsbuchstaben des heiligen Gottesnamen JHWH entspricht. Diese vier Buchstaben stehen für alles im Kosmos, für das Göttliche in seiner Gesamtheit und der erste Buchstabe „Jod" steht für die Wurzel, die einen Samen darstellt, der Leben spendet.[10] Für die früheren Schriftgelehrten war jedes Wort und jeder einzelne Buchstabe überaus bedeutsam. Und nur weil uns heute so viele der ursprünglichen Bedeutungen verlorengegangen sind, sind sie doch trotzdem vorhanden. Ist es nun Zufall, dass dem toten Salz ausgerechnet das Jod wieder zugesetzt wird? Ich lasse das mal so im Raum stehen und jeder mag selbst weiterdenken und forschen. Für mich mutet das ursprüngliche Spurenelement Jod aus dieser Sicht an wie der Götterfunke, der unseren Kreislauf zündet. Es steht für mich da wie ein Symbol, welches die Wichtigkeit der Verbindung von Schilddrüse und Jod noch deutlicher werden lässt. Ohne Jod ist die Schilddrüse nicht funktionsfähig, ohne Jod ist die Verbindung zwischen Körper und Seele gestört. Vielleicht haben wir tatsächlich Jodmangel in einer Zeit, in der uns der Zugang zum Göttlichen verlorengegangen ist und es diesen Zusammenhang gibt. Nur leider ist das verwendete Jod hauptsächlich ein billig gewonnenes Nebenprodukt aus der Erdöl- und Erdgasförderung und wird niemals die Wirkung des natürlichen Jods erreichen, sondern im Gegenteil, aus den genannten Gründen eher noch mehr zerstören.

Verstärkt werden diese Störungen auf beiden Ebenen, körperlich und seelisch, noch durch das Fluorid. Fluoride wurden früher medikamentös bei Schilddrüsenüberfunktionen eingesetzt, weil sie so zuverlässig die Schilddrüse blockieren, indem sie die Aufnahme von Jod verhindern.[11] Fluorid kann aber auch noch ein weiteres zentrales Organ schädigen. Es handelt sich um die wichtige Zirbeldrüse, die im Hinduismus als Sitz der Seele gilt und für die Verbindung zwischen der Seele des menschlichen Körpers und der geistigen kosmischen Energie steht. Da geht es also nach „draußen", während die Schilddrüse im Schwerpunkt für die innerseelischen Prozesse zuständig ist. Das Fluorid in Speisesalz, Zahncremes und in Mineralwässern (in vielen Ländern auch im Trinkwasser zugesetzt, unter anderem in Teilen der ehemaligen DDR), stellt für die Zirbeldrüse eine besondere Gefahr dar, da das Fluorid sich vermehrt in ihrem Gewebe ansammelt und sie schließlich verhärten lässt. Also schwächt das Fluorid, wie das Jod im Salz, durch die Schädigung der Zirbeldrüse die energetische Verbindung zur Seele – aber diesmal auf der äußeren Ebene, in der Anbindung an die kosmische Weltenseele und das kollektive Unbewusste. Aus dieser Sicht bekommt man das Grauen, wenn man weiß, dass Fluoridtabletten routinemäßig schon Säuglingen und Kleinkindern verordnet werden.

Das Jodfluorsalz ist aus dieser Gesamtbetrachtung heraus ein Abtötungsmittel und kein Lebensmittel und kann natürlich auf dieser funktionalen Ebene die fehlende geistige Schwingung des Ursalzes nicht im Ansatz ersetzen. Vielmehr macht es uns letztendlich krank, weil wir den seelisch-geistigen Teil in uns nicht stärken, sondern immer weiter schwächen. Mit Kochsalz, Jod und Fluor, Leitungs- und Kohlensäurewasser bleibt der Mensch als Funktion übrig. Es ist im Grunde ungeheuerlich, dennoch entspricht das Bild der inneren Realität der meisten Menschen. Wir haben uns lange abgeschnitten von der eigenen Seele und noch mehr von der geistigen Welt. Wir töten im Wasser die Seele und im Salz den Geist – und damit spiegelt das genau unseren inneren Zustand!

Ich glaube nicht mal, dass die Pharmaindustrie das alles bewusst tut.

Das passt gar nicht in deren materielles Weltbild, in dem es vordergründig um Profit, Abhängigkeit und Macht geht. Ich denke vielmehr, sie zerstören unbewusst an der „richtigen" Stelle, denn sie könnten nichts zerstören, was aus sich heraus lebendig geblieben wäre – was sie aber keinesfalls ihrer Verantwortung entbindet und ebenso wenig bedeuten soll, dass man mit diesem Vorgehen nicht auch seelisch gesunde Menschen auf Dauer in die Krankheit treiben kann. Eine solche Entwicklung jedoch wäre überhaupt nie möglich geworden, wenn der Mensch im Selbstverständnis den Kontakt zu seiner Seele, der Natur und der geistigen Welt leben würde. Die Mehrheit aber hat das lange schon gegen ein materielles Weltbild eingetauscht, an dem sie krampfhaft festhält.

Es ist nie allein das Außen „schuld", weder ist die Industrie noch der Zustand des Wassers oder das konventionelle Salz allein die Ursache, es ist nur die „funktionale" Ebene, auf der sich ein tiefer, fast gänzlich verlorengegangener Inhalt zeigt. Und es zeigt sich umso deutlicher auf dieser äußeren funktionalen Ebene, je weniger es auf der seelisch-geistigen Ebene gelebt und begriffen werden kann. Es ist immer wichtig, innen und außen zu schauen, um zu erkennen, dass das, was im Außen passiert, auch wenn es noch so fürchterlich sein mag, meist folgerichtig ist und wir manches Mal innere Prozesse durch diese Perspektive besser begreifen können.

So schlimm wie es ist, stehen wir dennoch am Beginn eines neuen Zeitalters, das wir vor allem mit seelisch-geistigem Inhalt und Liebe füllen sollten. Wir müssen endlich selbst die Verantwortung für unser Leben übernehmen – seelisch, wie es an vielen Stellen im Buch deutlich wird, und genauso körperlich. Die Basis für letzteres ist, vernünftiges Salz und ebensolches Wasser zu uns zu nehmen.[12] Das sind die beiden wichtigsten Lebensmittel überhaupt. Sie bilden die Grundlage allen Lebens.

DAS HEILENDE SPIEGELPRINZIP

Wenn wir uns dem Wasser bildhaft nähern, zeigt sich uns noch ein ganz anderes, in der Welt tief verankertes Prinzip, was ich schon in „Mikrokosmos und Makrokosmos" angesprochen habe und an dieser Stelle gerne etwas vertiefen möchte.

Die Menschen gingen früher an den Fluss, zum Brunnen oder an den See, wenn sie Wasser brauchten oder sich waschen wollten. War das Wasser unbewegt, stellten sie am Anfang sicher sehr überrascht fest, dass sie sich darin spiegeln konnten. Für die Menschen in der Steinzeit, die sich gern schmückten und bemalten, war ihr Anblick im stehenden Wasser sicher sehr beeindruckend. Man kann sich ein kleines Kind vorstellen, das zum ersten Mal in den Spiegel blickt. Vorsichtig und fasziniert zugleich tastet es sich heran, will anfassen, was es da sieht, aber es ist nur eine glatte Oberfläche. Es braucht eine Weile, bis es erkennt, dass es sich selbst sieht. Diese äußere Faszination steht unbewusst sicher analog zu dem inneren Spiegelphänomen, um das es mir hier geht.

Wasser spiegelt alles, Farben, Formen, Licht, Landschaften und Gesichter – aber vor allem spiegelt es eines – und das ist der Himmel. So wie das Wasser gleichermaßen die reale Trennung von Himmel und Erde ist und gleichermaßen auch alles verbindet, steht es als perfektes Bild für die Analogie oben wie unten. Alles, was sich auf der Erde findet, spiegelt sich im Himmel wider und dieses grundsätzliche Prinzip lässt keinen Bereich aus. Ein umfassendes Abbild dieses äußeren Bildes sowie seiner grundsätzlichen, allem innewohnenden Struktur, findet sich sehr eindrucksvoll in der Astrologie wieder.

Im Horoskop gibt es zwischen dem ersten und dem letzten Tierkreiszeichen, zwischen Widder und Fisch, ebenfalls eine Trennlinie, die für den Äquator steht – es ist die Linie des Aszendenten, die alles Vorhandende in die Bereiche Himmel und Erde teilt. Der Widder als erstes Zeichen beschreibt auf dem Erdenweg den Beginn der Menschwerdung, die im Fisch mit dem Tod endet und gleichermaßen steht der Fisch für den himmlischen Weg und beschreibt in der entgegengesetzten Richtung die Entwicklung des Lebens aus der göttlichen Schöpfung heraus.

Diese Trennlinie trennt nicht wirklich, ebenso wenig wie das Wasser wirklich trennt; es ist vielmehr die Ebene, über die sich alles, was wir auf der oberen Himmelsebene finden, auf der unteren Erdenebene widerspiegelt und umgekehrt. Auf unser konkretes Leben bezogen kann man sagen, die untere Ebene im Horoskop beschreibt vordergründig das Erlebte im Außen und die obere Ebene lässt uns Hintergründiges im seelischen Bereich dazu begreifen und alle gespiegelten Punkte stehen jeweils in ihren Entwicklungsschritten miteinander in Beziehung. Man schaut immer beide Richtungen an, den rechten, oberen Rhythmus, sozusagen im Uhrzeigersinn und den linken, unteren in der Gegenrichtung. Nur beides zusammen ergibt ein vollständiges Bild.

Die kosmische Vollständigkeit vom allem zeigt sich also ganz offenbar über eine horizontale Spiegelung. Unsere persönliche Ganzheit können wir ebenfalls nur über eine Spiegelung erkennen; diesmal ist es eine vertikale – die wir auf verschiedene Weise im Außen finden – entweder über einen Metallspiegel (funktional) oder über andere Menschen (inhaltlich).

Bildhaft entsprechen beide Richtungen der Spiegelung dem Ur-Symbol des Kreuzes, das nicht nur die vier Himmelsrichtungen verbindet, sondern ebenso Himmel und Erde, das ICH und das DU und sich als Achsenkreuz mit diesen vier wichtigen Punkten und dem dazugehörigen Inhalt im Horoskop wiederfindet.

Gleichzeitig teilt es das Horoskop in die wichtigsten Bereiche Körper, Seele, Geist und den göttlichen Quadranten. Das Erdendasein und der Kosmos mit all seinen Gesetzen der Spiegelungen, Rhythmen und Schwingungen finden hier sowohl bildhaft als auch inhaltlich zusammen.

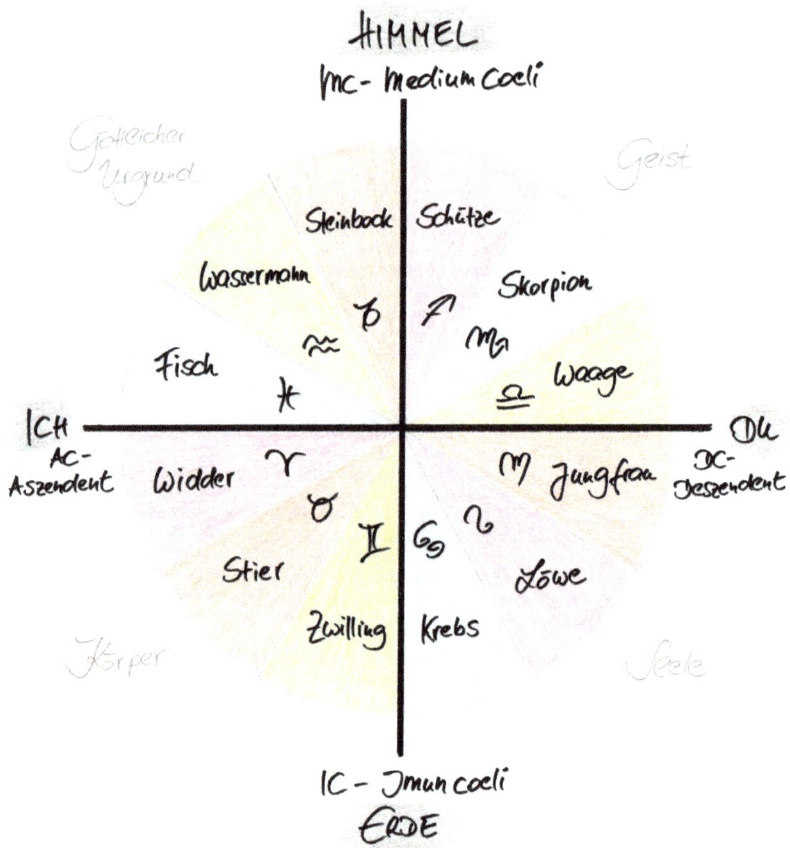

Das ist an der Stelle nur eine erste Idee von der unglaublichen Weisheit des Tierkreises. Man kann auch hier, wie in allem, in Schichten tiefer und tiefer eintauchen und die Perfektion der Grundstruktur wird sich immer deutlicher zeigen, bis ins letzte Detail. Eine nächste Schicht finden Sie in „Inhalt des Tierkreises".

Im Zusammenhang mit dem funktionalen Spiegel möchte ich kurz auf einen spannenden Punkt eingehen. Ein Spiegel spiegelt materielle Dinge anders als uns Menschen. Wir haben uns so an unser Spiegelbild gewöhnt, dass wir gar nicht mehr darüber nachdenken, warum wir uns so sehen, wie wir uns sehen. Ein Spiegel vertauscht über die Reflektion des Lichts im Grunde nur die Seiten. Auf die Materie bezogen, kann man das gut nachvollziehen bei einem Schriftzug, den man vor den

Spiegel hält. Hier wird deutlich, dass der Spiegel allein nur die Seiten um 180° wendet, so als ob wir uns selbst mit der Schrift in der Hand um 180° drehen würden. Und genauso macht der Spiegel das mit uns. Wenn unser Spiegelbild also „nur" so gewendet bliebe, würden wir uns exakt so sehen, wie ein anderer Mensch, der uns gegenüber steht. Es heißt zwar in der Forschung, unser Gehirn käme mit dem, was es auf diese Weise sehen würde, gar nicht zurecht – denn wenn wir in diesem Spiegelbild den rechten Arm bewegen, wäre es im Spiegelbild zwar immer noch der rechte Arm, nur sehen würden wir ihn auf der linken Seite. Da das für das Gehirn offenbar nicht zu verarbeiten ist, vertauscht es noch die Seiten, was nur möglich ist, weil wir symmetrisch angelegt sind. Die (→) Symmetrie der Schöpfung ist noch dazu immer eine Offenbarung des Göttlichen.

Mir geht es jedoch um den Gedanken, dass dieses Phänomen dafür steht, dass wir ohne unser Gehirn gar kein Selbstbild hätten – das ist natürlich nichts Neues, aber beeindruckend ist doch, dass es ebenfalls über das funktionale Spiegelbild deutlich wird. Ohne Bewusstsein hätten wir auch im Spiegel nur das Bild der anderen auf uns. Und erst unser Bewusstsein macht eine ICH-Wahrnehmung möglich, die sich im Spiegel über den Tausch der Seiten ausdrückt und dieses Bild ist ein anderes als es mein Gegenüber von mir hat. Es bleibt für mich eine Faszination, dass sich immer wieder alles, was inhaltlich in uns und der Welt angelegt ist, in gleicher Weise auf der funktionalen Ebene beeindruckend exakt ausdrückt – ohne das in seiner Vielschichtigkeit in einem Menschenleben je komplett fassen zu können.

Nur wenige Symbole haben in der Kunst und Literatur so häufig Verwendung gefunden wie der Spiegel. Leonardo da Vinci, der sich sehr mit den Geheimnissen der Schöpfung auseinandergesetzt und vieles beeindruckend durchdrungen hat, schrieb seine persönlichen Aufzeichnungen nicht nur in Spiegelschrift, sondern ebenso von rechts nach links.

Ohne den Blick in den Spiegel hätten wir kein äußeres Bild von uns. Die Unterschiede des Selbstbildes und das eines anderen auf uns werden leicht greifbar, wenn wir unser Spiegelbild mit einem Foto von uns vergleichen. Wenn wir das Foto anschauen, dann sehen wir, wie der andere uns sieht. Nicht selten finden wir unser Spiegelbild schöner als ein Foto – auch weil wir an unser Spiegelbild gewöhnt sind. Diese unterschiedlichen Sichtweisen werden im Bereich des Gesichterlesens bildhaft deutlich. Dort betrachtet man manchmal, um der besseren Erkenntnis willen, die rechte und die linke Gesichtshälfte getrennt, indem man sie spiegelt. Aus den gespiegelten Gesichtshälften entstehen zwei neue Gesichter, die oft erstaunlich unterschiedlich aussehen. Manches Mal ist es kaum zu glauben, dass beide zum gleichen Menschen gehören. Die Merkmale des inneren Gesichts, der empfindenden (linken) Seite, genau wie das äußere, handelnde Gesicht der rechten Seite treten auf diese Weise beeindruckend klar hervor und sind etwa vergleichbar mit der Verschiedenheit des eigenen Blickwinkels und dem des anderen auf uns.

Der reale Spiegel sowie ein Foto spiegeln in erster Linie unsere körperliche Erscheinung, die natürlich meist auch einen inneren Zustand ausdrückt, in Form von glänzenden Augen oder Haaren oder im gegenteiligen Fall, durch unreine Haut oder andere weniger schöne Veränderungen. Da allem Funktionalen auf der Welt immer eine inhaltliche Basis zugrunde liegt, findet exakt das Gleiche im seelischen Bereich statt. Im Inneren haben wir ebenfalls ein Selbstbild und das, was wir nicht sehen und erkennen können, zeigen uns unsere Mitmenschen durch ihr Verhalten. So wie erst durch die Verbindung von Spiegel und Foto ein vollständiges äußeres Bild von uns entsteht, so entsteht auf der seelischen Ebene eine Vollständigkeit im Zusammenspiel unseres eigenen Empfindens mit den Emotionen, die andere Menschen in uns auslösen. Unsere Mitmenschen sind alle Spiegel unserer Seele – und das umso deutlicher, je enger wir mit ihnen in Beziehung stehen. Sie zeigen uns die Stellen, wo die eigene Wahrnehmung (noch) nicht hinkommt. Das ist meist mit unangenehmen Emotionen verbunden, aber über die wache Begegnung mit anderen erkenne ich meine eigenen blinden Flecken, die mich in der Zeit meines Lebens mehr und mehr reifen lassen.

Ein Leben ohne einen funktionalen Spiegel wäre natürlich möglich, aber ein Leben ohne inhaltlichen (Seelen-)Spiegel wäre ein Leben ohne Begegnung und ohne die Chance der Bewusstseinsentwicklung (→Inhalt des Tierkreises). Ohne andere Menschen fehlt uns die Möglichkeit, unsere Persönlichkeit umfassend zu erfahren, zu entwickeln und seelisch vollständig zu werden.

Jede Begegnung spiegelt den Bereich unseres Inneren, dessen wir uns meist (noch) nicht bewusst sind. Das beginnt schon im Säuglingsalter, wenn ein Baby, das sich etwa in den ersten neun Lebensmonaten mit der Mutter als eins fühlt, beginnt, sich abzulösen und sich im Vater zu spiegeln. Unsere Eltern sind die ersten Spiegel für uns und ohne sie wüssten wir über uns erstmal nichts. Sie spiegeln uns, ob wir schön sind, klug oder lustig, geschickt oder tollpatschig, ob sie uns als liebenswert oder rechthaberisch empfinden. Bevor wir also uns selbst entdecken, uns unserer selbst bewusst werden, haben wir erstmal das Bild, das unsere Eltern von uns haben. In jungen Jahren sind wir davon abhängig, wie die anderen uns sehen – das ist unser erstes Selbstbild – also durch die anderen gespiegelt. Damit laufen die meisten von uns allerdings viel zu lange herum. So lange, bis sie sich trauen, mehr und mehr ihr eigenes Bewusstsein und ihr eigenes Selbstbild zu entwickeln.

Wir suchen unser Gegenüber nie bewusst aus, auch wenn wir das meinen. Im Grunde sucht unsere Seele die Begegnungen aus, weil der Drang, das Unbewusste bewusst werden zu lassen, Teil unseres Erdenlebens ist. Wahrscheinlich sogar der wichtigste. Auch das Prinzip der Ähnlichkeit findet sich hier wieder. Ähnliches heilt nicht nur Ähnliches. Ähnliches können wir auch nur über Ähnliches erkennen. Unser materieller Körper kann nur von einem materiellen Spiegel gespiegelt werden und Bewusstsein kann nur von Bewusstsein gespiegelt werden – deshalb geht das nur über andere Menschen. Es gibt ein Indisches Sprichwort, das sagt: *„Wer einen guten Freund hat, braucht keinen Spiegel."*

Über das Spiegeln werden uns unsere „getrennten" Anteile bewusst und wenn man sie annimmt, was nicht immer einfach ist, haben wir die wunderbare Chance mehr und mehr des Unbewussten in uns zu integrieren und uns selbst zunehmend deutlicher zu erkennen. Es geschieht beinahe automatisch, dass man in diesen Prozessen irgendwann spürt, dass alles zusammengehört und über die Seele verbunden ist.

Den Satz, der „Körper ist der Spiegel der Seele" oder „Krankheit als Spiegel der Seele" haben die meisten sicher schon öfter gehört. Aber es wird alles gespiegelt – und das nicht nur über Krankheiten oder Begegnungen mit Menschen, sondern auch über Erlebnisse und genauso spiegeln Träume unser Inneres wider. Unsere Emotionen, Ängste, Vorbehalte, erlebte Traumata, verdrängte Schmerzen, abgespaltene Kindheitserfahrungen oder festgefahrene, häufig abwertende Selbstbilder spiegeln sich immer im Außen und das treffsicher wie Schlüssel und Schloss! Da spielt es keine Rolle, ob wir uns anders geben oder uns bestimmter Dinge noch gar nicht bewusst sind. Die Seele weiß es besser als wir und die Realität ist immer ein Spiegelbild des Entwicklungsstandes meines eigenen Bewusstseins. Wir begegnen im Grunde unser ganzes Leben vor allem uns selbst. Das lässt uns das Thema des freien Willens auch an der Stelle womöglich etwas differenzierter betrachten.

Nur wenn wir diese Zusammenhänge erkennen, können wir ungesunde Muster auflösen. So wie man Veränderungen an sich selbst oft überhaupt erst an seinem realen Spiegelbild bemerkt, so ist es in den Begegnungen ebenfalls. Wenn ich mich verändere, meine Muster erkannt, Verdrängtes zugelassen habe, wird auch jede noch so kleine Änderung dazu führen, dass etwas in mir anders „schwingt" und das wird sich in den Begegnungen niederschlagen. Plötzlich erscheint mir entweder mein Gegenüber verändert oder ich treffe ganz neue, in ihrer Art andere Menschen als ich es gewohnt bin, bevor ich realisiere, dass ich mich ein Stück verändert habe. Wenn das geschieht, dann weiß ich, dass sich wirklich etwas in mir entwickelt und erlöst hat.

Aber manchmal dauert es auch mit den Veränderungen und Erkenntnissen. Jeder weiß um den Sog des Gewohnten. Wir spiegeln uns im Außen so oft, bis das Bild „scharf" ist, bis wir erkannt haben, worum es geht und dann müssen wir beispielsweise nicht das fünfte Mal eine Beziehung mit einem „Ersatzpapa" führen oder im Job versagen, um uns den Glaubenssatz der eigenen Unfähigkeit zu bestätigen.

Das heißt, wir brauchen die Begegnung und unser Leben mit all seinen Wegen und scheinbaren Umwegen und sind uns im Grunde gegenseitig alle Entwicklungshelfer für die Verwirklichung des eigenen Schicksals. Würden wir allein in einer Waldhütte leben, würden wir uns kaum verändern. Kaum etwas würde uns hinweisen auf das, was unverarbeitet in uns gärt. Wie sollten wir uns so unserer Selbst wirklich in der Tiefe bewusst werden können? Sicher wären wir auch dort mit Ängsten und Unsicherheiten konfrontiert, aber nicht in der Form wie Begegnungen mit Menschen dazu in der Lage sind, wenn wir sie mit wachem Verstand betrachten und nicht für unsere unguten

Emotionen verantwortlich machen. Dann haben Begegnungen etwas sehr Heilsames.

Wenn man Verhaltensweisen anderer Menschen, die einen ärgern, anders betrachten lernt, merkt man in der Auseinandersetzung mit sich selbst, dass es fast immer um die eigenen ungeliebten oder unbewussten Anteile geht, über die wir stolpern. Genauso können wir mit gereiftem Bewusstsein erkennen, wenn ein anderer uns Vorwürfe macht oder sich unachtsam verhält, dass dieser Mensch gerade über sich selber stolpert und dann müssen wir uns nicht mehr angegriffen fühlen. Das wäre ein ganz anderes Miteinander als es die meisten heute üblicherweise leben. Ich glaube, wir sind vor allem deshalb soziale Wesen, weil wir uns nur über unsere Mitmenschen unserer Selbst wirklich bewusst werden können und nicht, weil wir nicht alleine leben könnten.

Der Sinn des Lebens ist aber nicht die Spiegelung, sondern dem Leben liegt das Prinzip der Spiegelung zugrunde. Das sieht man in den verschiedensten Bereichen, wenn man wachsam hinschaut. In der Physiognomie beispielsweise ist es faszinierend, wie deutlich ein Gesicht die seelischen Eigenschaften des jeweiligen Menschen spiegeln kann. Noch beeindruckender finde ich fast, dass auch Gesichtsmerkmale sich verändern, wenn die Psyche sich gewandelt hat. Handlinien können sich verändern und viele andere Merkmale gleichfalls. Nasen und Ohren wachsen noch bis ins Alter weiter und spiegeln das veränderte Wesen des Menschen wider. Wenn man Bilder aus jungen Jahren mit einem späteren Bild vergleicht, staunt man oft sehr, wie die Menschen sich im Gesicht verändert haben. Und damit meine ich keineswegs irgendwelche Falten. Aus einer lustigen nach oben zeigenden Spitznase kann eine längere Nase geworden sein, die mehr nach unten zeigt und ausdrückt, dass der Mensch seine Spontaneität im Laufe seines Lebens eingebüßt hat.

Auch Pflanzen spiegeln uns im Außen ihr Wesen und ihre Heilkraft, wenn wir genau schauen und beobachten. Einerseits tritt dies durch ihre äußeren Merkmale in Erscheinung, und in gleicher Art durch ihr „Verhalten", ihre Seele. So haben unsere Vorfahren die Natur erkundet. Sie haben hingeschaut und beobachtet, ob eine Pflanze gnadenlos und kraftvoll ein ganzes Beet durchwuchert, ob sie nur neben ganz bestimmten Nachbarn wachsen mag oder sich gut wechselnden

Bedingungen anpassen kann und wie die Tierwelt auf sie reagiert. Das Ähnlichkeitsprinzip, was wir aus der alternativen Medizin, speziell der Homöopathie kennen, zeigt sich hier erneut und ist im Grunde nichts anderes als ein Spiegelprinzip – es spiegeln sich alle Eigenschaften auf unterschiedlichen Ebenen wider, einmal bei der Pflanze und auf der anderen Seite beim Kranken, dem dieses Mittel helfen kann.

Dieses Prinzip ist Teil der kosmischen Gesetze. Jeder Teil spiegelt das Ganze. Auch bei den Wasserkristallen bildet die Anordnung der nicht sichtbaren kleinen Moleküle die gleiche Anordnung wie die unter dem Mikroskop sichtbaren Kristalle. In jeder einzelnen Zelle spiegeln sich die Informationen des gesamten Menschen wider und in jedem Menschen ist im Grunde alle Information des Universums gespeichert. Es gibt weitere unzählige Beispiele dafür in der Natur. Alles spiegelt sich: oben wie unten, innen wie außen, im Großen wie im Kleinen, inhaltlich genau wie funktional. Ich bin absolut davon überzeugt, überdies zeigt mir das meine tägliche Praxisarbeit, dass diese Spiegelungen sich ganz offenbar in der gleichen Perfektion präsentieren, wie es die gesamte Natur tut. Nur haben wir verlernt, auf diese Weise zu schauen und es kann natürlich auch Angst machen, diese Gedanken konsequent weiter zu denken.

Wir können das Leben aber auch als einen Schatz voller Möglichkeiten begreifen, wenn wir erkennen, dass alles, was uns begegnet und alles, was wir tun und was wir sind, eine Spiegelung unseres Inneren ist, unsere Anlagen in gleicher Weise wie unsere unerlösten Schmerzen. Wir wissen, wir können daran nur wachsen und uns mehr und mehr selbst erfahren, auch wenn wir mal durch schwere Phasen hindurch müssen. Die Korrekturen, die uns das Leben schickt, wenn wir uns zu weit von uns entfernt haben, weisen uns immer exakt auf das Fehlende oder Anstehende hin. Es begegnet uns, was wir brauchen und es wird uns genommen, was wir nicht mehr brauchen – auch wenn das manches Mal auf den ersten Blick hart sein mag. Jedes Hindernis konfrontiert uns mit einem Teil unserer selbst und alles birgt die Chance des Wachstums in sich. Ausnahmslos alles.

Jede Erkenntnis auf der Bewusstseinsebene ist an das Prinzip der Spiegelung gebunden – auf der kosmischen Ebene genauso wie auf der menschlichen Ebene und beides ist voneinander nicht trennbar. Die

Seelen auf der Erde sind lebendige Spiegel der im Universum angelegten Strukturen und wir alle sind es füreinander. Und womöglich ist das Universum selbst nur ein Spiegelbild des Bewusstseins des unbegreifbaren göttlichen Urquells.[1]

Kapitel 6.1

Inhalt und Funktion

„Alles, was inhaltlich nicht gelebt wird, muss funktional Erscheinung werden."

Das ist ein Satz von Wolfgang Döbereiner,[1] mit dem viele im ersten Moment womöglich wenig anfangen können. Dieses Prinzip ist so grundlegend, dass man es eigentlich gar nicht isoliert betrachten kann, denn es durchdringt alles und hat sich bislang in jedem angesprochenen Bereich gezeigt.

Es gibt nichts auf der Welt nur auf einer Seite. Wir leben in einer sichtbaren und einer unsichtbaren Welt. Jeder Inhalt hat einen Hintergrund, der sich auf vielen Ebenen findet. So wie in Seele und Körper sich auf verschiedene Weise dasselbe ausdrücken kann, wie es Bild und Wort tun oder sich über Empfinden und Intellekt Anteile vom Selben unterschiedlich äußern. Das eine bezieht sich auf den Inhalt, das andere auf die Funktion. Beide Ebenen, die funktionale sowie die inhaltliche, sind voneinander nicht trennbar und spiegeln sich in gewisser Weise sogar.

Alles, was auf der seelischen – der inhaltlichen – Ebene nicht gelebt werden kann, sucht auf anderen Wegen Zugang ins Leben und drängt dann in die – funktionale – Sichtbarkeit. Das simpelste Beispiel finden wir bereits in Form von Krankheiten, die einen unbewussten seelischen Prozess ausdrücken. Im Bereich der Krankheiten erkennen wir das noch relativ leicht, weil wir die Körpersprache recht gut verstehen. Aber in anderen Fällen scheinen es oft ganz unterschiedliche Dinge zu sein. Was hat zum Beispiel Gott mit Google zu tun, was der elektrische Strom mit dem geistig-seelischen Bewusstsein oder dem Unbewussten? Würden Sie das miteinander in Verbindung bringen? Oder gar als Spiegelbild betrachten?

Dieses Prinzip verständlich zu machen, liegt mir besonders am Herzen, weil es aus meiner Sicht elementar wichtig ist. Gleichzeitig scheint es mir auch das schwerste Kapitel von allen zu sein – weil man es auch bei noch so exakter Formulierung nie ganz durchdringen wird, denn sonst könnte man Gott erklären. Ich schreibe vielmehr ein philosophisches Buch, in dem ich Sie mitnehme auf meine Gedankenreise. Ich habe in verschiedenen Bereichen wie beim Wasser oder dem Thema Schmerz dieses Prinzip schon beschrieben, möchte es aber noch greifbarer machen, denn um das in der Tiefe und Grundsätzlichkeit einigermaßen fassen zu können, müssen wir unsere gewohnte Denkweise, wenigstens für den Moment, verlassen.

Benannt wurde es bisher meist in Verbindung mit der Verdrängung von seelischen Prozessen. Es geht aber in beide Richtungen – als Verdrängung genau wie als Entwicklung. Und beides ist im jeweiligen Erscheinungsbild immer folgerichtig: Unterdrückte Prozesse, die funktional werden, ebenso wie Entwicklungen, die sich im ersten Schritt womöglich nur funktional zeigen können, weil das Bewusstsein, im einzelnen Leben genau wie im Kollektiv, noch nicht so weit ist, den geistigen Inhalt dahinter zu erkennen.

Wir sehen an der Menschheitsentwicklung, dass es ein wichtiger Schritt ist, etwas erst einmal analog zur jeweiligen Bewusstseinsentwicklung nur funktional zu tun oder es tun zu müssen – wie beispielsweise unsere Urahnen noch das konkrete, materielle Opfer erbracht haben und erst nach und nach eine geistig höhere Entwicklung ins Leben kam. Und erst wenn wir diese unterdrücken, wird es erneut auf andere Art funktional. Eine solche Entwicklung ist dann nicht mehr gesund.

Inhalt und Funktion sind, wie alles in der Welt, ebenfalls eine Polarität. Auf der persönlichen Ebene bezieht sich Inhalt immer auf eine angelegte seelische Entwicklung und hat stets mit Bewusstseinsprozessen zu tun. Auf einer dem Persönlichen übergeordneten Ebene ausgedrückt, meint Inhalt die implizite Ordnung des Ganzen, die sich in der äußeren Welt der Erscheinung explizit zeigt und im kosmischen, allem zugrunde liegenden Rhythmus eingebettet ist.

Wenn dieser Prozess behindert wird, kann der Inhalt sich nicht (mehr) verwirklichen. Es ist dann so, als würde ich einen Pol ausklammern. Ein Pol lässt sich aber nicht dauerhaft unterdrücken und da im Universum nicht einfach irgendetwas verschwinden kann, muss es auf einer anderen Ebene sichtbar werden.[2] Und dann gibt es eine „umgekehrte" Richtung, wenn ein Inhalt droht, unterzugehen. Das, was dann ins Leben kommen kann, wird nur noch als funktionale Erscheinung möglich – auf einer äußeren, materiellen oder rational, vom Verstand dominierten Ebene, die genau den fehlenden geistig-seelischen Inhalt ausdrückt, um den es jeweils geht.

Diese Prozesse finden im eigenen Leben und in gleicher Weise auf der gesellschaftlichen Ebene statt. Kollektiv sind sie einerseits schwerer zu erkennen und andererseits aber auch viel prägnanter, weil sie deutlich den Grad der Zerstörung anzeigen – der Zerstörung dessen, was auf der inneren Ebene nicht mehr gelebt werden kann, dessen, was an geistigen Inhalten untergegangen ist.

Inhalt und Funktion haben jedoch nicht nur mit Verdrängung oder noch nicht möglich gewordenen Entwicklungen zu tun. Alles auf der Welt findet sich darüber hinaus in zweifacher Weise angelegt wieder. So wie am Himmel die Sternbilder den funktionalen Berechnungen der Astronomen dienen und die Tierkreiszeichen den Astrologen für die inhaltliche Deutung – hier wird deutlich, dass beides zusammengehört, da das eine nie ohne das andere hätte entstehen können. Man könnte sich verleiten lassen zu schlussfolgern, dass wir vielleicht immer erst das Funktionale entdecken müssen, bevor wir inhaltlich etwas erkennen. Aber wiederum war die Himmelsbetrachtung zuerst mit Inhalt gefüllt, lange bevor man um die exakten Planetenbahnen wusste. Früher erschloss sich den Menschen meist zuerst der Inhalt, da sie in der Seelenwelt lebten. Heute erschließt sich uns viel eher die Funktion mit ihren Plausibilitäten, weil wir nur noch in der materiell-begründbaren Welt leben. Aber die Dinge sind immer als „Gesamtpaket" in der Welt und das eine ist vom anderen eben nicht zu trennen, auch wenn das in unserer wissenschaftsdominierten Zeit die übliche Sichtweise geworden ist. Diese Prozesse geschehen stets in Wellen und bestimmten Rhythmen, da sich das Bewusstsein fortwährend wandelt und alles, wie immer, nie unabhängig von der jeweils aktuellen Qualität der Zeit geschehen kann.

Man kann dieses Prinzip auch ganz greifbar bildhaft finden, wenn wir zum Beispiel eine Lunge mit ihren Verästelungen mit den Verzweigungen einer Baumkrone vergleichen – beides ähnelt sich ebenfalls in seiner Bedeutung – es geht um die Luft zum Atmen, die der Baum dem Menschen gibt und dieser dafür seine Lunge braucht, um sie aufzunehmen. Und der Querschnitt eines Baumstammes gleicht den Ringen eines Fingerabdruckes. Fachleute können an beidem viel Inhaltliches aus deren Leben herauslesen. Die Adern eines Blattes sind sehr ähnlich zu unseren menschlichen Adern – auch wir haben eine Hauptader, von der rechts und links immer kleiner werdende Blutgefäße abgehen, die uns versorgen. Man mag jetzt den Baum oder das Blatt für eine reine Funktion halten, aber es ist sicher kein Zufall, dass sie in ihren Aufgaben und Erscheinungsbild dem menschlichen so ähnlich sind.

Ich gehe davon aus, dass im Grunde auf allen Ebenen ein vergleichbarer Inhalt angelegt ist, der sich unterschiedlich offenbart, miteinander verbunden ist und sich in Inhalt sowie im Erscheinungsbild spiegelt. Selbst das Stoffliche drückt bei genauerem Hinschauen immer das Wahrhafte aus – wie beim Spiegel und sehr wahrscheinlich auch beim Jod. Diesem Phänomen begegnen wir in gleicher Weise in dem, was C.G. Jung „Synchronizität", genannt hat.[3] Für ihn hatten innere Vorgänge immer ein Pendant im Außen, in dem alles sinnvoll aufeinander abgestimmt scheint. Wenn wir aufmerksam sind, dann werden wir das beobachten können.

Die meisten von uns kennen den „Bibliothekenengel". Wer hat das nicht schon erlebt, dass er mit einer inneren Frage, oder einem Problem intensiv beschäftigt war und irgendwo, scheinbar zufällig in einer Buchhandlung oder anderswo, ein Buch aufschlägt und plötzlich steht da genau an der Stelle etwas, was ihm eine Erklärung gibt und manchmal sogar die Lösung präsentiert. Körper und Seele sind immer zwei Seiten des Ausdrucks ein und desselben, die nicht nur in ihrem Angelegtsein, sondern ebenso in ihrem Ungelösten synchron schwingen und selbst die isoliert scheinende Materie (in dem Fall das Buch) ist davon offenbar nicht unbeeinflusst. Wenn sie möglicherweise auch nicht selbst an eine Seele gebunden ist, ist sie definitiv an die Zeit gebunden. Und sehr wahrscheinlich auch an den Raum. Es gibt im Universum nichts, was isoliert existiert und es ist alles so miteinander verwoben, dass zu bestimmten Zeiten an bestimmten Orten genau die passenden Dinge mit den passenden Menschen zusammentreffen.

Bei dem Phänomen der Synchronizität trifft ein inneres Erleben mit dem Bild einer äußeren Realität zusammen und damit wird ein identischer Inhalt an verschiedenen Stellen zeitgleich sichtbar, obwohl beides nicht in einem direkten kausalen Zusammenhang steht. Bei „Inhalt und Funktion", die wiederum kausal verbunden sind, zeigt es sich als Entwicklungsprozess nacheinander, aber auf der darunterliegenden Ebene, finden die Wandlungen dennoch parallel statt – in dem Maße wie das Verhinderte untergeht, formiert sich das Funktionale. Dieses Phänomen wird kaum irgendwo greifbarer als über die Astrologie.

Bevor wir tiefer einsteigen, möchte ich ein paar ganz einfache Beispiele aufzeigen, in denen diese Grundstruktur auch im Alltäglichen sichtbar wird, da wir in allem, was wir tun, einen bestimmten, oft unbewussten, Inhalt ausdrücken. Mir fällt dazu ein Mann ein, der an einem massiven Schuldgefühl leidet, was ihm lange überhaupt gar nicht bewusst war. Er ist in seinem Verhalten stets extrem überkorrekt und seine Wohnung putzt er jede Woche in gleich extremer Weise sauber (es werden ebenfalls wöchentlich sämtliche Fenster geputzt und alle Fliesen im Bad abgeseift), so dass man den Eindruck gewinnen kann, es wohne dort gar niemand. Noch dazu kann er bei einem Arbeitspensum von 60 Stunden in der Woche zuhause kaum etwas dreckig machen. Es mutet an, als ob er auf andere Art seine „reine" Weste stets funktional im Außen zeigen muss, damit das innere Schuldgefühl möglichst wenig Chancen bekommt, gespürt werden zu müssen. Denn das kann er immer noch nicht zulassen.

Wenn jemand einen belastenden Durchsetzungsmangel verdrängt und dadurch vielleicht fürchtet, immer übersehen zu werden und ihm das ebenfalls nicht bewusst ist, kann es sein, dass er sich als Kompensation in auffallend roter Kleidung am wohlsten fühlt oder sich die Haare leuchtend rot färben lässt. Oder nehmen wir das Pärchen, welches seine Zusammengehörigkeit über das Joggen im Partnerlook ausdrücken möchte und vielleicht seine innere Harmonie lange eingebüßt hat, sich das aber nicht eingestehen kann. Wenn man so schaut, müssten wahrscheinlich 80% aller Paare im Partnerlook joggen, doch bei jedem Menschen zeigen sich die Dinge anders. Diese Beispiele sind nicht als grundsätzlich und unverrückbar zu betrachten, aber es offenbart sich inhaltlich so vieles, wenn man genauer hinschaut.

In meiner Praxis fällt mir besonders bei der Berufswahl oft auf, dass die Menschen das, wozu sie eigentlich inhaltlich begabt oder womöglich auch gedacht wären, auf einer funktionalen Ebene ausüben, weil ihnen das, bewusst oder meist unbewusst, sicherer schien. Ich hatte einen Klienten, dem ich sagte, als er mich nach seiner beruflichen Begabung fragte, er solle Licht ins Dunkel der Menschen bringen – und hatte dabei an eine therapeutische Arbeit gedacht. Er lachte und sagte, das würde er sich aufgrund seiner Abgrenzungsangst nicht zutrauen, aber im Grunde sei es schon das, was er täte – als Lampendesigner. Da musste ich dann lachen.

Das ist ein eindrückliches Beispiel und alles andere als eine Ausnahme. Ein anderes Beispiel, auf dem gleichen grundlegenden Prinzip basierend, sind Menschen, die ein altes Trauma nie aufgearbeitet haben und sich stattdessen dem Thema auf anderer Ebene widmen oder noch gar keine Chance hatten, sich dem bewusst zu werden, weil es verheimlicht wurde. Ich möchte eine Frau nennen, die erst spät im Erwachsenenalter erfuhr, dass sie adoptiert war. Zu dem Zeitpunkt arbeitet sie bereits besonders engagiert in einer Adoptionsberatung und war sich keinesfalls im Klaren, wie schwer sie unter ihrer frühen Adoption gelitten hatte. Es geht nicht darum, die Arbeit mit dem Begreifen der Zusammenhänge an den Nagel zu hängen. Wichtig ist, dass die seelischen Prozesse nicht verdrängt bleiben, der Lampendesigner seine Angst anschaut und die Adoptionsberaterin ihr Trauma aufarbeitet – und dann kann ein Berufswechsel manchmal eine spätere Folge davon sein.

Es gibt zwei bemerkenswerte prominente Beispiele, die mir in meiner astrologischen Arbeit aufgefallen sind. Es geht um den weltbekannten britischen Physiker Stephen Hawking (08.01.1942 - 14.03.2018) und den nur in bestimmten Kreisen bekannten, Masaru Emoto, den japanischen Wasserforscher – der Ihnen in diesem Buch bereits begegnet ist. Beide Männer haben interessante und auffällige Parallelen in ihren Geburtshoroskopen (Interessierte finden dazu etwas im Anhang).[4] Emoto und Hawking sind beeindruckende Beispiele, wie man mit einer ähnlichen Anlage das Gleiche tut – der eine allerdings rein funktional, der andere inhaltlich! Beide haben im Prinzip nach dem kosmischen Ursprung gesucht, für beide war das offenbar das größte Anliegen in ihrem Leben. Dem einen ging es nur um den wissenschaftlichen Aspekt, für ihn gab es keine Seele. Das Gehirn war für ihn nur ein Computer, der mit dem Tod eben kaputt ist. Er verleugnete das Göttliche aufs Tiefste, was er sogar dem Vatikan mitteilte und der andere suchte und fand die Seele im Wasser und für ihn war alles im Universum davon durchdrungen.

Hawking war so krank, dass er in seiner ganzen Erscheinung zum Bild seiner materiellen Geisteshaltung wurde und auch sein Körper mehr Maschine als Mensch war. Fast jedem wird seine Erscheinung aus den Medien bekannt sein. Bilder drücken immer das Wahre aus. Er war schon kurz nach dem Studium durch zunehmende Lähmungen an den Rollstuhl gebunden und konnte sich und seine Emotionen sehr bald nur noch per Computer ausdrücken. Es funktionierte außer den Augen nur sein Gehirn – seine Seele negierte er lebenslang. Eigentlich ist dieser Mann nur funktionaler Geist, reiner Intellekt gewesen. Natürlich hatte er ganz sicher eine Seele, aber war diese durch seine konsequente Verneinung derselben vielleicht ebenso gelähmt wie sein Körper? Eine Seele, verkümmert und unterernährt wie ein Kind, das weder beachtet noch versorgt wird?

Er ist zum Bild seiner tiefsten Überzeugung geworden, zur (fast) reinen Funktion. Ein seelenloser Computer. Innen wie Außen. Er kämpfte um sein Leben wie kein zweiter und führte einen Kampf gegen Gott. Und er hat mit seiner Krankheit unvorstellbar lange gelebt, was eigentlich ein Wunder ist. Es gibt niemanden, der mit der gleichen Diagnose auch nur annähernd sein Alter erreicht hätte. Ich dachte oft, der Himmel gibt ihm die Chance doch noch zu erkennen, dass es ihn gibt. Wie wäre es wohl gewesen, wenn er mit seinem herausragenden Intellekt dort hingedacht hätte?

Hawking wurde teilweise als „Meister des Universums" bezeichnet – sein Buch („Eine kurze Geschichte der Zeit") wurde über 10 Millionen Mal verkauft und steht auf der Liste der meistverkauften Bücher aller Zeiten. Emoto wurde von der offiziellen Wissenschaft in keinster Weise ernst genommen, im Gegenteil sogar angefeindet. Das ist in der Geschichte der Menschheit alles andere als ein Einzelfall. Die Menschen haben immer Angst vor dem Ungreifbaren. Je weniger Menschen in der heutigen Zeit Zugang zur eigenen Seele haben, desto größer wird die Angst, den Halt im Außen zu verlieren, umso mehr müssen solche Denkansätze eliminiert werden und maximal einer kleinen Gruppe von verirrten Esoterikern zugestanden.

Die Seele und der Geist sind das Unsichtbare in unserer Welt und es will sicher auch unsichtbar bleiben. Es möchte jedoch empfunden werden, aber nicht in seine Einzelteile zerlegt wie ein Atom. Daher wird es sich mit sehr großer Wahrscheinlichkeit wissenschaftlich belegbaren und exakt wiederholbaren Studien entziehen.[5] Aber genau das ist es, was die offizielle Welt Emoto vorwirft. Vielleicht war er aber auch klug genug, sich den vorprogrammierten weiteren Anfeindungen gar nicht erst auszusetzen. Es kann eben nicht sein, was nicht sein darf. Wenn ich sein Horoskop anschaue, bin ich mir ganz sicher, dass er das Richtige wahrgenommen hat. Und wäre es in der wissenschaftlich geforderten Form immer gleich reproduzierbar, wäre es nicht mehr das, was es ist – das Unsichtbare in der Welt. Und vielleicht gehört dazu auch eine hohe eigene Schwingung, damit sich einem das alles in dieser Perfektion offenbart.

Ich glaube, dass die maximale Entscheidungsfreiheit, die wir als Menschen in der Verwirklichung unserer Anlagen zur Verfügung haben, vielleicht darin liegt, Dinge entweder auf inhaltlicher oder funktionaler Ebene zu tun. Wir haben allerdings wiederum nur bedingt die freie Wahl zwischen diesen möglichen Wegen – welchen wir gehen, wird von unserer inneren Entwicklung und vom Stand unseres Bewusstseins abhängen. Wenn man sich der Themen bewusst ist, wird man sich meist der Verarbeitung stellen wollen und dann muss es sich nicht in erster Linie als Funktion im Außen zeigen. Dennoch wird es wahrscheinlich immer auch Dinge geben, die nur aus einer verhinderten Entwicklung, einem scheinbaren Umweg entstehen konnten.

Bedenklich wird es, wenn verhinderte innere Entwicklungen unbewusst bleiben und breite gesellschaftliche Ausmaße angenommen haben und, obwohl es für alle sichtbar ist, einfach niemand über Hintergründiges nachdenkt. Es ist sicher kein Zufall, dass der elektrische Strom in einer Zeit erfunden wurde als der Zugang zur geistigen Welt mehr und mehr erstarb, als das materielle Weltbild das religiöse Weltbild abzulösen begann. Manche wissen vielleicht, dass eine hohe geistige Eigenschwingung den elektrischen Strom stören kann. Das mag sich für andere absurd anhören. Ich habe es in beeindruckender Weise selbst erlebt und mein nicht vordergründig spiritueller Elektriker wusste ebenfalls davon zu berichten. Die Elektrizität auf der Erde ist nichts anderes als der kosmische, alles verbindende Energiefluss im Universum, der nur zur Funktion werden konnte, weil er inhaltlich immer weniger möglich war.

Ich möchte damit keineswegs ausdrücken, dass der elektrische Strom, neben vielen anderen Dingen, nicht eine gute Entdeckung gewesen ist. Vielmehr glaube ich, dass bestimmte Dinge in Zyklen geschehen müssen, damit etwas anderes – durchaus auch etwas Funktionales – möglich werden kann. Nur darf der Inhalt dabei nicht dauerhaft verlorengehen. Erfindungen, genau wie viele andere Erkenntnisse aus der Wissenschaft, sind ohne Frage alle wichtig, stehen jedoch oft in auffälligem Zusammenhang mit unserer inneren Entwicklung. Daher erachte ich es als wichtig – um beim Beispiel des elektrischen Stroms zu bleiben – den Zugang in die geistige Richtung wiederzufinden, nur auf einer höheren Ebene, als es früher der Fall war, indem wir alles, was uns auf unserem Erfahrungsweg begegnet ist, mit hineinnehmen. Dieses Beispiel lässt sich beliebig übertragen auf so vieles, was wir in der Welt heute vorfinden. Die zunehmende und vor nichts mehr Halt machende Digitalisierung (→ Erlösung oder Zerstörung) scheint mir in dem Zusammenhang wie eine nächst höhere Stufe der Zerstörung, ein weiterer funktionaler Ersatz für die nun offensichtlich gänzlich verlorengegangene Seelenanbindung an Himmel und Erde.

Ich glaube auch nicht, dass es nur dem Fortschritt geschuldet ist, dass die Nächte in den Breitengraden, in denen das materielle Weltbild neben dem Wohlstand regiert, an so vielen Stellen beinahe taghell geworden sind. Wo wird es denn noch richtig dunkel? Nicht nur, dass man die Tierwelt damit auf das Empfindlichste stört, es steht für mich als Bild, dass wir uns unbewusst vor einer ganz anderen Dunkelheit fürchten – und das ist die innere „Nacht", die für das dunkle Unbewusste steht, für Verdrängtes, für unsere seelischen Prozesse, die viele scheuen. Je länger wir die dunkle Seite in uns wegschieben, desto bedrohlicher fühlt sie sich an und die Angst ist vielleicht vergleichbar mit der vor einer stockdunklen Nacht. Damit will ich nicht behaupten, dass dieses äußere Phänomen die einzig logische Folge der verbreiteten seelischen Geisteshaltung sein kann, ich möchte vielmehr ausdrücken, dass nichts einfach zufällig geschieht und es doch ein stimmiges „Bild" ergibt, wenn unsere heutigen Nächte das auf der Seelenebene beängstigend Gewordene funktional erhellen.

Es scheint mir bemerkenswert und vielleicht unter der Oberfläche ebenso wenig zufällig, dass gerade in der aktuellen Umbruchszeit genau diese Beleuchtung – aus funktionalen Energiespargründen – reduziert werden soll. Aber im Grunde spüren so viele Menschen, auch wenn sie noch nicht danach handeln, dass etwas Inneres, der Kontakt zur Seele uns irgendwie abhandengekommen ist und wir uns dem „Dunklen" auf ganz anderer Ebene stellen müssten.

Ist es nicht in dem Zusammenhang nachdenkenswert, dass wir ganz ursprünglich aus dem Licht kommen – dem lumen naturae – das für das unendliche Erkenntnisvermögen des Menschen steht und von einigen der früheren Weisen als eine alles durchdringende Weltenseele bezeichnet wurde. In vielen Kulturen war die Sonne das Heiligste, vor allem für die Mithrasgläubigen (→Die Sonnenreligion). Für das diese Religion ablösende Christentum war Jesus der (alleinige) Sonnengott und Lichtbringer. Mit dem späteren Verlust der Macht des Christentums entdeckte man „folgerichtig" auf der funktionalen Ebene eine Entsprechung – und das war das Heliozentrische Weltbild, in dem sich ebenfalls alles um die Sonne dreht.

Eindrücklich ist ebenso, dass Menschen mit einer riesigen Maschine, einem Teilchenbeschleuniger Namens CERN nach den kleinsten Teilchen im Universum suchen.[6] Die Analogien muten oft paradox an. Sie suchen funktional, was sie inhaltlich nicht finden.

Aber es ist nicht die Welt, die ihr inneres Zentrum verloren hat, die an so vielen Stellen zur reinen Funktion mutiert ist. Wir sind es vor allem selbst. In unserem Alltag wird das innere Abgeschnittensein für mich derzeit am meisten sichtbar in dem ständigen Drang nach dem Handy. Viele werden unerträglich nervös, wenn sie einmal das Handy zuhause vergessen haben. Immer müssen wir uns der Verbindung vergewissern. Wenn die Verbindung länger abreißen würde, bekämen wir es mit der Angst zu tun. Würden wir das doch nur gleichermaßen empfinden, wenn wir den Kontakt zur Seele nicht mehr spüren.

Das Handy, ohne das wir heute schon fast nicht mehr am Leben teilnehmen können, kommt mir vor wie ein funktionaler Ersatz für die mangelnde Seelenanbindung im Inneren genau wie für die fehlende im Außen. Im Außen auch noch im doppelten Sinne – uns fehlt die Anbindung an die Natur, zur geistigen Welt und der echte nahe Kontakt zu unseren Mitmenschen. Diese „Sucht" zeigt, wie wichtig es ist, dass wir uns verbunden fühlen und zwar auf allen Ebenen. Eigentlich war es die Gewissheit unseres Empfindens, die uns mal getragen hat. Unser Bauchgefühl wäre tatsächlich als einziges wirklich dazu in der Lage, aber auch dafür gibt es mittlerweile schon eine Art funktionalen Ersatz in Form einer „Wie geht's mir"- App. Die erklärt mir dann, wie meine Emotionen einzuordnen sind. Wenn es hilft, sich wieder mehr zu spüren, wäre es ja gut. Ich fürchte nur, das hilft so nicht.

Durch das ständige online-Sein, was uns das Gefühl der scheinbaren Anbindung gibt, werden wir innerlich immer leerer und die logische Folge ist, dass die Sucht und die Abhängigkeit immer größer werden muss – solange wir nicht zu uns selbst zurückfinden. Das Internet ist auf der funktionalen Ebene nur ein weiterer möglicher und folgerichtiger Schritt gewesen. Der abgeschnittene Zugang von der Seelenwelt fällt uns kaum mehr auf, weil wir von so vielen bekannten und unbekannten Menschen durch das Internet alles Mögliche mitbekommen und uns ja verbunden fühlen. Noch dazu können wir über Google ersatzweise auf alles zugreifen, was in der Welt geschieht und geschehen ist, was gedacht und getan und jemals dort eingegeben wurde – und alles im funktionalen Himmel, einer „Cloud" speichern. Wenn wir heute etwas nicht wissen, fragen wir Google. Google merkt sich alles. Das schier unendliche Wissen, auf das jeder Zugriff hat, wächst und wächst, leider ebenfalls nur funktional – anstelle des eigenen, genau wie des kollektiven Bewusstseins.

Mir scheint, Google ersetzt heute funktional das kollektive Unbewusste. Wenn uns Gott im Inneren fehlt, dann braucht der Mensch einen Ersatz, um sich nicht verloren zu fühlen. Wir fühlen uns ersatzweise mit allen und allem verbunden – ein Gefühl, was man eigentlich hat, wenn man sich zwischen Himmel und Erde eingebettet und mit dem Göttlichen verbunden fühlt. So wie unsere Vorfahren oder die alten Indianer und Schamanen vielleicht tatsächlich noch die geistigen Verbindungen in der Welt wahrgenommen haben. Denn es ist einfach alles mit allem verbunden.

Unsere Eltern sagten früher oft: Der liebe Gott sieht alles, und das ist heute bei Google ebenso der Fall. Das ist schon ungeheuerlich – und über Street View sogar ganz real. Als ich 2016 diesen Text in mein Buch geschrieben habe, war mir nicht bekannt, dass Forscher bei dem Namen Google, zumindest bei der Silbe Goo auch teilweise schon an eine Gottheit gedacht haben. Es gibt eine allwissende Gottheit im pazifischen Kulturkreis Namens Goo`g und mittlerweile auch eine sehr kleine Gemeinde, die „Church of google". Sie können all das ganz einfach googeln. Ich habe mir hier nichts ausgedacht. Ich war beinahe fassungslos, als ich 2021 das erste Mal davon erfuhr, mein Instinkt aber fühlte sich bestätigt.

Dennoch bleibt es für mich ein großes Wunder, wie das inhaltlich Fehlende auf der funktionalen Ebene Erscheinung werden kann. Punktgenau und folgerichtig. Immer und immer wieder.

Dabei fallen mir noch die seltenen Menschen mit faszinierenden Inselbegabungen ein, die oft in die „Autismus"-Schublade gesteckt werden und emotional bekanntlich einen weniger guten Zugang zur Welt haben. Dafür können sie Gedankeninhalte aufnehmen, die einem beinahe gespenstisch vorkommen. Einerseits mutet es an, als hätten sie einen funktionalen Ersatzzugang zur Welt auf der intellektuellen Ebene, aber allein schon, weil so etwas möglich ist und nichts auf der Welt zufällig existiert, sondern auch inhaltlich immer etwas ausdrückt, glaube ich tatsächlich, dass der Mensch irgendwann fähig sein könnte, Unvorstellbares aufzunehmen und damit in seiner gedanklichen Leistungsfähigkeit an einen Computer erinnern würde.[7] Und genau das versucht die Menschheit derzeit auf funktionalem Wege zu erreichen.

Egal, wo wir hinschauen, werden wir mehr und mehr funktionale „Bilder" finden – wobei das an sich schon ein Widerspruch ist. Ein (→) Bild kann im Grunde nicht funktional sein, weil es immer tieferen Inhalt ausdrückt, aber hier drückt es auf immer neue Weise ungelebte, verdrängte oder unbegriffene Inhalte aus.

Sehr deutlich wurde das für mich in der Coronazeit, als der Tod, der für die meisten Menschen nur noch als angstbesetzte und sinnlose Funktion im Leben zu sein scheint, plötzlich für alle präsent wurde. Im Grunde hat uns das Leben gezwungen, uns inhaltlich mit dem Schritt in die Unendlichkeit zu befassen. Das wäre eine Chance gewesen, aber stattdessen wurde es ein, auf der funktionalen Ebene geführter Kampf gegen einen Schuldigen: Das Virus. Das Prinzip jedoch, dass das, was wir auf der Seelenebene ausklammern, funktional in unser Leben drängt, lässt sich nicht verdrängen. Es wird sich stets Zutritt verschaffen, in welcher Form auch immer.

All diese Prozesse werden nicht enden, die Inhalte, die in die Zeit drängen, ebenso wenig. Nur auf welche Weise, das hängt von uns selbst ab. Von unserem eigenen Entwicklungsstand. Gerade derzeit ist in der äußeren Welt unschwer zu erkennen, dass, je weniger Wachstum bei den Menschen einer Gesellschaft auf seelischer Ebene stattfindet, desto mehr konzentriert sich das System auf funktionales äußeres und materielles Wachstum – welches vor nichts mehr Halt macht. Es scheint, je mehr „Seele" untergeht, desto mehr braucht es den Zuwachs im Außen.

Denkt man auf dieser Ebene weiter, wird der gefertigte Robotermensch ohne Seele, dafür ausgestattet mit dem ewigen Leben als übrig gebliebene Funktion seiner selbst in der Tat vorstellbar. Parallel zeigt sich das (→) Böse in Form von Zerstörung und Destruktivität als notwendige Folge kollektiv angesammelter, nicht gelebter innerer Entwicklung und fehlender Bewusstheit durch unterdrückte Schatten, Schmerzen oder Schuldgefühle. Je mehr wir verdrängen, desto mehr wächst unsere innere Angst und umso deutlicher wird sich das im Außen spiegeln und umso mehr muss das „Außen" zerbrechen, damit wir uns (dann leider gezwungenermaßen) wieder nach innen wenden. Beide Entwicklungen verlaufen immer proportional, sie müssen proportional verlaufen, denn was in die Zeit drängt, will erlöst werden und dem Himmel ist es womöglich (erstmal) gleich-gültig, ob das inhaltlich oder funktional geschieht – bei letzterem steht es dann zu anderer Zeit erneut zur (Er) Lösung an.

Wir können keine Entwicklung unterdrücken oder dauerhaft einsperren – aller Inhalt drängt immer ins Leben, er will sich verwirklichen. Ist nicht der einzige Sinn eine Entwicklung, die nach Vollkommenheit strebt? Und dafür ist es notwendig, dass wir uns beiden Ebenen nähern, der inhaltlichen und der funktionalen. Der inneren und der äußeren Welt. Und wenn wir das eine nicht erfahren, kann sich das andere nicht offenbaren.

Vielleicht ist es auch grundsätzlich so angelegt, dass wir in der ersten Lebenshälfte tendenziell eher Wissen ansammeln und in der zweiten Lebenshälfte, wenn es gut läuft, die gemachten Erfahrungen darin integrieren können (→Möglichkeiten und Grenzen der Astrologie). Jede Entwicklung hat ihre eigenen Zyklen, jedes Menschenleben, jede Generation und in gleicher Weise die Welt als Ganzes. Jede Zeit hat ihre wissenschaftlichen Errungenschaften, Erfindungen, technischen Weiterentwicklungen und auf der anderen Seite gibt es genauso Strömungen, die uns auf der göttlichen und philosophischen, heute auch psychologischen Ebene viel erkennen und entdecken lassen. Nur leider bringt man das immer weniger zusammen, sondern betrachtet diese untrennbaren Bereiche noch zunehmend getrennt.

Man kann in der funktionalen Welt steckenbleiben und sagen, ich glaube nur, was ich sehe oder versuchen, hinter allem den Inhalt zu erkennen und lernen, die Bilder, die uns das Leben zeigt, wieder zu lesen. Mit jedem Begreifen von Zusammenhängen, mit jedem Schritt Selbsterkenntnis und Welterkenntnis kommen wir der ursprünglichen Einheit, nach der sich das Leben aus sich heraus sehnt, ein Stückchen näher. Bleiben wir auf der Oberfläche des Lebens in Bewertungen und dualem Denken stecken, reduzieren wir uns selbst auf funktionale Wesen.

Kapitel 6.2

Bilder – die Sprache der Seele

Unser Zugang zu den Bildern – den inneren, genau wie den äußeren – ist uns auf allen Ebenen abhandengekommen. Bilder sind die Sprache der Seele. Sie ist es, die uns in nächtlichen Träumen die Bilder schickt und gleichermaßen kommunizieren die Bilder, die uns im Außen begegnen auf gewisse Weise direkt mit unserem Unbewussten. Bilder sind etwas ganz Ursprüngliches. Das erste, womit die Menschen sich verständigt haben auf der Welt, war eine Bildersprache.

Die Ausdruckskraft von Bildern wird uns bewusst, wenn wir mit Worten versuchen, ein Bild zu beschreiben. Das merkt man deutlich, wenn man jemandem beispielsweise ein Traumbild beschreiben soll. Selbst, wenn wir es noch so detailliert tun und gut mit Worten umgehen können, werden wir die Klarheit eines Bildes damit nie erreichen. „Ein Bild sagt mehr als 1000 Worte", eine Redewendung, die alle kennen, und genau auf diese Art wirken die Bilder der Welt um uns herum tief in uns hinein. Sie erreichen uns im Inneren viel mehr, als es mit unserem Intellekt je möglich wäre, auch wenn wir das gar nicht mehr wahrnehmen. Ein Bild berührt eine Ebene, die man nur empfinden kann.

Unabhängig von Nationalitäten vermitteln Bilder Inhalte, die jeder versteht und auf die viele ähnlich reagieren. Bilder verbinden das Innere mit dem Äußeren und kennen keine Grenzen. Sie faszinieren Menschen seit Urzeiten und die Mythen und Märchen tragen diese Ausdruckskraft noch in sich. Kleine Kinder, die ihrer Seele noch so viel näher sind als Erwachsene, leben in einer Bilderwelt und drücken sich über diese bemerkenswert aus. Sie malen beeindruckend und klar, was sie empfinden. Wenn Kinder malen, sprechen ihre Seelen und man staunt, was diese alles wahrnehmen. Bilderbücher und erzählte Geschichten erreichen unsere Kinder umgekehrt in gleicher Weise auf der Seelenebene. Das verstehen sie intuitiv und es stärkt sie enorm. Und das sollten wir wieder viel mehr nähren anstelle der heute üblich gewordenen intellektuellen Frühförderungsprogramme.

Erwachsene haben häufig Angst, zu malen. Meist denken wir, es nicht zu können – vor allem, weil wir es gewohnt sind, jedes Ergebnis zu bewerten und meinen, es müsse irgendeiner Form entsprechen. Wenn wir diese Angst überwinden, es einfach tun und uns den Bildern unserer Seele wieder zuwenden, erleben wir oft Befreiung und staunen selbst, was da alles in uns war.[1] Im Grunde ist es mit dem Schreiben ähnlich, die ersten Sätze denken wir noch und dann schreibt „es".

Alles, was wir über Bilder aufnehmen, verankert sich in uns – unbewusst – viel tiefer als Worte es tun, die uns auf der geistigen Ebene erreichen. Leider ist es lange schon üblich, Wissen fast nur noch über den Intellekt zu vermitteln, was man meist entsprechend schnell wieder vergisst. So erklärt sich, warum Kinder in der Regel ungefähr zwei Jahre nach ihrem Schulabschluss etwa 90% des Gelernten vergessen haben.[2] Alles, was wir über eigene Erfahrung begreifen, wird oft zuerst unbewusst erfasst und durch Emotionen und Erleben bestätigt. Das bleibt in uns erhalten. Es ist ein Problem, dass heute kaum mehr etwas bildhaft und nur Weniges anschaulich vermittelt wird. Das Vergessen verstärkt sich und bekommt noch mehr Futter, wenn man ohne Begeisterung oder ohne einen Sinn dahinter zu sehen gelernt hat. Vielen Menschen ist durch das verbreitete, rein intellektuelle Lernen das bildhafte Erfassen von Zusammenhängen regelrecht verloren gegangen. Doch Sprache und bildhaftes Denken gehören zusammen und sind so wenig trennbar wie Bewusstes und Unbewusstes – das, was auf der einen Seite erlebt und erfahren wird, drückt sich früher oder später auch auf der anderen Ebene aus.

Sprache ist etwas, was sich immer aus der jeweiligen Erfahrungswelt der Menschen entwickelt, deshalb gibt es in der Sprache Grenzen, die bei Bildern nicht in der Form existieren. Die inneren Bilder sind in ihrer Basis im Unbewussten, unabhängig vom bewussten Erleben, bereits in uns angelegt und stellen unsere Verbindung zum Bewusstsein dar. Auch kollektive Erfahrungen sind in diesen Bildern gespeichert. All das entwickelt sich durch persönliches Empfinden und die erfahrene Umgebung weiter, genau wie unsere bildhafte Vorstellungsfähigkeit, die je nach Erleben gefördert oder geschwächt werden kann.

Wenn wir etwas erleben, was es auch sein mag, greifen wir instinktiv auf diese inneren Erfahrungsbilder zurück. Wenn wir stabile und positive innere Bilder haben, reagieren wir ganz anders und nehmen ganz anders wahr, als wenn diese überwiegend durch den Intellekt oder die Bilder der heutigen Zeit genährt wurden – die mit dem, was Bilder eigentlich transportieren können, oft nichts mehr gemeinsam haben. Sie nähren und tragen unsere Seelen nicht. Im Gegenteil.

Die Bilder aus unserer Zeit sind nahezu leer. Die wenigsten Menschen leben noch in gesunder Natur und verbringen stattdessen viel zu viel Zeit vor den gleichgeschalteten und sinnlos gewordenen Fernseh-, Werbe- und Medienbildern, die sie zunehmend weniger empfinden lassen. Die Mehrzahl der Menschen hat dem nichts mehr entgegenzusetzen. Sie sind in der Gefahr, davon regelrecht überschwemmt zu werden, weil ihre inneren Bilder schon so lange schweigen. Das ist besonders bei Kindern problematisch, die viel zu früh und zu viel damit konfrontiert sind, weil das die Fähigkeit behindert, eigene Bilder zu entwickeln. Und draußen sehen wir ebenfalls nichts, was unseren Geist beflügeln würde. Dort hetzen alle anonym aneinander vorbei, in eng bebauten Städten, die immer monotoner werden, voll von nicht enden wollenden Blechlawinen, gestressten Menschen und Eltern, die sogar beim Kinderwagenschieben das Handy nicht mehr aus der Hand legen.

Aus dieser Betrachtung heraus können wir noch einmal etwas anders hineinfühlen in die Welt der Griechen, einer Hochkultur der Philosophie in einer antiken Umgebung, eingebettet in eine intakte Natur. Dann beginnen wir zu ahnen, wie dort ganz andere, das Innere berührende, Bilder entstanden, die sich verdichtet haben und noch heute mit tiefem Inhalt gefüllt sind. Unsere heutige Welt wird an Sinnlichem immer ärmer und das lässt unsere inneren Bilder mehr und mehr verkümmern. Aber wir brauchen Bilder. Sie sind die Sprache unserer Seele. Wir suchen unbewusst nach Kontakt mit diesen ursprünglichen Bildern, wir wissen instinktiv, dass nur sie uns wirklich tragen – wenn wir verstehen, dass sie nichts anderes sind als unsere „inneren" Erfahrungen, die sich in uns verankern. Die permanente Berieselung durch Bilder aus den verschiedensten Medienkanälen lässt uns immer weniger spüren, wie leer wir innerlich eigentlich geworden sind. Menschen, die sich noch nicht von sich abgeschnitten haben, noch feinsinnig wahrnehmen, gelten heute als hochsensibel und werden oft belächelt.

Man möchte meinen, wir werden fast nur noch als Konsumenten geboren, die immer weniger eigene Schöpferkraft und Fantasie in diese Welt mitbringen. Es ist beinahe so, als würden wir ständig nur aus minderwertigen, immer gleichen Zutaten ein Essen bereiten können – wie sollte sich da unsere Kreativität, eigene Gedanken, unsere Sinne oder unser Körpergefühl entwickeln? Was hätten wir für „Bilder" und Ideen von unserem Essen? Erst, wenn wir uns mit den billigen Zutaten nicht mehr zufriedengeben, dann kann sich sowohl unsere innere, wie auch unsere äußere Welt wieder erweitern. Ergeben wir uns dem Gewohnten, wird nichts Neues entstehen und alles immer monotoner werden. Konnte Fernsehen vielleicht überhaupt nur möglich werden in einer an inneren Bildern vollkommen verarmten Welt? Die man dann mit äußeren Flimmerbildern funktional ersetzte? Allerdings war Fernsehen noch relativ lange beinahe harmlos im Gegensatz zur Bilderflut, der wir heute, ohne dass wir uns wirklich noch davor schützen können, ständig ausgesetzt sind. Wenn man sich bewusst macht, dass ein Bild viel tiefer wirkt als das gesprochene Wort, dann ahnt man, wie es im Inneren vieler Menschen aussehen mag. Es wäre mehr als ratsam, die Dosis dieser Bilder erheblich zu begrenzen.

Positive Bilder sind noch wichtiger als positives Denken. Denn so wie jede aufgestaute Energie sich lösen möchte, hat jede bildhafte Vorstellung, die wir in uns tragen, das Bedürfnis sich zu erfüllen. Die Kraft von Bildern wird ebenfalls deutlich, wenn man weiß, dass eine Anstrengung ohne bildhafte Vorstellung, eine, die ausschließlich mit dem Willen bewirkt werden soll – wie beispielsweise eine Affirmation oder ein Wunsch für Zukünftiges – nichts bewirken wird und häufig sogar das Gegenteil erreicht.[3] Nur eine bildhafte Vorstellung nimmt auf diesem Weg auch die Seele mit, ohne die sich nie etwas grundlegend wandeln wird.

Wenn wir wachsam sind, sehen wir, dass sich vieles in der Welt immer noch bildhaft vermittelt, nur sind wir es nicht mehr gewohnt, auf diese Weise zu schauen. Unsere Gesichter, unsere Körpersprache, der Körperbau, alle Mimik und Gestik spiegelt unser Inneres wider. Es gibt Kulturen, wie die der Chinesen, die vor allem mit dem Gesichterlesen große Erfahrungen haben, da die Ärzte in früheren Zeiten den kranken Menschen gar nicht berühren durften. Es war lediglich erlaubt, den Puls zu fühlen und die Zunge zu betrachten. Daher waren sie gezwungen, zu schauen und das Gesehene inhaltlich zu deuten. Diese Erfahrungen haben noch heute Gültigkeit. Es drückt sich in gewissem Sinne auch über die Sprache aus. Warum sonst sagen wir „KrankheitsBILD"?

Die ganze Bibel besteht aus Bildern, genau wie unsere Träume, in denen sich reale Begebenheiten mit Analogien dazu passender Inhalte vermischen und ausdrücken, was unsere Seele bewegt. Die Natur präsentiert ihre Inhalte ebenso in Bildern – schauen Sie sich mal eine geöffnete Mohnblüte genauer an, Sie werden dort in der Mitte ein tiefschwarzes Kreuz in leuchtendem Rot erkennen. Ist das nicht beeindruckend?

Selbst die „funktionalen Bilder" des letzten Kapitels füllen sich mit Inhalt, wenn wir sie bildhaft betrachten. Dann empfinden wir das, was wir „sehen" auf einer ganz anderen Ebene, als wenn wir es nur intellektuell erfassen würden. Bei dem Beispiel der roten Kleidung denke ich auch an die früheren Baghwan-Anhänger, die sich vor allem der Gewaltlosigkeit verschrieben haben und ursprünglich an dieser Kleidungsfarbe zu erkennen waren. Das Bild ist deutlich – sie leben Gewaltlosigkeit, aber irgendwo muss Platz für eine gesunde Aggression sein – in diesem Fall finden wir sie in der Kleidung. Rot ist die Farbe des Mars, des Kriegers und in gewissem Sinne haben sie auf ihre Art für ein friedliches Miteinander gekämpft.

Schauen wir uns das Internet mal bildhaft an: Das Internet, als Ersatzkollektives Unbewusstes, verläuft mit dicken Kabeln durch die Ozeane (den göttlichen Neptun), die wie eine Nabelschnur alles verbinden. Das mutet schon an wie eine Ersatzanbindung an die Weltenseele. Den Rest verbindet WLAN in Form von elektronischer Schwingung – anstelle des Heiligen Geistes (→Wassermannzeitalter). Was für ein Bild!

Das Bewusstsein des Menschen muss wirklich niedrig geworden sein, damit das als funktionaler Ersatz möglich werden konnte. Das könnte unser Verstand sich nie ausdenken und da kaum davon auszugehen ist, dass das Universum mit Phantasie ausgestattet ist, kann man nur umso mehr staunen über die Bilder, die sich zeigen. Sehr wahrscheinlich wird alles, was wir im Universum vorfinden, in zweifacher Weise angelegt sein – auf geistig unsichtbare genau wie auf stoffliche sichtbare – und alles Geschehen kann sich im Sinne der Zerstörung genau wie der Erlösung immer nur folgerichtig auf beiden Ebenen zeigen.

Dazu passend ist mir beim Schreiben ein Bild begegnet und obwohl ich das, wie wir alle, schon tausende Male angeschaut und in der Schule studiert habe, sah ich es plötzlich nur noch als Bild: Hier geht es um Religionsverteilung auf der Welt, schauen Sie mal auf die Mitte…

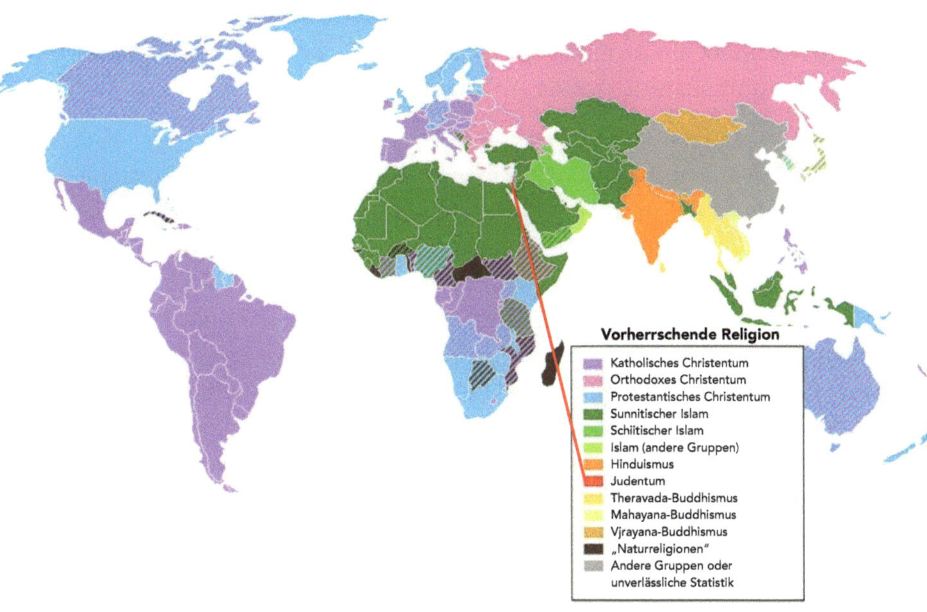

Abb. 2

Ist es nicht faszinierend, dass die jüdischen Wurzeln dieses winzigen Landes, die unser ganzes christliches Leben prägen, aus unserer Sicht im Zentrum der Welt sitzen? Das Christentum ist die weltweit größte Religion, um die sich so viel Elementares dreht. Es sieht doch aus, wie der Bauchnabel der Welt. Ich glaube auch hier nicht an Zufälle. Es scheint in der Tat alles wundersam auf beiden Ebenen angelegt, sonst gäbe es das Phänomen der Synchronizität nicht.

Ebenso wenig scheint es mir ein Zufall zu sein, dass in den letzten Jahren, mit Höhepunkt im Winter 2021/22, das vom Aussterben bedrohte Seepferdchen[4] – dem einzigen uns bekannten Tier, bei dem die Männchen die Kinder austragen – plötzlich auffällig vermehrt an verschiedenen Stränden tot – vom heiligen Neptun ans Ufer der Bewusstheit – gespült wurden (→Inhalt des Tierkreises, Waage). Ich hatte gar keine Worte für das, was ich empfunden habe als ich das las, aber es hat mich tief und auf besondere Weise berührt. Der erste Gedanke galt der aktuellen, völlig aus dem Ruder laufenden Genderdiskussion und der inneren Gewissheit, irgendetwas zeigt sich hier über die Natur.

Wir wissen derzeit nicht, was das für plausible Gründe in der Tierwelt haben mag, die es mit Sicherheit gibt und dennoch geschehen die Dinge immer im Kontext – inhaltlich und zeitlich. Ich bin sicher, dieses Bild drückt einen tiefen Inhalt aus, aber auch mir fehlen derzeit noch die Worte, es gibt nur eine dunkle Ahnung.

Wir sind es einfach nicht gewohnt, in dieser Art wahrzunehmen, aber schauen Sie mal aufmerksam hin in Ihrer Umgebung… es gibt unzählige Beispiele zu erkennen, was uns das Leben zeigt, selbst wenn man es oft intellektuell nicht begründen kann. Das intuitive, bildhafte Erfassen und Denken zusammenzubringen, muss man erst wieder üben. Das ist natürlich nicht überall möglich und auch nicht immer nötig, aber da, wo es uns berührt, verbindet sich etwas mit unserem Empfinden und dann begreifen wir einen Sachverhalt auf einer ganz anderen Ebene, was Worte allein oft nicht vermögen auszudrücken. Es ist, als ob wir mit Intellekt und Empfinden gleichermaßen wahrnehmen. Und erst dann können wir uns dem Ganzen annähern.

Kapitel 6.3

Träume

Träume spiegeln unsere Seele. So wie oben und unten, innen und außen und der Tag zur Nacht gehört, gehören das Bewusstsein und das Unterbewusstsein als untrennbare Einheit zusammen. Das Bewusstsein verbinden wir mit dem Intellekt, der vorwiegend am Tag aktiv ist, das Unterbewusstsein ist dem Bauch, der Seele zugeordnet und zeigt sich vor allem nachts, in der die bewusste Kontrolle unseres Gehirns wegfällt.

Der Intellekt denkt, bewertet und kann das über Worte ausdrücken, die polare seelische Seite empfindet und teilt sich im Traum in exakten Bildern mit. Das eine ohne das andere wäre und bliebe unvollständig und nichts könnte sich weiterentwickeln. Träume spiegeln das, was unser Leben ausmacht und eröffnen uns den Zugang zum Unterbewusstsein. Sie sind gleichzeitig die rätselhaftesten, aber auch die aufschlussreichsten Wege dem Unbewussten nahe zu sein und zeigen uns genau, wo wir stehen, was uns akut belastet oder zur seelischen Verarbeitung ansteht. Sie offenbaren uns aber gleichermaßen auch positive seelische Entwicklungen. In der Nacht zeigt sich oft die vernachlässigte Seite unserer Persönlichkeit und das, was wir manchmal nicht wahrhaben wollen, was wir verdrängt haben oder uns Angst macht.

Träume waren schon bei unseren Vorfahren enorm wichtig. Sie wurden als Götterbotschaften verstanden und immer ernst genommen. Menschen, die besondere Träume hatten, wurden entsprechend verehrt und galten bei alten Völkern als Auserwählte für einen tieferen Zugang zur geistigen Welt, als Vermittler zwischen Himmel und Erde. So wurde ein Mensch nicht selten durch ein herausragendes Traumerlebnis zum Schamanen oder Heilkundigen berufen.

Diese als göttliche Botschaften erlebten Träume sind im Grunde Seelenbotschaften. Die Grenze von persönlichem Unbewussten und dem kollektiven Unbewussten ist fließend. Im Traum verbindet sich beides miteinander und es ist möglich, beide Ebenen zu erreichen. Betrachten wir die phantasievollen Bilder der Mythen als Traumbilder – was sie sicher oft waren – werden sie aus diesem Blickwinkel heraus greifbarer und behalten dennoch das Geheimnisvolle.

Träume haben darüber hinaus eine wichtige heilende Funktion. Sie geben uns die Chance, die vorübergehend verlorenen Anteile unserer Persönlichkeit wieder zu integrieren und somit der Vollständigkeit in uns Stück für Stück näher zu kommen. In der griechischen Antike gehörte Traumdeutung zur Tagesordnung und über Jahrhunderte wurde nur mit Träumen geheilt. Die Menschen glaubten an eine Krankheit als etwas von Gott Gesandtes und da der Traum als Kontaktmöglichkeit zum Göttlichen galt, versprach man sich genau davon die Heilung. Im Grunde auch ein Ähnlichkeitsprinzip (→Schwingungsmedizin).

In der Antike gab es dafür den Tempelschlaf, eine Kultur die sich etwa 1000 Jahre hielt. Die Kranken schliefen in geweihten Tempeln, manchmal in Verbindung mit einem vorbereitenden Ritual, in der Hoffnung, im Traumschlaf einen Hinweis auf eine wirksame Therapie der Krankheit zu erhalten oder gar im Schlaf zu gesunden.

Hippokrates von Kos (etwa 470 - 360 v. Chr.), der berühmteste Arzt des Altertums, war es, der vor allem in Bezug auf die Gesundheit des Menschen ein neues Verständnis der Traumsymbole entwickelte. Er verstand, dass der Körper sich in Bildern äußerte und damit zeigte, wo er krank war. Aristoteles, der um 300 v. Chr. in seinen vielen Untersuchungen über das Leben tiefere Zusammenhänge entdeckte, hat wahrscheinlich als erster die Träume als Botschaften der Seele erahnt, aber erst Freud hat um 1900 – also über 2000 Jahre später – in unserer Zeit den Träumen die angemessene Bedeutung zugestanden und als verdrängte Impulse der Seele erkannt.[1] Auch wenn er sicher in Einigem irrte und zu viel den unterdrückten Trieben zuordnete, hat er eine beeindruckende Schublade aufgemacht, die sich, vor allem durch C.G. Jung, wunderbar weiterentwickelte und noch viel Potenzial enthält – so wie wir in jeder Zeit die Chance haben, in eine immer tiefere Schicht eines Bereichs vorzudringen.

Jahrtausende hindurch, bis ins Zeitalter der aufblühenden Naturwissenschaften, haben Träume und ihre Deutung Ärzte und Philosophen bewegt. Der christlichen Kirche allerdings waren schon die früheren Schlaftempel ein Dorn im Auge. Sie waren an der Zerstörung dieser

Tempel beteiligt und kannten später nur Träume, die entweder von Gott kamen oder bedeutungslos waren. Alles, was von Gott kam, waren gute Träume, alles andere – und das überwiegt im Traumleben immer! – was oft verwirrend schien und verunsicherte, war böse und kam vom Teufel.[2] Eine Auseinandersetzung mit und eine Stärkung der eigenen Persönlichkeit war in der Kirche nie erwünscht (→Die Realität des Christentums). Schließlich hatte man die Allmacht Gottes nicht infrage zu stellen. Die früheren Heiligen der Christenkirche empfanden ihre Träume häufig als Bedrohung, weil sie doch alle „bösen" Seiten von sich abspalten wollten. Aber die Seele lässt sich eben nicht abspalten.

Die Medizin interessierte sich am allerwenigsten für die Träume. Im Gegenteil entlarvte sie diese noch in den fünfziger und sechziger Jahren als bedeutungslos.[3] Obwohl diese Erkenntnisse durch die heutige neurologische Forschung glücklicherweise als überholt gelten und vielmehr die Freudianischen Erkenntnisse ergänzen, hält sich die Skepsis vieler Menschen noch tapfer.

Der Mensch träumt, weil das Gehirn und die Psyche versuchen, die Geschehnisse des vorangegangenen Tages, genau wie weiter zurückliegende Ereignisse zu verarbeiten. Erfahrungen, Emotionen, ebenso wie Wünsche oder verdrängte Eigenschaften in uns, die wir bewusst oder unbewusst verdrängt haben, kehren in unseren Träumen zurück. Gedanken, die am Tage nicht gedacht und Gefühle, die nicht gefühlt wurden, zeigen sich oft in der Nacht, weil alles in das Bewusstsein integriert werden will. Es kann scheinbar unbedeutende Kleinigkeiten betreffen, wie von uns selbst ignoriertes Unwohlsein in bestimmten Situationen, in denen wir Dinge tun, die wir eigentlich gar nicht wollen und gegen unser Empfinden agieren – vielleicht weil andere es gewohntermaßen von uns erwarten, wir zum wiederholten Male Ja gesagt haben, aber Nein meinten – jeder dieser Momente ist letztlich ein Ignorieren unserer inneren Instanz. Unserer Seele.

Wenn sich diese scheinbar kleinen Momente über lange Zeit häufen, dann schreit es im Traum manchmal regelrecht um Hilfe. Das geschieht in gleicher Weise auch durch einschneidende, oft belastende Erlebnisse, die wir so weit von uns wegschieben mussten, dass wir sie gar nicht mehr erinnern. Die Beschäftigung mit den Träumen ist wie ein innerer Dialog mit der eigenen Seele, die uns ihre Botschaften in Bildern schickt und die, nehmen wir sie ernst, in uns weiterarbeiten und wertvolle Hinweise für unser Leben geben. Die Deutung ist nie ganz objektiv möglich, sie muss immer mit dem Träumer und seiner Lebenssituation in Verbindung gebracht werden.

Traumbilder sind beeindruckend in ihrer Genauigkeit – sie werten nicht, deshalb können manchmal sogar gruselige Bilder im Traum befreiende Entwicklungen signalisieren. Nichts im Traum ist auch nur irgendwie zufällig, keine Zahl, keine Farbe, kein Detail und manchmal erleben wir sogar Gerüche. Alles ist genau dargestellt und je stärker die Emotionen zu einem Traum sind, desto wichtiger ist er.

Da ein Traum nie urteilt, träumen wir immer mal wieder Dinge, die uns im „Hellen" peinlich wären – es ist wie ein Wahrnehmen der dunklen Seiten, die wir uns oft selbst verbieten. Aber auch die gehören zu uns. Der Traum zeigt, wie alles Unbewusste im täglichen Handeln mitschwingt und dass das, was wir jeden Tag bewusst wahrnehmen nur ein Bruchteil dessen ist, was wir unbewusst registrieren und in den Träumen auftauchen kann.

Wir sollten uns hüten vor einer gar zu intellektuellen oder noch schlimmer, einer moralischen! Deutung. In beiden Fällen erschließt sich uns der Inhalt nicht. So einfach, klar und spielerisch zu denken wie die Kinder hilft uns hier am meisten weiter. Alles für möglich zu halten, den Traumbildern zu vertrauen, nichts, aber auch gar nichts zu bewerten, den ersten spontanen Assoziationen zu folgen und die Emotionen zu unserem Traum ernst zu nehmen, ist für uns eine Übung, die Plausibilität des Intellekts erstmal draußen zu lassen. Je mehr wir diese inneren Bilder zulassen und uns in ihnen bewegen, indem wir ihnen nachspüren, desto sicherer werden wir und desto schneller begreifen wir die Botschaften.

Für unser Leben ist es auch auf dieser Ebene von Bedeutung, die Zusammenhänge von Körper und Seele zu erkennen, und es ist gut, sich an seine Träume zu erinnern. Aber natürlich wirken sie genauso ohne unsere bewusste Erinnerung in der Seele weiter. Je mehr man sich mit seinen eigenen Träumen beschäftigt, desto eher werden sie sich zeigen und je mehr erinnert man sich. Es ist, als ob die Seele dann mehr oder deutlicher mit uns spricht, weil wir ihr zuhören. Menschen, die bis zum späten Abend fernsehen und morgens mit dem Radiowecker aus dem Bett springen, werden diesen Zugang meist nur schwer finden. Die Seele braucht Ruhe vor dem Schlaf, ebenso wie am Morgen, um in Stille zu erwachen.

Träume sind flüchtig und verschwinden schnell, wenn wir uns ihnen nicht zuwenden. So haben sie sich manches Mal schon nach dem Zähneputzen wie in Luft aufgelöst. Sie sollten sie aufschreiben, selbst wenn Sie nur eine Sequenz erinnern. Sie werden die Erfahrung machen, dass beim Schreiben oft andere Fragmente des Traumes wieder deutlich werden und manchmal kehren sie sogar ganz zurück.

Diese Bilder nicht ernst zu nehmen oder zu ignorieren, ist nichts anderes, als wenn wir unseren Partner ignorieren, der uns, vielleicht manchmal mit etwas umständlichen Worten, versucht etwas zu vermitteln. Wenn wir ihm wiederholt nicht zuhören oder nicht ernst nehmen, wird er verstummen. Man entfremdet sich. In wie vielen Partnerschaften ist das der Fall! Nehmen wir unsere Seele nicht ernst, verstummt sie auf ihre Art und schickt uns irgendwann Körpersymptome – auch ein Bild und dann müssen wir die Körpersprache verstehen lernen, wenn wir uns weiterentwickeln und gesunden wollen.

Es gibt die verschiedensten Arten von Träumen: Alltagsträume, Warnträume oder Angstträume, Wunschträume, Heilträume sowie Kreativ- oder Klarträume. Alltagsträume mit Resten vom erlebten Vortag sind sicher am häufgsten vertreten. Sie helfen uns, Erlebtes zu verarbeiten und unsere Emotionen dazu deutlicher zu spüren. Oft sind sie vermischt mit Unverarbeitetem, lange zurückliegenden Dingen, aus den verschiedenen Schichten des Unbewussten.

Alpträume und Angstträume, aus denen wir nicht selten schreiend oder schweißgebadet aufwachen – egal, ob in wiederkehrender oder einmaliger Form –sind immer besonders ernst zu nehmen, da sie uns deutlich auf etwas hinweisen möchten. Wenn wir von Angstbildern träumen, dann haben wir offenbar keine andere Verarbeitungsmöglichkeit mehr und es ist umso wichtiger, sich der Botschaft des Traumes zuzuwenden. Alpträume sind ein Schrei der Seele und so bedrohlich, weil unser Unterbewusstsein diese Themen in der Regel so weit weggeschoben hat, dass wir im Tagesbewusstsein darauf meist keinen Zugriff haben.

Heilträume haben für uns heute nicht mehr die Bedeutung wie früher, einfach weil die Menschen dem Traum diese Bedeutung nicht mehr zugestehen. Im Tempelschlaf der früheren Zeit erwarteten die Menschen ihre Heilung und wir wissen, wie wichtig eine positive Grundhaltung als Basis zu den Dingen und Geschehnissen ist.[4] Im Traum können aber auch verschlüsselte Botschaften bezogen auf unsere Gesundheit erst auftauchen. Manchmal beschäftigt uns eine unbewusste Angst krank zu sein, die sich dann im Traum deutlicher zeigt oder aber wir erhalten Hinweise, die wir noch gar nicht wahrgenommen haben.

Ein besonderer Bereich gehört den Klarträumen. Man nennt es auch luzides oder bewusstes Träumen. Hier ist man an der Grenze zwischen Tag- und Nachtbewusstsein, so dass man zwar schläft und dennoch weiß, dass man träumt. In diesem Zustand kann man in seinem eigenen Traum Fragen stellen und das Traumgeschehen lenken. Man kann das zwar erlernen und es ist sicher eine beeindruckende Selbsterfahrung, aber durch das aktive Eingreifen in das Unterbewusstsein bringen wir uns möglicherweise um die heilende Funktion unserer Träume, weil wir so nicht mehr „hören", was das Unterbewusstsein uns aus sich heraus hätte mitteilen wollen. Klarträume können manchmal zur Angstbewältigung in Alpträumen genutzt werden, wenn man die Angst mit dem Tagesbewusstsein nicht durchbrechen kann.

Den Ursprung von Wahrträumen in der Ganzheit erklären zu wollen, ist uns Menschen wahrscheinlich kaum möglich. Nach uralten Thesen sind die Grenzen von Raum und Zeit, so wie wir sie subjektiv wahrnehmen, objektiv wahrscheinlich gar nicht vorhanden, wie schon Einstein vermutet hat. Und es ist vorstellbar, dass es bestimmte Menschen gibt, deren Seelen im Traum Zugriff haben auf Ereignisse, die in der Zukunft liegen oder in weit über unser Leben hinausgehende Vergangenheit. In diesen Träumen sind wir tief mit der kollektiven Ebene des Unbewussten verbunden, in der Zeit und Raum aufgehoben sind.

Traumbilder können anfangs häufig wirken wie ein vollständiges Chaos. Lassen Sie sich nicht irritieren von der anfänglich oft undurchsichtig scheinenden Bildersprache der Träume. Wir beherrschen sie im Grunde alle, denn es ist die Sprache der Seele, die Sprache, die unser Unterbewusstsein von Natur aus spricht. Stellen Sie sich vor, Sie würden das Traumbild nur betrachten wie ein gemaltes Bild. Schauen Sie sich die Farben an, nehmen Sie wahr, in welche Richtung jemand schaut oder unterwegs ist, aber vor allem ist das Gefühl wichtig, was Sie im Traum haben. Man kann sich im Traum erschießen und der glücklichste Mensch sein, weil man weiß, man hat einen alten ungesunden Anteil von sich zurückgelassen, ihn unwiederbringlich getötet.

Je mehr wir uns mit unseren eigenen Träumen beschäftigen und ihre Sprache erlernen, desto mehr werden sie sich uns erschließen. Wir werden sie schätzen lernen als Wegweiser, manchmal sogar als Entscheidungshilfe und Entwicklungshelfer, um unsere blinden Flecken anzuschauen und in Folge aufzuarbeiten. Auch wenn man einen Traum mal nicht durchdringen kann, wir ihn jedoch im Gedächtnis behalten, wird er in uns weiterarbeiten und vielleicht wie der Apfel am Baum irgendwann reif zur Ernte und Erkenntnis sein. Es ist so viel in diesen Bildern enthalten und es erschließen sich nicht selten im Tagesverlauf oder durch nachfolgende Träume noch viel mehr Zusammenhänge. Sie werden mit der Zeit merken, dass das anfangs oft so wirr erscheinende Traumgeflecht immer logischer wird, wenn wir uns in der Deutung üben. Am Ende sind die Bilder meist ganz einfach. Sie werden erstaunt sein, wie selbst das kleinste Detail in seiner Perfektion das Passende ausdrückt.

Mit dem Aufschreiben eines Traumes oder dem Erzählen oder Malen beginnt das Verstehen. Die Erinnerung vertieft sich oft auf wundersame Weise, wenn wir das tun. Und für die Seele ist es, als würden wir mit dem Beschreiben der von ihr geschickten Bilder mit ihr kommunizieren. Mit der Zeit intensiviert sich dadurch der Kontakt zwischen Tag- und Nachtbewusstsein und wir träumen mehr und erinnern uns besser.

Die Erinnerung wird noch gefördert, wenn wir uns am Abend ein wenig Ruhe nehmen, um im Bett noch mal den Tag Revue passieren oder die Gedanken einfach fließen lassen – ohne Fernsehen, abendliche Diskussionen oder Arbeit bis zur völligen Erschöpfung. Genauso ist es förderlich, sich am Morgen die Zeit zu nehmen in Ruhe aufzuwachen, weil man den Wecker nicht auf die letzte Minute gestellt hat und so der Nacht noch etwas nachspüren kann. Schläft man zu zweit, erzählt man sich am besten zuerst seine Träume, bevor man in den Alltag eintaucht.

Nehmen Sie auch die Träume Ihrer Kinder ernst. Manchmal haben sie Albträume und die Auseinandersetzung und Annahme dieser unschönen Emotionen gehört zum Heranwachsen dazu wie eine Kinderkrankheit. So wie das Durchstehen einer Kinderkrankheit das Immunsystem kräftigt, stärkt es die Kinder auf der Seelenebene, wenn sie mit ihrer nächtlichen Angst nicht allein gelassen werden, weil die Erwachsenen es als Unsinn abtun. Es ist ja in ihnen und es bleibt dort, gerade, wenn es nicht ernst genommen wird.

Ich erlebe häufig, wie Eltern heftigen Träumen ihrer Kinder hilflos gegenüberstehen und dann oft aus Unsicherheit und dem Bedürfnis, sie schützen zu wollen, sagen: „Es ist doch nicht so schlimm, es war doch nur ein Traum." Aber es sind so wichtige Botschaften und wenn Kinder belastende Dinge träumen, dann sind sie auch bereit für die inhaltliche Bedeutung. Wir können auf Träume einwirken, indem wir zum Beispiel ein offenes Ende positiv zu Ende denken, uns das bildhaft vorstellen oder unsere Kinder ihre Träume malen lassen. Es ist, als würden wir der Seele eine Antwort geben, denn sie versteht neben den Emotionen nur Bilder – innere und äußere.

Kinder werden heute oft geweckt und viel zu früh an den vollen Tagesrhythmus der Eltern angepasst. Sie ständig wecken zu müssen, kann eine große Störung der seelischen Entwicklung bedeuten. Wir nehmen ihnen unter Umständen die Chance im Traum zu verarbeiten und sich seelisch stabil zu entwickeln. Man weiß, dass die REM-Phasen im Schlaf, das sind die Phasen, in denen man am intensivsten träumt, in den Morgenstunden immer länger werden. Dazu kommt, dass die REM-Phasen bei Säuglingen von sich aus schon viel länger sind als bei Erwachsenen. Daran erkennt man die Wichtigkeit eines möglichst ungestörten Schlafes – vor allem bei Kindern. Säuglinge träumen etwa 50% ihrer Schlafzeit, Erwachsene durchschnittlich 20%.

Wecken Sie Ihr Kind – oder Ihren Partner möglichst nicht aus einem Alptraum. Daneben sitzen zu bleiben, bis das Kind entweder aufwacht, man es dann begleiten kann oder abwartet, ob es ruhig weiterschläft, ist eine viel sinnvollere Variante. Am nächsten Tag können Sie herausfinden, was Ihr Kind erinnert und sich dem in der Tiefe widmen.

In Versuchen wurden Menschen immer wieder ihres Schlafes beraubt.[5] Bei allen zeigten sich schon nach einer Woche deutliche Veränderungen im Verhalten – sie wurden nervös, der Herzschlag veränderte sich, die Konzentration litt teilweise erheblich und im Tagesverlauf stellten sich nicht selten Wahnvorstellungen ein – beinahe so, als ob die Bilder des Unbewussten der Nacht, wenn sie fortwährend gehindert werden, im Tagesbewusstsein durchbrechen. Das zeigt noch mal deutlich, dass unsere Vorfahren im Schlaf instinktiv die wichtige Rolle der Heilkraft erkannt haben.

25% aller Menschen leiden an schlimmen Schlafstörungen. Kleine Kinder schlafen oft noch gut ein. Es scheint auch dieses wie ein Bild, dass sie dem Unbewussten noch viel näher sind und leichter wieder hineintauchen können. Je bewusster ihnen die Welt wird oder sie Erlebnisse haben, die sie (noch) nicht gut verarbeiten oder begreifen können, desto eher brauchen sie anfangs die Sicherheit von Einschlafritualen, ein kleines Nachtlicht oder einen Elternteil an der Seite.

Erwachsenen geht es auf andere Weise ganz ähnlich. Dinge, die zur Änderung anstehen, Ängste, aufgeschobene Entscheidungen, ungelöste Konflikte, Krankheiten – all das kann uns am Schlaf hindern. Dazu kommt die einfach nicht mehr zu verarbeitende Vielfalt und Schnelligkeit der Informationen und Bilder, denen wir tagtäglich ausgesetzt sind. Auch für Kinder ist der ständige, heute üblich gewordene Eindruckskonsum alles andere als förderlich.

Am Tag meinen wir noch, alles halbwegs unter der Kontrolle unseres Geistes zu haben und doch ist es faszinierend zu wissen, dass das Gehirn – vor allem in den Traumphasen – in der Nacht oft viel aktiver ist als am Tag. Nur in der Nacht müssen wir die Kontrolle abgeben. Davor haben sehr viele Menschen große Angst und kommen, je länger solche Phasen dauern, häufig immer schwerer in den Schlaf. Schlaftabletten gehören definitiv zu den Suchtmitteln unserer Gesellschaft. Sie betäuben in der Nacht, was andere tagsüber mit Alkohol oder anderen Drogen versuchen. All diese Mittel stören oder verhindern die lebensnotwendigen Traumphasen.

Schlafstörungen sind wirklich etwas sehr Belastendes, aber oft weniger aufgrund des fehlenden Schlafes, sondern vielmehr wegen der täglich wachsenden Angst in der nächsten Nacht vielleicht wieder nicht ausreichend Schlaf zu finden. Diese Angst dominiert früher oder später alles. Im Körper kann nichts mehr fließen, wenn wir diesen Kreislauf nicht durchbrechen.

Schlaftabletten sind das ungeeignetste Mittel und ziemlich sicher das, was vor allem unsere Seele in der Nacht zum Schweigen bringt. Die meisten Schlaftabletten unterdrücken den REM-Schlaf. Schlaf mit Schlaf- oder Beruhigungsmitteln ist daher häufig traumlos und nicht erholsam. Das weiß beinahe jeder, der das schon versucht hat. Es ist eher ein „Abgeschaltet-werden" für die Nacht. Aber gerade in Krisensituationen hat der Traum eine besonders wichtige Funktion. Schalten wir die Seele ab, bleibt alles liegen, wie in einem Keller, den wir nicht mehr aufräumen, sondern nur noch die Tür zu machen, um das Innere dessen nicht mehr sehen zu müssen. Daher ist es viel besser, die Angst vor der Schlaflosigkeit zu durchbrechen. Wir brauchen weniger Schlaf als wir denken und schlafen auch meist mehr, als wir in solchen Phasen befürchten.[6]

Die permanente Angst, nicht schlafen zu können, ist ungefähr so als wenn ich in ständiger Angst leben würde, beim Autofahren könnte mir etwas Schlimmes passieren. Was für ein unsicherer Fahrer wäre ich dann? Wir müssen als erstes diese Angst durchbrechen und begreifen, dass die Angst einen Sinn hat. Es lässt uns „Etwas", was wir nicht verarbeiten können, nicht schlafen. So wie die Angst vor einem Unfall uns ein schlechter Autofahrer sein lassen wird und nichts über unsere tatsächlichen Fahrfähigkeiten aussagt. Vielmehr hindert uns die Angst an der Wahrnehmung dessen, was auf der Straße eigentlich wirklich los ist.

Die nächtliche Unruhe will angeschaut, will in ihrer Botschaft gehört werden. Sie will uns etwas sagen und nicht mit Schlaftabletten „schlafen-gelegt" werden. Manchmal braucht man auch therapeutische Unterstützung, manchmal schafft man es aus eigener Kraft. Das sollten wir nicht bewerten, es spielt keine Rolle. Wir sollten uns nur darum kümmern.

Menschen, die gerade in Krisenzeiten, nach Trennungen oder schweren Erlebnissen, viele und heftige, im ersten Eindruck schlimme Träume haben, verarbeiten diese Ereignisse besser als Menschen, die ihr Traumleben (zum Beispiel mit Alkohol) unterdrücken. Wir verarbeiten unsere Probleme am Tag und in der Nacht gleichermaßen – auch wenn uns das nicht immer so bewusst ist! Und wenn wir eine Seite nicht wahrnehmen, gibt es einen Stau. Freuen Sie sich über jeden Traum – und möge er sich im ersten Moment noch so gruselig anfühlen. Er wird seinen Schrecken verlieren, wenn Sie sich dem Kern der Botschaft zuwenden und sich mit diesem auseinandersetzen.

„Den Seinen gibt's der Herr im Schlaf" (Psalm 127) bedeutet für mich vor allem, dass wir so angelegt sind, uns insbesondere in der Nacht der geistig-seelischen Welt hinzugeben. Viele Menschen müssen oft erst einmal „eine Nacht über etwas schlafen" – und dann ist es meist klarer, als wenn man mit dem Intellekt weiter darauf herumgedacht hätte. Es sind aber nicht nur die Bilder, die aus dem Unbewussten über Träume in unser Bewusstsein dringen. Manchmal sind es auch ganz klare Dinge und Gedanken, mit denen wir plötzlich am Morgen aufwachen. Es gibt einige bekannte Beispiele, in denen bestimmte Erfindungen nur möglich wurden, weil der Schlüssel zu einem unlösbar scheinenden Problem sich unerwartet im Traum offenbarte.[7]

Es gibt viele Menschen, die ähnliches vor allem beim intensiven Schreiben erlebt haben und morgens fast mit fertigen Textstellen im Kopf aufgewacht sind. Mit meinen Erfahrungen beim Schreiben kann ich das nur bestätigen. Obwohl ich mich lange schon mit meinen Träumen beschäftige und auch Deutungen zu meiner Praxisarbeit gehören, hätte ich das in der Form kaum für möglich gehalten. Aber es wurde immer deutlicher und gerade in der letzten Phase des Buches bin ich am Abend oft bewusst mit meiner offenen Frage zu bestimmten Stellen im Buch ins Bett gegangen. Häufig kam am Morgen, oder manchmal auch erst später am Tag, die Antwort oder ein Hinweis, ohne dass ich darauf gewartet habe und ich hatte die Lösung oder eine fehlende Formulierung. Da spürt man genau, dass es der Mensch ist, der aus dem Geistigen schöpft, um es ins Bewusstsein zu bringen. Es ist jedes Mal wie ein Wunder, selbst wenn ich auf einer tiefen Ebene um dieses Angebundensein weiß. Ich warte auch sonst im Leben schon lange nicht mehr auf Antworten, wenn mich etwas beschäftigt. Ich setze mich jedoch damit auseinander, gebe sozusagen Energie hinein und weiß mit Gewissheit, wenn die Antwort reif ist, wird sie kommen. Das Rohkonzept meines Buches habe ich interessanterweise fast ausschließlich in der Nacht geschrieben, genaugenommen in der Zeitphase, in der wir am meisten träumen – das war oft von 2, 3 Uhr bis 5 oder 6 Uhr früh. Erst die Überarbeitung fand dann meist am Tage statt.

Die Seele und das ICH sind im Grunde ebenfalls eine Polarität. Die Seele nimmt alles wahr, was ist und das ICH ist nur in der Lage Einzelnes zu erkennen, weil wir trennen und unterscheiden. In der Nacht vereint die Seele beides und öffnet Türen zu dem, was das ICH im Tagesbewusstsein als getrennt erlebt. Träume stammen aus der Tiefe dieser allverbindenden Einheit.

Nach Rudolf Steiner ist es die Nacht, die alles am Tag Gedachte und Getane im Menschen verwirklicht, es in ihn hineinbildet.[8] Deshalb ist Schlaf so wichtig. Schlaf bedeutet nicht nur Erholung des Körpers, sondern Verarbeitung des seelisch Erlebten.

Und Erich Fromm sagte:

> *„Die Sprache der Träume ist die einzige Fremdsprache, die jeder Mensch lernen sollte."*[9]

Ich denke, die Sprache des Körpers gehört ebenso dazu. Zur Vollständigkeit der menschlichen Entwicklung, zur Heilung gehört, dass wir beide Ebenen, beide Sprachen, Wort und Bild begreifen und integrieren.

Ich stelle mir manchmal vor, dass wir nach unserem Ableben hier auf der Erde in der Welt der Bilder weiterleben. Für mich ist das ein schöner Gedanke.

GOTT UND DIE RELIGION HEUTE
VON DEN MYTHEN ZUM CHRISTENTUM

Es mag wirken wie ein Bruch, dass es nach dem Kapitel über Bilder und Träume nun um Religion geht. Doch scheint es mir wichtig, weil gerade in der Religion der Neuzeit die reichhaltige Bilderwelt der Mythen oder besser, deren tiefe Inhalte, regelrecht untergegangen sind und uns den Zugang zur geistig-seelischen Welt eher erschwert als eröffnet haben. Da es mir in allen Kapiteln jedoch genau um diesen Zugang geht, kann die Kirche nicht unerwähnt bleiben, denn gerade hier würden wir den Erhalt dessen erwarten. Aber leider hat die Kirche mehr zur Zerstörung derselben beigetragen, als man glaubt. Nur dadurch war es möglich, dass die Wissenschaft an die Stelle der Religion treten konnte, sie funktional ersetzt hat, anstatt sich gemeinsam mit ihr weiterzuentwickeln.

Dennoch wandeln sich Weltbilder immer und einschneidende Veränderungen mit ganz neuer Zeitqualität vollziehen sich grob alle 2000 Jahre (→Wassermannzeitalter). Jeder Wandel eines Weltbildes bringt eine grundlegend andere Richtung im Denken und Handeln der Menschen hervor. Es entsteht in jeder Phase eine neue Geisteshaltung, die zum Ende der Phase wieder gehen darf, jedoch als Entwicklungsschritt tragend für die nächste Periode sein wird – so wie es sich auch bei ganz persönlichen Entwicklungen verhält. Ein solcher Wandel geschah mit der Ablösung der griechischen Götterwelt durch das Christentum.

Vor gut 2000 Jahren ging die jüdische Ära des Widderzeitalters zu Ende und man befand sich im Übergang zum Zeitalter des Fisches. Schon damals war das Phänomen der Präzession bekannt, durch das sich am astronomischen Himmel der Frühlingspunkt in den Sternbildern etwa alle 2000 Jahre verschiebt und mit dem Wechsel in ein neues Zeichen eine Zeitenwende beschreibt. Der Himmel war in den frühen Religionen immer von Bedeutung. Daher ist anzunehmen, dass man noch um eine weitere, zu erwartende und seltene Konstellation wusste, die einen großen Umbruch ankündigen sollte.[1] Jupiter, neben Mond und Venus der hellste Planet am Nachthimmel, und Saturn, den man mit bloßem Auge noch erkennen kann, bildeten zu der Zeit eine große Konjunktion in einem neuen Zeichen – ebenfalls im Fisch.

Der Fisch war schon etwa 500 bis 300 v. Chr. durch die Einteilung in Sternbilder, und später in Tierkreiszeichen, ein göttliches Symbol.[2] Genauso galt der Jupiter bereits bei den Babyloniern als auch bei den Griechen und Römern als Repräsentant der höchsten Gottheit und der Saturn als „Stern der Israeliten".[3] Dazu wurde in der jüdischen Bibel durch mehrere prophetische Prophezeiungen ein Ende der bestehenden Zeit und ihre künftige Erneuerung durch einen Retter angekündigt, der alles verändern würde.[4]

Der Umbruch war in der Tat auf allen Ebenen elementar, wenngleich das, was er hätte eigentlich transportieren können, erst in heutiger Zeit die Oberfläche durchdringt. Erst einmal hatte das Christentum im Vergleich zur Antike für viele Menschen einen Reiz, denn zum einen wandelte sich das Verhältnis zum Tod, der nun eine persönliche Erlösung bereit zu halten schien, wenn man fest an den Erlöser glaubte und sich nichts zuschulden kommen ließ. Zum anderen entstand die vollkommen neue Sichtweise, dass vor Gott alle Menschen gleich waren.[5]

Zu beiden Sichtweisen hatten die antiken Religionen, die in ihrem Denken eher der Philosophie entsprachen, eine andere Haltung. Die Philosophie beschäftigt sich mit ähnlichen Fragen wie die Religion, findet deren Beantwortung jedoch an anderer Stelle, da sie alles Vorhandene in der Welt mit einbezieht und nicht durch strenge religiöse Kulte einengt. Ein weiterer Unterschied von philosophischer und religiöser Denkweise ist, dass die Philosophie allen Menschen Zugang zu den Wahrheiten des Lebens eröffnen will. In den meisten Religionen hingegen sollen die Wahrheiten vielmehr den Gläubigen als Geheimnis vorbehalten sein. Besonders die griechischen Bürger hatten die Angewohnheit, in ihren Versammlungen öffentlich zu diskutieren und zu verhandeln. Alles war im weitesten Sinne an die Fragen nach dem Sinn und Sein des Menschen und der Bedeutung seiner Sterblichkeit geknüpft.[6]

Trotz des enormen Wissensschatzes in der Antike, in dem die sichtbare mit der unsichtbaren Welt vereint war, wies die griechische Religion Schwachstellen auf, von denen das Christentum profitierte.[7] Ein vollkommen neuer Grundgedanke des Christentums war, dass der Mensch nicht an dem gemessen werden kann, was er kann, sondern wie er sich verhält und am Ende vor Gott alle Menschen gleich sind. Das war für die Griechen, die selbstverständlich in einer aristokratischen Rangordnung lebten, ein vollkommen neuer Gedanke. Die griechische Gesellschaft war, trotz ihrer geistigen Freiheit, hierarchisch aufgeteilt und die weniger gebildeten Menschen mussten sich mit niederen Tätigkeiten begnügen. Selbst eine Form von Sklaverei gehörte in gewisser Weise zu ihrem Leben dazu. Auch wenn die „Sklaven" es teilweise nicht so schlecht hatten, gab es praktisch keine Chance, ihrer „Kaste" zu entkommen. Sie waren zwar einerseits weniger wert, aber andererseits war es Teil des antiken kosmologischen Weltbildes, dass die Anlagen, die ein Mensch mit in sein Leben brachte, als eine Art sichtbare Verlängerung seiner in ihm angelegten Natur galt und damit seinen Platz im Leben definierte.[8] Die Natur war den Griechen das größte Vorbild und da sie dort ebenfalls hierarchische Strukturen fanden (von denen wir erst heute wissen, wie wichtig auch die scheinbar niederen Lebewesen und Pflanzen für das ökologische Gleichgewicht sind), war eine Gesellschaftsstruktur analog dazu ganz normal.

Die Christen dieser Zeit hatten dazu eine vollkommen andere Ansicht. Für sie ging es darum, was wir mit unseren angelegten Fähigkeiten machen – ein geistig höher entwickelter Mensch galt nicht automatisch als anständiger und ein einfacher Mensch war nicht automatisch minderwertiger. Diese Revolution im Denken war für die damalige Zeit ein regelrechter Quantensprung, da erstmalig nicht mehr die Natur als Grundlage gesehen wurde, sondern die Freiheit des Menschen.

Die Schattenseite dieser Sichtweise zeigte sich schon sehr früh, da zum einen die Natur nun als beseelte Kraft ihre Bedeutung verlor und zum anderen das Christentum großen Wert auf die Moral legte. Solange man aus dem Innersten heraus im Sinne Christi handelte, war man ein guter Mensch, ansonsten ein Sünder. Das war nicht nur gegenüber der griechischen Welt eine enorme Veränderung, sondern auch gegenüber der jüdischen Welt mit ihren streng ritualisierten Glaubensregeln, die man nicht zu hinterfragen hatte.[9] Die gute Seite der Sichtweise, dass vor Gott alle Menschen gleich sind, hat letztlich zur Entwicklung der Menschenrechte geführt, die heute nicht mehr wegzudenken wären. Ebenfalls begann die lange Diskussion um den freien Willen des Menschen und es war im Grunde auch der Ursprung der Demokratie, die es zwar vom Grundgedanken der Mitbestimmung bei den Griechen schon gab, aber es durften dort nicht alle Menschen daran teilnehmen.[10]

Dazu brachte das Christentum eine ganz neue Sicht der Liebe mit sich und auch die praktizierte Nächstenliebe wurde ein wichtiger Bestandteil des Lebens.[11] Darüber hinaus war die unsterbliche Liebe zu Gott stärker als der Tod. Wenn der Mensch in Gott lebt und liebt, wird seine Seele unsterblich und geht ein in das ewige geistige Leben. Damit gab das Christentum uns das Versprechen – aber nur, wenn wir auch an unseren Gott glauben und uns nicht schuldig machen – dass wir nun persönlich von unserem Retter erlöst werden. Das hatte im Gegensatz zur unpersönlichen Mythologie für viele Menschen eine Anziehungskraft, die vor allem die Angst vor dem (→) Tod zu nehmen schien. Das ist ein wichtiger Punkt, der nicht zu unterschätzen ist, da die Angst vor dem Tod sicher die größte ist, die der Mensch hat und nun gab es plötzlich die Hoffnung auf Erlösung. Für die Griechen war der Tod ein Teil der kosmischen Ordnung, sie haben ihn als diesen akzeptiert und von da an ging es in der Unterwelt weiter.

Fatal war, dass der Begriff des „logos", der für die griechischen Philosophen den geordneten, harmonischen und damit von göttlicher Struktur durchdrungenen Kosmos beschrieb, von den Christen in den Evangelien als „das Wort" übersetzt wurde.[12] Das fleisch(mensch)gewordene Wort Gottes, durch das ausnahmslos alles entstanden war. Für die Menschen damals ein unglaublicher Akt der Ermächtigung – wie war es möglich, dass die Kraft und Macht einer göttlichen universalen Weltordnung nun einem Menschen und einem einzigen Gott zugeschrieben werden konnte? Die Römer schreckten nicht davor zurück, die in ihren Augen verirrten Christen zu verfolgen und umzubringen.[13]

Das Göttliche war nun keine unpersönliche Struktur mehr, sondern an einen „Gottmensch" geknüpft. Ein vollkommener Bruch mit allem, was vorher in der europäischen Menschheit gedacht und gelebt wurde. Man sollte sich an der Stelle bewusst machen, dass das Griechentum weit über seine Grenzen hinaus verbreitet war – bis nach Italien, Kleinasien, Frankreich und in verstreuten griechischen Kolonien Westeuropas. Der geistige Wandel hatte somit eine enorme Reichweite.

Fortan herrscht der Glaube anstelle des (eigenen) Denkens, dem sich noch dazu das Christentum mehr und mehr entgegensetzte. Man sollte vertrauen. Das Erkenntnisvermögen der denkenden Menschen, insbesondere der griechischen Philosophen, war nicht mehr vonnöten, sie wurden im Verlauf sogar angefeindet. Nun war die Demut des einfachen Menschen ausreichend, um sich dem Göttlichen zu nähern.

Ich finde in allen Bereichen immer wieder die Entwicklung innerhalb der Polaritäten bemerkenswert. Daher ist es sicher kein Zufall, dass das Christentum, welches die griechischen Glaubenslehren, und damit auch die Kraft des mythischen Bildes, verdrängt hat, den schwächsten, demütigsten und nicht selbst-denkenden Menschen, die bei den Griechen zur untersten Schicht gehörten, die größte Kraft zu geben schien – und die im Gegensatz zu den Ungläubigen nun eine besondere Stellung in der Gesellschaft hatten. Im Grunde war es vor allem für die einfachen Menschen ein Entkommen aus der Situation der Wertlosigkeit. Es gab ihnen eine vollkommen neue Richtung. Das Christentum war für das Volk, während sich bei den Griechen die Denker mit den Mythen und dem Logos beschäftigten. Das steht sich diametral gegenüber, man möchte meinen unvereinbar. Aber das stimmt eben nur bedingt. Es war vielmehr der nächste, reif gewordene Entwicklungsschritt der Menschheit.

Kapitel 7.1

Die Realität des Christentums

Das Christentum kämpfte für die Allmacht eines einzigen Gottes. In der Essenz führte es damit gleichermaßen einen Kampf gegen den Kosmos genau wie gegen unsere angelegte innere Natur. Die katholische Kirche triumphierte, dass alles, was Jesus betraf und die Bibel über ihn sagte, wahr sei und die Götter der Antike doch nur Mythen.[1] Es blieb vom eigentlichen spirituellen Inhalt nur der Glaube an das Wunder übrig. Die tiefen Inhalte der Mythen, die immer in bildhaften Gleichnissen das antike Wissen um die göttliche Natur unseres Kosmos ausdrücken und bewahren, gingen verloren.[2] Dennoch lag es damals ganz offenbar in der Qualität der Zeit, Gott den Menschen auf neue Weise näher zu bringen, als weiter an unsterbliche ferne Götter zu glauben.

Es geht mir in diesem Kapitel keineswegs darum, einfach nur eine erneute Kritik an der zum Machtsystem gewordenen christlichen Kirche zu verfassen, was ich noch dazu fachlich gar nicht leisten könnte. Ebenso wenig möchte ich die Kirche für unseren desolaten Seelenzustand schuldig sprechen. Es geht mir vor allem darum, deutlich zu machen, wie sehr das Christentum auch unbewusst in unser ganz persönliches Leben hineinwirkt, selbst wenn wir uns nicht direkt zu seinen Anhängern zählen. Die Macht genau wie das Untergegangene wirkt auf beiden Ebenen – außen wie innen.

Die Christen sahen sich anfangs als jüdische Erneuerungsbewegung. Sie wurden von den Römern jahrzehntelang als jüdische Sekte aufgefasst, die von den Behörden bekämpft wurde. Die Christen selbst waren damals deutlich intoleranter als die Juden, von denen sie sich gerade erst gelöst hatten. Die Juden wollten nicht missionieren, die Christen dafür in verstärktem Maße.

Im römischen Reich war der jeweilige Kaiser selbst so etwas wie ein göttlicher Heilsbringer für den Staat, für den die Menschen auch beteten. Es war wichtig, dass die Bürger sich der Religion mit ihren Riten zuwendeten. Das war ein Akt, um in Frieden mit den Göttern der Welt zu leben und das öffentliche Wohl nicht zu gefährden. Ausbreitung von Fremdkulten im römischen Reich, die sich nicht in ihre polytheistische Umgebung einpassen wollten, erhöhten das Konfliktpotenzial und wurden als Bedrohung der öffentlichen Ordnung wahrgenommen. Den Christen war aber nur die Verehrung ihres eigenen Gottes erlaubt – sie erwiesen dem Kaiser keine besonderen Ehrungen und lehnten ebenso alle anderen Kulte ab, die sie zum Teil brutal bekämpften (→Die Sonnenreligion). Man ging von staatlicher Seite dagegen vor, um Sicherheit zu gewähren.[3] Das war gleichzeitig der Anfang der Christenverfolgung, die zusammen mit den Juden vorher noch einen gewissen staatlichen Schutz genossen hatten. Dennoch unterwarfen sich die Christen in ihren religiösen Bräuchen keiner staatlichen Bevormundung – solange bis sie selbst der Staat waren.

Die ganzen Machtkämpfe dauerten etwa 250 Jahre. Erst 313 wurde das Christentum, nachdem es bereits verboten worden war, durch einen Beschluss von Kaiser Konstantin und seinem Mitherrscher offiziell toleriert,[4] um die Stabilität im Reich nicht zu gefährden, da die Christen trotz Verfolgung noch zu zahlreich waren. Anfangs sollten sie lediglich geduldet werden, aber im weiteren Verlauf gewann das Christentum im Römischen Reich an Einfluss. Als dann Kaiser Konstantin – womöglich anfangs in der Absicht, seine eigene Macht zu vergrößern – sich selbst dem Christentum zuwandte, konnte er seine geplanten Reformen besser durchsetzen. Er wurde tatsächlich im Jahr 324 Alleinherrscher und hatte die Basis gelegt, dass im Jahr 393 durch seine Nachfolger das Christentum zur Staatsreligion erhoben wurde. Das Christentum hatte damit auch die Funktion der göttlichen Unterstützung für den Staat. Andere Religionen (mit Ausnahme des Judentums) wurden offiziell nicht mehr geduldet.[5]

Es war nun nicht nur ein Privileg Christ zu sein, man genoss ebenso zusätzliche Sonderrechte. Sich zum christlichen Glauben zu bekennen, konnte durchaus vorteilhaft für den sozialen Aufstieg sein, was vorher ganz das Gegenteil bedeutet hatte. In der Folgezeit wurden viele der höheren Staatsämter, von denen die Gestaltung des öffentlichen Lebens abhing, mit Christen besetzt, so dass viele reiche und bis dahin mächtige Personen sich dazu gezwungen sahen, zum Christentum überzutreten, um überhaupt ihre Position oder ihre Macht erhalten zu können. Das zeigt, dass schon damals Christentum und Staat auf das Engste verknüpft waren und sich zu einer Art „Machtmonopol" zusammengeschlossen hatten.[6]

Mit dem Christentum festigte sich der Monotheismus und alle, die polytheistisch glaubten, wurden als Heiden abgetan und mit Zunahme der Macht des Christentums dann sogar unter Todesstrafe verfolgt. Damit begann auf Seiten der Christen offiziell die Diskriminierung, die sie in der Antike, in der der einfache Mensch weniger Wert hatte, abgelehnt haben. Nun hatte man eine doppelte Spaltung: wieder einmal zwischen den mächtigeren und den schwächeren Menschen und zum anderen durch die strenge Moral von Gut und Böse. Letzteres war von Beginn an tragendes Element des Christentums und führte in Machtstrukturen genau wie in die Dualität anstelle der verbindenden Polarität.

1000 Jahre war das Christentum dennoch bedeutend. Christus war der Lichtbringer – dann wurden die Schattenseiten mit der zunehmenden Infragestellung dieser Lehre deutlicher. Für das Christentum waren zu jeder Zeit alle anderen Religionen Kulthandlungen von Heiden, also von Ungläubigen. Die antike Religion wurde teilweise sogar als Aberglaube einer unterentwickelten, noch in jugendlicher Geisteshaltung steckengebliebener Gesellschaft dargestellt. Damit wurde sie nicht nur entwertet, sondern auch als für das Volk gefährlich eingestuft. In einem Buch des päpstlichen Bibelinstituts von 1954 (Religionsgeschichtliches Handbuch)[7] wird das alles auf knapp 900 Seiten genau so beschrieben. Die christlichen Priester fühl(t)en sich als direkte Mittler zwischen Gott und den Menschen und damit den Menschen übergeordnet, dem Schöpfer ähnlich. Das allein schon legalisierte die Entwicklung der Macht Andersdenkende auszurotten.

Die christliche Kirche tat es ebenfalls ab, wenn Götter als Sinnbilder von Elementen oder Naturkräften gesehen wurden. Das wurde höchstens den einfachen ungebildeten Bauern zugestanden, die es ja nicht besser wissen konnten. Karl Prümm schreibt im selben Religionsgeschichtlichen Handbuch für die Theologiestudenten wörtlich:

„Wie konnte er (der primitive Mensch) den Mutterboden der Erde, die Triebkräfte der Natur vergotten, wo doch diese Dinge auf einer viel niedrigeren Seinsstufe stehen als er selbst und kein Anzeichen einer geistigen Seele in sich tragen, also an Seinswert wie hinter ihm zurückstehen."[8]

Wie wenig Zugang das Christentum doch zum Leben hatte und wie verachtend es sich auf der anderen Seite demgegenüber zeigt! Es ist fatal, was durch die konkrete Trennung von den antiken Wurzeln untergegangen ist. Nicht nur, dass die Natur nun plötzlich entwertet war, sie durfte auch auf keinen Fall eine Konkurrenz zur Gotteskraft darstellen. Der sündige Mensch sollte nur durch Gebet, Hostie und Weihwasser geheilt werden. Es gab sogar eine Zeit, in der nicht mal mehr Gänseblümchen wachsen durften, da diese im Volksmund den Namen „Gottesaugen" hatten.[9]

Die Kirche trug aber auch intern in ihren Konzilen (kirchliche Versammlungen) viele Streitigkeiten um die Lehre aus, in denen – aus meiner Sicht – zum Teil haarsträubende Dinge entschieden wurden. Beispielsweise wurde verboten, an eine Präexistenz der Seele vor ihrem jetzigen Erdenleben zu glauben und es wurde festgelegt, dass es keine materielle Wiedergeburt auf dieser Erde gibt.[10]

Im Konzil zu Konstantinopel 869 wurde die Austreibung des wahren Geistes aus der christlichen Kirche vollendet. Sie haben als Dogma (Glaubenssatz) beschlossen, dass der Mensch fortan einzig ein dualistisches Wesen ist, welches nur aus Körper und Seele besteht. Das Göttliche im Menschen, sein Geist und damit auch sein Zugang dazu, wurde verleugnet.[11] Den hat die Kirche einfach abgeschafft. Es blieben übrig, der Mensch mit Körper und Seele auf der einen und die „Geistlichen" auf der anderen Seite.

Das ist für mich der Höhepunkt der Zerstörung. Wenn man Christ sein wollte, hatte man das zu glauben. So war es damals schon wie heute. Oben wurde entschieden, was man „unten" (das Volk) zu denken und zu glauben hatte. Mit diesen kirchlichen Denkverboten wurde der Religion noch die restliche Tiefe genommen. Da bleibt, neben der wörtlichen Interpretation der Bibel, nicht mehr viel übrig und man versteht die Menschen nur zu gut, die sich dann zunehmend von der zum Machtapparat gewordenen Kirche abgewendet haben, weil sie dort keinen inneren Halt mehr finden konnten. Der war ja auch nicht mehr da! Die Abschaffung des Geistes ist so elementar – sie spaltet den Menschen von der göttlichen Quelle ab. Es mag für viele keine Rolle spielen, ob das in einem Konzil entschieden wurde oder nicht. Es geht aber um die Energie, die sich durch solche Beschlüsse ausdrückt und in der Missachtung des Lebens genau wie im menschlichen Dasein ihren Niederschlag findet. Der eigentlich spirituelle Sinn des Religiösen ist auf diesem Weg gänzlich verlorengegangen und von der Kirche wurde er im Prinzip gar nicht gelehrt.

Im Grunde wird es in Folge fast notwendig, wenn man seine erkämpfte Macht behalten will, auch an allen anderen Stellen nichts anderes als die eigene Haltung zuzulassen. Dieses Allmachtsbestreben der christlichen Kirche zeigte sich in so vielen Bereichen. Sie setzte sich lange gnadenlos über jede bessere Erkenntnis hinweg – egal, ob es Krankheiten waren, wissenschaftliche Forschungen, die Wirkung der Heilkräuter oder die alte Erfahrung, dass Träume eine tiefere Bedeutung haben. Gott allein ist die Macht, die uns alles auferlegt wie auch heilt. Wir haben Gottes Wege nicht zu hinterfragen, sondern brav zu folgen, Krankheiten oder Schicksalseinbrüche als gerechte Strafe Gottes zu akzeptieren und uns vor dem Bösen in acht zu nehmen und die Dämonen in Träumen zu fürchten. Nach Thomas von Aquin (1225 - 1274) waren Träume ein Werk des Teufels und Hexen entlarvte man auf diese Weise. Noch Martin Luther (1483 - 1546) betete darum, dass Gott ihn mit Träumen verschonen möge. Träumen gestand er aber zumindest die Möglichkeit zu, die Menschen auf ihre Sünden aufmerksam zu machen.[12]

Das Volk war damals, genau wie heute, schuld an allem. Es hat sich nichts Wesentliches geändert. Noch bis zum Ende des 18. Jahrhunderts! (in der Inquisition) wurden die Verweigerer der Ablasszahlungen, genau wie die Ungläubigen, bis in den Tod verfolgt.[13] Ebenso verfuhr man mit den Hexen, denen man die Ursachen von Wetterkatastrophen wie Überschwemmungen oder Dürre und Krankheiten der Menschen angelastet hat. Alles, was das System angreifbar gemacht hätte, musste weg. Nicht einmal Heilkräuter durften eine Kraft haben, die wurde einzig und allein Gott zugestanden. Es gab Hexenverbrennungen, Verbot von Heilkräutern, Bücherverbrennungen, Ketzerermordungen, Austreibung von Dämonen und dem Teufel. Ablasszahlungen wurden durchgesetzt und viele Kriege im Namen Gottes geführt.

Ein Glaube, wenn er seiner Wahrhaftigkeit beraubt und dennoch gelebt werden soll, kann eben nur mit Macht durchgesetzt werden. Die Bibel wurde lange genug mit allen Inhalten als Drohung auf Erden verkauft, damit wir nicht vergessen, dass wir die Sünder sind! Im Grunde weist die christliche Kirche, wie zu ihrem Beginn, als Institution sektenähnliche Züge auf: Es braucht einfache Menschen, die ein Oberhaupt, und oft auch einen Vertreter dieser Macht, anbeten. Es gibt Geheimwissen, das nur den Mitgliedern und Eingeweihten zugänglich ist. Zur Zugehörigkeit benötigt man eine Art Einweihung und alle anderen sind Feinde. Jedes derartige System, ähnlich der heute herrschenden Kaste in Wirtschaft und Politik, lebt von einfachen Gläubigen und nicht hinterfragenden Menschen.

Kardinal Ratzinger sagte noch 1979 in einer Predigt:

„Der christliche Gläubige ist eine einfache Person. Aufgabe der Bischöfe ist es deshalb, den Glauben dieser kleinen Leute vor dem Einfluss von Intellektuellen zu bewahren."[14]

Kirche in dieser Form ist in meinen Augen Gotteslästerung. Je dümmer die Unterlegenen, desto größer die Macht. Das ist nichts Neues. Schlimm ist, dass die Kirche noch dazu den größten Machtmissbrauch weltweit praktiziert (hat). Ich frage mich immer, was die Oberhäupter der Kirche tatsächlich wissen. Wenn sie um die wahrhaften Zusammenhänge von Himmel und Erde wüssten, würde sich doch jede Machtstruktur erübrigen. Dann würde man doch niemanden kleinhalten oder sind sie tatsächlich so schlimm machtversessen, dass sie aus diesem Grund alles andere unterdrücken mussten?

Immer wieder wurden Menschen von der Kirche „suspendiert", wenn sie Dinge veröffentlichten, die Gottes Allmacht infrage stellen könnten – so geschah es Galileo Galilei (1564 - 1642) mit der Entdeckung des heliozentrischen Weltbildes. Er wurde dafür mit dem Kerker bestraft, was dann in lebenslangen Hausarrest umgewandelt wurde. Auch Hildegard von Bingen wurde das Predigen verboten, weil sie es wagte, einen Mann ordentlich zu beerdigen, der nicht mehr der Kirche angehörte. Das Grab sollte sogar wieder ausgehoben werden.[15] Wie das möglich ist, fragt man sich, wenn gerade die christliche Kirche in ihrer Ausübung darauf besteht, dass vor Gott alle Menschen gleich sind.

Der Vatikan hat erst unter Papst Johannes Paul II. aufgehört, wissenschaftliche Erkenntnisse zu ignorieren. Darwin und Galilei wurden kirchlich rehabilitiert. In der Süddeutschen Zeitung vom 25.10.1996 heißt es öffentlich: „Der Vatikan öffnet sich der Evolution". Immerhin nur gut einhundert Jahre später!

Der gleiche Papst hat 1992 im Zuge der kirchlichen Rehabilitation von Galilei erklärt, dass die Theologen der damaligen Zeit sich geirrt haben in der Annahme, der Wortsinn der Bibel beschreibe den physikalischen Zustand der Welt.[16] Unglaublich wie viele Jahrhunderte das gedauert hat!

Der lange praktizierte, aber als gescheitert geltende Versuch, die Bibel im Wort zu verstehen, mutet an, als würde der Priester in 10 cm Abstand vor einem Baum stehen und den Wald erklären wollen. Wenn wir den Wald erkennen wollen, müssen wir weiter weg gehen und auch in die Tiefe. Am besten wäre es, wir könnten uns dafür in die Lüfte erheben und das alles von oben ansehen – ein schönes Bild, für die Betrachtung auf einer neuen übergeordneten Ebene – um den Baum in seinem Gesamtzusammenhang zu erkennen. Erst Anfang des 19. Jahrhunderts begann man sich der mythischen Erklärung der Bibel zu nähern.[17]

Die Fundamentalisten der Bibel nehmen diese heute noch wörtlich! Dabei kennen wir aus der Geschichte der Menschheit zahlreiche Beispiele für blutige Kriege, die daraus entstanden, dass regional bedeutsame mythische Bilder nicht als Paradoxien, sondern als Tatsachen verstanden wurden. In den USA glauben immer noch drei Viertel aller Amerikaner an eine Jungfrauengeburt.[18] Man mag das kaum glauben. Man hätte vor über 2000 Jahren, in denen die Vorgänge der sexuellen Fortpflanzung im Detail nicht wie in der heutigen Form bekannt waren, ein solches Wunder vielleicht noch gerade so hinnehmen können. Aber es ist schon faszinierend, dass, obwohl um 1859 Darwin mit seinen Forschungen über die Evolution ein solches und andere Wunder schwinden ließ, noch 1854 die unbefleckte Empfängnis von Papst Pius IX. zum Dogma erklärt wurde. Ebenfalls fiel in seine Amtszeit das Dogma der Unfehlbarkeit des Papstes.

Die Kirche hat all ihre Dogmen zu Machtinstrumenten gemacht. So kam es zur Übermacht der Kirche als Funktion, die auf diese Weise den wirklichen Inhalt im Prinzip sogar ausklammern muss und dann nur noch mit Gottes Strafen drohen kann. Bis heute. Und immer noch verstehen viele Gläubige – auch in unseren Breitengraden – Gott als Person.

Die Katholische Kirche verhielt sich damals so wie heute der Staat – sie herrschte über allem, war höchste Instanz und nahm die Vernichtung von Millionen Menschen in Kauf. Sie rechtfertigte sogar Kriege, wenn sie dazu dienten, sich gegen die Kirchenungläubigen zu richten und die Dogmen der Kirche zu untermauern. Beinahe alle Kriege sind Religionskriege – immer im Namen des (einzigen) Herrn, der alle Menschen gleich liebt. Dieser Widerspruch würde vollkommen ausreichen, jede in der Form des alleinigen Machtanspruchs gelebte Religion infrage zu stellen. Das betrifft an der Stelle nicht nur, aber vor allem das Christentum. Wir kennen und schieben das meist auf den Islam, aber die katholische Kirche hat wenig dazu beigetragen, große Kriege oder den Nationalsozialismus zu verhindern.[19] Das sei nur ganz nebenbei bemerkt und sie selbst hat einen 30-jährigen blutigen Krieg (1618 bis 1648) gegen die Protestanten geführt. Das Kriegstreiben war leider keine Verirrung damaliger Zeit, es ist ungebrochen aktuell wie der Ukraine-Krieg uns zeigt, für den auch die katholische Kirche Waffenlieferungen befürwortet.[20] Und in der Corona-Krise hat die Kirche ebenfalls nicht den Menschen gedient, sondern dem Staat und ihre Türen für Gesprächund Hilfesuchende verschlossen gehalten.

Das Christentum ist Teil des Machtsystems und war von Anbeginn an die Ausübung von Macht gebunden, um sich überhaupt ausbreiten zu können. Früher brauchte es Macht in Form von Verfolgung und Kriegen und heute ist das Oberhaupt immer noch der Papst, dem sich im Zweifelsfall selbst die Wirtschaft unterwirft.

Das Ergebnis dieser Strukturen sind Machtreligionen, aus denen das Lebendige und die tiefe innere Bedeutung fast gänzlich verschwunden sind. Wenn man aber in diesem Bereich forscht, findet man nicht nur fundamentale Weisheiten, sondern ebenso in sehr vielen Schriften dieselben Botschaften, auch wenn Formulierungen und Bilder andere sein können, die durch das entsprechende Zeitalter und den Bewusstseinsstand der Menschen ihren jeweiligen Ausdruck fanden.

Weder das Thema der Jungfrauengeburt noch die unbefleckte Empfängnis noch die große Freude durch die Geburt des Heilands oder die Wiederauferstehung hat das Christentum mit Jesus Christus als (einziger) Erretter und Erlöser der Welt erfunden. All diese Themen sind bekannte religionsgeschichtliche Motive, die sich wiederholt in vielen alten Mythen finden.[21] Genauso hat der Sonnenkult nicht nur bei den Mithras (→Sonnenreligion), sondern ebenfalls in vielen anderen Glaubensrichtungen eine übergeordnete Rolle gespielt. Selbst Christen haben im 5. Jahrhundert noch zur Sonne gebetet[22], aber für die eigene Lehre wurde dann eben Christus zum ewigen Licht und einzigen Erlöser erklärt.

Die kirchlichen Rituale und Dogmen, die dem Menschen das Göttliche ursprünglich näherbringen, genau wie sie die Entwicklung des inneren

Menschen befördern sollten, haben uns von der Erfahrung und des Erkennens des göttlichen Anteils in uns eher abgebracht als hingeführt. Der Gläubige soll alle dunklen Anteile in sich, alle Schatten und Schuld vermeiden und stattdessen dem Bild Jesu nachfolgen, ein guter Mensch sein, ohne Gottes Wille zu hinterfragen.

Wenn wir uns aber nicht schuldig machen dürfen, dann bleiben einerseits unsere inneren Schatten, genau wie die in uns angelegte Schuld, unerlöst und es fehlt uns ebenso die Erfahrung dieses göttlich-erlösenden Weges im Inneren. Denn erst durch das Durchleben der Gegensätzlichkeit, der scheinbaren Unvereinbarkeit des Guten mit der Realität des Bösen, kann sie sich auflösen. Oft müssen wir das schmerzlich erfahren, das Falsche ertragen, bis es begriffen ist, um dann, wenn wir alles verinnerlicht und in Folge losgelassen haben, auf einer höheren Ebene wieder ins Leben (ins Bewusstsein) zu kommen. Erst dann können wir etwas erlösen.

Wenn der Gläubige alle Schuld, alle Fehler vermeiden soll, kann auf der Seelenebene keine Entwicklung mehr stattfinden. Die ist sogar, wenn man es ganz genau nimmt, mit Strafe verbunden. So bleibt all das in uns Angelegte unerlöst in der Welt. Je mehr und je länger das Innere des Menschen, das eigentlich Lebendige, ausgeklammert wird, desto mehr muss es sich früher oder später an anderer Stelle entladen oder kann irgendwann vielleicht nur noch untergehen (→Erlösung oder Zerstörung). Wenn wir diese Zusammenhänge erkennen, wundert man sich weniger über das, was in der Welt geschieht (→Das Böse).

Die Kirche sorgt dafür, dass wir im Sinne des Himmels niemals vollständig und damit auch nicht eigenständig werden – wobei wir immer zu einem Teil unvollständig bleiben werden, einfach weil wir Menschen und nicht heilig sind. Sie droht mit dem moralischen Zeigefinger, will das Böse, oder besser das, was sie für das Böse hält, ausschließen. Es darf sich aber nicht nur der Gläubige nicht schuldig machen, auch die Diener der Religionen, Päpste und Priester müssen sich vom Leben abwenden, um heilig zu sein und das meist, bevor das Leben sie dorthin geführt hat. Dabei wussten schon unsere Vorfahren um die Wichtigkeit des Durchstehens von Prüfungen, die das Leben bereithält. Auch das zeigen die antiken Mythen in aller Deutlichkeit.

Die Angst vor der Hölle muss, vor allem bei den Geistlichen, groß sein, denn noch immer wird ein Leben ohne emotionale Verirrungen verlangt und stattdessen lebenslange Beschäftigung mit mittlerweile erstarrten Bibelbildern. Noch 2018 wurde die Existenz der Hölle explizit vom Vatikan bestätigt.[23] Das Leben in der Enthaltsamkeit klammert ebenso einen wichtigen Teil des Lebens aus. Die Verleugnung und Abtrennung von Körper(lichen Bedürfnissen) und unbewussten Seelenanteilen ist wie ein Leben, in dem es nur noch Tag sein darf. In diesem Zusammenhang sollte man über den Missbrauch nachdenken, der gerade in der katholischen Kirche immer wieder auftaucht. Der Missbrauch ist ebenfalls Teil des aufgestauten Bösen, was sich auch nur zerstörerisch entladen kann, weil das Eigentliche, was vielleicht gelebt werden wollte, unterdrückt werden musste, anstatt es auf einer gesunden Ebene erleben zu können.

Werden wir heiliger, wenn wir das Leben vermeiden, alle „Sünden" möglichst ausklammern?

Wolfgang Döbereiner formulierte es deutlich:
„Jede Askese ist die Verdrängung des Ihnen vom Himmel gegebenen Lebens. Und das Falsche, was darin vorkommt, ist notwendig, damit der Himmel das Falsche los wird und im Zeitlichen vergänglich macht."[24]

Wir werden viel heiliger, wenn wir das Leben leben und uns auf diesem Wege dem Göttlichen annähern – wobei ich hier keinen Pfarrer oder Priester angreifen möchte. Es gibt überall mutige und freidenkende Menschen, die nicht mehr nur dem starren Denksystem verhaftet sind und die Inhalte auf tieferer Ebene begreifen und leben, die eigene Wege gehen und ihre Kirchen und Gemeinden zu wahren Begegnungsstätten für alle Menschen gemacht haben – denn gerade das ist es, was diese Orte sein könnten. Stattdessen mutet ein Besuch in der Kirche heute mittlerweile nur noch an, wie das inhaltsleere Ausführen der immer gleichen Rituale. Der Mensch findet dort keinen Halt und in der Verbindung mit den Katastrophen in der Welt, und nicht selten auch im persönlichen Schicksal, keinen Sinn mehr.

Man kann in allen Mythen eine Entwicklung erkennen, die immer an der Zeit und Kultur angelehnt war und sich über die Jahrhunderte in veränderter Form zeigte. Nur das Christentum schließt bis heute nahezu jede Weiterentwicklung aus, denn mit dem Erscheinen des einzigen

Erlösers Jesus Christus, ist alles vollendet und durch nichts mehr infrage zu stellen.[25]

Es hat sich mir die Frage aufgedrängt, ob nicht in monotheistischen Religionen die Machtstrukturen schon im System angelegt sind? Schauen wir doch einmal genauer hin, was eigentlich den Unterschied von Monotheismus und Polytheismus ausmacht. Es geht in der Abgrenzung beider Richtungen im Grunde gar nicht vorrangig um entweder einen oder viele Götter. Es geht vielmehr um den Standort, den die Götter einnehmen und ihr Verhältnis zum Kosmos. Im Polytheismus sind die Götter Bestandteil des Kosmos. Sie leben in ihm und spiegeln uns durch ihr Erleben und Erleiden unsere menschlichen Höhen und Tiefen genau wie auch die Abgründe wider. Im Monotheismus ist der Gott außerhalb des Universums, was er erschaffen hat und ist meist rein und ohne Schuld.

Zu einer rein monotheistischen Religion, zu der man sich bekennen muss, gehört ganz offenbar die Spaltung in richtig und falsch, in wahr und unwahr dazu – was im Prinzip nichts anderes ist, als die nach außen projizierten Schatten, die zum Leben untrennbar dazugehören. Damit ist die Ausklammerung des Falschen sowie des Bösen, weil man ja nur selbst „richtig" heilig ist, genau wie die Abwertung anderer Menschen und Glaubenssysteme bereits enthalten. In polytheistischen Religionen ist ein Bekenntnis üblicherweise nicht zwingend,[26] ebenso leben die Götter dort auch all ihre dunklen Seiten offen aus. Sie kommen auf diesen Wegen, genauso wenig wie der Mensch, weder an den Konsequenzen noch am erhellenden Erkennen vorbei.

Erst durch die Spaltung in richtig und falsch haben die dunklen Anteile in der Welt keinen Platz mehr. Ist dann nicht, im Sinne der Polarität, die Verbannung alles angeblich Falschen in die „Hölle", als einzigen Platz, wo so etwas sein darf, eine folgerichtige Erscheinung?

Und ist es nicht ebenso folgerichtig, dass bei einer solchen Religion, also bei einem System, in dem der Gott sich als übermächtiges Vorbild außerhalb befindet, dieser dann auch nur außerhalb des Menschen bleiben kann? Es zeigt sich schon im Bild der Kreuzigung, die eigentlich transportiert, dass Schuld, die nicht die eigene ist, erlösbar ist. Aber der christlich Gläubige darf das nicht, er darf keine Schuld auf sich laden und damit wird sie auch nicht erlösbar. Damit bleibt in jedem Sinne alles außerhalb des Menschen.

Wenn der Gott jedoch außerhalb von uns bleibt, kann er nicht in der Seele erfahrbar werden! Damit bleibt der Zugang zum eigenen Unbewussten, zu einem selbst als Teil des göttlichen Wesens, versperrt[27] und die eigene Seele wird sich nicht in der angelegten Tiefe entwickeln können. Ohne Einbezug der eigenen göttlichen Seele erstarrt das Leben in Äußerlichkeit und Funktion.[28]

Vielleicht ist es aber sogar so, dass es in einem ausgeprägten Monotheismus, wie dem Christentum, inbegriffen ist, dass Gott außerhalb von uns bleiben muss als ein notwendiger Entwicklungsschritt im angelegten Schicksal der Menschen? Als eine Art Durchgangsstation auf dem Weg zu uns selbst? Ein Gott im Außen kann uns etwas nahebringen, aber vielleicht können wir nur durch sein „Verschwinden", durch seinen Bedeutungsverlust, zu Gott in uns selbst finden. Erst, wenn er im Außen keinen Halt mehr gibt, dann können wir uns selbst auf den Weg machen und begreifen, dass auch wir Schuld erlösen können, wenn wir sie auf uns nehmen und Teil des ewigen geistigen Lebens sind, auch ohne Bedingungen, und Gott in unserer Seele wohnt.

Im Grunde müsste es einen Kosmotheismus geben, der alles integriert und der dann wiederum gar nicht mehr nötig wäre, wenn wir alle um die kosmischen Zusammenhänge wüssten. Wir würden in einer natürlichen Religion leben, in der wir um den Ursprung aller Bestandteile von Himmel und Erde aus einem einzigen göttlichen Urquell wüssten. Und dieses selbstverständlich verehren und achten.

Kapitel 7.2

Die Sonnenreligion

Gehen wir noch einmal zurück in die Geschichte. Es war nicht nur die antike Götterwelt, gegen die das Christentum kämpfte. Vor Christus waren auch Schicksals- und Sternenglaube sehr verbreitet, was dem Christentum noch heute ein Dorn im Auge ist. In der Geschichte zeigt sich jedoch deutlich, dass die Sternenkunde stets untrennbar mit religiösen und philosophischen Vorstellungen verbunden gewesen ist – ganz gleich, ob es die babylonische Priester-Astrologie, die ägyptische Hermetik oder die römische Verknüpfung der Astrologie mit der griechischen Philosophie war.[1]

Es ist bemerkenswert, dass das Christentum die Bedeutung ihres Erlösers sehr wahrscheinlich auch an den astronomischen Gegebenheiten und der astrologischen Bedeutung erkannte,[2] die dann aber für alle anderen keine Bedeutung und schon gar keinen Inhalt mehr haben durften. Das Zeichen der Fische, das mit der Ankündigung des Gottessohnes auf Erden verbunden war, wurde den frühen Christen sogar zum geheimen Symbol[3] ihres Glaubens und es ist noch heute ein Symbol für die Zugehörigkeit zum Christentum.

Um die Allmacht auf allen Ebenen zu festigen, musste die Vielgötterei, genau wie der Glaube an die Sterne, eliminiert werden. Es gab in diesem Kontext insbesondere einen Kult, den sie massiv bekämpften.[4] Das war der Mithraismus, von dem die meisten wahrscheinlich noch nie etwas gehört haben. Da es ein Geheimkult war, gibt es wenig Überliefertes, aber in den letzten Jahrzehnten wird die Wichtigkeit dieser Religion auch unter Religionswissenschaftlern vermehrt diskutiert.[5]

Dem Mithraskult kommt eine besondere Bedeutung zu, da in dieser Glaubensrichtung zum einen die Sternenkunde die Basis bildete, genauso wie sie die Sonne als größte Kraft verehrte – und etwa zeitgleich mit dem Christentum im römischen Reich viele Anhänger fand. Die Ursprünge der Göttergestalt Mithras sind aber wahrscheinlich wesentlich älter und gehen möglicherweise noch einmal rund 2000 Jahre zurück.[6] In beiden Religionen finden sich beeindruckende innere und äußere Parallelen, aber auch gravierende Unterschiede. Beide gehörten jedoch zu den in ihrer Zeit erfolgreichsten Erlöserreligionen.[7]

Mithras, der Gott des himmlischen Lichts, ist eine Personifikation der Sonne.[8] Der Sonnengott, der bei den Griechen Helios (=Sonne) hieß, war in sehr vielen Religionen der Gott aller Götter, in dem Wissen, dass durch ihn alles geschaffen wurde und auch er selbst von noch

Höherem erschaffen wurde. Man wusste ganz offenbar instinktiv, dass es ohne das intensive, alles durchdringende Licht kein Leben auf der Erde geben würde. Ebenso gehen wir am Ende alle wieder ins Licht. Es ist also naheliegend, dass das Licht in Form des größten Gottes im Grunde immer eine übergeordnete Rolle gespielt hat. Auch wenn wir auf den Wortursprung „Gott" schauen, finden wir Erhellendes. Der Wortstamm ist sehr alt und ganz gleich, ob wir im germanischen oder asiatischen Raum schauen, kommt man immer wieder an den Ursprung der Sprachwurzel „Div"[9] aus dem Sanskrit, was leuchten oder strahlen bedeutet. Die Sprache in ihrer Herkunft ist immer wahrhaftig.

Der Mithraismus war deutlich komplexer als viele andere Sonnenkulte.[10] Er gilt als der umfassendste Versuch des Altertums die Vorgänge am Himmel – und damit auch auf der Erde – in einem religiösen System zusammenzufassen,[11] welches im weitesten Sinne eine Art Tierkreis mit seinen Wandlungsphasen darstellt. Damit brachte man den Menschen die ewig wiederkehrenden Geschehnisse der Natur in tiefer Weise nahe. Die astrologische Symbolik war in den Kult integriert und alle eingeweihten Menschen waren am Ende in der Lage, die Geschehnisse am Himmel zu deuten.[12] Die damals bekannten 7 Planeten standen für die Entwicklungsstufen des Menschen, in denen es um den Aufstieg der Seele hin zum Göttlichen ging und die eine Rückkehr in die Lichtheimat vorbereiten sollten.[13]

Ihre Kultstätten, die Mithräen, waren meist unterirdisch oder in Felsen gehauene Tempel und wurden teilweise mit Abbildern des Kosmos künstlerisch gestaltet.[14] Die Kulträume waren oft verhältnismäßig klein – im Gegensatz zu den späteren großen Gotteshäusern der Christen – dafür aber gab es sehr viele davon. Zur Blütezeit des Mithraskults im 3. Jahrhundert soll es alleine in Rom 800 Mithräen gegeben haben.[15] Bis heute wurden die Überreste von über 1000 Mithräen im gesamten Gebiet des Römischen Reiches archäologisch nachgewiesen.

Das römische Reich war enorm groß, der Mithraskult verbreitete sich schnell und hatte um 300 n. Chr. nicht nur den Status einer Weltreligion, er war zu der Zeit sogar offizieller Kult der Kaiser geworden. Das Zentrum der Mithrasanhänger befand sich in Rom, dem heutigen Zentrum der Christusgläubigkeit[16] und Mithras hatte als Beschützer eine staatstragende Funktion.[17]

Das römische Reich war ursprünglich ein tolerantes Gebiet. Dort gab es schon in der Kaiserzeit eine Vielzahl von Tempeln für verschiedene Religionskulte. Es war so etwas wie ein Sammelbecken der unterschiedlichen Religionen, Künste und Kulturen seiner Umgebung. Der Mithraskult kollidierte mit dem Staat in keinster Weise, dafür aber mit dem Christentum. Der Mithrasglaube war der ärgste Feind der Christen.[18] Plötzlich galt es als „heidnisch", die Sonne als Gott zu verehren. Die tiefen Wahrheiten des Christus und seine Verwandtschaft mit der Sonne wurden zur Ketzerei erklärt und verfolgt. Dabei verehrten die frühen Christen ebenfalls die Sonne. Ihre Altäre lagen immer im Osten, der aufgehenden Sonne zugewandt.[19]

So schnell wie der Mithraskult die Welt erobert hatte, kam dann der Fall. Und die Zerstörung und Unterdrückung ging nun von den Christen aus, die in ihren Anfängen von den Römern selbst bekämpft worden waren. Anfang des 4. Jahrhunderts, als der Mithraismus sehr anerkannt war und ihnen viele Tempel und Heiligtümer von der Donau über den Rhein nach Spanien oder London, Schottland und Paris erbaut wurden, haben die Christen nicht nur deren Anhänger überall verfolgt, die Priester getötet und die Mithräen zerstört. Sie bauten sogar ihre eigenen Kirchen einfach über den unterirdischen Kultstätten. Nach früherem Glauben wurde dadurch der „alte" Gott vernichtet oder gelähmt. Im Rom steht die Basilika San Clemente direkt über einer ehemaligen Kultstätte der Mithras.[20] Was für ein Bild!

Mit der Hinwendung der Kaiser zum Christentum verlor der Mithrasglaube, obwohl er vereinzelt im Verborgenen noch bis ins sechste nachchristliche Jahrhundert hinein ausgeübt wurde,[21] sein Fundament. Im Verlauf bekam das Christentum, nachdem Kaiser Konstantin ihm ebenfalls angehörte, immer mehr Rechte. Die christlichen Priester wurden von den Steuern befreit, der Bischof wurde zur Rechtsprechung befugt, das Erbschaftsrecht der Kirche eingeführt, genau wie die Sonntagsruhe und der Bau christlicher Kirchen auf Staatskosten.

Der Mithraskult war nur noch geduldet und dann, wie die meisten anderen heidnischen Kulte, verboten. Bis 356 wurden ihre Tempel geschlossen und die Ausübung der Kulte unter Todesstrafe gestellt. 371 erfolgte die Hinrichtung zahlreicher chaldäischer Astrologen und 377 dann die Zerstörung und Plünderung der Mithrasheiligtümer in

Rom.[22] 380 wurde das Christentum Staatsreligion. Von der heidnischen Konkurrenz befreit konnten die Christen nun das Erbe der Mithras übernehmen, um seine wahren Inhalte gleichzeitig aus dem Bewusstsein der Christen zu verbannen.[23]

Man hatte die strikte Trennung zwischen den auf astronomisch-kosmisch beruhenden Wurzeln basierenden Religionen der Antike und der neuen katholischen Kirche erreicht. Die Folgen waren fatal, denn der einst hochspirituelle Inhalt des Christentums verkam so mehr und mehr zu einer Zeremonie und einer Nacherzählung der äußerlichen Begebenheiten des Leben Jesu.

Darüber hinaus ist es bemerkenswert, wie viele allzu deutliche Parallelen das Christentum mit dem Mithrasglauben aufweist.[24] Die Mithras feierten die Ankunft ihres großen Götterboten am 25. Dezember.[25] Er kam alljährlich, um das Sonnenfeuer auf die Erde zu bringen. Was liegt da näher als den ersten Tag nahe der Wintersonnenwende zu wählen, an dem die Sonne wieder sichtbar wird, das Bild der Neugeburt der Sonne, um die sich – in jedem Sinne – alles dreht. Aber auch in Ägypten wurde an dem Tag die Geburt von Osiris, dem Sonnengott, gefeiert und in Indien die Geburt des Lichtgottes Surya. Die Römer begingen an diesen Tagen im Dezember ihre feierlichen Saturnalien zu Ehren des Gottes Saturn, des unbesiegbaren Sonnengottes. Die Germanen feierten ihr Mittwinterfest oder Julfest; dieses war zugleich ein Toten- und Fruchtbarkeitsfest.[26]

Erst um 354 n. Chr. wurde der 25. Dezember schließlich durch den Papst in Rom zum Gedenktag der Geburt Christi bestimmt.[27] So konnte man natürlich die Erinnerung an den eigentlichen Sonnengott am besten aus dem Bewusstsein des Volkes verdrängen.

Das Christentum hat sich in jedem Sinne über den Mithraismus gestellt und stand nun – bei genauerer Betrachtung – für die Macht auf Erden. Alles Unterirdische mit den dazugehörigen Wahrheiten hat man mit dem Mithrasglauben komplett verdrängt. Ausübung von Astrologie war nun offiziell nicht mehr mit der christlichen Lehre vereinbar und fortan nur noch unter Lebensgefahr möglich[28] – obwohl bis dahin die Astrologie – auch außerhalb des Mithraskults – staatlich anerkannt war.

Einen Schlusspunkt setzten dann die Kaiser Honorius und Theodosius, die im Jahr 409 ein Gesetz erließen, welches die Verirrungen endgültig beenden sollten:

Astrologen, wenn sie nicht bereit sind, nachdem sie die Bücher des ihnen eigenen Irrtums unter den Augen der Bischöfe verbrannt haben, zum Glauben der katholischen Religion überzutreten und niemals zu ihrem früheren Irrtum zurückzukehren, sollen nicht nur aus der Stadt Rom, sondern auch aus allen Gemeinden vertrieben werden. Wenn sie dies nicht tun, sondern entgegen der heiligen Bestimmung unserer Sanftmut in den Städten aufgegriffen werden oder wenn sie die Geheimnisse ihres Irrtums und ihres Berufes andern einflüstern, sollen sie mit der Deportation bestraft werden (Codex Theodosianus IX,16,12).[29]

Es ist kein Wunder, dass bis heute Astrologie und Christentum von der Kirche aus sozusagen Feinde sind. Dabei wussten die frühen Christen sicherlich, dass der Himmel mit seinen Planeten uns ganz viel zeigt – denn das Prinzip oben wie unten war schon 1000 bis 300 v. Chr. bekannt und selbstverständlicher Teil des Lebens, mehr als das heute der Fall ist. Es war aber nicht kompatibel mit ihrem einen und einzigen allmächtigen Schöpfergott. Noch immer dürfen wir im Sinne der Kirche Gottes Wege nicht hinterfragen oder gar über den Himmel Antworten finden. Astrologie wird von der Kirche als Werk des Teufels dargestellt. Man staunt noch heute über die Härte, auf die man in dem Bereich trifft, wenn man Astrologie nur erwähnt. Astrologie wurde und wird offenbar als Gefahr für die Kirche gesehen, da sich Menschen mit diesem Wissen mehr eröffnen könnte als durch den alleinigen Glauben. Auf keinen Fall darf der einfache Gläubige dahinterkommen, dass nicht Jesus persönlich der Erlöser der Welt ist, sondern wie Helios oder andere Sonnengötter, als Bild für das kosmische Licht steht, ohne das kein Leben auf der Erde möglich wäre.

Wenn man den Zusammenhang des Mithraismus und des Christentums genau betrachtet, kann man sich der Schlussfolgerung nicht entziehen, dass hier etwas verdrängt wurde, was so viel Wahrheit in sich trug, dass es den andersgläubigen Christen Angst machte. Denn tatsächlich an einen göttlichen „Himmel", einen Kosmos, der aus sich heraus vollständig ist, zu glauben, kann zum einen unsicher machen und zum anderen wird dadurch eine Machtausübung auf Erden überflüssig.

Auch unabhängig von dem, was das Christentum womöglich alles vom Mithraskult übernommen hat, weisen beide Glaubensrichtungen deutliche Parallelen auf. Beide entwickelten sich zur gleichen Zeit am gleichen Ort und sind monotheistisch angelegte Erlöserreligionen – allerdings mit dem entscheidenden Unterschied, dass der Mithraismus die Verehrung anderer Gottheiten und die Zusammengehörigkeit mit anderen Kulten nicht ablehnte.[30] Er blieb also, trotz der Abgrenzung zum Heidentum, mit diesem verwoben und wäre ohne diese Anbindung auch gar nicht denkbar, da das astrologische Gedankengut in dieser Zeit seine Wurzeln hat.

Diese Verbindung von Licht und Schatten, der göttlich-allmächtigen Sonne mit der dunklen Sternenwelt, wird im Mythos des Mithras[31] zu einem eindrücklichen Bild. Mithras wird als Verkörperung des Lichts aus einem Felsen in die Dunkelheit hinein geboren. Sein Kopf ist bedeckt mit einer Mütze, er hält Messer und Fackel in den Händen – als Zeichen seiner Vorherbestimmung als Sonnengott und für die Tötung des Stiers (→Vom Tieropfer zum Seelenopfer).

Wenn ich mir den Stier und dessen Tötung aus astrologischer Sicht ansehe, dann steht der Stier für das erdige Verwurzeltsein des Menschen genau wie für seine Anhaftung an Besitz und Materie. Die Tötung des Stiers in Verbindung mit dem Licht, dem wir entspringen, beschreibt im Grunde die beiden Pole, in denen unser Leben stattfindet. Es beschreibt den in uns angelegten menschlich-göttlichen Schicksalsweg hin zu unseren geistigen Wurzeln, für die wir bereit sein müssen, uns von den irdischen zu lösen. Der Stier (2. Haus) steht im Horoskop in der unteren Hälfte exakt dem Himmel (11. Haus) der oberen Hälfte gegenüber (→Astrologie). In den gegenüberliegenden Zeichen des Tierkreises drücken sich immer gegensätzliche Energien aus, die ebenso die Entwicklung zum anderen Pol in sich tragen. Der Stier ist also das perfekte Sinnbild als irdisches Gegenstück zum wahrhaften Licht.

Bemerkenswert ist noch, dass die Wurzeln des Mithras wahrscheinlich bis in die Zeit zurückgehen, als etwa 2000 v. Chr. der Wechsel vom Zeitalter des Stiers zum Widder stattfand, das diesen Inhalt in sich trägt. Vielleicht wären wir heute alle sternenkundig, wenn das Christentum sich nicht so massiv über den Mithraskult gestellt hätte und wären dem Göttlichen in uns damit sehr wahrscheinlich deutlich näher.

Die Kirche jedoch wollte die alleinige Macht über den Sonnengott – und ließ nichts anderes zu. Von allen heidnischen und astrologischen Inhalten befreit, blieb letztlich nur noch der Glaube an das Wunder übrig. Der wahrhafte Inhalt des Christentums konnte sich so nicht verwirklichen und es gab, als das Christentum später seine Bedeutung zunehmend verlor, eine funktionale Entsprechung – und das war das heliozentrische Weltbild.

Wieder war es die christliche Kirche, die das neue Weltbild heftig bekämpfte.[32] Dabei war vor allem die Position, die Erde sei nur ein Planet unter anderen Gegenstand von Angriffen, weil sie so gar nicht ins kirchliche Dogma passte. So formulierten 1616 die kirchlichen Würdenträger der katholischen Indexkommission:

„Zu behaupten, die Sonne stehe unbeweglich im Mittelpunkt der Welt, ist absurd, philosophisch falsch und außerdem ketzerisch, weil es ausdrücklich der Heiligen Schrift zuwider ist."[33]

Es dauerte lange, fast bis 1860, bis auch der letzte Wissenschaftler vom heliozentrischen Weltbild überzeugt war. Sie haben funktional entdeckt, was die Mithras und viele andere Religionen inhaltlich lange schon entdeckt hatten. Die Sonne als Zentrum des Lebens. In den nächsten Jahrhunderten verlor das Christentum noch weiter an Tragkraft und erfuhr seine Ablösung durch die Wissenschaft.

Im Grunde hat der Mensch, der vor all diesen Zusammenhängen die Augen verschlossen hat, sich auf seinem Weg in den letzten 2000 Jahren ersatzweise zum Gott auf Erden gemacht – erst über die Kirchen, dann über die Wissenschaft und heute geschieht es vor allem über den Staat und die Medizin (Götter in weiß). Auf der Erde blieb alles Dunkle, Ungreifbare ausgeklammert, anstatt in unserem Inneren das Göttliche zu erkennen und uns als Teil dessen zu begreifen. Womöglich können wir erst heute, in der beginnenden Zeitenwende, uns der eigentlichen Tiefe des Christentums genau wie unserer Anbindung an die geistigen Wurzeln bewusst werden.

Mit dem Sterben der Sonnenreligion der Mithras sind die kosmischen Wurzeln eines ganzheitlichen religiösen Weltbildes der Antike vernichtet worden – und das gilt es heute im Sinne der polar angelegten Welt auf neuer Bewusstseinsebene wiederzufinden. Auch in der Astrologie war und ist die Sonne der wichtigste und erste Stern, der gedeutet wird. Inhaltlich gehören aus meiner Sicht beide Seiten dieser Religionen zusammen. Die christliche Kirche hätte sich im Grunde friedlich mit dem Mithraskult vereinigen müssen,[34] dann wäre alles als EINS deutlich geworden und das später entdeckte Weltbild hätte man so als perfekte Ergänzung begriffen. Nur hätte die Kirche dann zu keiner Zeit eine derartige Macht ausüben können. So blieb – im Grunde bis heute – jeder Zweifel an den einen Gott eine Abwendung von Gott. Dabei hat mich persönlich nichts dem Göttlichen nähergebracht als die tiefe Beschäftigung mit der Astrologie.

Kapitel 7.3

Die Wissenschaft

So wie in den Mythen Fragen offenblieben, die Raum für das Christentum und scheinbare Antworten eröffneten, so geschah es zur Zeit der wissenschaftlichen Revolution. Der Bruch, der sich in Bezug auf die griechische Weltsicht durch das Christentum vollzog, ist im Grunde von seiner Tragweite her vergleichbar mit dem Bruch, den die moderne Wissenschaft Mitte des 16. und 17. Jahrhunderts mit der christlichen Tradition vollzogen hat. Die offen gebliebenen Fragen waren ähnlich und sind es zum Teil noch immer. Ebenso wenig hat sich das strukturelle Prinzip der Macht verändert. Nur der Gott ist heute ein anderer. Das ist heute der Staat, der untrennbar mit der Wissenschaft verknüpft ist. Und es wird genauso unterdrückt, kontrolliert, verdrängt, Macht ausgeübt, die herrschende Meinung den Menschen übergestülpt. Akzeptiert wird nur, wer diese Haltung teilt. Auch das hat sich nicht geändert. Wir stehen im Grunde derzeit an einem vergleichbar einschneidenden Wendepunkt und brauchen dringend eine neue tragende Orientierung. Die Wissenschaft, die sich vor 400 Jahren als alles erklärender Segen zu offenbaren schien, kann das nicht leisten, sondern trägt im Gegenteil zu noch tieferer Zerstörung der inneren Welt bei.

Durch den schleichenden Zerfall der geistigen Welt, parallel zu den sich entwickelnden technischen Möglichkeiten, ist damals die Dominanz des Intellekts möglich geworden und brachte die inneren Fragen des Menschen weiter zum Schweigen. Mit der wissenschaftlichen Revolution kamen bahnbrechende Entdeckungen in unser Leben. Die Schwerkraft wurde nachvollziehbar, das Weltbild war plötzlich ein anderes. Es drehte sich alles um die Sonne und nicht mehr, wie so lange angenommen, um die Erde. Man entdeckte mehr und mehr die mathematischen Prinzipien der Naturlehre. Vor allem Descartes zog alles in Zweifel und ließ nur noch gelten, was sich faktisch nachweisen ließ. Er ging von einem mechanistischen Weltbild aus, in dem einzig der Verstand zählte und der Mensch zum Mittelpunkt des Kosmos wurde.

Diese neuen Sichtweisen brachten es mit sich, dass der Halt des Menschen, den er vorher noch in Gott fand, zunehmend ins Wanken kam. Da ein Mensch aber Wurzeln braucht, in denen er sich wiederfindet, brauchte es einen Ersatz. Vieles schien plötzlich auf greifbarere Weise erklärbar, so nahm nach und nach die Wissenschaft den Platz der Religion ein. Im Grunde war diese Revolution eine Zerstörung von allem, woran die Menschen bis dahin geglaubt hatten.[1] Plötzlich wurde aus dem scheinbar geordneten Kosmos wieder Chaos, weil die neuen Erkenntnisse für das alte Weltbild nicht mehr stimmten.

Natürlich suchte man erneut nach dem Sinn und da die Wissenschaft meinte, sie könne nun ebenso alle philosophischen Fragen beantworten, hatte sie nun auf einmal nicht mehr nur die Aufgabe zu forschen und zu beobachten, sondern bekam plötzlich, wie vorher die Kirche, einen sinngebenden Charakter, da man sich von ihr eine neue Ordnung der Welt erhoffte.

Eine gewisse Ordnung schaffte der sich entwickelnde Humanismus, der die vorher für die Gläubigen geltenden Moralregeln zu Regeln für alle Menschen machte und damit die Basis für Gleichberechtigung schaffte sowie den Schwerpunkt auf die Bildung legte. Das Vertrauen in das Gottesbild war stark erschüttert und nun sah sich der Mensch nur noch der Moral und technischem Wissen gegenüber. Damit wurde er im Grunde zum Gottmensch, der selbst alles aus sich heraus entwickelt, entdeckt und frei entscheidet. Der Mensch mit seinem rationalen Intellekt stand nun im Zentrum der Welt und das war nicht nur vollkommen entgegengesetzt zum Christenglauben mit seinem einzigen und allmächtigen Gott, sondern ebenso zur griechischen Lehre, bei der der Kosmos im Zentrum stand.[2] An der Stelle hat der Mensch sich im Grunde von der Schöpfung, von seinem Ursprung abgetrennt, weil es kein höheres Wesen gab als ihn selbst.

Die mit dieser Geisteshaltung fortgeführte seelenlose Forschung entwickelte sich rückblickend beinahe rasant. Je tiefer man mit der Zeit in die einzelnen Fachgebiete vordrang, desto mehr führte es zur Spezialisierung und damit auch zur Spaltung der verschiedenen Bereiche. Bis heute hält diese Entwicklung an. Die Wissenschaftswelt hat sich in lauter Spezialgebiete aufgeteilt, die Medizin den Menschen in seine Organe zerlegt und jeder forscht nur in seinem Terrain.

Dennoch ist nicht in erster Linie die Aufteilung der einzelnen Fachgebiete das größte Problem – denn oft kann man sich nur in Teilbereichen oder im Detail komplexen Zusammenhängen nähern. Viel schwerer wiegt, dass die Entdeckungen nicht ausreichend in Verbindung mit den anderen Disziplinen betrachtet werden. Der Gesamtzusammenhang innerhalb der Wissenschaft ist ebenso verloren wie in der restlichen Welt.

Das kann irgendwann nur in einer Sackgasse enden und macht uns zunehmend blinder für das große Ganze. Das, was wir heute erforschen, übersteigt darüber hinaus in zunehmendem Maße die menschliche Vorstellungskraft und teilweise auch die Möglichkeiten des heute Messbaren. Wir werden in Zukunft mehr und mehr wissen, aber ob wir davon weiser werden, bleibt fraglich. Eher das Gegenteil scheint der Fall. Je tiefer wir ins Detail einsteigen, je mehr wir dort erforschen, desto dümmer werden wir im Grunde, da im gleichen Maße der Zusammenhang des Ganzen noch mehr verloren geht. Es ist, als würden wir immer tiefer in den Wald hineingehen, immer kleinere Details entdecken, uns darauf fokussieren und am Ende gar nicht mehr wissen, wo wir eigentlich gerade sind.

Die Natur zeigt uns doch in eindrücklichster Weise, dass nichts unabhängig voneinander besteht, alles sinnvoll, und für uns oft wundersam, miteinander verwoben ist. Solange die Natur jedoch, zu der auch der Mensch gehört, als materieller Ausdruck eines seelenlosen Organismus und der Mensch nur in seinem EINEN vergänglichen Leben betrachtet wird, muss jede Forschung an ihre Grenzen kommen. Im Austausch vereint, sind wir fähig zu wirklicher Erkenntnis und einem erfüllten Leben, genau wie all diese getrennten Wissenschaftsbereiche, die doch alle dem einen Geist entsprungen sind, nur gemeinsam in der Lage zu Wahrheit und Weisheit in Bezug auf unser gesamtes Leben sein werden.

Es ist im Grunde unglaublich, dass, obwohl die unsichtbaren und immateriellen Daseinsbereiche ohne Frage vorhanden sind – das weiß die Physik, die Gehirnforschung, die Medizin, um nur einige Beispiele zu nennen – diese Bereiche beinahe konsequent ignoriert werden oder zumindest keine Auswirkungen auf das weitere Vorgehen oder die Geisteshaltung zu haben scheinen. Als einzelner Mensch, dem eine umfassende Weltsicht zur Lebensbasis geworden ist, wird man heute in vielen Bereichen zum Problem. Am schwierigsten scheint mir das in der ausgeübten Schulmedizin. Da hat das Eine nie etwas mit dem Anderen zu tun.

Aber es ist unerheblich, welchen Bereich wir betrachten. Dieses Phänomen der Einzelteile, genau wie die Überzeugung, dass nur existiert, was nachweisbar erklärbar ist, finden wir in nahezu allen Bereichen. Würde die Wissenschaft den „unsichtbaren" Bereich, neben dem großen Schatz an überliefertem alten Wissen mit einbeziehen, wären die Erkenntnismöglichkeiten gigantisch, vor allem weil sie sich in ihrer Essenz gar nicht widersprechen würden. In dieser Form wäre die Forschung an ganz vielen Stellen sicher ein großer Segen.

Da die zugrundeliegende Verbundenheit von allem, was existiert, beinahe konsequent ausgeklammert wird, wird in gleichem Maße jegliche Existenz des Göttlichen verneint und aus dem Bewusstsein der Menschen immer weiter verdrängt. Die Wissenschaft, die in ihrem Tun gottlos ist, führt uns erneut zu dem Phänomen, dass das, was inhaltlich fehlt, funktional zur Erscheinung werden muss. Das bleibt jedoch unbegriffen und verbunden mit der anhaltenden Ignoranz und auch Arroganz maßt sich die Wissenschaft sowie der davon nicht mehr trennbare Staat an, selbst der Himmel, selbst Gott zu sein[3] – und für den Menschen in einem Maß bestimmend sein zu wollen, wie es nur das wahrhaft Göttliche kann. Damit übertreffen sie sogar noch den Machtanspruch, den zuvor die Kirche für sich beanspruchte.

Die vielen Vorurteile der Wissenschaft gegenüber den derzeit oft noch nicht materiell-beweisbaren Kräften werden sich aber langfristig nicht halten können, denn die Grenzen der materiellen Forschung, die wir an einigen Stellen mit heutigen Methoden schon erreicht haben, werden zwangsweise eine Öffnung zu den immateriellen Welten und Energien mit sich bringen. Wir müssen das Innere und das Äußere, das Sichtbare und das Unsichtbare zusammenführen. Immer und auf allen Ebenen. Die Weisheit finden wir nur im Nichtmateriellen, denn hier haben die Grundlagen der Gesetze aller Naturwissenschaften und Phänomene ihren Ursprung. Noch ist die Wissenschaft jedoch tapfer resistent. Deshalb wird sie immer weiter suchen und forschen müssen, weil sie auf diese Weise das Eigentliche nicht finden wird.

Jede Wende dachte die Antworten liefern zu können, aber weder trägt uns ein Gott im Außen noch kann die Wissenschaft die nötigen Erklärungen für die Suche des Menschseins liefern. Die Forschungen der letzten Jahrhunderte waren in jedem Bereich erhellend und notwendig, aber spätestens jetzt dürfen wir begreifen, dass uns keine noch so ausgefeilte Technik oder noch detaillierteres Wissen über ein Molekül oder anderes je dauerhaft tragen, je die Antworten liefern wird, die wir im Inneren brauchen. Jedes Weltbild kann nur auf der Ebene Antworten liefern, auf der es angesiedelt ist – und das ist derzeit die materielle und funktionale Ebene.

Dennoch hatte jedes Weltbild im Gesamtkontext seine Berechtigung, da jeder Wandel des herrschenden Weltbildes einerseits für den nächsten reif gewordenen Entwicklungsschritt der Menschheit stand und genauso das Fehlende sowie das Verdrängte offenbarte. Der Mensch kann nur zu bestimmten Zeiten bestimmte Inhalte begreifen – nämlich die Inhalte, die die jeweilige Zeit auswirft – damit der Mensch tiefer und tiefer in die Struktur seiner äußeren und auch seiner inneren Welt vordringen kann.

Das Ganze vollzieht sich jedoch nicht linear, sondern in Wellen und Gegensätzen. Genauso schwingen inhaltliche und funktionale Erkenntnisse im Wechsel. Auf diese Weise durchdringen wir alles immer mehr und unsere Welt wird wieder vollständiger. Daher sind beide Ebenen gleichermaßen wichtig. Die stoffliche und energetische Ebene dienen sich als Spiegel und verschmelzen in der Erkenntnis zu einem – sie sind ohnehin Eins.

Es sind stets Zyklen, in denen sehr wahrscheinlich alles, so wie im persönlichen Leben, in ungelöster Form bis zu einem bestimmten Punkt gelebt werden muss, damit wir zu bestimmten Erkenntnissen gelangen. Ohne das Denken der Philosophen der Antike, ohne das Christentum, ohne die Wissenschaftsrevolution hätten wir das, was sich in Folge daraus entwickelt hat, nie denken können. Es gibt darüber hinaus immer eine Essenz, die bleibt und aus der heraus sich etwas weiterentwickelt, eine nächste Stufe der Erkenntnis heranwachsen kann.

Wenn ich andere Geisteshaltungen aus dieser Sicht heraus nicht mehr als Konkurrenz betrachte – und das gilt für die persönliche Ebene in gleichem Maße wie für die Strukturen in der Welt – würde das Positive sowie das wechselseitige Vertrauen zunehmen. Dann könnten wir jeweils das alte Wissen unserer Vorfahren in die neu gewonnenen Erkenntnisse integrieren, anstatt dieses als unterentwickelt zu betrachten oder aus dem Leben auszuklammern und kritische Stimmen zu beseitigen.

Wir halten uns heute mit unserer Technik und all ihren Möglichkeiten für das Maß aller Dinge und für enorm fortschrittlich. Aber in allen Bereichen des Lebens, in Architektur, Kunst, genau wie in Technik und Religion oder Philosophie finden wir neben wertvollem alten Denken, ebenfalls beeindruckende alte Arbeiten vor. Sie sind Grundlage unserer eigenen Zivilisation und unseres Denkens. Schauen wir uns nur bestimmte Baudenkmäler[4] in der Welt an, fragt man sich, wie die Menschen mit ihren damaligen Möglichkeiten (von denen wir heute ausgehen) sie gebaut haben sollen? Nehmen wir die Große Pyramide Ägyptens, die in so vielen Details und auch in der Ausrichtung astronomischer Punkte uns nur staunend zurücklässt. Wir könnten das heute nicht besser.

Es gibt noch viele andere ähnliche „Wunder“[5] auf der Welt. Glas, das sich mit einem Hammer modellieren oder Kupfer, das sich wie Stahl härten ließ, schien man damals zu kennen, aber diese technischen Geheimnisse sind uns bislang verborgen geblieben. Selbst die Römer heizten ihre Häuser schon mit warmer Luft oder heißem Wasser. Man hat frühe Arbeiten in Edelsteinen gefunden, die in ihren Einschnitten so fein gewesen sind, dass man sie mit bloßem Auge nicht erkennen kann.[6] Das lässt vermuten, dass es schon so etwas wie Vergrößerungsgläser gegeben haben muss.

Ebenso gab es in jeder Zeit kluge Menschen, die über die plausiblen Grenzen hinausgedacht haben, die auf einer tieferen Ebene die Dinge wahrnahmen und instinktiv das Richtige erfassten. Sei es Aristoteles, der unter anderem schon damals ohne die Möglichkeiten heutiger technischer Hilfsmittel den Aufbau eines Atoms erklärte, indem er sich mit der sechseckigen Form der Schneekristalle befasste, oder da Vinci, der in seiner Vielseitigkeit kaum zu übertreffen war. Leider wurden viele dieser Menschen in ihrer Größe oft erst viel später erkannt oder gar noch zu Lebzeiten verhindert, weil das Entdeckte nicht die herrschende Meinung widerspiegelte.

Evolution bedeutet Entwicklung – auf allen Ebenen. Stellen Sie sich vor, die Welt würde auf der funktionalen Stufe stehenbleiben, dass beispielsweise die Medizin nur mehr Organe im Einzelnen untersucht, die Astronomie allein vollständig die Phänomene am Himmel erklärt, die Psychologie überwiegend auf Verhaltenstherapie reduziert und die Ursachen von Krankheiten im Auftreten von Bakterien, Viren und ähnlichem liegen würde. Genau da stehen wir derzeit. Nur noch die Funktion und die Materie von allem ist übriggeblieben.

Trotz aller Missstände ist die Wissenschaft die Basis dessen, die Materie überhaupt erforschen zu können, damit wir mehr und mehr erkennen, dass auch auf dieser Ebene jeder Winkel der Erde und des Lebens in perfekter Anordnung existiert. Es ist also viel mehr als eine rein technische Seite, es ist die andere polare Seite des Lebens, die wir leider wie eine duale betrachten. Sie ist wie der helle Tag, der zum Unsichtbaren der Nacht gehört. Das eine können wir an Fakten intellektuell erkennen, das Andere nur auf tiefer Ebene wahrnehmen und empfinden. Es geht um das lebendige Vereinen dieser Gegensätze, in denen das Leben angelegt ist und nur das macht tieferes Erkennen und Erlösung möglich. Erst dann finden wir für uns selbst sowie in gleicher Weise als Menschheit insgesamt zu unserem eigentlichen Dasein. Das Inhaltliche der Wissenschaft ist vom Prinzip her gut, das war es auch im Christentum, nur die Ausübung in Form von dominierenden Machtstrukturen ist es nicht. Denn auf solche Weise wird sich die Tiefe der Inhalte nicht offenbaren. Die Wissenschaft muss auf der einen Seite ihre Grenzen sowie auch die der Materie erkennen und auf der anderen Seite ihre eigenen geistigen Grenzen öffnen.

Jede Forschung sollte anerkennen, dass das gerade Erforschte nichts anderes sein kann als sich fortwährend wandelnde und weiterentwickelnde Theorien, die zu einer, wenn auch nur schwer greifbaren, übergeordneten Ordnung gehören. Alle Weltsichten sind wie Teile eines Puzzles, denen wir uns mit wachsender Erkenntnis und wachsenden Möglichkeiten wie mit einem immer stärker werdenden Vergrößerungsglas nähern, um sie dann in einen Gesamtkontext zu setzen, damit das Puzzle nach und nach vollständiger wird. Die Realität der äußeren Welt ist ohne die Realität der inneren Welt überhaupt nicht zu verstehen. Wenn sich der Mensch zunehmend ganzheitlich seiner zu untersuchenden Umgebung nähern würde, dann würden sich auch die Antworten der Ganzheitlichkeit nähern.

Max Planck, der Begründer der Quantenphysik, hat 1944, drei Jahre vor seinem Tod, nach einem intensiven Forscherleben, in einem Vortrag nach seiner grundlegenden Auseinandersetzung mit dem Atom gesagt:

„Es gibt keine Materie an sich, alle Materie entsteht und besteht nur durch die Kraft, welche die Atomteilchen in Schwingung bringt. (...) so müssen wir hinter dieser Kraft einen bewussten intelligenten Geist annehmen. Dieser Geist ist der Urgrund aller Materie (...) denn die Materie bestünde ohne den Geist überhaupt nicht (...) und damit kommt der Physiker, der sich mit der Materie zu befassen hat, vom Reiche des Stoffes in das Reich des Geistes. Und damit ist unsere Aufgabe zuende und wir müssen unser Forschen weitergeben in die Hände der Philosophie."[7]

Berührende und wahrhafte Worte.

Auch er hat, wie viele seiner bekannten und sehr wahrscheinlich auch unbekannten Kollegen, auf tiefe Weise wahrgenommen, dass Wissenschaft und Religion, die im weitesten Sinn die Philosophie mit einschließt, letztlich nicht zwei getrennte und schon gar nicht unabhängig voneinander existierende Bereiche sind. Es gäbe das eine ohne das andere nicht. Das eine befasst sich mit der Außenwelt, das andere mit der Innenwelt. Beides spiegelt sich und gehört untrennbar zusammen. Man möchte heute meinen, die beeindruckenden Erkenntnisse der Quantenphysiker[8] seien regelrecht verhallt. Auf jeden Fall scheinen sie aber zumindest in der Schublade der „Physik" steckengeblieben zu sein. Denn weiterhin hält die restliche Wissenschaft ihre Daten immer noch für die ganze Wahrheit. Das Festklammern an den eigenen Strukturen, so wie die Kirche es Jahrtausende getan hat, kommt einem Dogma gleich.

Auch der moderne Mensch klammert sich überwiegend an Zahlen, Daten und scheinbaren Fakten fest. Die Ursachen sind eigentlich in jedem Bereich die gleichen – dem heutigen Menschen der westlichen Welt fehlt der innere Halt. Jemand wie Stephen Hawking, der diese seelischen Zusammenhänge verleugnet hat, wird 10 Millionen Mal gelesen – was zeigt, dass die Menschen Halt suchen. Aber zuzulassen, was man in sich findet, macht Angst, weil kaum jemand gelernt hat, damit umzugehen. Das müssen wir alle mühsam lernen. Nur solange wir uns diesen Wegen nicht öffnen, werden wir uns daran festklammern, was Wissenschaftler entdeckt haben – da die auf den ersten Blick plausiblen Erklärungen sich greifbarer anfühlen als das unbekannte Innere.

Je weiter wir uns im Sinne der Wissenschaft entwickeln ohne den Himmel mit einzubeziehen, desto weiter entfernen wir uns von unserem Ursprung. Instinkte, genau wie das Empfinden, gehen zunehmend verloren und der Intellekt muss zwangsläufig die Regie übernehmen. Aber damit steht die Wissenschaft, wie auch der einzelne Mensch, auf schwachen Beinen, weil sie sich immer wieder bestätigen muss, was sie entdeckt haben.

Denn wenn sich der Wissenschaft plötzlich neue Erkenntnisse auftun – die Erde dreht sich um die Sonne, Asbest ist nun doch gesundheitsschädlich oder bestimmte Medikamente mehr schaden als nützen…die Liste wäre lang und die Folgen waren sehr oft fatal…dann kommen alle ins Straucheln. Nicht, dass unabhängigere Menschen, das heißt, die weniger Wissenschaftsgläubigen nicht ebenfalls irritiert wären, aber mit Sicherheit deutlich weniger. Denn die geben nicht ihre ganze Sicherheit an die äußere Welt ab, sondern haben die Sicherheit in ihrem eigenen Empfinden und das trägt einen auch, wenn die Welt schwankt, weil man in Innersten vertraut und weiß, dass es neue Wege und Lösungen geben wird.

Manchmal denke ich, vielleicht haben gerade Wissenschaftler große Ängste ohne diesen scheinbaren Halt durch ihre erforschten Ergebnisse.

Wenn die materielle Erforschung und die faktische Begründbarkeit von allem zur Basis im Leben wird und man im Inneren längst alles ausgeklammert hat, weil das eben nicht auf diese Weise begründbar ist, wird man das Erforschte heiligen. Desto mehr wird man untersuchen müssen und sich an Daten und scheinbaren Fakten festhalten. Wenn das so ist, und das ist anzunehmen, dann lassen wir uns im Grunde von innerlich leeren Menschen regieren.

Martin Spura hat dafür deutliche Worte gefunden. Er sagt: *„(...) empfindungslose Menschen werden alles tun, um die Empfindungslosigkeit zu rechtfertigen und versuchen, plausibel zu erklären, dass ihre Lebensweise richtig ist und dafür wird die äußere Welt so umfunktioniert, dass die innere Leere weiterhin unerkannt bleibt."*[9]

Das ist die bittere aktuelle Realität. Und solange der Mensch sich im Inneren nicht findet, wird die (→) Macht dieses (oder eines anderen) funktionalen Systems erhalten bleiben. Wirklichen Halt gibt nur das, was man aus sich selbst begriffen hat – über das eigene Empfinden und die gemachten Erfahrungen. Die Vernunft, genau wie alle Technik der Welt oder jede noch so kluge intellektuelle Begründung, kann uns den Sinn unseres Daseins nicht erklären. Wenn wir uns nur auf eine Welt konzentrieren, in der alles messbar, zählbar und objektivierbar ist, dann wird die Welt dahinter keinen Platz mehr haben. Die Welt dahinter, die geistige und unsichtbare, in der alles bereits angelegt ist und die im Grunde eine Art „Blaupause" darstellt für die Welt, wie sie sich uns offenbart.

Leider hat diese Wissenschaftsbezogenheit und mit ihr die Geisteshaltung, dass wir im Außen suchen müssen, wenn wir etwas nicht begreifen oder vor einem Problem stehen, bei sehr vielen Menschen auch in ihrem persönlichen Bereich längst die Regie übernommen. Wenn wir ein Problem haben, suchen wir eine Lösung oder eine Begründung meist außerhalb von uns. Dabei liegt in unserem eigenen Leben, wie wir an fast jeder Stelle in diesem Buch gesehen haben, die Lösung fast immer nur in uns selbst. Der Mensch findet sich aber dort nicht mehr, er ist ein ewig Suchender geworden und wenn er die Ebene des Intellekts weiter derart heiligt, wird er auch kein Findender mehr werden. *Die reine wissenschaftliche Höherentwicklung ist in Wahrheit eine Degeneration des inneren Menschen.*[10]

Leben ist Höherentwicklung, aber leider wird das in der Forschung, genau wie in der Wirtschaft, in seiner eigentlichen Bedeutung ganz offenbar nicht begriffen. Dort bezieht sich alles ausschließlich auf funktionales Wachstum und das Inhaltliche kommt gar nicht vor. Es ist an der Zeit, zu begreifen, dass es um die Höherentwicklung unseres Bewusstseins geht. Nur auf diese Weise nähern wir uns der Einheit an, der wir entstammen und das wird spürbar in zunehmender innerer Gewissheit – egal, was da draußen noch alles geschehen mag.

Geistiges und spirituelles Wachstum hat mit Sicherheit keine Grenzen. Aber dadurch, dass der Inhalt in der herrschenden materiellen Welt nur noch als funktionales grenzenloses Wachstum gelebt und die geistige Ebene negiert wird, müssen falsche und langfristig nicht tragende Systeme von Zeit zu Zeit zusammenbrechen – wie eine Art innere Korrektur des Himmels. Wenn wir diese Zusammenhänge nicht begreifen, weiter am Funktionalen festhalten und den Intellekt anbeten, müssen wir uns immer mehr anstrengen, das Wirkliche unter der Oberfläche zum Schweigen zu bringen, bis es in immer größerer Dimension um uns herum zusammenbricht.

Wenn wir unsere seelischen Grundbedürfnisse nach Anbindung an etwas Höheres, an einen übergeordneten Sinn nicht befriedigen, werden wir ebenso krank, als würden wir unseren Körper nur als „Maschine" behandeln. Das fehlende wird zunehmend offensichtlicher. Wir sehen es in den letzten 40 Jahren immer deutlicher. Psychotherapiepraxen sind gnadenlos überfüllt, Coaching-Beratungsangebote sprießen unaufhörlich wie Pilze aus dem Boden, man findet Familienaufstellungen an jeder Ecke und unzählige spirituelle Seminare oder Workshops werden angeboten – all das drückt die innere Suche der Menschen aus, die in gewissem Sinn für die Öffnung hin zu einer neuen Ebene steht.

ASTROLOGIE
DIE MYTHEN DES HIMMELS?

EINE EINLEITUNG

In der Astrologie finden wir das Innere des Menschen mit der göttlichen Ebene vereint. Die Astrologie beschreibt, wie jede religiöse Mythologie, die Gestaltwerdung der Welt in Zeit und Raum und es ist wohl eine der wesentlichsten Erkenntnisse der Menschheit, die Beziehung zwischen Himmel und Erde als Ganzes erkennen und deuten zu können.

Der Himmel ist so viel mehr als eine funktionale, atmosphärische Schutzhülle für unser Leben. Er ist vor allem unsere geistige Heimat, der wir alle entstammen und er schützt und wacht auch über unser inneres Leben. Auf der inhaltlichen Ebene ist der Himmel ein genetischer Zeitspeicher und da wir alle unseren geistigen Ursprung im Himmel haben, ist und muss alles, was auf der Erde geschieht, in seinen Wurzeln im Geistigen bereits angelegt sein.

Die Astrologie ist eine wunderbare Möglichkeit, diese geistige Verbindung von allem ein Stück weit fassbar zu machen und uns im Gesamtkontext mit dem Kosmos zu begreifen. Ich bin davon überzeugt, dass die ernsthafte Hinwendung zu dieser wahrscheinlich ältesten Lehre überhaupt, ein fruchtbarer Teil der anstehenden Gegenbewegung, hinaus aus der rein materiellen Welt, sein könnte.

Über die Astrologie tut sich eine hintergründige geistige Welt auf, die alle vordergründigen Erscheinungen und Erlebnisse nicht nur durchdringt, sondern auch bedingt. Es ist eine vollständige Einheit, der wir uns auf unserem Erdenweg, der vom Vordergrund in den Hintergrund führt, von der Ahnung des Unsagbaren, aber Spürbaren, dem Göttlichen, nähern können. Ohne die Astrologie hätte ich dieses Buch nie schreiben können. Es hätte sich mir nie erschlossen, in welch wundersamer und zugleich komplexer Weise dieses Universum angelegt ist.

Wie im Himmel so auf Erden...heißt es schon im Vater Unser.

Die Astrologie ist kein Hexenwerk, sie ist Bibel, Quantenphysik, Mythologie – einfach alles in einem. Alle Gesetze des Universums finden wir hier vereint wieder: das polare, das spiegelbildliche und das symmetrische Prinzip, Rhythmus, Schwingung und ewige Wiederkehr. Es zeigen sich Mikrokosmos und Makrokosmos genau wie Inhalt und Funktion wie auch Synchronizitäten. Ältestes Wissen in einem zeitlich und inhaltlich perfekt zusammenhängenden System vereinigt. Eine komplett haargenaue Abbildung dessen, was auf der Erde geschieht.

Man mag es kaum glauben. Die Menschen sagen oft, der Körper ist ein Wunder, aber das ganze Universum ist ein Wunder. Wir leben in einem Wunder und die Astrologie erscheint mir auf der Erde als Königsdisziplin – sie galt auch Jahrtausende als Königin der Wissenschaften. Sie eröffnet einem so viele tiefe Zusammenhänge und Phänomene der Welt vor allem in einer bildhaften Perfektion, dass einem manchmal schwindelig werden kann. Und das geht mir nach 30 Jahren Beschäftigung mit der Astrologie noch immer so, manchmal täglich. Ich bin fast sicher, dass in der Astrologie einfach alles enthalten ist, sich alles dort auf allen Ebenen widerspiegelt, aber da der Mensch zur Erforschung dessen nur ein kurzes Erdenleben bewusst zur Verfügung hat, und sich nie alles seiner Wahrnehmung offenbaren wird, bleiben dennoch genug Fragen offen. Das wäre für mich der einzige Grund 500 Jahre alt werden zu wollen, um noch tiefer in diesen Erfahrungsschatz eintauchen zu können. Das Schlimme ist, dass die meisten angeblich klugen Menschen heute meinen, sie wüssten alles. In der Astrologie bekommt man eine Ahnung von dem, was wir alles nicht wissen und auch nur über Selbsterfahrung und Empfinden begreifen und in bestimmten Bereichen nur erahnen können. Aber die Zusammenhänge offenbaren sich dennoch in einer enormen Tiefe. Sie können uns unglaubliche Informationen geben und man wird demütig vor dem Himmel.

Die Astrologie bringt uns die tatsächliche Existenz eines Weltgedächtnisses nahe, eingebettet in die Qualität der Zeit zeigt sie im Kleinen die Geschichte des Lebens eines Einzelnen, genau wie im Großen die Geschichte der Menschheit insgesamt. Man kann einen Menschen niemals isoliert betrachten. Er ist vollständig mit dem Entwicklungsrhythmus der gesamten organischen Welt verbunden.

Wie die Entsprechung der Planeten am Himmel mit dem Geschehen auf der Erde wirklich möglich ist, bleibt (noch) offen – ob es eine geheimnisvolle inhaltliche Spiegelung gibt, es „nur" eine Analogieebene ist oder ob die Planeten tatsächlich kausal auf der Erde wirken – physikalisch tun sie das womöglich nicht, aber sicher energetisch. Vielleicht entziehen sich diese Zusammenhänge sogar der wissenschaftlichen Erforschung, denn der „Geist" lässt sich vermutlich nicht unter dem Mikroskop erkennen. Wenn wir jedoch anerkennen, dass alles, was existiert, auf unsichtbare energetische Weise miteinander verbunden und ineinander im Makrokosmos wie im Mikrokosmos enthalten ist, das Meer und die Tierwelt für jeden offensichtlich auf die Mondphasen und die Sonne reagieren, warum ausgerechnet sollte der Mensch von diesen Schwingungen unberührt bleiben?

Diese Sicht auf die Welt legt den Zusammenhang auch zwischen Himmel und Mensch nur allzu nahe. Bei Sonne und Mond kennen wir die Einflüsse der Wirkungen. Ebbe und Flut sind die naheliegendsten Beispiele. Ebenfalls wirkt die Sonne elementar auf alles Geschehen auf der Erde. Manche Pflanzen öffnen die Blüten nur, wenn die Sonne scheint, bei einer Sonnenfinsternis hören die Vögel 24 Stunden vorher auf zu singen und die Menschen füllen sich mit Lebensenergie, wenn die Sonne scheint. Ohne Sonnenlicht ist kein Leben denkbar. Auch das der Pflanzen nicht. Selbst wenn man bei letzterem chemische Prozesse als Erklärung heranziehen kann, ist das auf der energetischen Ebene sicher lange nicht alles.

Wie es bei den anderen Planeten ist, können wir nur vermuten. Ist es nicht vorstellbar, dass ein Planet wie die Venus tatsächlich andere Schwingungen hat als der Mars oder der Saturn? Und nur weil die Sonne, der Mittelpunkt des Universums, für uns alle spürbare Wärme aus 150 Millionen Kilometern auf die Erde strahlt, können andere Gestirne doch ebensolche starken Kräfte haben, die vielleicht nur, wie die

Spektralfarben des Lichts für das menschliche Auge ohne Hilfsmittel unsichtbar und für uns unmerklich, aber deshalb nicht weniger stark sind.

Viele Astrologen sagen heute, der Himmel ist „nur" eine Analogieebene, auf der wir alles ablesen können. Ich schätze, es ist beides und nicht nur das eine oder das andere. Es ist eine Analogie- und eine Kausalebene, die beide wirken und Unterschiedliches hervorbringen. Aus meiner Sicht sind die Planeten das, was unsere Mitmenschen und Erlebnisse im Mikrokosmos für uns sind – sie sind Spiegel für unser Innerstes – nur auf der makrokosmischen Ebene. In gleicher Weise spiegelt der Himmel die wahren Inhalte dessen, was auf der Erde insgesamt geschieht und es ist an diesem ablesbar.

Wir sind im Bereich der astrologischen Forschung lange noch nicht an einem Ende angekommen. Die Grenzen, die der denkende Mensch empfindet und in denen er lebt, existieren nur scheinbar. Sie sind zum einen Ergebnis seiner eigenen geistigen Beschränkung, verstärkt durch eine Welt, die nichts mehr anbietet im Außen, was uns zu tieferen Gedanken inspiriert. Zum anderen ist unsere menschliche Wahrnehmung, wie wir vor allem an der Tierwelt sehen können, tatsächlich auch (sehr) begrenzt.

In der heutigen Zeit bietet auf der Ebene der anerkannten Wissenschaften bislang nur die Quantenphysik eine Ahnung von der Komplexität der Welt. Auch die Entdeckung der morphogenetischen Felder von Rupert Sheldrake weist uns in eine ganz ähnliche Richtung. Sogar die Hirnforschung nähert sich dem Gedankengut an, dass die Gedanken womöglich nicht allein dem Gehirn entspringen, sondern schon in der Welt angelegt sind. Man hat nachgewiesen, dass schon wenige Sekunden bevor man einem Menschen ein Bild zeigt, die entsprechenden Areale im Gehirn reagieren. Es ist also auch in diesem Bereich ganz offenbar, dass alles miteinander verbunden ist und das nicht nur in der Vergangenheit, sondern ebenso in der Zukunft. In der Medizin beeindruckt im gleichen Kontext die Dunkelfeldmikroskopie, in der man festgestellt hat, dass das abgenommene Blut – und hier reicht 1 Tropfen, den man trocknet – sich auch noch nach langer Zeit genauso weiter verändert, wie der Gesundheitszustand des Menschen, von dem dieses Blut stammt (→Schwingungsmedizin).

Der Quantenphysiker David Bohm[1] (1917 - 1992) hat eine Theorie aufgestellt, die sich in der Astrologie genau gleich wiederfindet, in der Geist und Materie nicht getrennt sind. Die äußere Welt, die wir fühlen können, nennt er eine aufgefaltete oder auch explizite Ordnung. In seiner Theorie gibt es darunter noch eine implizierte (eingefaltete) Welt, die eine tiefere Ordnungsstufe der Realität darstellt. In ihr ist das ganze Universum eingefaltet und alle expliziten Formen der Welt entfalten sich in die sichtbare Welt der Realität hinein. Aus dieser Sicht ist im Universum schon alles vorhanden, was ins Leben kommen möchte und sich aber nur auf der Erde, indem wir es leben, ent-wickeln kann.

Das bedeutet in der Schlussfolgerung, dass in jedem Teil der expliziten Welt die gesamte Information der impliziten Welt enthalten ist[2] – und das bezieht sich auf den einzelnen Menschen in der gleichen Form wie auf das Weltgeschehen. Und da alles (Er)Leben im Universum quasi noch eingewickelt ist, ist die Ablesbarkeit am Himmel nur folgerichtig. Das Universum ist ebenso ein lebendiger Organismus wie es die Erde ist und offenbart uns die Gesetzmäßigkeit des Kosmos.

Ein weiteres Phänomen ist die Zeit, die von diesem Prinzip nicht ausgenommen ist. Auf der Erde leben wir immer nur im Jetzt. Manche Menschen können trotzdem Bestimmtes aus Zukunft oder Vergangenheit wahrnehmen oder spüren. Es ist also aus dem Grund schon naheliegend, dass alles in einer zeitlich anderen Form noch oder schon vorhanden ist. Nikolaus von Kues[3] (1401 - 1464) hat Gott mit der Ewigkeit gleichgesetzt, als das Zusammenfallen alles Gegensätzlichen und ganz besonders das Zusammenfallen von Vergangenheit, Gegenwart und Zukunft. Auch Platon, Aristoteles und Augustinus haben ähnlich argumentiert.[4]

Für uns hat die Relativitätstheorie den Begriff von Zeit verändert und sagt, je schneller sich etwas bewegt, desto langsamer vergeht die Zeit. Es mutet an wie eine Polarität. Vor dem, aus unserer Sicht, fast unbewegten Himmelsbild mit seinen Planeten rast dort alles in unvorstellbarer Geschwindigkeit durch das All. Diese Relativität der Zeit hat Konsequenzen für ein mögliches Gottesverständnis, denn wenn Gott ein reines Geistwesen und nicht an Materie gebunden ist, wird für „ihn" die Zeit ganz anders verlaufen als für uns. Im zweiten Petrusbrief finden wir einen Hinweis. Dort heißt es: *„Ein Tag ist bei dem Herrn wie tausend Jahre und tausend Jahre sind wie ein Tag."*[5]

Zeit und Inhalt sind in der Entfernung, die die Sterne zu uns haben, ganz offenbar EINS, eine göttliche Einheit. Da die Zeit in dieser Entfernung sehr wahrscheinlich nicht in der messbaren Form existiert, wie bei uns auf der Erde, können wir in der Astrologie am Himmel ganz offensichtlich alles nebeneinander ablesen: Gegenwärtiges, Vergangenes und Zukünftiges – ohne dass es um festlegende oder konkrete Voraussagen ginge, sondern vielmehr um das Erkennen und Verstehen der potentiell in uns angelegten Energien, Inhalte und Möglichkeiten, die sich immer nur zu ganz bestimmten Zeiten, die im Horoskop sichtbar sind, zeigen und uns in unserer Gegenwart begegnen werden.

Die Astrologie fasst die lebendigen Prinzipien in einem sinnbildlichen Sternenhimmel (→Inhalt des Tierkreises) am Ort und zum Zeitpunkt unserer Geburt zusammen und spiegelt uns die eigenen Entfaltungsmöglichkeiten. Wir deuten nichts in den Menschen hinein, sondern wir deuten aus dem Himmel heraus. Alles in uns ist bereits angelegt in dem Moment, indem sich Eizelle und Samen vereinen.

Sehr passend dazu trägt das Horoskop im lateinischen den Namen Radix – was ganz allgemein „Wurzel" bedeutet. Aus einer Wurzel entwickelt sich die Pflanze aus dem unsichtbaren Unterirdischen in das Sichtbare hinein. So wie die Pflanze sich entfalten will, so verhält es sich beim Menschen. In einem Horoskop können wir die Wurzeln eines Menschen beschreiben – wie hat er sein familiäres Umfeld erlebt, welche Art der Geisteshaltung liegt ihm nahe, was trägt seine Seele an Erfahrungen, die sich in diesem Leben zeigen und erlöst werden wollen. Wir können dort bereits ablesen, wofür der Mensch begabt ist und was ihm wahrscheinlich weniger liegen wird. Genauo sehen wir zu welcher Art Begegnungen er eine Affinität hat und ob er eher ein Einzelgänger oder ein kontaktfreudiger Gesellschaftsmensch ist. Wir können auch erkennen, wann bestimmte Seelenthemen ins Leben drängen und welche Bereiche des Körpers eher stark, welche eher schwächer sind, was keinesfalls heißt, dass wir deshalb krank werden. Unsere komplette körperliche Erscheinung, unsere Anlagen, Stärken und Schwächen und unsere ererbten Päckchen, die wir im Laufe unseres Lebens auspacken dürfen, sind uns quasi mit in die Wiege gelegt.

Man kann an jedem Geburtsbild ablesen, welche Themen einen Menschen sein ganzes Leben lang im inneren und äußeren Erleben begleiten werden – ohne dass es auch nur im Ansatz darum geht, dem Menschen sein Schicksal festlegend vorherzusagen. Es geht vielmehr darum, sein Wesen und die Hingezogenheit zu den Dingen und anderen Menschen, ebenso wie Zeitqualitäten zu beschreiben. Alles, was uns inhaltlich begegnen wird, ist am Horoskop eingefaltet ablesbar und durch unser Leben entfalten wir unser Angelegtsein. Und nur durch unser Leben ist das möglich. Etwas intellektuell zu verstehen und lediglich vom Kopf her zu begreifen, um dann sein Verhalten zu ändern, löst nichts. Es bleibt in uns und wird sich zu anderer Zeit wieder ins Erleben und damit ins Bewusstsein drängen – seelisch oder körperlich oder als Ereignis.

Das Horoskop stellt das Schicksal und das Ausdrucksfeld des Menschen dar – genau wie von allem, was zum ersten Mal geschieht. Man kann im Grunde auf alles, was wir zum ersten Mal tun – eine Wohnung besichtigen, einen Menschen treffen, ein Bewerbungsgespräch führen, ja, auch auf jedes Ereignis wie einen Unfall, die Probefahrt mit einem neuen Auto oder einen Blitzeinschlag ein Horoskop berechnen. Jedes Mal ist es erneut die Wurzel des Ganzen, die wir betrachten und das, was sich daraus als Inhalt mit seinen irdischen Möglichkeiten in der Verbindung mit den geistigen Hintergründen widergespiegelt findet und entwickeln kann.

Die Astrologie lässt uns Schicksal und Charakter in einem gebundenen Verhältnis sehen. Es wird deutlich, dass die Erlebnisse in der Außenwelt nicht als Ursache für weiteres Erleben oder Verhalten anzusehen sind, sondern diese Erlebnisse sind genau genommen tatsächlich bereits die Auslösung und Verwirklichung der schicksalhaften Anlagen, die wir in uns tragen.

Es ist gleich, ob wir das kollektive Unbewusste nehmen, das biologische Gedächtnis unseres Körpers oder die Astrologie, alles zeigt deutlich, dass wir nicht als unbefleckte Blätter auf die Welt kommen. Das, was in unserer Art, in unserer Kultur und auch in der eigenen Familie geschehen ist, ist zu einem bestimmten Anteil in uns gespeichert und dieses steht in jedem einzelnen Leben erneut zur Verwirklichung an. Der Kosmos funktioniert perfekt und so können wir ebenfalls davon ausgehen, dass kein Kind auch nur irgendwie zu einem zufälligen oder austauschbaren Zeitpunkt geboren wird. Selbst bei einem geplanten Kaiserschnitt macht der Himmel nicht selten einen Strich durch die

Rechnung der Menschen. Wir werden unserem angeborenen Potenzial entsprechend zu dem Zeitpunkt geboren, der genau die Inhalte in sich trägt, die durch uns gelebt und erlöst werden sollen. Der Himmel macht also in erster Linie nur etwas sichtbar – so wie der Partner, über dessen Muster wir stolpern, uns letztlich nur ein eigenes Thema spiegelt, an welchem wir genauso ablesen können, wo wir selbst stehen.

Die Sternenkunde ist so unglaublich komplex, weil jedes Horoskop, jeder Mensch einmalig ist. Es gibt zwar Ähnlichkeiten, manchmal auch beeindruckende, aber nie zweimal das Gleiche – so wie kein Fingerabdruck je mit einem anderen identisch sein wird, weder in der Gegenwart noch in der Vergangenheit. Jeder Mensch hat eine einzigartige Seele und ein ebensolches Leben, welches wie in einem Samenkorn bereits in seinem ganzen Bauplan angelegt ist. Die Astrologie kann uns einen enormen Einblick in diesen Bauplan geben.

Aus der astrologischen Betrachtungsweise wird noch einmal deutlicher, dass es der Mensch ist, der die Verbindung zwischen Kosmos und Erde darstellt.[6] Er hat die Aufgabe, das innerlich Erfahrbare seiner Anlagen durch sein (schöpferisches) Leben vergänglich zu machen. Indem er es durchlebt und sich seinen Aufgaben stellt, kann es nach und nach erlöst werden. Unsere gesunden Anlagen und die ererbten Schatten entsprechen ebenfalls einer Polarität, deren Gegensätze vereint – was heißt – erlöst werden wollen.

Damit geht wieder etwas ein ins kollektive Unbewusste, in die geistige Welt, die sich genau dadurch, durch unser aller Erleben, immer weiter und höher entwickelt. Das ist das wahrhafte Wachstum, um das es in unserer Welt geht. Das Wachstum unseres Bewusstseins. Wir sind zwar dennoch jeder nur ein winziges Puzzleteil in diesem riesigen Kosmos, aber jedes einzelne Puzzleteil ist wichtig. Jeder, der seinen wahrhaften Weg geht und nicht alles Unangenehme verdrängt, trägt nicht nur zu einer höheren Entwicklung des ganzen Kosmos bei, er erlöst auch in der eigenen Familie die anderen immer ein klein wenig mit.

Aber wie in allen Bereichen kann es auch hier geschehen – und das betrifft leider die Mehrzahl der Menschen – dass wir diese angeborene Schöpferkraft aus Angst vor unseren Schatten gar nicht leben oder als solche erkennen. Dann leben wir sie inhaltlich nicht und das wird dazu führen, dass sie sich früher oder später auf funktionale Weise in anderen Bereichen zeigt. Schöpferkraft kann sich durch ihre Verdrängung unbewusst nicht selten zu einem kompensatorischen Leistungsdenken entwickeln. Je weniger man sich dem eigenen Seelenweg mit den dazugehörigen Unsicherheiten und Ängsten stellt, desto eher kann Leistung und „etwas im Leben (er)schaffen oder erreichen" zu wollen, wie zu einem zwanghaften Ersatz werden.

Auch wenn uns dieses Angelegtsein mit eigener Schöpferkraft meist nicht einmal bewusst ist, spüren wir es und das gibt uns einen Sinn im Leben. Wir haben das Gefühl, in gewisser Weise bedeutsam für die Allgemeinheit zu sein, was auch stimmt. Aber es geht um das darunterliegende und nicht um Leistung, Anerkennung, Titel oder Status. Es geht darum, das in mir Angelegte wie im Märchen regelrecht zu erlösen und diese Erfahrungen gehen ein in das Weltengedächtnis. Das ist die Bedeutung eines jeden einzelnen.

Da es nicht vordergründig so ist, dass erst die äußeren Lebensumstände und Erfahrungen unsere Prägungen entstehen lassen, sondern in erster Linie unsere Eigenart unsere Erlebnisse bedingt, also anzieht, wird deutlich, dass unser Schicksal als Ausdrucksform unserer Persönlichkeitsentfaltung ganz notwendig zu uns gehört.

Diese Tatsache gibt uns dennoch die Möglichkeit der Wahl, ob wir die Grenzen, die unser Schicksal aufzeigt, annehmen oder ob die Zielrichtung der eigenen Wünsche und Vorstellungen den vorbestimmten Rahmen überschreiten oder gar ganz anders liegen. Das ist ja oft das, was wir im ersten Moment für den freien Willen halten, der sich aber meist nicht oder nur schwer verwirklichen lässt und uns kaum tragen würde, weil uns auf einem Weg der Grenzenlosigkeit die innere Orientierung fehlt. Ein Schicksal ist wie eine persönliche Landkarte, auf der wir uns bewegen können. Je mehr wir uns da hineinbegeben, desto besser kennen wir uns aus, auch in den unbekannten Ecken. Das ist ein Erobern der eigenen Welt und kann als echte Befreiung erlebt werden, es steht alles jedoch immer in einem festen Verhältnis vom eigenen Schicksal zu seinen schöpferischen Wandlungsmöglichkeiten.

Im selben Maße, wie wir durch wirkliches Erkennen unserer Problematik uns selbst auf gewisse Weise neu erschaffen, verlassen wir mehr und mehr die Grenzen der ererbten Muster. Dafür ist es wichtig, das Schicksal – gerade auch mit diesen Möglichkeiten – anzunehmen. Das heißt, wir stellen uns dem Erleben, welches die Zeit nach oben bringt und dadurch werden Dinge sicht- und wahrnehmbar, die die eigene Entwicklung befördern. Wenn ich das Schicksal als Chance begreife, über mich „hinauszuwachsen", dann erst kann ich Begrenzungen verlassen und bewusste Entscheidungen treffen. Wir stehen dann nicht mehr auf dem Standpunkt, uns vom Schicksal begrenzt oder bestraft zu fühlen oder unseren Automatismen ausgeliefert zu sein, sondern erheben uns darüber hinaus. Und das ist es, was uns auf ganz tiefe Weise frei fühlen lässt.

In der Astrologie begreifen wir, dass wir nur ein kleines Zahnrad inmitten von Milliarden anderen sind, dass wir geprägt sind von Vergangenem und das Zukünftige ebenso bereits auf uns wirkt, auch wenn wir es in dem winzigen Moment der Gegenwart noch nicht erkennen. Alles das lässt uns demütig werden, denn ohne all die anderen Zahnrädchen würden wir (und die Welt) nicht vollständig. Sie führen uns genau und immer folgerichtig in die Ereignisse und Begegnungen, die wir brauchen, um uns zu erkennen, um wir selbst zu werden. Und jedes einzelne Zahnrad hat seine Bedeutung – im Himmel wie auf Erden.

Kapitel 8.1

Die lange Geschichte der Astrologie in Kürze

Wenn man sich diesem tiefen Inhalt der Astrologie öffnet, kann man verstehen, dass die Menschen offenbar von jeher – anfangs sicher instinktiv – in diesem Bereich fasziniert immer weiter geforscht haben und die Sternenkunde auf eine lange Geschichte zurückblicken kann. Die ältesten nachweisbaren Wurzeln der astrologischen Welterforschung oder Beobachtung findet man in Indien, aber auch in der Vor- und Frühgeschichte der europäischen Steinzeit sind astronomische Kenntnisse von beachtlichem Niveau nachgewiesen.[1]

Himmelsbeobachtungen gibt es sicher schon so lange, wie es Menschen gibt. Allein schon der sichtbare Mond als Vollmond, Halbmond oder dann wieder als unsichtbarer Neumond an einem Himmel in einer Welt ohne künstliche Beleuchtung – was muss das allnächtlich für ein Schauspiel gewesen sein! Und wenn wir heute noch erleben, wie hell der Vollmond manchmal ist, muss es doch unseren Vorfahren erst recht wie ein Wunder vorgekommen sein. Den Himmel konnte man unmöglich ignorieren.

Der Mond ist der schnellste, deutlich zu erkennende Rhythmus, da er in seinen sich stetig wandelnden Formen in 29 Tagen einmal den gesamten Tierkreis durchwandert. Durch das Beobachten von Mond und Sonne vor dem Hintergrund des Fixsternhimmels entwickelten sich die ersten Kalender und Zeiteinteilungen. Das waren die Anfänge dieser Wissenschaft, in der Astronomie und Astrologie eine Einheit bildeten, da das Rechnerische von der Deutung nicht zu trennen und in gleichem Maße die Voraussetzung war.[2] Auch inhaltlich war beides für die Menschen eine Einheit. Sie brachten das, was sie am Himmel an jahreszeitlicher Wiederkehr erkennen konnten, klar in Verbindung mit dem, was sie auf der Erde erlebten.

Diese Betrachtungsweise hatte sicher noch nichts mit Astrologie in Form von inhaltlichen Deutungen zu tun, aber sie war Vorläufer für alles weitere, was sich in dem Bereich entwickelte. Steinkreise überall auf der Welt waren die ersten Bauten, die auf den Bezug zum Himmel hingewiesen haben – Stonehenge in England ist davon der bekannteste, der in Abschnitten etwa um 4000 v. Chr. errichtet wurde – und das ist nur das, was wir heute wissen! Erst 2013 haben Archäologen einen sogenannten Zeit-Marker gefunden, gebaut in der tiefsten Mittleren Steinzeit, im 8. Jahrtausend vor Christus.[3] Eine Konstruktion, mit deren Hilfe sich anhand des Mondes und der Sonne der Verlauf der Zeit messen und darstellen ließ – fast fünf Jahrtausende bevor in Mesopotamien die ersten Kalender gebaut wurden.

Nicht nur die Entstehung der ersten Berechnungen von Kalendern und Zeit, sondern auch die Prägung und Entwicklung von Philosophie und

Naturwissenschaften haben viele ihrer Wurzeln in der Astrologie. Es ging immer um Natur- und Welterforschung im Gesamtkontext zum Kosmos. Die Geschichte der westlichen Astrologie lässt sich in ihren Ursprüngen von der vorchristlichen Zeit in Mesopotamien, Babylonien (der südliche Teil Mesopotamiens) und Ägypten bis in die Bronzezeit (3000 bis 1200 v. Chr.) zurückverfolgen.[4] In Mesopotamien, ein großes Gebiet und eigentlich ein Sammelbegriff für verschiedene Kulturen, die durch Handelsbeziehungen und Kriege miteinander verschmolzen sind, hatte man, wie in der Antike die Griechen, ein polytheistisches Weltbild und die Ordnung der Götter nach den Himmelsplaneten diente der Ordnung dieses Weltbildes. Dort waren es vor allem die Priester, die für die Entwicklung von Astronomie und Astrologie verantwortlich waren, da es um die Kommunikation zwischen Gottheiten und Menschen ging. Aber auch alle Gelehrten studierten und forschten in dem Bereich, die Kaiser hielten Hofastrologen oder übten teilweise die Astrologie sogar selbst aus. Mesopotamien gilt als die Wiege der Astrologie, der dort eine hohe religiöse, öffentliche und politische Macht zukam.[5]

Schon um 1500 v. Chr. teilte man im „Babylonischen Almanach", einem der wichtigsten astrologischen Nachschlagewerke für die Priester in Mesopotamien, das Sonnenjahr in 12 Monate zu je 30 Tagen ein und wusste um die unterschiedliche Qualität eines jedes einzelnen Tages, die dort genau beschrieben war.[6]

Man findet in diesen Texten ebenso Prognosen für Krankheitsverläufe – abhängig von der Stunde, in der die Krankheit begonnen hatte. Natürlich ist das immer noch keine vollständige Astrologie, aber diese Phase ist eine Weiterentwicklung der reinen Kalenderinterpretationen und wichtiger Wegbereiter für astrologische Deutungen gewesen.[7] Die babylonische Astrologie hatte bereits in der frühen Phase einen erstklassigen Ruf und die Astrologen gehörten der obersten intellektuellen und religiösen Schicht des Reiches an.[8]

Man beobachtete den Himmel im Zusammenhang mit dem Leben auf der Erde sehr genau. Es gab beeindruckende Aufzeichnungen in Form astronomischer Tagebücher aus den Archiven der babylonischen Königshäuser. Diese Tagebücher hielten über viele Jahrhunderte (etwa 1500 bis 300 v. Chr.) alles fest, was im Laufe eines Jahres geschah. In Verbindung mit den Bewegungen am Himmel suchte man nach

Wiederholungen, Regelmäßigkeiten und allgemeinen Prinzipien. Diese unschätzbar wertvolle Arbeit diente auch noch späteren Astrologen zur Ausarbeitung ihrer Theorien.[9] Wenn man einen Auszug aus einem dieser Beobachtungsbücher liest, beeindruckt im ersten Moment die scheinbar zufällige Aufzählung von verschiedensten Phänomenen – egal, ob es sich um Husten handelte, eine Flut, einen Regenbogen oder einen Fuchs, der in die Stadt eingedrungen war.[10]

Aber so zusammenhanglos wie einem solche Aufzählungen vorkommen mögen, geben genau diese Zusammenhänge in Verbindung mit den Planetenständen wertvolle Hinweise auf ein „senkrechtes Denken" (wie oben, so unten) mit verborgenen Synchronizitäten oder Analogien, die dem Tierkreis und damit dem Leben innewohnen. Man hat das wirklich sorgfältig aufgezeichnet und immer wieder mit anderen Jahren und Ereignissen verglichen und Übereinstimmungen gefunden. Es war also ganz sicher eine große empirische Arbeit. Daher gibt es Konstellationen, die auch heute noch – rund 2500 Jahre später – in ihrem Kern genauso stimmen, wie sie unsere Vorfahren damals beobachtet und beschrieben haben.

Babylonische Gelehrte, die des Griechischen mächtig waren, vermittelten astrologisches Wissen auch an die westliche Welt. Etwa 300 v. Chr. gründete ein babylonischer Priester namens Berossos eine Astrologenschule auf der Insel Kos. Sein beeindruckendes Wissen und seine ebensolchen Prognosen, die von den Griechen mit einer Statue seiner Person mit goldener Zunge geehrt wurde, beförderten die Ausbreitung der Astrologie im griechischen Kulturraum ganz sicher noch zusätzlich.[11] Es waren dann ebenfalls die Griechen, die im weiteren Verlauf mit ihrer Philosophie, Religion und Wissenschaft und ihren herausragenden Denkern bei der Herausbildung des astrologischen Gesamtsystems eine entscheidende Rolle spielten. Religion war früher ohnehin nicht trennbar von den wissenschaftlichen Erkenntnissen der Sternenwelt, genausowenig wie sie von philosophischen Perspektiven trennbar war.[12] Es entwickelte sich damals parallel in Mesopotamien, Ägypten und Griechenland schon das fundamentale Weltbild des Mikrokosmos und Makrokosmos (etwa 1000 bis 300 v. Chr.).

Als die Römer zwischen 229 und 146 v. Chr. Griechenland eroberten,[13] übernahmen sie das gesamte Wissen der Griechen. Deshalb gleicht die römische Götterwelt der griechischen nahezu komplett – nur mit anderen Namen – und die Astrologie entwickelte sich nun auch durch die Römer bis zu ihrer Blütezeit weiter. Die Zuordnung von Körperteilen und Mineralien zu den Himmelsmächten entstand ebenfalls in griechisch-römischer Zeit.

Um 300 bis etwa 100 v. Chr. verbanden sich dann die priesterlichen und philosophischen Traditionen des alten Ägyptens mit dem Wissen und der Götterwelt der Griechen. Daraus entstand das, was später als Hermetik bekannt wurde. Die hermetischen Texte hatten anfangs den Status einer Geheimlehre und beinhalteten die kosmischen Gesetze – die allem innewohnenden Polaritäten und Analogien (oben wie unten, innen wie außen, im Großen wie im Kleinen), Schwingung und Rhythmus sowie Ursache und Wirkung.

In diese Zeit fiel auch das Wirken von Platon (427 - 347 v. Chr.) und seinem Schüler Aristoteles (384 - 322 v. Chr.). Für Platon war der Kosmos ein lebendes Wesen und nicht nur der Mensch mit seinem Schicksal war mit ihm verbunden, sondern auch alle anderen Bestandteile der Welt. Aristoteles hat mit seinen kosmologischen und physikalischen Erklärungsmodellen entscheidend dazu beigetragen, dass Astrologie wissenschaftlich anerkannt wurde. Er sah die Erde als Mittelpunkt der Welt und entwickelte die schon vor seiner Zeit entstandene Suche nach den kosmischen Urkräften zu einer Lehre von den 4 Elementen Feuer, Luft, Wasser und Erde weiter, indem er sie mit der Astrologie und der körperlichen Ebene des Menschen in Verbindung setzte. Diese Elemente fanden sich ebenso in den Tierkreiszeichen wieder. Er schuf damit eine Basis, der die sich entwickelnde Astrologie noch Jahrhunderte folgte. Beides besitzt heute noch für die Astrologie und als 4-Säfte-Lehre in der Medizin ebenfalls ungebrochen Gültigkeit.

Claudios Ptolemäus aus Ägypten (etwa 178 - 100 v. Chr.) galt in der Spätantike als wichtigster Autor astronomischer und astrologischer Schriften.[14] Ptolemäus schuf nicht nur einen Atlas, der die ganze, zu seinen Lebzeiten bekannte Welt umfasste, er entwickelte, neben einem ausführlichen Sternenkatalog, eine detaillierte Ausarbeitung des geozentrischen Weltbilds. Diese Arbeit zählt nicht nur zu den größten Leistungen der Wissenschaftsgeschichte, sondern ist heute noch immer eine Grundlage der astrologischen Berechnungen. Mit seinem

Modell ließen sich Planetenbahnen genau bestimmen, noch genauer als es mit dem damals bei den Griechen schon favorisierten und später tatsächlich entdeckten heliozentrischen Weltbild der Fall war. Dieses Werk mit der Erde als Zentrum des Universums blieb bis zum Ende des Mittelalters das Standardwerk der Astronomie im europäischen Raum. Ptolemäus hatte seinen Wirkungskreis an der Universität Alexandria, welche als Hochburg hellenistischer Geistigkeit galt. Die Bibliothek von Alexandria verfügte über mehr als 400.000 Bücher – und wurde später von Christen angezündet.

Aber erst einmal konnte sich bis in die Zeit der Mithras die Astrologie ungestört entwickeln. Es gab sogar einen Astrologen, der in der Zeit Kaiser wurde (im Jahr 117).[15] Wenn man in die Geschichte schaut, war die Entwicklung der Astrologie zur Zeit der Mithrasreligion auf einem Höhepunkt, in der Wissenschaft, Politik, Kunst und Religion von diesem Gedankengut selbstverständlich durchdrungen waren.

Nach der Entmachtung der Mithras wurde die Astrologie zwar verboten, aber auf neue Weise ins Christentum integriert und im Verborgenen weitergeforscht. Das Judentum und der Islam nahmen in eigener Weise astrologisches Gedankengut in ihr religiöses System auf.[16]

Weder die Astrologie noch andere okkulte Wissenschaften haben je aufgehört zu existieren. Und zum Glück hat noch nie ein staatliches oder kirchliches Gesetz zum wirklichen Verschwinden einer Geisteshaltung geführt. Die Beschäftigung mit der Astrologie verschob sich weiter auf andere Regionen – in die persischen, jüdischen und muslimischen Kulturräume sowie später auch nach Spanien. Im Christentum wurde ab dem 6. Jahrhundert das Wissen der Antike in den Klosterschulen weitergeführt. Es kam sogar zum Austausch mit der islamischen Sternenkunde, die im Orient eine Blütezeit bis ins 11. Jahrhundert erlebte. Selbst im christlichen Kontext blühte die Astrologie im 12. und 13. Jahrhundert noch mal für eine Zeit auf.[17]

Bis in die Neuzeit hinein lag der Fokus der Astrologie weniger im privaten Bereich, es ging mehr um öffentliche Belange, zu denen auch die Horoskope von Königen und ihren Nachfolgern gehörten sowie um landwirtschaftliche Fragen, Vorhersagen für Wetter und Witterung,[18] damit die Versorgung der Menschen gesichert war. Die astrologischen

Lehren hatten immer Einfluss auf das, was damals wissenschaftlich gelehrt wurde – auf Mathematik, Philosophie und Medizin. Genauso prägte dieses Wissen die Kulturen in ähnlicher Weise wie die Religion und später auch die Politik, denn natürlich wollte man die Zeichen der Zeit erkennen. Dadurch waren Astrologen hochgeschätzte Spezialisten, die Zugang zu den höchsten Ebenen in einem Staat hatten. Noch im Mittelalter standen Astrologen im Mittelpunkt des öffentlichen Interesses, kamen aber zu der Zeit auch in Konflikte zwischen den oft gegensätzlichen Ansprüchen, Zielen und Wünschen von Politik und Religion. Im Grunde war vor allem dieser Spagat kennzeichnend für die Entwicklung der Sternenkunde. Das Volk jedoch war zu jeder Zeit fasziniert.

In der Renaissance führte die Wiederentdeckung der hermetischen Texte aus der Antike im 15. und 16. Jahrhundert zu einer umfassenden Wiederbelebung der Astrologie, in der auch Paracelsus (1494 - 1541) als Arzt und Naturphilosoph, die Weltsicht prägend, wirkte. Er setzte sich dafür ein, dass vor allem der kranke Mensch in seiner ganzen Zusammensetzung und gleichermaßen in Bezug zum Himmel gesehen werden sollte. Kein Heilmittel sollte ohne den Bezug zum persönlichen Horoskop des Patienten gegeben werden. Er vertrat darüber hinaus die Ansicht, jeder der heilte, sollte nicht nur Arzt sein, sondern ebenso um die Seele des Menschen wissen. Gleichermaßen sollte er der Astrologie und Philosophie, genau wie der Heilkräfte der Natur kundig sein. Erst dann hätte man die Chance, überhaupt eine Idee von dem tiefen Zusammenwirken der Kräfte zwischen Himmel und Erde zu bekommen und den Menschen in seiner Ganzheit zu erfassen.[19] Er war damit im Prinzip ebenfalls ein Begründer der ganzheitlichen Heilkunde, genau wie Agrippa von Nettesheim (1486 - 1535), ein deutscher Universalgelehrter, dazu entscheidend beitrug, indem er in der Zeit eine Schrift verfasste, in der er sich den drei Welten – der elementaren, der himmlischen und der göttlichen – widmete, die der Dreiheit Körper, Geist und Seele entspricht.[20]

In dieser ganzen Zeit kam es zu einem neuen Höhepunkt der Astrologie, die durch ihren immer offensichtlicher werdenden Bezug zu allen Ebenen des menschlichen Seins immer untrennbarer von diesem wurde. Das persönliche Horoskop mit den entsprechenden Fragestellungen war für die Menschen wichtig geworden und als Astrologe wurde es üblich, eine eigene Praxis zu betreiben, wenngleich der Besuch dort meist den oberen Schichten vorbehalten blieb.

Durch konfessionelle Spaltungen im Christentum zeigte die breite Öffentlichkeit größtes Interesse an astrologischer Einschätzung der Zeitqualität. Selbst Luther, durch den die Kirchenspaltung überhaupt erst entstanden ist und der die Astrologie ablehnte,[21] konnte es nicht verhindern, dass Wittenberg zu einem Zentrum der astrologischen Forschung wurde. Auch etliche Päpste setzten die Astrologie in der Zeit offen in ihrer Arbeit ein.[22] Papst Leo X. richtete sogar an der von ihm gegründeten päpstlichen Universität einen Lehrstuhl für Astrologie ein.

Mit der wissenschaftlichen Revolution, dem Zeitalter der angeblichen Aufklärung und der Entdeckung des heliozentrischen Weltbildes wurde es für die Astrologie schwieriger, da sie mit dem geozentrischen Weltbild arbeitete, was nun aus Sicht der Wissenschaft nicht mehr haltbar sein konnte. Das ist es aber bis heute, weil die Berechnungen von der Erde aus gemacht werden und sich auf das beziehen, was auf der Erde geschieht. Somit steht der Mensch auf der Erde, in Verbindung mit dem jahreszeitlichen Tierkreis, vollkommen folgerichtig immer noch im Zentrum der astrologischen Betrachtungsweise.

Aber auch alle anderen, sicher wirklich großen Fortschritte in der Astronomie und den Naturwissenschaften ließen der Sterndeutung im 17. und 18. Jahrhundert keine Chance mehr: Mit dem neu erfundenen Teleskop ließen sich die Planeten beobachten. Nikolaus Kopernikus, Galileo Galilei und Johannes Kepler begründeten ein völlig neues Weltbild. Isaac Newton erklärte die Bewegung der Planeten schließlich durch die Schwerkraft. Dass die Sterne das menschliche Leben beeinflussen, konnte immer weniger anerkannt werden. So verlor die Astrologie fast in ganz Europa (außer in England) ihren Status als Wissenschaft. Es kam in Folge zur Trennung von Astronomie und Astrologie, was dazu führte, dass die Zukunftsprognosen weniger wichtig wurden und sich die Astrologie mehr mit der Esoterik verband und dann letztlich genau deswegen in den Ruf kam, ein Aberglaube zu sein. Die Trennung von Astronomie und Astrologie spricht eine deutliche Sprache, denn nicht nur hier wurde die inhaltliche Ebene von der funktionalen getrennt und die funktionale blieb als einzig maßstäbliche übrig. Dieser Schritt steht im Grunde für den Zeitenwandel dieser Epoche, in der wissenschaftliche Fakten den wertvollen dazugehörigen geistigen Inhalt der Welt komplett verdrängt haben.

Dennoch bleibt es wieder einmal bemerkenswert, dass beispielsweise Newton[23] sich mit der Hermetik beschäftigt und Alchemie praktiziert hat, Kepler ebenfalls Astrologe war, Kopernikus nebenher als Astrologe arbeitete und Aufklärer wie Leibniz und Herder Mitglieder in esoterischen Geheimgesellschaften waren. Hier erspare ich mir einen Kommentar.

Die Astrologie ist wahrscheinlich die älteste Wissenschaft überhaupt. Sie erlebte alle vorstellbaren Höhen und Tiefen und das wiederholt. Von der höchsten anerkannten Wissenschaft bis hin zu totalen Verboten und Verbrennungen von Astrologen, von einem Pflichtfach an der Universität (immerhin 200 Jahre lang) für jeden Mediziner, bis 1817 der letzte Lehrstuhl für Astrologie an einer deutschen Universität (Erlangen) abgeschafft wurde und sie seitdem nur noch in der Esoterikecke Platz findet. Man kann fast sagen, je moderner der Mensch wurde, desto mehr wollte man sich von solchen, aus Sicht der Herrschenden, „unseriösen" Disziplinen distanzieren. Dennoch sind die Menschen heute nicht weniger fasziniert als damals. Zeitungen hatten früher stets eine höhere Auflage, wenn die platten Kurzdeutungen für die Woche enthalten waren. Heute findet man gleiches im Internet. Jeder tut es lächelnd ab, es kann ja nicht stimmen, aber fast alle lesen es und viele fürchten es sogar.

In der Wirtschaft wird die Astrologie, wenngleich meist hinter vorgehaltener Hand, noch mehr genutzt, zum Beispiel für die wirtschaftliche Entwicklung großer Unternehmen, die Abwägung von großen Investitionen oder Neueinstellung von Bewerbern. Auch für Börsengeschäfte gibt es spezialisierte Astrologen.

Die astrologischen Wetterprognosen, die man mit dem Aufkommen der wissenschaftlichen Meteorologie immer weniger brauchte, sind das, was in unseren heutigen Bauernkalendern davon übriggeblieben ist. Aus diesen alten Kalendern ergeben sich auch die Jahresfeste und Weisheiten, von denen wir viele gar nicht mehr kennen. Nur der anthroposophische bio-dynamische Landbau arbeitet noch nach den kosmischen Rhythmen und beachtet den Mondstand in den Tierkreiszeichen – je nachdem, ob sie von einer Pflanze viel Frucht, eher die Blüten oder die Wurzeln ernten wollen. Bemerkenswert finde ich wieder einmal die Sprache: Meteorologie kommt aus dem altgriechischen *meteōrología*[24] und bedeutet „Untersuchung der überirdischen Dinge" oder „Untersuchung der Himmelskörper". Das Wetter ist ganz sicher auch kein Zufall oder allein mit physikalischen Gegebenheiten erklärbar.[25]

Natürlich gab es damals wie heute durchaus berechtigte Kritik an so mancher Form der Astrologie. In den letzten 2000 Jahren existierten in Abständen immer wieder Konflikte zwischen seriöser und Jahrmarktastrologie, die dann teilweise sehr brutal verboten wurde. Die Geschichte zeigt aber ebenfalls, dass die Astrologie sich bisweilen selbst mehrfach das Wasser abgegraben hat und es noch heute tut. Es gibt immer noch zu viele unseriöse Voraussagen, heute im doppelten Sinne billige Computerastrologie, die Reduktion auf „Schubladendeutungssysteme"[26], die zwar durchaus für einen Moment beeindrucken können, wenn man Glück hat, die aber nie den Kern treffen und auch nichts bringen als kurze Unterhaltung.

Seit ihrer, im Vergleich zur früheren Zeit, kläglichen Wiederbelebung um 1900 ist die Astrologie mit ihren verschiedenen Schulen und Deutungssystemen genauso in Einzelteile zerfallen wie der Rest der Welt. An den Einzelteilen erkennt man, wie auch in allen anderen Bereichen unschwer zu merken ist, das Wirkliche dahinter nicht mehr. Die große philosophische Tiefe und kosmische Weisheit sind fast vollkommen verloren gegangen. Letztendlich blieb nur noch der esoterische Bereich übrig und aus dem größeren Gesamtzusammenhang herausgenommen, kann sie heute nur noch missverstanden und fehlinterpretiert werden.

Die Astrologie ist derzeit zum großen Teil auf einem so schlechten Niveau verbreitet, dass ich alle Menschen verstehe, die das nicht ernst nehmen können. Es gibt aber auch gute Astrologen, nur leider viel zu wenige. Wenn jeder, der sich Astrologe nennt, sich selbst bewusst werden würde, was er für einen Schatz zur Verfügung hat und sich nicht für minderwertige astrologische Unterhaltungs-Podcasts hergeben oder 29€-Computerhoroskope unterstützen würde, dann könnte aus den vielen Schubladendeutungen wieder die großartige Einheit werden, die es schon einmal war, alles verbunden mit heutigem Wissen und den dazugehörigen Möglichkeiten. Das würde durchaus Gehör finden, aber offenbar verdient man mit der Suche der Menschen nach Höherem auch auf niedrigstem Niveau noch genug Geld.

Ein Computer kann sicher viel und wird bald noch mehr können, aber einen Menschen astrologisch wirklich im Kern erkennen und deuten, das kann nur ein anderer Mensch. Es braucht viel Erfahrung auf diesem umfangreichen Gebiet, um die geistigen Inhalte zu erfassen, die aus einem Horoskop heraus formuliert werden wollen. Astrologie ist nach wie vor – trotz der Berechnungsmöglichkeiten auf astronomischer Ebene mittels eines Computers – hoch komplex. Zwar ist das Zeitalter der Computertechnik hier eine echte Entlastung, denn um mit einem Horoskop überhaupt arbeiten zu können, muss man es erstmal auf das Papier bekommen und das benötigt zum einen viel Zeit und zum anderen nicht wenig mathematisches und astronomisches Verständnis. Man kann sich schon aus dem Grund vorstellen, dass Astrologen über lange Zeit angesehene Menschen waren, denn sie mussten eigentlich zu jeder Zeit beide Ebenen beherrschen und das war vor allem in damaliger Zeit eine große Leistung, da es erst um 1400/1500 erste Hilfsmittel in Tabellenform gab.[27]

Heute gäbe uns die elektronische Berechnungsmöglichkeit von Horoskopen – und damit meine ich nur den astronomischen Teil – überhaupt erst die Basis in einem ganz anderen Umfang empirische Studien zu betreiben. Dazu bräuchte es viel Studienmaterial in Form von biografischen Daten und Lebensgeschichten verschiedenster Menschen sowie körperliche Merkmale und Krankheiten, Begabungen oder Abneigungen und vieles mehr, was man im Kontext zu den Himmelskonstellationen betrachten würde. Das wäre mal eine ganz andere Art von Datensammlung. Eine, aus der etwas ganz Großartiges werden und der wahrhaften Menschen- und Welterforschung dienen könnte. Wir würden uns allem auf tiefe inhaltliche Art nähern können und nicht oberflächlich materiell-kontrollierend, wie das in den derzeitigen Datensammlungen angelegt ist. Diese Daten würden den Menschen auf ganz neue Weise frei lassen, die aktuelle Datensammlung verfolgt das Gegenteil. Wir finden hier erneut ein funktional gewordenes Phänomen – auf der geistigen Ebene wäre es mehr als an der Zeit für wirkliche Daten, Studien und die damit verbundenen Erkenntnisse, aber solange der geistige Inhalt einem in dieser Welt regelrecht verwehrt wird, kann es eben nur funktional geschehen.

Um dieses komplexe Gebiet tiefgreifend studieren und Aussagen treffen zu können, die in der offiziellen Welt Gehör finden würden, müsste die Astrologie zurück an die Universitäten – genau wie die Homöopathie (die leider dort gerade nach und nach abgeschafft wird), damit sich diese Wissenschaft mit ihren vielfältigsten Blickrichtungen vielleicht noch einmal zu einem erneuten Höhepunkt, dann auf noch umfassenderer Ebene aufschwingen kann und nicht in der Jahrmarktecke einstaubt.

Die Welt wird zunehmend ärmer. Das Geistige wird auf jeder Ebene ausgeklammert, dabei drängt gerade das auf allen Ebenen ins Leben. Und beinahe schon folgerichtig wird das Interesse der Menschen an Astrologie in der aktuellen Krise spürbar größer. Der Mensch sucht Antworten. Immer. Für mich ist der Himmel das Naheliegendste, um nach einer Antwort zu suchen. Das klingt fast wie ein Paradoxon und das ist es auch, denn genau dort findet man beeindruckende Antworten, die wir auf der „Erde" so nie finden würden, weil die geistige Ebene mit den uns bislang bekannten wissenschaftlichen Plausibilitäten einfach nicht ausreichend begründbar ist.

Viele große Denker, von der Antike bis hinein in unsere Zeit, die über die wissenschaftlichen Grenzen hinausgedacht haben, haben sich mit dem Geistigen beschäftigt, weil es aus den Erkenntnissen heraus ab einem bestimmten Punkt gar nicht mehr anders geht. Man begreift dann in der Tiefe, dass das gesamte Universum, einschließlich des Menschen, eine organische Einheit ist, von der wir einfach nichts abspalten können, nur weil wir es (noch) nicht verstehen. Oft haben diese Menschen sich auch der Astrologie geöffnet, die wiederum von der Mythologie nicht trennbar ist.

Für Goethe (1749 - 1832) gehörte die Sternenkunde noch selbstverständlich zum Nachdenken über den eigenen Lebensweg. Er wusste das Verhältnis der Planeten zueinander zu deuten, genauso wie er mit den Mythen lebte. Auch Einstein (1879 - 1955) konnte sich der Astrologie nicht entziehen, er erkannte sie ebenfalls als Wissenschaft an und sah seine physikalische Wissenschaft in ihr bestätigt und umgekehrt.[28] Rudolf Steiner (1861 - 1925), der sich in großartiger Weise den Kindern, der Menschenkunde und der spirituellen Welterforschung gewidmet hat, war extrem weitsichtig und mit Astrologie und Mythologie vertraut.

C.G. Jung (1875 - 1961) war in gleichem Maße weitsichtig und hatte den Zugang zu allen Ebenen. Er verband das Mythische mit dem Religiösen und erkannte das Potenzial der Astrologie. Er entwickelte seine 12 Archetypen, die die Grundstrukturen genau wie das komplexe Geschehen in unserer Seele darstellen und im Grundgedanken dem Tierkreis ähneln.

Ohne die umfassende Arbeit von C.G. Jung wäre die heutige Tiefenpsychologie gar nicht möglich geworden. Darüber hinaus hat er auch in dem Kontext die Verbindung von Psychologie und Astrologie deutlich geprägt und die psychologische Selbsterkenntnis durch die Erstellung von Geburtshoroskopen in den Mittelpunkt der Deutungen gerückt. Die psychologische Astrologie ist heute eigentlich das, was am meisten verbreitet ist und es ist auch absolut sinnvoll, den Menschen in seiner Anlage vor diesem Hintergrund zu betrachten. Nur leider findet sich der Rest der ebenfalls für diese Art der Deutung notwendigen umfassenden Weltsicht, wie ihn C.G. Jung an so vielen Stellen erkannt und formuliert hat, in den Deutungssystemen kaum mehr wieder.

Diesen umfassenden Zusammenhang hat erst Wolfgang Döbereiner (28.02.1928 - 05.04.2014) mit seinem fundierten astrologischen System der „Münchner Rhythmenlehre" wiederhergestellt. Döbereiner hat das Wissen der griechischen Mythen im Tierkreis in einer enormen Tiefe wiedergefunden und zusammen mit den Erkenntnissen der heutigen Zeit, seinem reichen Erfahrungswissen und umfangreichen Forschungen konnte daraus ein wirklich beeindruckendes Deutungssystem entstehen. Selbst die gespeicherte Qualität der Zeit in jedem der 360° des Tierkreises, die den Tagen eines Jahres entsprechen, findet sich hier wieder. Auch das ist etwas, was man heute in keinem (mir bekannten) Deutungssystem findet, was jedoch in der frühen Zeit der Astrologie durchaus untersucht wurde. Er hat dieses ebenso weiterentwickelt und in einem tief in sich stimmigen Gesamtsystem der „Gruppenschicksalspunkte" zusammengefügt. Aus meiner Sicht ist das unter anderem ein astrologisch geschichtlicher Meilenstein. Ohne dieses Wissen kann astrologische Deutung nur unvollständig bleiben.

Döbereiner gehört für mich zu den ganz großen Denkern unserer Zeit und jeder, der sich mit seinem System ernsthaft auseinandergesetzt hat, kommt zu dem gleichen Schluss. Wenn die Astrologie wieder einen Stellenwert bekäme, werden wir an seinem Gedankengut nicht vorbeikommen. Nur so können wir diesen Schatz erkennen und weiterentwickeln, denn hier finden sich Mythos, christliche Religion, Phänomen und Fügung des Erlebten und der Mensch in seinem Angelegt-Sein in der Welt in beeindruckender Weise gespiegelt wieder. Ich kenne kein anderes astrologisches System in unserem Kulturkreis, auch wenn es davon einige gibt, die ganz sicher nicht alle schlecht sind, von derartiger Tiefe und Weisheit. Nur ist dieses System durch seinen hochkarätigen Inhalt ebenso hochkomplex. Es erschließt sich also keineswegs in den sonst meist angebotenen 2- oder 3-jährigen Astrologie-Ausbildungen. Aber auch mit noch so fundierter Ausbildung ist ernsthafte Astrologie durch ihre reichhaltigen Möglichkeiten vor allem eines: Ein Lebens-, Erfahrungs- und Selbsterkenntnisweg.

Kapitel 8.2

Kurze Einführung in den Tierkreis

Der Tierkreis ist der Beginn von allem. Er gilt als erstes Bezugssystem zur Erde und die Planeten sind den einzelnen Tierkreisbildern als wirkende Kräfte zugeordnet. Der Tierkreis beschreibt das Reich der Dauer, denn dort findet sich das Ewige, der Ur-Grund von allem, was ist. Die Planetenwelt beschreibt das Reich der Veränderlichkeit.[1] Die Planeten muteten damals an wie Gegenstände in der Hand der Götter. So war die Venus früher der Stern der Aphrodite, der Merkur der Stern des Hermes usw. Die regelmäßige kreisende Bewegung der Sterne war, wie der himmlische Hintergrund, ebenfalls eine Eigenschaft einer geordneten Götterwelt.

Der Tierkreis ist abstrakt wissenschaftlich betrachtet ein Gürtel, der einmal um den gesamten Himmel herumgeht. Es ist die, von der Erde aus gesehen, scheinbare Bahn, die die Sonne in einem Jahr am Himmel durchwandert. Unsere Vorfahren haben darunter allerdings etwas ganz anderes verstanden und vor allen Dingen etwas anderes empfunden. Für sie war der Sternenhimmel eine unmittelbare

Offenbarung der geistigen Welt und der Kreis das Bild der Vollkommenheit.

Uraltes Kulturgut der Menschheit lebt in diesen Bildern und erst viel später konnte man wissenschaftlich nachweisen, dass der Lauf der Gestirne am Himmel einer auf ewig vorausberechenbaren Gesetzmäßigkeit unterliegt und somit auch unser Leben bestimmten Gesetzmäßigkeiten unterliegen muss. Unsere Vorfahren haben dies instinktiv erkannt.

Die Tierkreisbilder sind, genau wie die Bilder in den alten Mythen, Erfahrungsspeicher der Menschheitsentwicklung. Der Tierkreis hat nicht ursprünglich mit Tieren zu tun. Bei den Griechen heißt der Tierkreis Zodiak und leitet sich aus dem griechischen „zôa" ab, was beseelte Wesenheiten[2] bedeutet – also Pflanzen, Tiere, Menschen und Götter. Im weitesten Sinne ist damit der Kreis der Lebenden gemeint, den die lateinischen Philosophen „animae" (animals) nannten und auch in der ursprünglichen Bedeutung für beseelte Wesenheiten benutzten. Nur in den modernen europäischen Sprachen beschränkt sich die Bedeutung auf die Tierwelt.

Bei den Germanen findet sich ein anderer Ursprung, der aber gleiches ausdrückt. Dort war der größte Gott „Tyr" der Sonnengott und der Tyr-kreis[3] leitet sich vom Lauf der Sonne ab, der jedes Jahr im März beginnt, durch alle 12 Stationen führt und dann wieder von vorne anfängt. Der Tyrkreis ist auch hier Symbol des ewig sich erneuernden Lebens.

Analog zu den 12 olympischen Göttern der griechischen Mytholgie sind die 12 Tierkreiszeichen in ihrer Bedeutung entstanden, von denen jedes einzelne für eine bestimmte Entwicklungsstufe des Menschen steht. Wir finden gleiches auch in den 12 Aufgaben wieder, die der unglaublich mutige, und über die Maßen starke Halbgott Herakles, ein unehelicher Sohn des obersten Gottes Zeus, erfüllen musste. Schon vor über 3000 Jahren beschreiben die Griechen diese 12 Arbeiten, gleichbedeutend mit den Inhalten des Tierkreises, als ein Durchstehen der 12 Entwicklungsstufen eines Menschen, in jeder Phase mit immer neuen Ängsten, Aufgaben und seelischer Entwicklung verbunden. Wenn man die 12 Aufgaben des Herakles liest und in den Tierkreis überträgt, wird deutlich, dass das menschliche Leben Arbeit bedeutet – aber eine lohnenswerte. Ich bin immer wieder beeindruckt, in welcher Tiefe unsere

Vorfahren, vor allem die alten Griechen, dieses erkannt haben – sie waren der Seele und dem Eigentlichen so viel näher, als wir es heute sind.

Es ist bemerkenswert, dass es immer wieder die 12 ist. Unsere Zeitrechnung bezieht sich durch den Lauf der Sonne ebenfalls auf 12 Monate und den damit immer wiederkehrenden Zyklus des Lebens, genau wie der Mond in jedem Monat alle 12 Tierkreiszeichen durchläuft. Die 12 hat in allen Kulturen und Religionen eine herausragende Bedeutung. Sie findet sich im Islam und genauso ist die Bibel[4] voll von der Zahl 12, die sich keineswegs nur auf die 12 Apostel bezieht. Die 12 kommt in der Bibel 160 Mal vor, auch das christliche Weihnachtsfest dauert 12 Tage. Interessanterweise haben wir 12 Hirnnervenpaare und 12 Tag- und 12 Nachtstunden. Das Horoskop ist im Übrigen eine 24-Stunden-Uhr, die beides vereint und an der Geübte die Zeit grob ablesen können. Es gäbe noch sehr viele weitere beeindruckende Beispiele.

Die 12, die aus der 3 und der 4 besteht, ist ganz offenbar eine heilige Zahl, die eine tiefe Ordnungsstruktur in sich trägt und die Vollkommenheit der Welt ausdrückt. Die 3 steht für die drei Seinszustände von allem – Geburt, Leben und Sterben, flüssig, gasförmig, fest oder auch Vergangenheit, Gegenwart und Zukunft. Gedanke, Wort und Tat sind im Grunde ebenfalls eine Trias. Das christliche Gottesbild beruht auf der Drei, in Form der göttlichen Dreifaltigkeit Gott-Vater, Sohn und Heiligem Geist – die drei Wesenszüge Gottes. Ebenso besteht die menschliche Vollständigkeit aus der Dreiteilung Körper, Geist und Seele und analog dazu die stoffliche Trinität aus Salz, Wasser und Sonnen-Licht.

Die 4 steht einmal für die 4 Elemente, die grundsätzlichen Ausdrucksformen im irdischen Dasein – menschlich genau wie stofflich in Form von Feuer, Luft, Wasser und Erde, die Aristoteles in seiner 4-Säfte-Lehre erkannte und die gleichermaßen den 4 Himmelsrichtungen entsprechen, in denen sich wiederum die 4 Jahreszeiten spiegeln. Die Drei steckt viermal in der Zwölf. Beides zusammen beschreibt die ganze Welt. Wer drei Mal die Vier nimmt, verbindet demnach in symbolischer Weise den Himmel und die Erde, das Göttliche und das Menschliche.

All diese Zusammenhänge finden sich in der gleichen Weise im Kontext mit den Ur-Erfahrungen des Tierkreises im Horoskop wieder. Die 12 aufeinanderfolgenden Entwicklungsstufen wurden unter verschiedenen Gesichtspunkten weiter unterteilt und ergeben damit auf jeder Ebene des Daseins bis ins Detail eine beinahe unglaubliche und in sich stimmige Einheit. Alle 12 Zeichen sind auf die 4 Elemente aufgeteilt und auch die Zeichen der jeweiligen Elemente untereinander bauen in ihrer Entwicklung aufeinander auf. Der Tierkreis erfährt noch dazu eine weitere Aufteilung auf ebenfalls 4 Quadranten, die übergeordnet für die Bereiche Körper, Seele, Geist und den göttlichen Ursprung stehen. Und jeder dieser 4 Quadranten besteht jeweils aus 3 Zeichen, die den „Häusern" im Horoskop entsprechen und die Entwicklung in den einzelnen Bereichen in 3 Phasen beschreiben.

Das klingt sicher alles sehr komplex und das ist es auch. Es ist nahezu ausgeschlossen, das auf wenigen Seiten vermitteln zu können. Ich möchte Ihnen an der Stelle dennoch eine Idee geben von dieser unglaublichen Perfektion.

Es kommt noch ein Element hinzu, ohne das letztlich nichts ganz vollständig sein kann – und das ist die Zeit. Nun erkennt man Zeitqualität und kann Geschehenes im privaten, wie auch im weltlichen und geschichtlichen Zusammenhang auf einer ganz neuen inhaltlichen Ebene betrachten. Ein Horoskop gewährt uns Einblick in den „genetischen Zeitspeicher" und zeigt an, was auf der Erde durch unser Leben vergänglich gemacht werden soll und nur durch das menschliche Leben überhaupt vergänglich gemacht werden kann. Der Tierkreis ist ein durch und durch schlüssiges, bis in den letzten Tierkreisgrad strukturiertes aufeinander aufbauendes und sich spiegelndes Gesamtsystem mit allen Elementen des Lebens und den Entwicklungsstufen des Menschen und seiner Geschichte.[5] Es ist eine Ab-Bild-ung der Wirklichkeit, auf den ersten Blick beinahe einfach anmutend aber inhaltlich hoch komplex und perfekt genau – was nicht gleichbedeutend ist mit fixen Voraussagen, denn es geht vor allem um Inhalte (→Grenzen und Möglichkeiten der Astrologie).

Es sei noch erwähnt, dass die unterschiedlich großen Sternbilder sich ursprünglich (und immer noch) auf die astronomische Betrachtung des Himmels beziehen und die Tierkreiszeichen, die mit der Entwicklung eines inhaltlichen Bezugssystems zur Erde entstanden sind, auf die astrologische Himmelseinteilung. Jedes der 12 Zeichen in diesem Tierkreis hat 30°, was den 360° des Kreises entspricht und den ewigen Kreislauf bildhaft ausdrückt, genauso wie er dem ewig gleichmäßigen Lauf der Erde um die Sonne exakt entspricht und sich damit an den Jahreszeiten orientiert. Mit diesem, vor rund 2000 Jahren entwickelten, „tropischen" Tierkreis arbeiten die westlichen Astrologen.[6]

Dem Horoskopkreis kann man sich aus zwei Richtungen nähern. Einmal geht man oben herum, also im Uhrzeigersinn – dort finden wir die Entstehung der Welt aus dem göttlichen Ursprung heraus, ganz gleich, ob wir die Mythen oder die Bibel nehmen. Geht man diesen Kreis unten herum – also gegen den Uhrzeigersinn – dann beginnt dieser Rhythmus mit der Menschwerdung. Man kann hier die einzelnen Entwicklungsstufen des Menschen auf seinem Erdenweg ablesen. Es ist auch an dieser Stelle wieder einmal bildhaft passend, denn im oberen Weg liegt der Schwerpunkt im „Himmlischen", in der geistigen Bewusstwerdung und im unteren Weg, im konkreten äußeren Erleben und dem, was damit als Ereignis oder Begegnung im Zusammenhang steht. Alle Punkte des oberen und des unteren Weges spiegeln und entsprechen sich immer punktgenau. Es muss sich im Grunde sogar spiegeln, da Inhalt und Erscheinung stets zusammengehören. Das eine ist ohne das andere nicht möglich. Alle gespiegelten Punkte stehen auch in ihren Entwicklungsschritten miteinander in Beziehung und in jedem Inhalt der gespiegelten Tierkreisgrade finden sich gleichermaßen das männliche und das weibliche Prinzip.

Betrachtet man alle 12 Stationen des Tierkreises nacheinander, sind sie einerseits in ihren Entwicklungsschritten fortlaufend, wechseln sich jedoch in ihrer Grundenergie beständig ab. Das zeigt uns, dass es immer eine Art Innehalten für die nächste Stufe braucht, ein wenig wie Sympathikus und Parasympathikus. Man kann sich das auch ganz einfach vorstellen, wie Tag und Nacht aufeinanderfolgen, im Sinne von Erhellendem, etwas im übertragenen Sinne gebären, nach außen bringen und das Dunkle, was etwas verbirgt, weil es gerade heranwächst und noch geschützt werden muss. Es ist wie öffnen und schließen, wie einatmen und ausatmen – alle 12 Zeichen hindurch, immer auf höherer Ebene.

Jeder einzelne Grad von den 360 steht in einem logischen Zusammenhang zu vorhergehenden und nachfolgenden Tierkreisgraden. Das gleiche gilt für die in der Deutung wichtigsten Winkelbeziehungen von 90° und 180°, genauso wie für Konjunktionen und Spiegelpunkte. Die Spiegelpunkte versteht man besser, wenn man weiß, dass es den oberen und den unteren Weg gibt, die voneinander nicht trennbar sind und nicht nur in ihrer inneren und äußeren Erscheinung zusammengehören – sie gehören auch zeitlich zusammen.

Wenn man all diese Punkte, die in direkter Beziehung miteinander stehen, bildhaft verbinden würde, entsteht in dem Kreis ein ganz dichtes Bild, was einen am ehesten an die Blume des Lebens erinnert. Es wird alles immer dichter in der Struktur, die sich nicht verändert und aussieht wie ein dicht gewebtes, alles verbindendes Netz. Es ist der ewige Kreislauf zwischen Himmel und Erde, zwischen Leben und Sterben.

Es ist im Grunde ein Paradoxon und ein Bild zugleich – der Himmel, auf den wir täglich schauen, der sich im Grunde nackt zeigt und gleichermaßen schützend über uns wacht, uns einhüllt in dieser Atmosphäre, wird in seiner inhaltlichen Bedeutung vollkommen negiert. Dabei ist es ein so besonderer Schatz, der sich uns auch auf breiter Ebene hoffentlich noch offenbaren darf, wenn wir alle lernen, ihn zu lesen.

Kapitel 8.3

Der Inhalt des Tierkreises

Der Tierkreis ist der rhythmisch wiederkehrende Kreislauf des Lebens, der für den Menschen mit dem Widder im Frühling beginnt und im Fisch endet. Jedes Tierkreiszeichen mit seinen Eigenschaften ist eine logische Folge des vorangegangenen Zeichens und keineswegs eine zufällige Aneinanderreihung von irgendwelchen Eigenschaften, wie Kritiker der Astrologie das oft aus Unkenntnis meinen.

Entsprechend der Planetenstände zur Zeit der Geburt, werden bestimmte Erfahrungen aus dem Tierkreis herausgezogen, die verwirklicht werden wollen. Wie diese im Einzelnen verteilt sind, erkennt man am individuellen Geburtsbild. Die stärksten Energien finden sich in der Regel in den Zeichen, in denen man seinen Geburtstag und den Aszendenten hat. Das kann sich durchaus auch widersprüchlich zeigen. Ein Widder kann daher die für ihn vollkommen untypischen Existenzängste haben, wenn beispielsweise der Aszendent im Stier liegt, dem die materielle Absicherung das wichtigste Gut ist, aber dann werden sie nicht so stark ausgeprägt sein. Jeder Mensch trägt ebenfalls Anteile von allen 12 Grundenergien der Tierkreiszeichen in sich.

Vielleicht stellt man sich vor – um beim Beispiel des Widders zu bleiben – dass ein Widder sein Zimmer in einem Rotton – den ich mal als Bild für seine unerschütterliche, spontane und manchmal auch (die durchaus positive) aggressive Grundenergie nehme – gestrichen hätte und die übrigen Konstellationen würden den Rest der Gestaltung ausmachen. So kann man sich leicht vorstellen, dass bei jedem Widder das Zimmer am Ende doch ganz individuell aussehen würde – aber das Rot würde stets als das Eindrücklichste durchscheinen. Da gibt es weder eine Einteilung in gut oder schlecht, und auch nichts zu bewerten. Das ist einfach der tragende Teppich – in dem Fall der rote – auf dem der Widder-Geborene sich in seinem Leben bewegt.

Die grundsätzlichen Eigenschaften eines jeden Widders – und das gilt in gleichem Maße für jedes Zeichen – variieren immer ein wenig, je nachdem, an welchem Tag der Mensch genau geboren ist – auf welchem Tierkreisgrad seine Widder-Sonne steht. Ein Widder, der am 21. März geboren ist, wird eine stärkere Grundenergie haben als einer, der am 6. oder 7. April geboren ist – da ist die Durchsetzung etwas schwächer.

Jeder Mensch ist darüber hinaus, wie alles in der Welt, polar angelegt – jedoch zusätzlich auf ganz individuelle Art. Das heißt, all seinen Schwächen steht auch eine Stärke gegenüber, die ihm aus seinen ganz persönlichen Unsicherheiten heraushelfen kann. Jedes ererbte Muster findet in gleicher Weise seinen ausgleichenden, ihn ihm angelegten Ausgang. Der Mensch bewegt sich im Grunde immer zwischen diesen Polen, zwischen einem „erlösten" und einem „unerlösten" Zustand. Wenn es gelingt, diese beiden Bereiche miteinander zu verschmelzen, findet er auf diesem Weg sich selbst.

In einem einfachen Beispiel nur auf die Tierkreiszeichen bezogen, kann der Stier im ungelösten Stadium als besitzgierig oder unflexibel bezeichnet werden, was aber bei genauerem Hinschauen vielmehr eine Grundangst ausdrückt. Im gelösten Zustand ist er mit Freude an Gewohntem, an Besitz und Vorräten ausgestattet, von denen er dann auch gern etwas abgibt.

Leider sind die Beschreibungen in den allermeisten Tierkreisbüchern häufig eher oberflächlich und in „ungelöstem" Zustand beschrieben – der Widder ist taktlos und egoistisch, die Jungfrau kann sich nie entscheiden, der Zwilling ist angeblich falsch, weil er zwei Gesichter hat, der Krebs zu sensibel. Von der geistigen Weite des Schützen ist die Reiselust übriggeblieben, der Skorpion wird mit Sexualität und dem Tod in Verbindung gebracht und der Fisch ist zu passiv. Inhaltlich stimmt zwar der Bezug, aber letztlich sagt das alles nicht viel aus. Vor allem bewertet es eher, als dass man wirklich etwas über sich oder einen anderen Menschen erfahren würde. Diese „Vulgärastrologie" ist im Grunde in der Funktion steckengeblieben. Der Zusammenhang sowie die Tiefe fehlen hier gleichermaßen. Wieder ein Punkt, an dem ich jeden Skeptiker der Astrologie verstehe, weil er schon die Zuordnung der Eigenschaften nicht nachvollziehen kann.

Ohne den Hintergrund zu betrachten, ist es ebenso nicht einfach zu verstehen, warum unterschiedliche Zeichen auch ganz ähnliche Verhaltensweisen an den Tag legen können – der wesentliche Unterschied liegt in der Triebkraft, aus der heraus jemand das eine oder andere tut oder sagt.

Ein Stier wird aus Angst vor Verlust der sozialen Anbindung schauen, dass er Konventionen und Grenzen achtet und seine Emotionen und Gedanken eher nicht offen nach außen trägt. Genauso wird die Waage sich verhalten und vieles ebenso lieber für sich behalten, um die, für sie wichtigste Basis, aus der sie ihre Grundsicherheit bezieht, nicht zu gefährden – und das ist das harmonische Miteinander mit den unterschiedlichsten Menschen. Ein Krebs kann plötzlich ganz geizig werden, weil er sich abgelehnt fühlt und der Stier wäre geizig, wenn er echte Existenzängste hätte. Der Fisch hat wenig Motivation, sich durchzusetzen und die Waage tut das aus Gründen der Harmonie nur in ihren Gedanken. Im äußeren Verhalten sieht Unterschiedliches dann gleich aus. Man muss schon genau hinschauen, wenn man einen Menschen wirklich begreifen will.

Die direkt aufeinanderfolgenden Zeichen stehen sich oft fremd gegenüber. Jedes Zeichen im Tierkreis steht immer für eine ganz neue Lebensphase – beinahe so, als ob man von der vorhergehenden nichts mehr wüsste, sie aber dennoch im eigenen Wesen integriert hat. Das heißt sie schließt das Vorhergehende mit ein, ohne es selbst auszudrücken. Der Löwe muss sich also nicht um die Emotionen des vorangegangenen Krebses kümmern, das hat er schon hinter sich, sondern er bezieht sein Sicherheitsgefühl aus der uneingeschränkten Lebendigkeit. Daher können sich aufeinanderfolgende Zeichen meist nur schwer begreifen. So wie der Stier als nachfolgendes Zeichen des Widders bei Vereinzelung Angst hat und der Widder genau das braucht, oder der Jungfrau, die Phase nach dem Löwen, dessen Sorglosigkeit völlig fehlt.

Aber kommen wir nun zum Kreislauf des Lebens.

♈ WIDDER

In den ersten 3 Tierkreiszeichen Widder, Stier, Zwilling geht es in Abfolge darum, sich erst einmal ganz konkret in dem Umraum, in den man hineingeboren wurde, zurechtzufinden. Der Widder ist der Anfang des Erdenweges. Mit jedem Frühlingsbeginn bricht alljährlich das Wachstum kraftvoll wieder durch und beginnt von vorn – das allein beschreibt bereits die Grundenergie eines jeden Widders.

Schon in der symbolhaften Darstellung jedes Zeichens liegt eine tiefe Weisheit. Der Widder wird immer dargestellt als liegendes Tier mit zurückgewandtem Kopf. Er schaut dahin, wo er herkommt, in die geistige Welt. Der Widder steht an der Grenze zwischen Menschlichem und Göttlichem (dem Fisch), dem er direkt entsprungen ist. So kann man am Widder in seinem sorglosen Wesen häufig so etwas wie ein gewisses Gottvertrauen wahrnehmen.

Am besten stellt man sich den Widder vor, wie den allerersten Menschen, der in die Welt geboren wurde. Für ihn ist alles neu. Er erlebt sich als Einzelner und hat eine ausgeprägte, in alle Richtungen offene Energie, die er manchmal nicht gut steuern kann. Er möchte die Welt entdecken. Der Widder hat noch nichts Schlechtes erlebt, er erinnert manchmal an ein gesundes Kind, das alles spannend findet, was ihm begegnet. Ihm wird oberflächlich betrachtet gerne Egoismus vorgeworfen und oft sieht er tatsächlich nur sich selbst, aber für ihn ist das auch richtig so, weil es erstmal nur um ihn geht und er tatsächlich noch gar nicht anders kann. Er ist noch weitgehend unreflektiert, aber auch kampfbereit und intuitiv aufdeckend, weil er sich die Welt um sich herum erst einmal erfahrbar machen muss. Findet er sich nicht, kann er schon zu ungesunder Aggression oder einer Art Getriebenheit neigen und stolpert dann „gerne" immer wieder über die gleichen Steine.

So oder so sagt er, was er denkt – und das kann bei einem Widder auch mal taktlos sein, ohne dass er es je so meinen würde – er sagt es eben einfach. Er ist neugierig und noch nicht von Existenzängsten gequält oder durch Konventionen belastet. Nach einer Niederlage steht er immer wieder auf und beginnt frisch. Das ist die Grundenergie eines jeden Widders.

♉ STIER

Ganz anders das nachfolgende Zeichen, der Stier, der sich nun das erste Mal im sozialen Umfeld erfährt und sich darin zurechtfinden muss. Während in der Widderphase die ersten Menschen früher noch alle als Wanderer unterwegs waren, steht die Phase des Stiers für das Sesshaftwerden. Man ließ sich nieder, begann Äcker zu bewirtschaften und Vieh zu halten. Das wichtigste war jetzt die absichernde Versorgung der Gemeinschaft. Und das ist auch schon die Essenz, aus der ein Stier seine Sicherheit bezieht.

Jeder Stier wird Vorräte lieben und versuchen, reichlich davon zu Hause zu haben. Der Widder merkt manchmal erst, wenn der Kühlschrank leer ist, dass er einkaufen gehen muss. Der Stier ist das Gegenteil von taktlos. Er wahrt immer die Form und würde nicht sagen, was er denkt, da er sich von der Gemeinschaft als abhängig empfindet und das nicht gefährden will. Für ihn wäre die Trennung von der Gruppe eine echte Strafe, die viele Ängste auslösen würde.

Ein Stier-Geborener braucht, um sich sicher zu fühlen, ein gutes materielles Polster (der Jungfrau und so manch anderem würde deutlich weniger ausreichen), was er oft schlecht loslassen kann. Er möchte sich und seine Familie gut versorgt wissen. Das kann ihn unflexibel machen für jede Art von Veränderung, solange er noch nicht aus einer inneren Sicherheit schöpfen kann.

Im Sinne der erlösenden Polarität geht es im Allgemeinen in der Stierphase eines Menschen oder der Menschheit insgesamt darum, sich nach und nach aus materieller Abhängigkeit zu befreien. Dann kann auch der Stier – in seinem Rahmen – seelisch flexibler werden, was für ihn ein wichtiger Teil des gereiften Zustands ist, und mit der Zeit Neuanfängen weniger ängstlich gegenüberstehen. Nicht, dass ein Stier sich nicht auch mit seinem Innenleben beschäftigen kann und viele tun das durchaus – aber sie tun es ungern und oft schwerfällig. Es ist ein mühsamer Akt, bei dem die äußere Sicherheit nie ganz losgelassen werden kann. Dadurch wird ein Stier seelisch nie auf die Ebene eines Krebses oder eines Fisches kommen, denen die Materie, dem Fisch noch mehr als dem Krebs, weitestgehend gleichgültig sind, weil sie die größte Sicherheit aus dem Inneren beziehen.

♊ ZWILLINGE

Das Verhalten des Zwillings setzt da ein, wo die Ordnung im eigenen Revier durch den Stier schon vorhanden ist. Der Zwilling ergreift nun den äußeren Raum, er will sich in ihm orientieren. Der Intellekt, der bei jedem Zwilling sehr gut ausgeprägt ist, kommt als Schwerpunkt hinzu. Er möchte Zusammenhänge erfassen, Dinge kennzeichnen. Der Zwilling verlässt den abgegrenzten Bereich des Stiers und geht als Einzelner in die Welt und der erste, dem er begegnet, ist er selbst – im Anderen.

Diese Phase offenbart das Vorhandensein des Spiegelprinzips in der Welt – oben wie unten, innen wie außen und der Mensch als Erkennender dazwischen. Der Zwilling deckt die polar angelegte Welt auf, in der alles miteinander verbunden ist – deshalb gilt er als Vermittler zwischen den Welten, zwischen Himmel und Erde. In der griechischen Mythologie ist der Götterbote Hermes dem Zwilling zugeordnet. Schon das Symbol des Zwillings mit dem nach oben und unten geschwungenen Bogen zeigt bildhaft genau diese Öffnung nach oben und unten. Er verbindet Gegensätze und macht sie dadurch erst erfahrbar. Der Zwilling beschreibt durch die Wahrnehmung der äußeren Welt auch die Phase des sich entwickelnden Ich-Bewusstseins, während der Stier aus seiner gemeinschaftlichen Welt noch nicht herausschaut.

Der Zwilling ist in alle Richtungen offen und vermittelt gern unter den

Menschen. Er gibt Wissen weiter, stellt Kontakte her, bindet sich selbst aber ungern. Es geht ihm um Austausch, um Kommunikation. Dadurch ist er nicht bewertend, er will nur, dass alles in der Welt ist. Da sein Sicherheitsgefühl davon abhängt, sich in der Welt zurechtzufinden, ist er gern allein unterwegs (ganz im Gegensatz zum Stier), da ist er flexibler, noch dazu kann er sich Emotionen, die ihn aufhalten würden, nicht leisten.

Er ist schnell im Erfassen von Zusammenhängen, um frei in der Bewegung und Vermittlung zu sein und zügig zum nächsten zu kommen, wenn es ihn weiterzieht. Er interessiert sich für die verschiedensten Bereiche und Menschen, für die Vielfalt des Lebens. Der Zwilling kann sich den unterschiedlichsten Situationen anpassen, ohne dass es anderen auffallen würde, dass er sich anpasst. Er ist auch selbst so vielfältig in seinem Wesen, dass viele Menschen genau das für die zwei Gesichter halten, die ihm so gerne nachgesagt werden, aber der Zwilling ist ein Vermittler und bleibt selbst dabei lieber im Hintergrund. Er nimmt ganz intuitiv die Farbe seiner Umgebung an, in der er sich gerade befindet und möchte selbst neutral bleiben. Er ist manchmal so neutral, dass er anderen kaum greifbar erscheint. Der Zwilling hat nicht zwei Gesichter, er hat keines und ganz viele zugleich – das ist Teil seiner Polarität. Er zeigt kein wirklich eigenes Gesicht, weil er sich äußerlich immer seinem Umfeld anpasst. Dennoch hat er natürlich eine Persönlichkeit, aber die spielt im Außen für ihn keine Rolle, die behält er eher für sich, und man muss ihn schon direkt fragen, wenn man etwas über ihn erfahren will.

Kommunikation, Reisebranche und Journalismus sind Bereiche, die in den herkömmlichen Tierkreisbüchern über den Zwilling übriggeblieben sind. Das gehört im weltlichen Leben auf jeden Fall auch zu seinen Stärken und Neigungen, aber das ist es eben nicht allein. Der Zwilling verbindet alle Daseinsebenen und sein ungelöster Zustand wäre, wenn aus der äußeren Bindungslosigkeit irgendwann innere Isolation entstünde oder er seinen Intellekt gar zu sehr heiligt, so dass dann selbst die eigenen Emotionen von diesem überdeckt werden.

♋ KREBS

Die nun folgenden 3 Zeichen (2. Quadrant) gebären und entwickeln die noch unbewusste Seele, die sich dann in den verschiedenen Ebenen der

Welt orientieren muss. Für das erste Stadium hat Hermes, der Götterbote, die Seele in die Unterwelt geführt, in der sich der Krebs jetzt zurechtfinden darf. Der Krebs muss nun das durch den Zwilling gespiegelte Erlebte im Inneren verarbeiten, und das kann aufgrund der Fülle der Emotionen leicht das für den Krebs recht charakteristische Gefühl mit sich bringen, sich innerlich überschwemmt zu fühlen. So wie es beim Widder, dem ersten Zeichen des letzten Quadranten, die geballte Handlungsenergie war, ist es beim Krebs nun die Seelenenergie, die ausgeprägt in alle Richtungen geht und erstmal verarbeitet und geordnet werden will.

Im Krebs geschieht die erste Stufe der Verwandlung von Erfahrungen in ein eigenes Bewusstseinsfeld. Das Tierkreissymbol zeigt auch hier wieder Eindrückliches: Der Krebs wird durch zwei übereinanderliegende geöffnete Spiralen dargestellt – die untere Spirale, die sich wie eine Schale nach oben öffnet und von der darüberliegenden Schale, die nach unten geöffnet ist, ohne dass etwas dazwischen liegt, in direkter Anbindung den geistigen Impuls empfängt.[1] Beide Schalen berühren sich nicht. Sie lassen den Raum für die individuelle seelische Entwicklung. Im Krebs wird man sich der eigenen Seele bewusst. Und ebenso steht die Phase des Krebses für das weiblich-empfangende, was das Bild der Schalen ebenso ausdrückt.

Der Krebs, das wissen die meisten, ist für die Seelenimpulse und für alle Arten von Emotionen sehr empfänglich. Bei allem, was ihm widerfährt, muss er zuerst einmal im Empfinden nachspüren. Das kann manchmal dauern und dabei ist er häufig lange nur mit sich beschäftigt. Wenn der Krebs sein Leben, in dem sein Empfinden für ihn selbst als wichtigste Orientierung gilt, nicht in innerer und äußerer Übereinstimmung leben kann, dann könnte er auch eine Beamtenstelle kündigen, was einem Stier, durch seine tragende Basis der Existenzsicherung, in den allerseltensten Fällen gelingen würde. Der Krebs ringt häufig sehr mit seinen Emotionen, aber dennoch trägt ihn genau das, auch wenn das für Außenstehende manchmal gar nicht so wirkt, sondern eher chaotisch anmutet. Der Krebs selbst findet sich darin gut zurecht und wenn es gereift ist, dann kann er durchaus sehr klare Entscheidungen treffen.

Der Krebs ist oft extrem – entweder redet er ganz viel, weil er seelisch so angefüllt ist, sich irgendwie mitteilen muss und Sprache ihm eine gute Ordnung bietet, oder er zieht sich komplett zurück, weil er die Dinge allein ausbrüten muss. Wenn er seine Mitte nicht findet, können beide Seiten zum Extrem werden und seine Gutmütigkeit für ihn zum Problem.

♌ LÖWE

Das, was an Gefühlen im Krebs aufgestiegen ist, wird in der nächsten Phase, im Löwen, zur Erscheinung. In der Löwe-Phase ist das ICH nun vollständig geboren. Der Löwe hat die Emotionen integriert, das Leben bricht hervor und er lebt es in vollen Zügen und möglichst im Jetzt. Deshalb verbindet man das Bild des Löwen mit Lebenskraft, Spontaneität und Handlungsstärke. Es ist das Zeichen mit der stärksten bejahenden Lebensenergie, was sich leicht erklärt, wenn man weiß, dass zum Löwen als Planet die Sonne gehört. So gebärt er gewissermaßen das Licht, die schöpferische Kraft in unserem Universum, durch sein Wesen und gleichermaßen steht die Sonne, nach dem weiblichen Prinzip des Krebses, für das männliche Prinzip in der Welt.

Der Löwe lebt gern die Sonnenseite und hadert, wieder einmal ganz im Gegensatz zum vorhergehenden Zeichen, selten mit seinen Emotionen. Er nimmt das Leben, wie es kommt und liebt vor allem die Freiheit. Er ist gerne großzügig, immer liberal und seine Freude an materiellem Wohlstand ist ganz konträr zu der des Stiers – für ihn bedeutet es vor allem, unabhängig sein zu können. Sein Schwerpunkt liegt im Handeln, im kraftvollen Umsetzen seiner Impulse. Er lebt direkt und unmittelbar und die meisten Menschen fühlen sich angezogen von der selbstverständlichen Lebenskraft eines Löwe-Geborenen. Der Löwe stellt im gesamten Tierkreis – durch die Sonne repräsentiert – das mittelpunktbildende Kräftezentrum dar.[2] Und jeder Löwe steht tatsächlich auch gern im Mittelpunkt. Aber er bildet sich darauf nichts ein, für ihn hat das eher eine gewisse Normalität.

Das Gebären gehört als Analogie – oft auch ganz konkret – dazu, deshalb findet man kaum einen Löwen, der nicht mit Kindern umgehen kann und meist auch einige davon hat. Selbst wenn er nichts mit Kindern zu tun haben möchte, fühlen sie sich bei ihm immer aufgehoben.

Seine große Stärke ist gleichzeitig seine einzige Schwäche, denn manchmal verteidigt er seine Freiheit so lange, bis sie ihren Wert verliert und es zu spät ist für manch tieferes Einlassen.

♍ JUNGFRAU

Wieder scheint der Wechsel ins nächste Zeichen wie ein Bruch. Während der Löwe noch unbedenklich handelt, meist nur sich selbst sieht, oft kurzentschlossen seine Bedürfnisse umsetzt und sich möglichst nicht von irgendwelchen Bedingungen zwingen lassen möchte, ist das Zeichen der Jungfrau das der Notwendigkeit und der Vernunft – denn das gerade, am Höhepunkt seiner Kraft, geborene Leben muss geschützt und erhalten werden. Es entsteht in dieser Phase die Bewusstheit über die vorgefundenen Lebensbedingungen mit ihren Begrenzungen, genau wie mit ihren vielfältigen Möglichkeiten – deshalb leidet ganz praktisch gesehen auch jede Jungfrau, im Gegensatz zur vorangegangenen Löwe-Phase, an deutlicher Entscheidungsschwäche, weil sie diese neue, nun bewusst werdende Welt erstmal überschaubar machen muss. Das erfordert eine große Wachsamkeit, über die die meisten Jungfrauen sehr ausgeprägt verfügen.

In der Mythologie ist sie die kluge Athene, die Schutzgöttin des Krieges, der Weisheit und der Künste.[3] Die Jungfrau hört, sieht und riecht alles, häufig auch ganz real, aber vor allem im übertragenen Sinne. Sie verfügt über eine überdurchschnittliche Wahrnehmung und einen starken analytischen Verstand. Ihr Schwerpunkt liegt auf dem Erfassen der vorgefundenen Umstände und sie passt sich mit ihren eigenen Bedürfnissen den Möglichkeiten an.

Sie kann nur handeln, wenn sie sich sicher fühlt. Solange sie nicht alle Eventualitäten ausgelotet hat – und sie kann sich gut im Detail verlieren – fällt es ihr schwer, sich für einen Weg zu entschließen. Nicht selten schwingt bei all ihrem Tun eine gewisse Bedrohungserwartung mit, trotz ihrer sehr guten Beobachtungsgabe. Nur zweifelt sie oft zu viel, dabei erkennt sie durchaus auch reale Gefahren und hat regelrecht einen 7. Sinn dafür. Sie gilt als Warnerin im Tierkreis. Sie findet immer das Haar in der Suppe und ist eine sehr gute Diagnostikerin.

♎ WAAGE

Indes die Jungfrau noch mit den konkreten Lebensumständen und ihrer Auslotung darin beschäftigt ist, kommt man in der Waage an den Punkt, an dem die persönliche Welt mit der geistigen zusammentrifft – der Übergang vom zweiten zum dritten Quadranten, von der äußeren Bewusstheit zum inneren Bewusstsein. Es ist auch die Mitte des Tierkreises, das Ufer, an dem Land und Meer aufeinandertreffen. Es öffnet sich die Welt und es ist die erste Begegnung mit dem „Du" und in gleicher Weise auch die Begegnung mit dem höheren ICH. Die Waage eröffnet den dritten Quadranten, der nach Körper und Seele, im Sinne des sich entwickelnden Bewusstseins, die geistige Ebene ins Leben bringt. Im ihr nachfolgenden Skorpion begegnen wir erstmals den inneren Schatten und im letzten Zeichen dieses Quadranten, dem Schützen, ist es die Weite der Welt – die geistige sowie die konkrete. Es ist der Quadrant der inneren Wandlung und der geistigen Reife.

Der Tierkreis zeigt uns an dieser Stelle inhaltlich noch etwas anderes sehr deutlich. Dadurch, dass der 3. Quadrant gleichermaßen für die Begegnung außerhalb des Ichs, genauso wie für die Entwicklung des persönlichen Bewusstseins steht, wird klar, dass eine Bewusstseinsentwicklung überhaupt nur durch Begegnung möglich ist und offenbart damit das Spiegelprinzip auf der inneren Ebene.

Der Waage ist Aphrodite zugeordnet.[4] Das ist die Göttin der Harmonie und Hüterin der Gegenwart. Die Waage steht für den Beginn der Gegenwart, was soviel bedeutet wie das Unbewusste, was nun bewusst werden darf, indem man zum ersten Mal die Welt ganz außerhalb des Egos betritt. In der Waage handelt es sich einerseits um die reale Begegnung mit anderen Menschen, in denen man sich selbst überhaupt erst erkennt, genau wie um die Konfrontation mit der Spannweite der Höhen und Tiefen im Leben und der Unterschiedlichkeit der einzelnen Menschen.

Um sich darin zurechtzufinden, geht es zunächst ganz konkret um den Ausgleich der vorgefundenen Dualität. Daher liegt der Schwerpunkt jetzt im Denken sowie im wertfreien und harmonischen Verbinden von allem, was sich zeigt – das gilt für Dinge, Situationen und im Besonderen für die Begegnung mit den Menschen. Die Waage sorgt fast instinkthaft dafür, dass jeder seinem Wesen entsprechend seinen Platz einnehmen kann. Sie wird unruhig, wenn der Ausgleich gefährdet ist. Deshalb hat sie auch ein enorm großes Verständnis für die Eigenarten und Beweggründe Anderer.

Dieses Verständnis ist meist deutlich ausgeprägter als das für die eigenen Belange. Sie bezieht aus einer ausgeglichenen Umgebung ihre innere Sicherheit und daher ist die persönliche Durchsetzung – ganz folgerichtig – geschwächt. Für andere aber kann sie sich durchaus positionieren. Sie nimmt ihr Gegenüber so stark wahr, dass sie sich in die verschiedenartigsten Menschen hineinempfinden und diese dann – im Sinne der Harmonie aller und weil ihre Stärke im Denken liegt – mit Worten gut verteidigen kann. Es geht ihr immer um den Ausgleich und nie um eine Bewertung, daher hat jeder aus ihrer Wahrnehmung heraus das gleiche Recht.

♏ SKORPION

Der Waage folgt der Skorpion, der für die höchste Ebene des Seins steht. Die Waage hat die äußere geistige Welt eröffnet und mit ihrer ordnenden und ausgleichenden Harmonie die Basis geschaffen, auf der der Skorpion nun im nächsten Schritt dem eigenen unsichtbaren Inneren begegnen kann. Im Skorpion beginnt die persönliche geistige Entwicklung. Er wird als der Hüter der Schwelle (zum Unbewussten oder zum Tod) bezeichnet. Im 8. Haus (das zum Skorpion gehört) liegt alles, was in der Welt unserer Ahnen nicht bewältigt werden konnte. Ihre schöpferischen Taten, ihre Kraft ebenso wie ihr Unvermögen, haben unser Sein und unsere Seelengrundlage mitgeprägt. Es ist die Phase, in der man wirklich das unterste nach oben holen muss und sich das Ego in das eigene Selbst wandeln darf.

Der Skorpion gebärt die Schattenanteile der Seele, die in der Unterwelt, im Hades, auf uns warten. An der Schwelle zur Unterwelt blickt man sich selbst ins Gesicht und niemand kann der Begegnung entrinnen. Das macht natürlich erstmal Angst, aber es verliert seinen Schrecken, wenn man bereit ist, das Vergängliche auf dieser Welt und sich selbst als Teil davon anzunehmen, denn das ist die Basis, um verstehend in die unbewussten Prozesse vorzudringen. Das Gefühl, sich mit dem Schatten zu konfrontieren, hat in der Regel mit Schmerz und Verlust zu tun und dem Bereitsein, darin unterzugehen. Bei diesen inneren „Begegnungen" stirbt immer etwas unwiederbringlich in einem und das ist es, was den Skorpion mit dem Tod verbindet. Diese Phase des Tierkreises zeigt uns ganz deutlich, dass wir auch die reale Möglichkeit des Todes annehmen müssen, da sonst keine weitere Entwicklung auf der geistigen Ebene mehr stattfinden kann – denn mit der Negierung dieses zum Leben gehörenden Prozesses würden wir diesen elementaren Entwicklungsschritt ebenfalls negieren.

Sexualität wiederum ist die Gegenkraft dazu, die in gleicher Weise zum Skorpion gehört, aber nicht mehr vordergründig für das Zeugende steht, wie beim Löwen, sondern mehr für ein inneres Gebären auf der geistigen Ebene.

Im Herakles-Mythos,[5] in dem man den Tierkreis ebenfalls gespiegelt findet, begegnet Herakles in dieser Phase Atlas, der ganz allein das Himmelsgewölbe auf seinen Schultern trägt – und in diesem Bild drückt sich aus, dass die Forderungen des Himmels, man selbst zu werden, wirklich zu erkennen eine Last darstellt. Jedem Skorpion wohnt ein wenig dieses Lebensgefühl inne – er (allein) weiß, was der Himmel fordert und möchte, dass dieses auch eingehalten wird. Dafür tritt er ein und führt dann selbst gern Regie über das Leben. Denn er ist ja der Herrscher über die Unterwelt und trägt den Anspruch in sich, zu wissen, welcher Weg (vor allem) für einen anderen der richtige ist.

Abweichungen duldet er nicht. Er hat eine Vorstellung vom Prinzip des Lebens, der er sich ebenso selbst unterordnet – das unbeherrschte Nachgeben von subjektiven Bedürfnissen kann für ihn nur gegen dieses Prinzip verstoßen und bedeutet eine persönliche Schwäche, die er (auch sich) nicht verzeiht. Bleibt er selber jedoch im unerlösten Zustand stecken, was nicht seltener vorkommt als bei den anderen Zeichen, bleibt davon meist nicht mehr übrig, als eine unabdingbare Starrheit, bei der er auf andere Weise versuchen wird, sich von seinem Ego zu lösen.

Der Skorpion wäre selbst zu gerne heilig, er ringt oft sehr mit seinen eigenen Seelenprozessen. Das macht er im Stillen für sich und wenn er nicht weiterkommt, steht ersatzweise der Verzicht von weltlichen Dingen verschiedenster Art für die Läuterung seiner Seele. Deshalb hat der Skorpion es nicht schwer mit Verzicht, für ihn ist es geradezu ein Lustgewinn, so spürt er doch unterbewusst, dass er sich von allem Materiellen und falschen Vorstellungen befreien muss, um im Sinne des Himmels ganz er selbst zu werden. Erst in dieser Lebensphase kann die vollständige Erdenreife eintreten. Einen Teil seiner kindlichen Seele lässt man immer im Hades zurück und erst das Gehen durch die Finsternis lässt uns dann das Licht erkennen.

♐ SCHÜTZE

Wenn man durch den Schmerz gegangen ist, die Schatten integriert hat, dann tut sich der Himmel auf. Dafür steht der Schütze – als Symbol ein abgeschossener Pfeil, der in die Weite fliegt, offen ist für jede Richtung und die Entdeckung neuer geistiger Welten, nachdem man sich selbst gefunden hat. Es beginnt eine geistige Entwicklung, die über die des Persönlichen hinausgeht.

Als Planet gehört der Jupiter zum Schützen, in der griechischen Mythologie durch Zeus verkörpert – dem obersten Herrscher der olympischen Götter, der die starren unbeweglichen Titanen besiegte und für den Beginn einer neuen Bewusstseinsstufe stand, in der die Schatten in der erlösten Form Bestandteil des Lebens geworden waren.

In der Schütze-Phase haben wir uns im besten Fall zu dem entwickelt, wie wir im Innersten angelegt sind. Dieser Lebensabschnitt steht für Reife und ein ganz neues zuversichtliches Lebensgefühl mit einer veränderten Weitsicht für die Zusammenhänge und die Vielschichtigkeit der Welt. Man erkennt, dass jeder seine eigene Lebensform hat, die alle zusammengehören, in denen man sich begegnet und wieder loslässt und nichts mehr zwingen will.

Der Schütze bedeutet Einsicht und geistiges Wachstum. Dafür möchte er sich fremde Lebensräume, Kulturen und Weltanschauungen erschließen. Er ist immer in Bewegung und liebt das Unterwegssein. Er hat ständig ein neues Ziel, möchte aber nirgends dauerhaft ankommen oder sich verwurzeln. Er hat tatsächlich oft Fernweh, denn sein Zentrum ist die Ferne – gedanklich und häufig auch real. Im 9. Haus (Schütze) öffnet sich einem die ganze Welt, bevor die Seele sich im nächsten Quadranten dem Göttlichen zuwendet.

♑ STEINBOCK

Der Steinbock verkörpert die Anbindung des Menschen an das Göttliche. Er steht auf dem höchsten Berg und hat einen Fischschwanz – das Höchste im Menschsein auf Erden ist erreicht und der Fischschwanz weist auf seinen Ursprung aus dem allumfassenden Göttlichen hin, auf das Wasser, welches dem Neptun, dem letzten Zeichen, entspricht. Der Steinbock steht für Gottes Sohn auf Erden, als Bild für das Göttliche im Menschen.

In der Phase des Steinbocks hat man seine Bestimmung gefunden und kann sich aus dem Persönlichen noch einen Schritt mehr lösen und sich als Teil des Göttlichen begreifen. Damit ordnet sich das Erdenerleben auf eine ganz neue Art. Es zeigt sich ein natürliches Gefüge, das, wenn jeder seinem Angelegtsein entsprechend leben würde, aus dem erlösten Durchleben aller bislang beschriebenen Entwicklungsphasen von ganz allein entsteht.

Im unerlösten Zustand stellt der Saturn, der Planet des Steinbocks, ersatzweise ordnende Regeln für ein Zusammenleben auf und so wird er in der verbreiteten Astrologie auch beschrieben. Er wird stets dem Staat oder dem Gesetz zugeordnet. Für den Steinbock sind Regeln in einer Gemeinschaft ganz selbstverständlich. Er möchte, dass alles seine Ordnung hat und er tritt – oft auch einmischend – dafür ein, dass sie eingehalten werden.

In der griechischen Mythologie finden wir dasselbe Bild. Hier steht Apollon für den Steinbock.[6] Er war Städtegründer und ein unerbittlicher Gott. Er wollte über die Bestimmung wachen, in der sich alles Wachstum in der Welt vollzieht, und in die bei Strafe niemand eingreifen durfte, außer er selbst.

Da wir alle immer auf dem Weg sind, uns zu entwickeln, gehört diese Seite des Steinbocks im Grunde folgerichtig ins Leben, aber auf der tieferen Ebene geht es um das Begreifen des Höchsten in uns selbst. Und das ist das dauerhafte Gesetz in der Welt, das der tiefsten Ordnungsstruktur des Lebens entspricht, die der Steinbock eigentlich sucht und wofür er steht.

♒ WASSERMANN

Der Wassermann ist der verbindende, alles durchdringende Lichtraum zwischen Fisch und Steinbock, zwischen der göttlichen Urkraft und der menschlichen Erdenseele, der Heilige Geist, aufgestiegen aus dem Meer (dem Fisch).

Ganz versteht man den Tierkreis im Grunde erst, wenn man sich ihm in der umgekehrten Richtung nähert, zumindest den letzten 3 Zeichen – dann beginnt der Tierkreis mit dem Fisch, dem alles Leben entspringt und sich mit dem Heiligen Geist (Wassermann) verbindet. Mit diesem Schritt trennt sich die Welt, sie wird polar, um im Steinbock auf der Erde zu inkarnieren. Deshalb gehört zum Steinbock auch die „Schuld" des In-der-Welt-Seins – und womöglich gehört es im unerlösten Stadium des Menschseins in der Steinbockphase dazu, sich möglichst nichts zuschulden kommen zu lassen – eine auffallende Eigenschaft vieler Steinböcke. Es geht aber bei allen Zeichen nie um eine Wertung des erlösten oder des unerlösten Zustands. Wir sind Menschen und wir kommen unerlöst auf die Welt und können mehr oder weniger erlöst von dieser wieder gehen – und wahrscheinlich wiederkommen. Insofern gehören alle Eigenschaften der jeweiligen Phasen nicht nur dazu, sondern auch zusammen und müssen gelebt werden, um sich dessen in der Tiefe überhaupt bewusst werden zu können.

Und je nachdem aus welcher Richtung man sich den Wassermann anschaut, wird klar, dass hier, wenn wir erneut vom Fisch ausgehen, noch vor der Zeit, in die wir im Steinbock hineingeboren werden, die Unschuld liegt. Alles ist noch vollkommen frei, das Leben ursprünglich, ganz im Einklang mit der Schöpfung und all das drückt sich im Wesen jedes Wassermannes aus. Er liebt die Freiheit, das Unbeschwerte, den Wind um die Nase und möchte wie ein Vogel, dem Ursprung nahe, frei in der Welt unterwegs sein. Er hat eine Abneigung gegen jede Art von Zwängen oder Zentren, die sogar die Kleidung betreffen, genau wie seine Gedankenwelt. Er braucht das Gefühl der Grenzenlosigkeit und muss nicht in erster Linie aus sich heraus handeln. Er lässt sich gern von der Welt bewegen, ist für alles absichtslos und wertfrei offen und er denkt auch oft über Grenzen hinaus. Viele Wassermann-Kinder kommen in den heutigen Schulen vielfach gar nicht gut zurecht, weil sie die vorgegebenen Denkwege einfach nicht denken können. Sie haben ihre eigenen und kommen so häufig besser zum Ziel oder entdecken dabei spielerisch noch anderes.

Gehen wir zurück in die andere Richtung des Tierkreises. Wenn wir weiter den Erdenweg betrachten, dann steht der Wassermann nach dem Steinbock für die Auflösung des menschlichen Lebens. Die Zeit ist herangereift, die Erde wieder zu verlassen und der erste Schritt ist die Ablösung vom Materiellen, es bleibt nur noch die Anbindung an das Geistige. Die Seele löst sich entsprechend des natürlichen Kreislaufs vom Körper.

Der Wassermann kann aber genauso Leben auflösen im Sinne einer Korrektur. Das geschieht meist dann, wenn das Leben, des Einzelnen genau wie im Bereich der Gesellschaft, im Steinbock seine Bestimmung verlassen hat. Ist das Leben im Sinne der Schöpfung nicht mehr möglich oder hat es sich zu weit von seinem ursprünglichen Angelegtsein entfernt, kann der Wassermann das Bestehende, regelrecht sprengen. Das geschieht auch derzeit mit der Wassermannenergie im Stier (→ Astrologie – Grenzen und Möglichkeiten). Und das kann durchaus zerstörerisch sein, plötzlich ist es im Wassermann ohnehin immer. Er sprengt das, was zu eng geworden ist, was den Ursprung des Lebens im Begriff ist zu zerstören. Er will zurück zum Ursprung, zum Eigentlichen. Deshalb geht es auch in der aktuellen Zeit nur zu den freien geistigen Wurzeln zurück und wir dürfen uns damit selbst ein Stück mehr als Schöpfer begreifen – anstatt als Ersatzgötter. Denn letztlich ist es der Mensch, der aus dem geistigen Kosmos schöpft, es auf die Erde bringt, damit es sich hier weiter entwickeln kann, um dann erneut in den Zyklus einzugehen, der immer höhere Entwicklung hervorbringen wird.

♓ FISCHE

Das letzte Zeichen im Tierkreis ist der Fisch. So wie in der einen Richtung das Leben aus dem Fisch, der Ur-Suppe, aus der Uranus (Wassermann) schöpft, überhaupt erst entstehen kann, löst sich in der anderen Richtung das äußere Leben nun vollständig wieder auf. Die Seele geht zurück ins Ewige. Im Fisch vereinigt sich alles. Alles, was war und je sein wird. Vergangenes wie Kommendes. Dort ist die Zeit aufgehoben.

Der Fisch ist der Schlüssel zum göttlichen Bewusstsein, in ihm ist der

Schicksalszusammenhang aller Seelen enthalten. Das von-dieser-Weltgehen ist ein Hingeben an das Kosmische, eine Opferbereitschaft, das Ego stirbt. In gleicher Weise ist er mit dem ursprünglichen Leben auf einer tiefen Ebene des Empfindens verbunden.

Diese Bereitschaft zur Hingabe ist als Wesenszug mehr oder weniger in jedem Menschen spürbar, der im Fisch geboren ist. Jeder Fisch hat einen sehr starken Zugang zum Unbewussten und ist extrem empfänglich für alle derartigen Strömungen. Er wirkt meist sehr gelassen und ihn scheint nichts aus der Ruhe bringen zu können, er ist selbst beinahe zeitlos. Es scheint manchmal, als würde er in einer Schicht unter der Gegenwart leben.

Er erhält seine Sicherheit nicht aus dem Vordergründigen, sondern aus dem Begreifen des Hintergründigen. Es fällt ihm schwer, die Realität zu beachten, weil sie für ihn keine Sicherheit bedeutet. Er hat gelernt, die Dinge so zu nehmen, wie sie sind.

Der Fisch, als letztes Zeichen, muss keinen Verzicht mehr leisten, er braucht die weltlichen Dinge schlicht nicht mehr. Sie belasten ihn oft eher und so mancher Fisch kann die lästige Realität sowie die alltäglichen Notwendigkeiten sehr lange ignorieren. Das hat nichts mit Passivität zu tun, er lebt einfach auf einer anderen „Wellenlänge“. Er möchte auch nicht eingreifen in Abläufe oder einem anderen sagen, was er zu tun oder zu lassen hat. Eines seiner tiefsten Bedürfnisse ist es, den Dingen ihren eingeborenen Lauf zu lassen. Er gibt sich in das Schicksal in gewisser Weise hinein und vertraut, weil er tief in sich weiß, dass jedes Geschehen einer höheren Ordnung unterliegt. Er lebt gern zurückgezogen und der Gedanke an Leistung oder gar Wettbewerb ist ihm fremd.

Wenn die Entwicklungsphase des Fisches sich im Menschen auf der inneren Erkenntnisebene manifestiert hat – und das betrifft hier nicht die Fisch-Geborenen, sondern meint die übergeordneten Entwicklungsphasen, denen alle Menschen unterliegen – ist es die Phase, in der die wirkliche wertfreie Liebe ohne Bedingungen entsteht. Während sich das Verliebtsein noch mehr in der Krebs-Phase und die Leidenschaft in der Phase des Löwen wiederfindet, ist die Liebe im Fisch eine andere. Sie ist dem Göttlichen nahe, ist in jede Richtung, für alle Geschöpfe offen und durchlässig, sie gibt und sie empfängt.

Dieser wunderbare Kreislauf des Lebens findet sich in seiner grundsätzlichen Struktur auch im Körper des Menschen wieder – er beginnt im Widder mit dem Kopf, dem ersten, was vom Menschen in der Regel geboren wird und endet mit dem Fisch bei den Füßen. Die jeweiligen Organe stimmen dann von oben nach unten mit der Zuordnung zu den Tierkreiszeichen auch ganz bildhaft überein. Das ist uraltes Wissen. Nicht, dass man dort einfach Diagnosen herauslesen könnte, aber es zeigt die Vollständigkeit ebenso auf dieser Ebene.

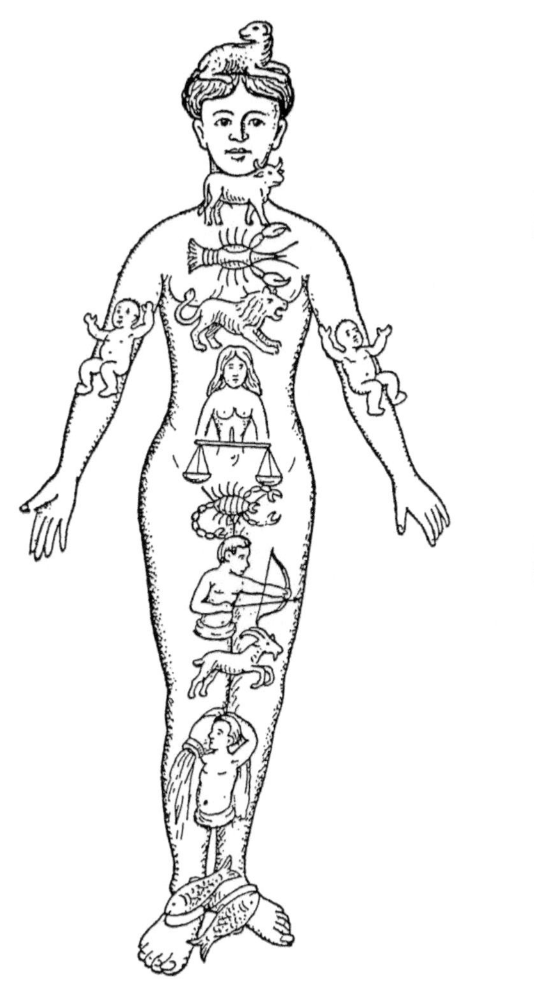

Abb. 3

Möglichkeiten und Grenzen der Astrologie

Die astrologische Arbeit besteht in der Praxis heute vor allem darin, einem Menschen nahezubringen, wie er seine in ihm angelegte Struktur erkennen und annehmen kann, um sie auf gesunde und reife Art zu leben. Es gibt in einem Horoskop immer die Dinge zu unterscheiden, die nicht änderbar sind und die, die wir sogar ändern – von denen wir uns gewissermaßen „erlösen" sollen.

Der Mensch wird nicht nur in die polare äußere Welt, sondern auch in seine ganz persönliche Polarität hineingeboren, die noch deutlich über die jedem Tierkreiszeichen innewohnende Gegensätzlichkeit hinausgeht. Unsere gesunden kraftvollen Anlagen stehen ebenso in einer polaren Verbindung mit den ererbten, anfangs oft schmerzhaften Mustern wie Himmel und Erde oder Licht und Schatten. Um die Bandbreite der eigenen Polaritäten zu wissen, nützt uns sehr, aber dennoch müssen wir beide Seiten leben, um diese inhaltlich überhaupt zu begreifen – und vor allem, uns von den ungesunden Anteilen lösen zu können.

Zuerst erscheint es uns nicht selten als ein Widerspruch. Der gesunde Anteil und der noch ungelöste, meist unbewusste, der unserem „Muster" entspricht, scheinen kaum vereinbar. Oft empfinden wir es vor allem deshalb als so schlecht vereinbar, weil der gesunde Teil in der Regel damit verbunden ist, seinen ganz eigenen inneren Weg zu beschreiten, während der ungesunde Zustand vielfach besser mit den Strukturen der eigenen Familie, den sozialen Erwartungen und Konventionen zusammenpasst. Wir können jedoch sicher sein, dass diejenigen, die von uns erwarten, dass wir im für sie bequemeren Modus verbleiben, ebenso auf der gleichen Ebene feststecken. Deshalb ist es immer für das gesamte Umfeld eine Chance, wenn einer beginnt, sich heraus zu entwickeln.

Im Laufe des Lebens geht es darum, in der Mitte zwischen diesen beiden Polen uns selbst und einen inneren Frieden zu finden. Man nimmt die ungesunden Muster unter Umständen durchaus noch wahr, sicher begegnen sie einem auch noch gelegentlich, aber man muss nicht mehr jeden Umweg nehmen oder darauf reagieren, sondern kann sie irgendwann sogar bewusst und mit Freude hinter sich lassen. So wird man mit der Zeit mehr und mehr zu dem Menschen, der gesund in einem angelegt ist. Es geht nie darum, nur im Licht stehen zu bleiben, sondern die Schatten auf heilende Weise zu integrieren. In Pendelbewegungen, in die uns das Leben führt, erleben wir abwechselnd beide Pole, die immer mehr zu einer Einheit werden, in der wir uns als ganz empfinden – so wie sich die Fibonacci-Zahlenreihe, je höher sie wird, dem goldenen Schnitt und damit der EINS, annähert (→Symmetrie).

Das klingt vielleicht im ersten Moment gar nicht so schwer, aber es gibt immer Themen, da erscheint uns manches auf den ersten Blick kaum umsetzbar. Es ist dennoch so, dass die Fähigkeiten, die ein Mensch mitbringt und die Herausforderungen, die ihm begegnen, zueinander passen und miteinander in Beziehung stehen – wie Schlüssel und Schloss. Es stellt sich dar, wie ein breiter Weg, der jedem von uns im Leben zur Verfügung steht. Auf diesem Weg kann ich geradeaus gehen, aber auch stolpern oder mal liegenbleiben – irgendwann kennen wir diesen Weg ganz genau, mit allen Winkeln und Stolperfallen. Und das ist heilsam. So lernen wir auf diesem ganz individuellen Weg immer besser, uns anzunehmen und hören auf, ein anderer sein zu wollen.

Sich selbst anzunehmen, wie man ist – das ist womöglich sogar die schwerste und gleichzeitig wichtigste Aufgabe in unserem Leben! Schon auf dem Tempel von Delphi findet man einen der berühmtesten Leitsätze der griechischen Kultur: „Erkenne dich selbst." Zu wissen, wer man ist, bedeutet, seinen Platz in der Welt einnehmen zu können und nicht mehr versuchen zu erreichen, was einem gar nicht entspricht.

In der heutigen Zeit ist das noch zusätzlich eine echte Herausforderung geworden, denn je uniformer alles im Außen wird – und das wird es zusehends – desto mehr entwickelt sich auch die Vorstellung eines erfolgreichen Menschen in eine uniforme Richtung. In der Praxis habe ich oft den Eindruck, dass die Menschen am häufigsten darunter leiden, dass sie offenbar nicht so sind, wie sie meinen, dass es die anderen erwarten würden. Die Menschen sind nahezu entlastet, wenn sie bei einer

Horoskopbesprechung hören, was unter der Oberfläche eigentlich in ihnen steckt. Im Innersten wissen sie das ohnehin, aber die meisten denken, dass dieser Weg aus ihren gemachten Erfahrungen heraus irgendwie nicht sein darf oder nicht richtig sein kann.

Die überwiegende Anzahl der Menschen ist auch davon überzeugt, dass wir das, was wir beispielsweise moralisch gut oder schlecht finden oder wie man sich verhält, frei wählen. Wenn man sich aber der Tatsache öffnet, dass jeder eine ganz individuelle Persönlichkeit hat, die im Horoskop ablesbar ist, dann weiß man, dass niemand sich seine Geisteshaltung wirklich aussucht. Sie ist in ihm, wie alles andere, bereits angelegt. Natürlich kann ich mich immer zu einem Teil verändern, an mir arbeiten, aber eben nur zu einem Teil und vieles andere ist auch genau so gut, wie es in mir ist. Man sollte nicht versuchen, aus einem Frosch einen Vogel zu machen. Das wird nichts.

In meiner Art der astrologischen Begleitung sehe ich die Hauptaufgabe darin, die kraftvolle Seite, die einem als Kind aus den verschiedensten Gründen nicht selten ausgeredet wurde – weil man vielleicht besser ins soziale System passen sollte, die Oma nicht enttäuschen oder die eigenen gesunden Anlagen aufgrund der Struktur oder der ungelösten Muster der Eltern nicht lebbar waren – diese wieder freizulegen und zu stärken, um sich mutiger den Schatten stellen zu können. Hintergründe dazu, die das Horoskop ebenfalls deutlich zeigt, werden begreifbar und helfen uns, Frieden mit uns zu schließen. Und dann steigen wir früher oder später auch aus dem verbreiteten Opfer-Täter-Schuld-Denken aus.

Bei Kindern finde ich persönlich die Astrologie besonders sinnvoll, denn zum einen ist kaum jemand frei von Erwartungen oder Vorstellungen, die eigenen Kinder betreffend und zum anderen sind die Familienstrukturen in jedem Horoskop deutlich zu erkennen, was mit anderen, mir bekannten Therapiemethoden in der Tiefe und Schnelligkeit nicht möglich ist. Es entsteht dadurch eine großartige Möglichkeit für alle, das Familiensystem grundlegend gesünder zu gestalten.

Es ist nur sehr wenig sozial bedingt. Das ist etwas, was ich als Astrologin gerne noch mehr vermitteln würde. Wir werden exakt in das Umfeld hineingeboren, was für unsere Anlagen passt. Schon mit der Zeugung sind wir in allen grundlegenden Wesenszügen und der Affinität zu allem, was sich uns im Leben zeigen wird – alle Erkenntnisse, Begegnungen oder Erlebnisse – vollständig angelegt, ohne deswegen im Detail vorherbestimmt zu sein. In gleicher Weise ist die dazugehörige Qualität der Zeit, deren Inhalte sich uns im Laufe des Lebens offenbaren werden, in uns bereits angelegt.

Geburtshoroskope zu einem frühen Zeitpunkt geben uns die Chance, zu erkennen, wen wir vor uns haben, und unsere Kinder als fertige Seelenwesen kennenzulernen, die wir nicht erst erziehen müssen. Sie staunend zu begleiten und zu beschützen wäre die viel passendere Beschreibung – da wir sie besonders mit dem frühen Wissen um ihre Individualität schon zu Beginn ihres Erdendaseins in ihren Schwächen unterstützen und in ihren Stärken zum Leuchten bringen können. Wir könnten sie ganz anders in ihrer Eigenart annehmen, anstatt sie durch die Vorstellung einer bestimmten Erziehungsform möglicherweise zu verbiegen. Und wenn wir über manche Eigenart unserer Kinder stolpern, dann dürfen wir uns daran erinnern, dass sie uns genauso ein Spiegel sind, wie Beziehungspartner oder die Begegnungen mit anderen Menschen.

Auch körperliche Dispositionen kann man in einem Horoskop erkennen. Man kann sehen, ob jemand zum Beispiel einen empfindlichen Magen, eine anfällige Niere oder eher eine Neigung zu Allergien zeigt, was aber niemals bedeutet, dass der Mensch daran erkranken wird. Vielmehr gibt uns schon dieser Blick wertvolle Hinweise auf die damit zusammenhängenden Strukturen auf der emotionalen Ebene. Wir können uns mit diesem Wissen in beiden Bereichen stärken. Bei einer Nierenschwäche geht es eben nicht nur darum, ausreichend zu trinken oder sich salz- oder kaliumarm zu ernähren. Es darf mir ebenso bewusst werden, dass ich womöglich Unvereinbares in Beziehungen viel zu häufig viel zu lange aufrechterhalte und es mir enorm schwerfällt, das Risiko von Konflikten überhaupt nur einzugehen. Jede Seelenarbeit ist Krankheitsvorsorge!

Wenn sich körperlich jedoch schon etwas manifestiert hat, kann man den seelischen Hintergrund über die Astrologie noch deutlicher fassen, als es allein durch die Sprache des Körpers möglich wäre. Auch der zeitliche Kontext, in dem Krankheiten aufgetreten sind, gibt uns wichtige Hinweise für den Umgang mit der Erkrankung – ohne damit eine Diagnose oder Behandlung ersetzen zu wollen.

Es ist sehr vieles sichtbar in einem Horoskop. Wahrscheinlich noch viel mehr, als wir ahnen. Die Grenzen liegen vor allem in der menschlichen Wahrnehmung. Es ist die Kunst eines Astrologen, die Grundstrukturen und die immer wiederkehrenden Inhalte der Tierkreiszeichen mit den dazugehörigen Planeten und ihren unterschiedlichen Aspektbeziehungen als Ganzes zu deuten. Allein schon daraus ergeben sich unzählige Kombinationen, die noch komplexer werden, weil dazu auf jedem einzelnen der 360 Tierkreisgrade jeder Inhalt eine etwas andere Färbung bekommt – und alles außerdem noch im zeitlichen Kontext erfasst werden muss.

Es ist eine unglaubliche Fülle an Variationen, so vielfältig, wie es die Welt mit ihren unendlichen Möglichkeiten und den ganzen bunten Menschen ist. Inhaltlich zeigt sich dennoch immer deutlich, worum es geht, aber das Phänomen erfasst man oft nicht. Das wäre, als würden wir Gott berechnen können und das wird nicht gelingen. Daher ist es trotz dieser umfassenden Deutungsmöglichkeiten, zum Glück, nicht möglich, ein Ereignis im Detail vorauszusagen.

Zum Glück deshalb, weil ich es beinahe als ein Verbrechen ansehe, den Menschen ihr Schicksal vorweg zu nehmen. Leider wünschen sich viele Menschen, gerade in schwierigen Lebensphasen, aber auch sonst, häufig konkretere Aussagen als die Astrologie sie im ernsthaften Rahmen machen kann. Man darf sich an der Stelle kurz bewusst machen, was solche expliziten Vorhersagen anrichten können. Ich nehme jemandem damit die Chance auf Entwicklung, die Gelegenheit, auf seinem Weg oder durch den Schmerz auf dem scheinbaren Umweg, etwas zu begreifen und seelisch zu reifen. Was nützt es einem Menschen, wenn man ihm sagt, er solle einen anderen besser nicht heiraten. Vielmehr sollte man ihm erklären, warum er sich gerade zu einem solchen, möglicherweise unpassenden oder die alten Muster bestätigenden Partner hingezogen fühlt. Genauso wenig nützt es, ohne weitere Begründung zu wissen, dass der Mann an meiner Seite nicht der richtige sein könnte oder mich in zwei Jahren verlassen wird, dann werden die wenigsten noch über das „Warum" nachdenken. Es geht darum, zu verstehen, und das zeigt die Astrologie, an welchen Stellen eine Partnerschaft förderlich ist, an welchen Stellen man sich eher hindert und welche Muster sich hier begegnen – die man durchaus auch gemeinsam lösen kann. Oder zu begreifen, weshalb mir etwas widerfährt und wann eine

Entscheidung sehr wahrscheinlich herangereift sein wird. Auf diesen Wegen findet Entwicklung statt, die im anderen Fall mit dem Aussprechen einer konkreten Prognose zu Ende wäre.

In diesem Bereich erlebt man manchmal noch eine unschöne Steigerung. Es gibt Menschen, denen vorausgesagt wird (das passiert allerdings häufiger bei Kartenlegern oder Wahrsagern), dass sie eine bestimmte Krankheit bekommen werden. Der menschliche Körper in Verbindung mit der Psyche ist zu allem in der Lage und wenn ich höre, in drei Jahren würde ich an Krebs erkranken, wird das mit sehr großer Wahrscheinlichkeit auch so sein. Und ich werde es kaum schaffen, mich von dieser Programmierung zu befreien. Am Anfang war das Wort und das Wort hat Macht. Es beeinflusst meine Gedanken, die wiederum werden meine Gegenwart verändern. Ob ich will oder nicht. Diese Programmierungen sind stärker als der Intellekt. Und dann heißt es am Ende, die Voraussagen hätten ja gestimmt.

Seriöse Astrologie macht Aussagen zur Zukunft nur in der Form, dass sie Zeitfenster benennt, an denen bestimmte Dinge leichter umgesetzt werden können oder die Zeit für eine Entscheidung, ein geplantes Vorhaben, wie Job- oder Wohnungswechsel, Operationen oder auch ein Kinderwunsch und vieles andere reif sein wird. Im Falle einer Krise gibt sie uns einen Einblick in die Ursache, genau wie ihrer Dauer und ob bestimmte Schwierigkeiten vorübergehender Natur oder genereller Disposition sind. Ebenso werden die Hintergründe von seelischen und körperlichen Schwierigkeiten deutlich und sie zeigt auf, was man an der eigenen Struktur ändern kann und was man wahrscheinlich wird hinnehmen müssen.

Es geht immer darum, die Zeitqualität eines Einzelnen im Zusammenhang mit der erlebten Gegenwart zu bringen und zu deuten. Im astrologischen Denken ist es besonders wichtig, die Analogien inhaltlich zu erfassen, anstatt konkrete Ereignisse zu beschreiben. So vielfältig, wie uns die Synchronizität begegnen kann, so vielfältig kann die Erscheinung einer einzigen Konstellation manchmal sein.

Manches Mal muss man sehr abstrakt und vor allem auch bildhaft denken. Sehr häufig erfasst man das Richtige, trifft sogar den Kern und doch kann man es nur umschreiben, denn auf welche Weise sich der

Inhalt einer Konstellation in unserem Leben konkret zeigt, das weiß man vorher nicht. Ob als Empfinden, Erleben über eine Begegnung, als Ereignis oder manchmal auch als Korrektur in Form einer Krankheit – wie es sich äußert, hängt vom geistigen Entwicklungsstand des Menschen ab, aus dem heraus sich durchaus bestimmte Arten von Ereignissen schlussfolgern lassen oder uns zumindest in die Nähe dessen bringen. Man kann es ahnen und je mehr Erfahrung man in der Deutung hat und je klarer man den Menschen sieht, desto genauer kann man werden.

Im Weltgeschehen verhält es sich ganz gleich und das erklärt, warum kein Astrologe eine Pandemie vorhergesagt hat – um die es in der Essenz letztlich auch gar nicht ging – wie will man das dann voraussagen? Es gab aber durchaus Zeiteinschätzungen, die die Situation, und damit den Inhalt, ziemlich exakt getroffen haben. So zeigte die lange anhaltende Konjunktion von Pluto-Saturn-Jupiter im Steinbock auf den ersten Blick zwei Dinge: Einmal ging es um eine sehr deutliche und einschneidende Zeitenwende (Jupiter-Saturn in einem neuen Zeichen) und zum anderen um eine völlige Bewegungsunfähigkeit oder ein geistig starres Konzept, eine Vorstellung (Pluto-Saturn im Steinbock), die beinahe daherkommt als sei sie Gott persönlich, die aber vom Staat oder anderen Machthabern ausgeht und keinen Freiraum für Individualität mehr zulässt. Alles ist bis in den letzten Winkel geregelt. Dazu kam zeitgleich der derzeitige Uranus im Stier, der fast immer für den kompletten Wandel einer Gesellschaft steht. Diese Konstellation hebt das Bestehende auf – und zwar recht plötzlich und unerwartet. Sie steht für die Revolution des Festgefahrenen, die Aufhebung der scheinbaren Sicherheit und Verwurzelung. Der Boden, der lange zu tragen schien, tut sich auf und nichts ist mehr sicher.

Das ist die ganz kurze Fassung (mehr dazu im Kapitel Wassermannzeitalter). Wenn man das vor der Pandemie irgendwo gelesen hätte, hätte man diese Beschreibung wahrscheinlich eher nicht ernst genommen oder für übertrieben gehalten. Selbst in der weiteren astrologischen Deutung hätte man sich schwergetan, weil schlicht unser Vorstellungsvermögen nicht ausreicht, um an die Möglichkeiten, die das Universum immer wieder bereithält, überhaupt nur hinzudenken. Im Nachhinein aber ist es (zumindest für astrologisch versierte Menschen) sonnenklar, dass sich dieser Inhalt in irgendeiner Form verwirklichen musste. Das ist es, was die Astrologie immer klar anzeigt: den Inhalt, den es zu verwirklichen gilt und der über die Zeit in unser Leben drängt. Und da kann es nicht um konkrete Voraussagen gehen, aber anhand der Form, in der die Ereignisse sich zeigen, kann man genau erkennen, wo jemand, oder wie derzeit weltweit die Menschheit insgesamt, steht.

Die Konstellationen führen aber nicht wirklich etwas herbei. Sie sind in erster Linie Anzeiger der Schwingungen und des Bewusstseins der aktuellen Zeit und machen deutlich, worum es unter der Oberfläche eigentlich geht – und wo eine inhaltliche Lösung liegen könnte, wenn wir nicht in der kompensatorischen steckenbleiben wollen. Es geht ja derzeit tatsächlich um einen ganz enormen Wandel, eine Aufhebung von allem, was uns bislang getragen hat, aber schon ewig krankt. Erst seit 2012 (mit dem Eintritt des Neptun in das eigene Zeichen) sickert es langsam an die Oberfläche, dass die eingefahrenen Strukturen zunehmend zerstörerischer werden, aber es wollte niemand sehen. Und dann greift das Schicksal, genau wie im Leben eines einzelnen Menschen, ebenso zu Korrekturmaßnahmen, damit, in diesem Fall, die Gesellschaft entweder erkennt oder darin untergeht, wenn sie weiter die Augen verschließt. So wie ein Mensch an einer Krankheit versterben oder diese im Ergebnis als Chance und sinnvolle Korrektur seines bisherigen Lebensweges begreifen kann, so haben wir jetzt als Kollektiv eine „Krankheit" erleben dürfen, die in ihren Auswirkungen den von uns lange verdrängten Inhalt nur allzu offenbar gemacht hat (→Spaltung) und nun tiefgreifende Änderungen zwingt. Vielleicht sind wir sogar auch irgendwann dankbar, dass alles so war wie es eben war, weil wir wissen, dass etwas „Harmloseres" uns womöglich nicht aus unserem Dornröschenschlaf gerissen hätte.

Im Juli 1850 ging der Uranus schon einmal in den Stier – das tut er etwa alle 70 bis 80 Jahre – und diese Jahreszahl steht für den spürbaren Beginn der industriellen Revolution. Damals fühlte sich der Mensch durch die Maschine bedroht und ersetzt, was dann auch in zunehmendem Maße geschah. Diese Zeit ging wie ein heftiger Ruck durch die ganze Gesellschaft. Der dann folgende Uranus im Stier lief von April 1935 bis Mai 1942 und fiel damit in die Zeit des zweiten Weltkrieges, der ja weltweit ebenso keinen Stein mehr auf dem anderen ließ. Der aktuelle Uranus im Stier begann im Mai 2018 und geht bis April 2026. Corona fällt in diese Zeit und reißt als Auslöser das Bestehende brutal ein. Es ist jedoch immer wichtig, nicht zu vergessen, dass der „Himmel" nichts zerstört, was der Bestimmung des Menschen entspricht. Es kann nur etwas zusammenbrechen, was sich so weit vom Ursprung entfernt hat, dass es offenbar keine andere Korrekturmöglichkeit mehr gibt als eine regelrechte Zerstörung. Die Konstellationen entsprechen immer dem Boden, auf den sie fallen – das gilt im einzelnen Leben genauso.

Diesmal ist es die digitale Revolution und vieles mehr, was das Menschsein bis in den letzten Winkel verändern wird – wenn wir nicht erkennen, worum es eigentlich geht. Wenn wir es begreifen, Verantwortung übernehmen und selbst handeln, dann wird sich auch alles bis in den letzten Winkel verändern – aber zu einem deutlich lebenswerteren Zustand als das bisher möglich war (→Erlösung oder Zerstörung). Dann gibt es wirkliche Entwicklung auf der inhaltlichen Ebene, anstatt weiter fortschreitende Zerstörung.

Das war an der Stelle nur ein kleiner Exkurs, der diesem umfassenden Thema kaum gerecht werden, aber doch eine Idee geben kann, wie wir uns über die astrologischen Konstellationen Inhalten deutlich nähern können. Das ist es auch, was ich unter anderem an der Astrologie liebe, sie führt mich in Inhalte, die wir in der Untersuchung des Phänomens nie finden. Und das ist das Einzige, was mich im Leben interessiert, nicht die Funktion, das Äußere oder das Steckenbleiben in Bewertungen. Wenn ich so auf die Menschen schaue, dann wird vollkommen klar, dass es nichts zu bewerten gibt, denn sie sind so angelegt, wie sie es eben sind und machen aus ihren Möglichkeiten das, was sie können.

Welche Chancen wir jeweils haben, andere Wege zu gehen, als wir sie gegangen sind, das wird bis zu einem bestimmten Punkt immer offenbleiben. Hätten wir die Chance gehabt, beispielsweise nicht an einer Essstörung (Mond-Saturn, Mars-Mond) zu erkranken, wenn uns der Hunger der eigenen Seele und die schwierige Mutterbeziehung hätte eher bewusst werden können? War es unvermeidbar, den Mann mit dem herausgehobenen Status zu heiraten (oft Jupiter-Neptun), in dem Irrglauben, die eigenen Gefühle der Minderwertigkeit an seiner Seite nicht mehr spüren zu müssen? Auch wenn es genau der Mann war, der dann ständig fremdging und sich so erst der Zugang zur eigenen verdrängten Unsicherheit eröffnen und ein heilender Weg beginnen konnte.

Auf welcher Stufe seiner Entwicklung jemand steht, kann man in einem Horoskop nicht erkennen, das lässt sich jedoch aus der Art der Ereignisse, die einem Menschen widerfahren, schlussfolgern. Hat er zum Beispiel Konstellationen, die mögliche Unvereinbarkeiten in der Liebesbeziehung an die Oberfläche bringen würden (meist Saturn-Uranus) und die Beziehung in ihrer Basis aber passend ist, dann gibt es vermutlich eine kleine Krise. Man führt in der Zeit womöglich Gespräche über das, was es zu verändern gäbe. Vielleicht wandelt sich etwas im Konkreten, ohne dass die Beziehung infrage gestellt wäre. Manche trennen sich an so einer Stelle auch gemeinsam von einer alten Umgebung und es findet ein Ortswechsel statt, wenn die Beziehung stimmig ist. Das ist alles möglich.

Wenn die Beziehung aber nicht (mehr) passt, weil ich die anstehenden Veränderungsprozesse nicht annehmen kann oder möchte, es mir zu schmerzhaft scheint oder sich über die Jahre zu viel Ungesagtes und Ungelebtes aufgestaut hat, ist die Wahrscheinlichkeit sehr groß, dass die Beziehung unter so einer Konstellation in die Brüche geht. Nicht wenige bauen in solchen Krisenzeiten noch ein Haus oder bekommen ein weiteres Kind (oft bei 17° Waage), weil ihnen eine Trennung trotz allem unvorstellbar erscheint. Am Ende zerbricht die Beziehung in diesem Fall am Hausbau, dem man dann die Schuld gibt, und das eigentliche Problem bleibt verschüttet. Im Grunde hat man so die notwendig gewordene Veränderung nur auf eine funktionale Ebene verschoben. Früher oder später brechen die Probleme jedoch erneut auf, wenn keine inhaltliche Lösung stattgefunden hat.

Auf welche Weise ein Inhalt in das eigene Leben drängt, hängt also gewissermaßen von einem selbst ab, vom eigenen Bewusstseinsstand, aber die Zeitfenster, in denen dies geschieht, sind mit der Geburt schon festgelegt. Beinahe ein noch größeres Wunder ist es, dass die Menschen, die Wege gemeinsam gehen, auch zeitlich so zueinander passen (müssen), dass die astrologisch sichtbaren Wendepunkte und Themen bei beiden zeitgleich zur Verwirklichung anstehen. Und das tun sie immer. An solchen Punkten hadere ich dann oft mit dem letzten Rest des freien Willens und frage mich, wieviel wir davon wirklich haben.

Die Zeit wird häufig außer Acht gelassen. Die meisten Menschen sind vor allem heute der Meinung, dass sie zu jeder Zeit alles machen können und wenn es nicht oder nur schwer gelingt, werden diverse Umstände als Begründung herangezogen. Aber im Grunde sollten wir uns vielmehr dem Gedanken öffnen, dass Zeit, genau wie ein Ort, Schicksal in sich trägt und sich daher bestimmte Dinge eben nur zu bestimmten Zeiten fügen oder offenbaren. Dem kann man sich natürlich auch ohne Astrologie nähern, aber über dieses Medium zeigt sich der Zusammenhang einfach sehr deutlich. Im Grunde entspricht die Qualität der Zeit immer der inneren Stimme, nur haben die meisten verlernt, ihr zu vertrauen. Manche hören sie gar nicht mehr. Die innere Stimme sagt uns immer, wann etwas dran ist. Sie schwingt gemeinsam mit dem Rhythmus der Zeit.

Auch hier kann Astrologie eine echte Unterstützung sein, weil wir in der Regel eine Bestätigung dessen erfahren, was wir bereits leise in uns wahrgenommen haben. Wir können über die Auseinandersetzung mit den eigenen Konstellationen lernen, der inneren Stimme wieder mehr und mehr zuzuhören. Ich bekomme häufig Rückmeldungen nach Beratungen, dass die Menschen sich in ihrem Empfinden total bestätigt fühlten. Sie haben selbst schon so vieles vorher geahnt, aber sich nicht an die Umsetzung getraut, weil sie sich entweder innerlich noch zu unsicher waren oder der Druck im Außen durch alle möglichen Plausibilitäten, die einem dann oft entgegengeschwemmt werden – du kannst doch deine Beamtenstelle nicht aufgeben... das wirst du doch deiner Mutter nicht antun... da verdienst du nicht genug... dafür bist du nicht begabt... und so weiter – einfach lauter waren als die innere Stimme, die es immer besser weiß. Das Ziel der Astrologie ist also nicht die Abhängigkeit, sondern die innere Freiheit, die sich dann auch mehr und mehr einstellt, weil man durch diese Art der Bestätigung immer klarer und eigenständiger werden kann.

Ich denke, wir müssen unsere Umwege solange gehen, bis die eigentlichen Triebkräfte unseres Handelns in unserem Bewusstsein angekommen sind. Dann können wir die Richtung ändern. Und dann fordert eine Konstellation, die uns sonst vielleicht in die Nähe eines wirtschaftlichen Zusammenbruchs hätte führen können (Saturn-Neptun) nur noch eine größere Investition oder zeigt sich als überschaubarer Wasserschaden. Betrifft es die körperliche Ebene, könnte es eine Leberentzündung sein, genau wie eine harmlose Reizung der Leber. Oder wir erleben Ausgrenzung und bekommen die Chance, unbearbeitete Schuldgefühle aufzulösen. In der Regel kann man den Ort des Geschehens (körperlich oder emotional, auf der beruflichen oder familiären Ebene) meist aus dem Horoskop heraus deuten, aber es gibt dennoch immer wieder unvermutete Möglichkeiten, die das Schicksal bereithält. Es zeigt sich an diesem Beispiel des Saturn-Neptun deutlich, dass eine Konstellation stets mehrere Analogien in sich trägt, diese sich aber nur entsprechend dem Entwicklungsstand und der Ebene, auf der sie angelegt sind, zeigen können.

Es gibt philosophische Erklärungsansätze[1], die auch der Physiker David Bohm[2] ähnlich erkannt hat und die meine Erfahrung, dass wir an unseren „Umwegen" bis zu einem gewissen Maß nicht vorbeikommen, etwas anders ausdrücken, aber ebenso bestätigen. Dort wird gesagt, dass sich das Universum gewissermaßen bis zum Ende der Möglichkeiten seiner jeweiligen Zeit regelrecht entrollt, entfaltet und sich dann in gewisser Form wieder einrollt. Wenn also die materielle Entwicklung des Universums abgeschlossen ist, sich sozusagen ausgerollt hat – und dazu zähle ich auch alles, was an Emotionen und Erfahrungen noch unbewusst ist und erst erlebt werden musste – dass dann der entgegengesetzte Vorgang beginnt: das Einrollen.

Auf dem Hinweg müssen wir also an manchen Stellen regelrecht „stolpern", die scheinbar falsche Beziehung eingehen oder den Job machen, den sich die Eltern gewünscht haben und was wir sonst alles so tun, solange die eigenen Schatten noch unbewusst sind. Und auf unserem ganz persönlichen Rückweg, mit der Begegnung auf der inhaltlichen Ebene, stehen die Themen dann erst zur Lösung an. Wenn sie uns bewusst werden, beginnt die Vereinigung mit der Seele.

Das ist exakt das, was sich in jedem einzelnen Leben über die Astrologie zeigt, wo der Schwerpunkt bis etwa zur Lebensmitte im Phänomen liegt, sich uns aber entweder inhaltlich auf der Seelenebene noch nicht erschließt oder sich auch noch nicht (er)lösen lässt. Ab der Lebensmitte (diese entspricht im Tierkreis etwa dem 42. Lebensjahr) liegt der Schwerpunkt auf der seelisch-geistigen Ebene. Das bedeutet, die Dinge, die wir vorher durchleben, nicht selten auch erleiden mussten, erschließen sich nun zunehmend in ihrer inhaltlichen Bedeutung. Erst dann sind wir zu nachhaltigen Erkenntnissen aus dem Inneren heraus und zu wirklichen Veränderungen in der Lage. Wir können unsere alten Muster nach und nach verlassen und werden immer weitsichtiger (was die meisten Menschen leider heute nur noch auf der funktionalen Ebene erfahren).

Astrologisch sind diese beiden Wege deshalb so eingängig, weil das Horoskop über einen Kreis dargestellt wird, den man zeitlich durchwandert und etwa in der Lebensmitte bei der Hälfte angekommen ist. Es wird so auch bildhaft ganz deutlich, dass man ab der Mitte des Lebens, regelrecht den „Rückweg" antritt – nur findet dieser auf einer anderen Ebene statt. Es mutet an, als würde man nun mehr von oben auf die Dinge schauen oder hinter die Dinge, die einem vorher auf dem Hinweg widerfahren sind.[3]

Natürlich ist die Betrachtungsweise über das Horoskop nicht in dem Sinne als absolut zu verstehen, indem wir davon ausgehen, dass mit 42 Jahren dann automatisch alles gut und lösbar werden wird – es ist letztlich ein Modell, was eine tiefe Wahrheit enthält und uns zeigt, dass es einen Hinweg gibt, der erst gegangen werden muss, bevor wir uns von altem Ballast befreien können. Das ist im Grunde die wirkliche Erkenntnis daraus, die uns dann auch tragen kann.

Als ganz praktische Lebensunterstützung lassen sich über die astrologische Arbeit günstige Zeitpunkte für bestimmte Vorhaben finden, wie für einen Grundstückskauf, eine Firmengründung, Wohnungsbesichtigungen, eine Autozulassung oder Operationstermine und vieles mehr. Aber man kann im Grunde alle Termine oder Ereignisse, die man ja meist zeitlich nicht aussuchen konnte, astrologisch beleuchten. Denn alles, was zum ersten Mal geschieht, trägt über die Zeit seiner Entstehung die Inhalte in sich, die sich im Laufe der Zeit verwirklichen wollen. Es sind ebenfalls „Geburtshoroskope" und damit im Grunde nicht anders zu behandeln und nicht weniger aussagekräftig als das eines Menschen.

Selbst Orte tragen, wie alles in der Welt, Inhalt und Schicksal in sich. Das bedeutet, ein Ort zieht nicht nur bestimmte Menschen an, sondern er trägt auch eine bestimmte Affinität zu bestimmten Geschehen in sich. Astrologisch kann man daher einerseits die Ortsqualität, genau wie die „Beziehung" Ort und Mensch untersuchen und auf diese Art beispielsweise passende Kindergärten, Schulen, Arbeits- oder Wohnorte auswählen.

Die Astrologie ist ein so weites Feld. Mit Sicherheit ist dort noch viel mehr enthalten, als wir je erkennen könnten, zumal das Leben des Einzelnen auf der Erde doch auf eine sehr kurze Zeitspanne begrenzt ist und seine Erfahrungen ebenfalls. Und doch ist es enorm viel, was wir über den Stand der Gestirne am Himmel zum Geburtszeitpunkt eines Menschen ablesen können. Ich bin selbst nach 25 Jahren Praxiserfahrung immer wieder beeindruckt, wie genau man einen Menschen und sein Umfeld beschreiben kann, ohne je vorher etwas über diesen gewusst zu haben.

Astrologie ist wie Homöopathie eine geistige Wissenschaft, beides kann nie mit funktionalen Messmethoden überprüfbar und beweisbar sein. Es sind und bleiben Erfahrungswissenschaften, in denen man auf anderer Ebene wahrnehmen, denken und schauen muss. Das ist in beiden Disziplinen hochkomplex, weil alles, was geschieht, immer komplett individuell ist. Wenn man diese Bereiche anerkennen würde, würde man zum einen die Kraft und das Dasein der geistigen Welt anerkennen und zum anderen würde das rein materialistische Weltbild (endlich) sterben.

Ich hoffe sehr, dass sich in der angebrochenen neuen Zeitqualität, das wirklich Geistige zeigen kann und dann gehört die Astrologie fraglos dazu. Wir leben heute in einer tiefen Umbruchphase. Der Mensch krankt an der Trennung seines Intellekts von den verlorengegangenen spirituellen Wurzeln, die im Innersten von uns gar nicht trennbar sind. Die Astrologie bietet Antworten an. Sie zeigt die Verbindungen und die Einheit auf. Und alles ist am Ende durch das Vorhandensein aller Daseinsebenen beinahe so logisch, dass wir allein schon deshalb wieder zu einer inneren Ruhe finden können. Das getriebene Suchen findet ein Ende. Es weicht dem staunenden und nie aufhörenden Erkennen.

Astrologie ist Selbsterkenntnis (Saturn), Welterkenntnis (Uranus) und Gotterkenntnis (Neptun) in EINEM. In der Astrologie wird erfahrbar, dass das Heilige und das scheinbar Alltägliche letztlich untrennbar zusammengehören und alles in einem immer wieder beeindruckenden, sinnvollen Zusammenhang steht.

DAS WASSERMANNZEITALTER

Wir haben die geistige Welt in allen Bereichen aus unserem Leben verbannt und stehen an einem Wendepunkt, an dem offenbar wird, dass dem Menschen jegliche innere Orientierung fehlt – die nur aus dieser geistigen, alles durchdringenden Ordnung entstehen kann.

Ob der Weg, den wir als Gesellschaft mit all der Zerstörung und den machtvollen Strukturen bisher gegangen sind, vielleicht dennoch genau so sein „musste", wie ein oft nicht einfacherer, individueller Schicksalsweg, der einen überhaupt erst mit unbewussten inneren Anteilen in Berührung bringt, das kann man nur vermuten. Sehr wahrscheinlich können wir auch als Menschheit nur auf unseren scheinbaren Umwegen erkennen, was auf der Seelenebene unbearbeitet geblieben ist. Und die kollektive Entwicklung ist in der Essenz sowie in ihrer Erscheinung letztendlich immer „nur" das Ergebnis des Verdrängten eines jeden Einzelnen (→Das Böse).

Es gibt einen Sinn – von allem. Das ist meine tiefste innerste Überzeugung. Jede Entwicklungsstufe in unserer Evolution hat ihre Berechtigung und trägt zum Erkennen bei. Zwar finden wir für jeden Wandel immer äußere Begründungen in geschichtlichen, politischen oder wirtschaftlichen und technischen Entwicklungen, aber den dahinterliegenden Inhalten einer veränderten Zeitqualität kann man sich vor allem auf der astrologischen Ebene nähern. In dem Zusammenhang sprechen viele Menschen in den letzten Jahren vom anbrechenden Wassermannzeitalter – nur was bedeutet das eigentlich?

Um sich dieser Sichtweise zu öffnen, muss man wissen, dass es durch die Taumelbewegung der Erdachse am astronomischen Himmel zu einem Fortschreiten des Frühlingspunktes (Beginn des Tierkreises) durch den Tierkreis kommt. Dies geschieht entgegengesetzt zur Sonnenbewegung und man nennt das Präzession.[1] Nicht nur wir „wandern" in unserem Leben durch den gesamten Tierkreis und seine damit verbundenen Entwicklungsstufen, auch unsere Erde tut das. Sie tut es nur in der umgekehrten (göttlichen) Richtung. Während wir durchschnittlich 80 Jahre dafür brauchen, dauert das bei der Erde, beziehungsweise der Erdachse, 25920 Jahre, bis sie wieder an ihrem Ausgangspunkt angekommen ist. Man spricht hier von einem Weltenjahr. Teilt man diese Zahl durch 12, die Anzahl der Tierkreiszeichen, die den 12 Monaten unseres Jahres entsprechen, dann kommen wir auf die Zahl von 2160. Das entspricht auf der kosmischen Ebene einem Weltenmonat und beschreibt eine Kulturepoche. Das ist es, was Menschen meinen, wenn sie von einem neuen Zeitalter sprechen.

So wie im „Kleinen" jede Entwicklungsstufe des Tierkreises den einzelnen Menschen nachhaltig verändern wird, geschieht es für die Welt in einem großen Zyklus, der ungefähr diesem Zeitraum von 2000 Jahren entspricht. Es gibt für jedes Zeichen Abweichungen, weil nicht alle Sternbilder am Himmel gleich groß sind, aber das spielt für unsere inhaltliche Betrachtung hier keine Rolle und würde es nur verkomplizieren. Daraus ergibt sich, dass etwa alle 2000 Jahre unser Weltbild – geprägt durch das Zeichen, welches der Frühlingspunkt am Himmel gerade durchwandert – sich in einer komplett neuen Zeitqualität offenbart.

Zu Beginn des Christentums war der Frühlingspunkt im Zeichen Fische angekommen. Der Fisch steht für das allumfassend Göttliche und es war ja auch in der Essenz genau die Botschaft dieser Zeit, das Göttliche allen Menschen nahe zu bringen. Aber dennoch ist trotz 2000 Jahren Fischezeitalter der Gott außerhalb von uns nahezu gestorben, anstatt auf der inneren Seelenebene wirklich erfahrbar zu werden.

Seit einigen Jahren kündigt sich die Wassermannenergie an, auch wenn das in diesem großen Zeitrahmen nicht exakt auf ein Datum festlegbar ist. Dieser langsame Rhythmus eines Zeitalters ist so etwas wie der energetische „Teppich", auf dem sich die Wandlungen jeweils vollziehen, aber der Wassermann spielt darüber hinaus auch in den ganz aktuellen Konstellationen am Himmel, um die es mir hier gleich noch im Besonderen geht, eine große Rolle.[2] Um diese Energie greifbar zu machen, muss man sich den Wassermann in seiner grundsätzlichen Bedeutung ansehen.

Der Wassermann steht genau für das, was uns heute fehlt. Er ist der Schöpfer des Lebens aus der geistigen Welt und steht damit für das Geistige selbst. Über ihn offenbart sich der Heilige Geist und als Bild auf Erden ist es der unendliche Himmel – so wie es das Wasser für den Neptun ist.

In der Astrologie zeigt sich die göttliche genau wie die menschliche Ebene immer gleichermaßen und damit offenbart sich auch die in beiden Bereichen verbundene Entwicklung immer auf beiden Ebenen. In unserem Erdenleben bedeutet der „Heilige Geist" nichts Geringeres als unsere innere Seelenanbindung nach „oben" und „unten", die Verbindung zwischen Himmel und Erde. Die Energie des Wassermanns ist die geistige Kraft, die Gott und Mensch verbindet und über das (Er)Leben zu einer Einheit zusammenführt. Ganz lebenspraktisch ist damit unser innerstes Empfinden als wichtigste Instanz unseres Lebens gemeint, der Kontakt zur eigenen Seele und das Gefühl des Eingebundenseins in diese geistige Ordnung. Nur dieses bietet wirkliche Orientierung aus uns selbst heraus. Es ist das, was uns lebendig macht und die allumfassend verbindende Energie, über die wir das Göttliche in uns erfahren können.

Wenn jedoch dieses einzig wirklich tragende Angebundensein an Höheres keine Chance hat, im Bewusstsein erkannt und begriffen zu werden, so wie damals der Gott im Außen blieb und der Mensch auf der funktionalen Ebene diese Rolle eingenommen hat, kann die fehlende geistige Anbindung ebenfalls nur in einem nächsten funktionalen Schritt real werden und im schlimmsten Fall entsteht der künstlich vernetzte Mensch (→Erlösung oder Zerstörung).

Jedes Zeichen hat darüber hinaus verschiedenste Analogien. Zum Wassermann gehören beispielsweise die Vögel, als Vermittler zwischen Bewusstem und Unbewusstem, ebenso die DNA, der Wind, die Elektrik, das Plötzliche oder der Himmel, an der Stelle dann auch in seiner Funktion, in gleicher Weise dazu. Der Wassermann hat, wie jedes Zeichen, im Sinne der Polarität auch eine korrigierende Seite. So wie er das Leben schöpft, kann er es auch zerstören. Wenn das, was in einer bestimmten Zeitqualität inhaltlich angelegt ist, sich in der Welt nicht verwirklichen und auch nicht mehr kompensiert werden kann, steht der Wassermann immer für das Aufbrechen festgefahrener Strukturen, die in hohem Maß entgegen der angelegten Natur des Menschen stehen.

Der Wassermann ist dann ein Stauungsbrecher, der uns zu dem zurückführt, was im Sinne der Schöpfung eigentlich gelebt werden soll und letztlich jede Abweichung aufhebt. Er bringt mit seiner Energie meist einen plötzlichen Neubeginn, besonders wenn das nicht mehr Lebbare schon lange unter der Oberfläche brodelte. Der Uranus,[3] der zum Wassermann gehörige Planet, der damit das gleiche energetische Prinzip in sich trägt, macht es unmöglich, das Wahrhafte weiter zu ignorieren. Das drückt sich derzeit auch, unabhängig von dem sich wandelnden Zeitalter, durch den Uranus aus, der gerade im Stier steht. Damit betrifft es die verlorengegangenen, gesund in uns angelegten Wurzeln einer gesamten Gesellschaft, die plötzlich für alle offenbar werden. Falsche Systeme brechen zusammen, Systeme, die sich entgegen der Bestimmung des Menschen ersatzweise etabliert haben und uns nicht wie gedacht zu tragen schienen. Es wird spürbar, dass uns das Materielle ebenso wenig Halt gibt und konfrontiert uns brutal mit uns selbst und der inneren Leere.

Der Uranus hat im Falle seiner Verhinderung deutlich explosiven Charakter – dann, wenn das Maß einfach übervoll ist und nichts mehr weiter verdrängt werden kann. So fühlt sich die Welt derzeit auch an – wie das Sitzen auf einem Pulverfass. Alles Alte scheint bereits zerbrochen und die anbrechenden neuen Strukturen stoßen in der Menschheit auf eine komplette Spaltung – die ebenso Teil eines verhinderten Uranus ist. Die eine Seite sagt, ein neuer Weg geht nur über die Liebe und die andere, sich etablierende offizielle neue Richtung scheint so unwirklich und dem geradezu komplett entgegengesetzt, dass man sie kaum für wahr halten kann.

Die Energie des Wassermanns wird inhaltlich noch deutlicher, wenn man sich die momentanen Planetenstände am Himmel, insbesondere den Pluto, anschaut. Von den 12 Planeten, die in der Astrologie üblicherweise gedeutet werden, gibt es 4 langsam laufende, an denen man auch gesellschaftliche Entwicklungen gut ablesen kann. Dazu gehören die 3 Planeten des göttlichen Quadranten Neptun, Uranus und Saturn, die im weitesten Sinne für das ursprünglich geborene Leben aus Seele, Geist und Körper stehen. Genauso stehen sie für die Einhaltung des Lebens im Sinne seiner Bestimmung mit den dafür notwendigen inneren Wandlungsprozessen.

Der vierte im Bunde der Langsamläufer ist der zum Skorpion gehörige Pluto, der aktuell auch im Wassermann steht. Der Pluto zeigt die Bereiche an, in denen das Leben sich mit dem dazugehörigen seelischen Wachstum in seinem angelegten Sein gar nicht mehr verwirklichen konnte – und damit nur noch in der verhinderten Erscheinungsform sichtbar werden kann. Man kann im Grunde sagen, der Pluto ist das letzte Stadium der Verdrängung und von seiner Energie her so etwas, wie eine Treibmine im Unbewussten. Die Chance zur Wandlung ist hier nicht mehr gegeben, vielmehr ist etwas regelrecht gestorben, was nur in einer anderen Zeitqualität, mit einer veränderten Bewusstseinsstufe und in neuer Form wieder geboren werden kann.

Die Energie des Pluto wird greifbarer, wenn man weiß, dass er in der griechischen Mythologie einerseits die Reichhaltigkeit des Wachstums auf die Erde brachte und andererseits dem Hüter der Unterwelt (Hades) entspricht, der über alles in uns Angelegte genau wie über den Tod wacht. Die Unterwelt steht als Sinnbild für die eigenen unerlösten Anteile, die Schatten, den Schmerz und alles Unbewusste, was noch bewusst werden darf und sich im Sinne der eigenen Bestimmung verwirklichen soll, um als inneres Wachstum Teil des Lebens zu werden. Der Tod, als Teil der Unterwelt, steht für die eigene Vergänglichkeit und durch diesen Zusammenhang wird deutlich, dass die innere Akzeptanz dessen für einen wahrhaftigen Erkenntnisweg ebenso unerlässlich ist, wie die Akzeptanz der eigenen Schatten (→Der Tod).

Aus dem Hades drängt ins Leben, was erlöst und auf neuer Ebene begriffen werden darf und der dazugehörige Pluto ist der Anzeiger für das, was im Bewusstsein der Menschen so verdrängt wurde und die vom Leben angelegte Bestimmung nicht mehr lebbar ist, so dass dieser Bereich droht unterzugehen oder nahezu wie in einem Container eingesperrt scheint und sich in der Qualität des Tierkreiszeichens zeigt, in dem der Pluto jeweils steht – im Wassermann ist es in der aktuellen Phase der untergegangene, nun funktionalisierte Geist, der zur äußeren Erscheinung wird.

Der Anzeiger im Tierkreis für eine solche, fast unumkehrbar gewordene Entwicklung, war bereits der Transit des Pluto im eigenen Zeichen, im Skorpion. Durch den Stand eines Planeten im eigenen Zeichen verstärkt sich jeweils die ihm innewohnende Energie, auch wenn sie deshalb noch nicht für alle offenbar werden muss. Diese Phase begann Ende 1983 und ging bis 1995. In der Gesellschaft blieb das Untergehende nahezu unbemerkt. Ist es jedoch Zufall, dass Orwells weitsichtiger Roman den diese Zeit einleitenden Titel „1984" trägt? Offenbar hatte sein Unterbewusstsein noch eine gute Anbindung. Genauso wenig glaube ich an Zufall, dass das Vogelsterben, welches seit diesem Transit vor fast 40 Jahren, der auch den Übergang in die Wassermannzeit schon andeutete, unfassbar angestiegen ist und durch die Windräder[4] in den letzten Jahren immer größere Ausmaße annimmt. Der Vogel steht für den Uranus, als gesunde, zum Wassermann gehörende Analogie, und galt immer als Botschafter[5] zwischen dem göttlichen Himmel und den Menschen.

Von 1995 bis 2008 verweilte der Pluto dann im Schützen und beschreibt die Entwicklung, die der jetzigen Zerstörung auf anderer Ebene, man könnte fast sagen einleitend, vorausging. Der Schütze, der immer mit der Entdeckung und Öffnung neuer Geisteshaltungen in Verbindung gebracht wird, steht in erster Linie für ein innerlich gereiftes Leben auf der geistigen Bewusstseinsebene. Auf der übergeordneten Ebene steht er vor allem für die göttliche Fügung dessen, was als Bestimmung im einzelnen Menschen, wie auch in der Menschheit insgesamt, angelegt ist. Wenn der Mensch, der seine Bestimmung im Inneren längst verlassen hat, indem er sich an göttliche Stelle setzte, nun auch die ganz realen Grenzen des Menschseins aus Angst vor seinem Inneren, aus Angst vor dem Tod, nicht mehr akzeptiert, wird er versuchen, diese aufzuheben. In dieser Zeitperiode zeigte sich das deutlich im Bereich der Gentechnik.[6] Dort intensivierte sich die Forschung auf eine Weise, in der sie uns erstmals so nah kam, dass man mit Schrecken an menschliches Klonen denken musste. Das Klonschaf Dolly wurde fast exakt zu Beginn dieser Zeit, im Juli 1996, geboren. Der Schütze steht in gleicher Weise für die Fügung gesund angelegter Gene. Und genau in diesen Bereich hat der Mensch nun mit dem Pluto im Schützen in einer vorher nie dagewesenen Tiefe eingegriffen oder besser, es wurde in dieser Zeit für alle beklemmend offenbar.

Mit dem Pluto in der nächsten Phase (seit 2009), dann im Steinbock, der in seiner Bedeutung für die Einhaltung der gefügten (nun zunehmend funktionaler werdenden) Bestimmung steht, kam es zur Manifestierung dieser Entwicklung im Bereich des Saatguts[7], dem mittlerweile in großem Ausmaß die Vermehrungsfähigkeit genommen wurde. Auf der anderen Seite werden, wie in einer funktionalen Gegenbewegung, die künstlichen Befruchtungen menschlicher Paare fast schon zur Normalität, da ihnen die Fortpflanzungsfähigkeit ebenfalls in bedenklichem Maße verloren gegangen ist. Die Arbeit an der Verfertigung des perfekten, unsterblichen Menschen nimmt in dieser Zeit, besonders in der Medizin, ebenfalls ihren weiteren Lauf, genau wie, ganz aktuell (Frühjahr 2023), gentechnisch veränderten Lebensmitteln ohne Kennzeichnungspflicht Tür und Tor geöffnet werden sollen.[8]

Der Pluto im Steinbock ist ebenfalls Anzeiger für die Festigung der Herrschaftsstrukturen und zeigt damit, wie lange sich diese Entwicklung schon vorbereitet. Noch dazu hatten wir bis Januar 2024 den Saturn im Spiegelpunkt zum Pluto auf einem Tierkreisgrad (2°Fisch), der auch auf wirtschaftlicher Ebene unsere restliche Freiheit noch weiter beschränkt hat.

Die aufgehobene Fügung der Schütze-Phase, in der man in etwas eingegriffen hat, in das der Mensch nie hätte eingreifen dürfen, nämlich in die göttliche Schöpfung, hat sich mittlerweile etabliert. Gibt es hier weiterhin kein Erkennen, wird es beinahe zwangsläufig zu einer künstlichen Fertigung alles Lebendigen führen. Das sehen wir beim Menschen zum Ende der aktuellen Phase jetzt noch deutlicher über den Bereich der digitalen Technik. Mit dem Pluto im Steinbock – und das geht noch bis Ende 2024 – wird offenbar, dass die Bestimmung des Menschseins in der Gefahr ist, gänzlich verlorenzugehen.

Sehr bedenklich stimmt ebenfalls der in dieser Zeit beginnende Einsatz veränderter Impfpraktik, die für den Menschen erstmals – und das weltweit – einen offenen genetischen Eingriff bedeutet. Der Pluto steht in gleicher Weise als verhindertes Prinzip für die übriggebliebene Information des Lebendigen – in diesem Fall handelt es sich um eine genetische Information, die eigentlich der Schöpfung entspringt und im Steinbock anstelle der verlorengegangenen eigenen Bestimmung ins menschliche Erbgut als eine Art funktionale Abwehr dauerhaft eingebaut wird. Das soll der Impfalltag der Zukunft werden, der uns, wie die Gentechnik, als Segen im Kampf gegen Krankheit verkauft wird. Niemand kann die langfristigen Folgen ermessen. Aber durch den Beginn in dieser Zeitqualität wird der erschreckende und zerstörerische Inhalt offenbar – egal, was an einzelnen Inhaltsstoffen diskutiert oder kritisiert wird.

Die immense Bedeutung der Fügung muss man sich ganz deutlich machen. Wenn wir zunehmend die Grenzen unseres menschlichen Daseins verlassen und künstlich veränderte Wesen werden, dann haben wir auch keine Chance mehr auf unser angelegtes Schicksal – das heißt, es kann sich nicht mehr verwirklichen, weil wir ursprungslos werden. In welchem Ausmaß sich das alles zeigen wird, kann man sich, obwohl es bereits erschreckend nahe gerückt ist, immer noch kaum vorstellen. Vielleicht ist sogar möglich, dass sich für unser Erdenleben die kosmischen Gesetze dann in gewisser Form aufheben und wir noch orientierungsloser durch die Welt irren?

Wenn wir zu Wesen werden, die aus ihrem eigenen Empfinden gar nicht mehr reagieren und handeln können, weil die innere Anbindung an das Göttliche fehlt, die der Mensch als unverzichtbare Orientierung braucht, braucht es früher oder später eine funktionale Ersatzsteuerung oder Anbindung, die sicher unbewusst über diese ganze Digitalisierung des Menschen erreicht werden soll. Im Grunde tut die Forschung, auch wenn es an Grauenhaftigkeit kaum zu überbieten scheint, genau das Folgerichtige.

Dennoch ist es der Mensch der heutigen Zeit, der sich aus Angst vor seinen inneren Schatten und unbequemen Wegen längst selbst abgeschnitten hat von der inneren Anbindung und der geistigen Welt und damit überhaupt erst die Basis für derart zerstörerische Prozesse bietet. Wenn solche selbstverhindernden Entwicklungen sich auf gesellschaftlicher Ebene ausbreiten, was sie längst getan haben, sind wir in der Gefahr, dass das Zerstörte im Sinne des Himmels unumkehrbar werden kann und wir uns in der Tat abschaffen. Der Zugang zu unserem Inneren ist also in großer Gefahr gänzlich unterzugehen und für die nächste Phase, wenn der Pluto Ende 2024 (latent begann diese Zeitqualität schon im März 2023) dann ganz in den Wassermann geht, sieht es so aus, wenn wir nicht endlich anhalten, als könnten bis zum Ende dieser Periode (bis 2043) auch die letzten Möglichkeiten des gesunden Zugangs zur geistigen Welt nahezu verloren gehen – wie immer das im Konkreten aussehen mag.[9] Genauso wie der Uranus für die geistige Welt steht, kann er in seiner Verhinderung für die Aufhebung derselben stehen, beispielsweise in Form zunehmender Elektronisierung der Welt. Der Pluto, der das in jedem Fall noch verstärkt, ist auch hier Anzeiger für das Untergegangene und im Wassermann steht er in seiner Bedeutung anstelle der inhaltlichen Seelenanbindung für die übriggebliebene funktionale Verbindung von und zu allem – bis hin zum Internet der Dinge.

Dieser Zustand des Abgeschnittenseins von der geistigen Welt ist leider für viele ohnehin schon erschreckende, aber nicht mehr aufschreckende Normalität, vielleicht bleibt deshalb der Aufschrei aus. Es scheint, als versuche man instinktiv durch das massive Vorantreiben der elektronischen Abhängigkeit in jedem Bereich und immer stärker werdender Strahlung[10] (5G), das Geistige zunehmend zur reinen Funktion zu degradieren oder auch zu ersetzen, da wir ohne geistige Anbindung nicht leben können. Unter der Regie des derzeitigen Pluto im Steinbock, dem obersten Hüter der Bestimmung, geschieht das wirklich mit Macht, Druck und beeindruckender Starrheit – weil die herrschende Klasse möglicherweise unbewusst spürt, dass sich das ab 2025 sehr viel schwerer umsetzen lassen würde. Vielmehr steigt dann mit dem Pluto im Wassermann die Explosionsgefahr, da diese Konstellation ebenso das Potenzial hat, den „Verdrängungs-Container" aufzusprengen.

Der Heilige Geist lässt sich nicht auf Dauer unterdrücken. Alles, was im Leben angelegt ist, will auch ins Leben. Früher oder später rächt sich die Natur und so wird es, analog zur Wassermann-Energie, sicher weiter vermehrt zu Stürmen oder Tornados kommen, selbst in Gegenden, in denen man das bislang nicht kennt. Wenn der Pluto dann durch den Wassermann läuft, fliegen uns womöglich noch die Windräder um die Ohren – das kann durchaus im übertragenen Sinne geschehen – allerdings fehlt mir hier die Phantasie, eine konkrete Situation dazu beschreiben zu können. Vielleicht merken wir dann, dass wir damit viel mehr zerstört haben, als jetzt schon offenbar ist. Und wenn darüber hinaus noch deutlich wird, dass die ganzen Elektroautos weltweit zu einer ökologischen Katastrophe geworden sind (was jetzt ebenfalls schon sichtbar ist) und man vielleicht auch nicht mehr unterdrücken kann, dass man genauso mit einer Wasserstoffzusammensetzung[11] oder noch ganz anderen Dingen gut fahren könnte, fliegt uns das ebenfalls um die Ohren.

Die unverletzte Seite des Wassermanns zeigt uns den erlösenden Weg auf. Er ist der Schöpfer des Lebens aus der geistigen Welt. Er erschafft durch seine alles verbindende geistige Energie die polare Welt der Gegensätze, weil alles im Leben überhaupt nur auf diese Weise in unserem Leben sein kann – analog findet sich dieses im Bild der Ur-Teilung in den Mythen wieder. Für uns geht es in der aktuellen Wassermann-Phase, in der im besten Fall die gespaltene duale Welt untergehen müsste, sich im schlimmsten Fall jedoch weiter zerstörerisch manifestieren kann, mehr denn je um das Erkennen der polaren Welt, der dahinterliegenden All-Verbundenheit und der inneren Auflösung des Getrenntseins auf allen Ebenen – in dem Rahmen, wie es uns als Menschen möglich ist. Und zum anderen dürfen wir begreifen, dass wir selbst Schöpfer und Teil des Göttlichen sind.

Der Mensch als Schöpfer meint das innere Wachstum und Werden eines Menschen, all das, was er durch Begreifen, Durchleben oder Erleiden an innerer Reifung in die Welt bringt und nur durch menschliches Sein überhaupt ins Leben kommen kann. Alles, was wir erschaffen, auch Kraft unserer Gedanken – im Positiven wie im Negativen, was wir erfinden oder uns bewusst wird, was wir neu denken, schreiben oder tun, bleibt in der Welt. Es geht ein in den Topf des kollektiven Unbewussten, der zu fortwährender Wandlung bereitsteht und aus dem alle immer wieder erneut schöpfen und damit zur Bewusstseinserhöhung der Welt beitragen.

Auf diesem wahrhaften menschlichen Schöpfungsweg vereinen wir die äußeren und inneren Gegensätze. Wir begreifen so mehr und mehr, dass die materielle und die spirituelle zwei untrennbare Seiten ein und desselben sind. Und nur, wenn hier die innere Vereinigung gelingt und das kann sie nur, wenn wir uns auch beiden Seiten stellen, der lichtvollen Seite in gleichem Maße wie der dunklen Seite, können wir unsere Welt in der Form wandeln, wie sie der Menschheit anvertraut wurde – anstatt sie zu zerstören.

Das ist alles nur möglich, wenn wir an unseren Ursprung und unsere

Wurzeln angeschlossen bleiben und wird unmöglich, je mehr sich die Entwicklung zum maschinenartigen, innerlich leeren, und mittlerweile am besten noch frei vom geschlechtlichen Menschen (→das Gender-Problem) manifestiert. Beides entspricht jedoch leider der aktuellen Realität. Wenn der Mensch das nicht begreift, so scheint sich eine funktionale Neuschöpfung seiner selbst zunehmend ins Leben zu drängen – wie damals die Gentechnik, die nun schon beinahe als selbstverständlicher Teil des Lebens Akzeptanz in viel zu großen Teilen der Gesellschaft gefunden hat oder in erster Linie für segensreichen Fortschritt gehalten wird.

Wenn wir nicht wirklich eine inhaltliche Vollbremsung machen – die aktuellen Geschehnisse der Coronazeit haben uns das nur funktional gezeigt – geht diese Phase, wie die des Christentums, womöglich ungenutzt und vor allem unbegriffen zu Ende. Dann könnte nach dem Gott der alles durchdringende Heilige Geist, die letzte Anbindung an die Seele untergehen, und mit ihm das, was das Menschsein ausmacht. Die ganze wahnsinnig anmutende, vor nichts mehr Halt machende Digitalisierung scheint mir wie ein nächster Schritt, der nur das noch tiefere innere Abgeschnittensein von allem als Verhinderung im Außen sichtbar macht und funktional manifestiert – so wie damals in den Anfängen dieser Entwicklung der elektrische Strom – der als Analogie ebenfalls zum Wassermann gehört und uns derzeit interessanterweise nicht mehr ausreichend versorgen kann. Zufall? Oder ein stimmiges Bild, dass die künstliche Energieversorgung uns im übertragenen Sinne nicht mehr trägt in einer Zeit, in der es darum geht, sich dem inneren Energiefluss wieder zuzuwenden?

Aus dieser Betrachtungsweise heraus erscheinen auch die Bestrebungen von Elon Musk, der den Himmel in einem bisher nie dagewesenen Ausmaß mit Satelliten bestücken will, noch bedrohlicher als sie es ohnehin schon sind. Der Himmel wird, neben anderen Eingriffen in die Atmosphäre (wie zum Beispiel durch Wettermanipulationen), weiter zur reinen Funktion degradiert. Es mutet regelrecht an wie eine Machtübernahme über den göttlichen Himmel, die hier geschieht. Als ich mir das Horoskop von Musk angeschaut habe, hat mich das in seiner Struktur auffallend an Stephen Hawking erinnert, der allen göttlichen Ursprung vehement verneinte und die Wissenschaft heiligte.

Musk hat eine so massive Konstellation (Chiron-Sonne-Uranus), aus der man fast schließen könnte, dass seine Anbindung an den geistigen Himmel regelrecht verletzt ist – vermutlich in dem Sinne, dass er eine Verbindung zur geistigen Welt gar nicht empfindet. Die Konstellation mutet nahezu an wie eine „Versehrung", die er nun, sehr wahrscheinlich unbewusst, versucht mit „Krücken", die leider in der ganzen Welt ihre zerstörerischen Spuren hinterlassen werden, ersatzweise funktional zu kompensieren. Würde er eine Anbindung an den Himmel spüren, würde er sich nicht über diesen erheben und ihn mit Satelliten zupflastern, von denen wieder einmal niemand ermessen kann, was solch ein Eingriff noch alles mit sich bringen wird. Es scheint mir, nachdem wir uns die nährende Mutter Erde untertan gemacht haben, die Weltenseele in Form des Wassers vergiftet, nun als letztes der Himmel zum Ausverkauf ansteht. Das wäre in der Tat das Ende. Dann kann der Mensch nur noch Maschine werden.

Dennoch muss man auch hier vorsichtig sein mit den Schuldzuweisungen. Auch ein Elon Musk ist wiederum nicht allein schuld an dieser Entwicklung, was ihn jedoch nicht seiner Verantwortung entbindet. Vielmehr werden er und sein Tun zum „Symptom" einer Gesellschaft, die sich von diesen himmlischen Wurzeln, die genauso zu uns gehören, wie die der Erde, lange abgeschnitten hat.

Dass er möglicherweise seine eigene Angst vor Minderwertigkeit oder ein in der Kindheit erlebtes Gefühl der Nichtzugehörigkeit[12] (Jupiter-Neptun-Saturn) auf Kosten aller mit dieser Machtposition wie ein Diktator kompensiert, macht das Ganze noch schlimmer und vor allem noch gefährlicher – weil der Himmel sich irgendwann rächen wird. Wie auch immer das aussehen mag.

Müssen wir uns womöglich erst komplett demontieren, den kompletten Rückweg antreten in die Funktionalität, bevor wir aufwachen? Ich weiß es nicht. Ich sehe im Moment mit Freude, dass immer mehr Kinder geboren werden, die den Zugang zur geistigen Welt noch spürbar in sich tragen. Es geht mehr denn je um die Einbeziehung der geistig-seelischen Ebene, schlicht um eine komplette Wandlung des herrschenden Weltbildes. Das ist es, was die jetzt beginnende Zeit ausmacht – der Uranus – der Heilige, alles durchdringende Geist drängt in unser Bewusstsein, nachdem das Zeitalter des Fisches zuende gegangen ist, in dem das Göttliche außerhalb von uns blieb und wir das nun auf andere Weise erfahren können. Nämlich in unserem Innersten, um zu begreifen, dass wir Teil des Göttlichen sind, was sich nur durch uns hindurch offenbaren kann.

Jesus hat gesagt: „Das Reich Gottes ist inwendig in Euch" und „Steht nicht geschrieben in meinem Gesetz: „Ich habe gesagt, ihr seid Götter".[13] In Indien verkündigen die Upanishaden nichts anderes. Meister Eckart wurde für seine Äußerungen der Ketzerei für schuldig erklärt, indem er sagte: „Wenn es wahr ist, dass Gott Mensch wurde, dann ist es ebenso wahr, dass der Mensch Gott wurde. Wo ich bin, ist Gott und wo Gott ist bin ich."[14]

So wie ein Tropfen des Meeres zwar nicht das Meer ist, aber in seiner Zusammensetzung identisch und damit, selbst wenn er nicht alle Eigenschaften des Meeres haben kann, Teil desselben. Genauso sind auch wir zwar nicht Gott, dennoch Teil davon und haben Eigenschaften des Göttlichen. So wie eine Zelle von uns nicht der Mensch ist, aber alle Informationen unseres Menscheins enthält, und so wie die Wassertropfen zusammen das Meer ergeben, ergeben wir zusammen mit allem, was existiert, das Kosmische, das Göttliche.

Gott finden wir nicht außerhalb von uns. Erst, wenn er uns im Inneren begegnet ist, erkennen wir ihn und dann spüren wir, dass alles vom Göttlichen durchdrungen ist. Es ist nicht der personifizierte Gott, der uns leitet, sondern es ist die göttliche Seele, die uns auf unseren Wegen, genau wie auf den scheinbaren Umwegen zielsicher führt, um zu reifen. Die göttliche Gestalt ist untrennbar mit der eigenen Seele verbunden. Wenn wir das erkennen, sind wir religiös, weil wir uns als Teil des Wunders Leben begreifen und erst hier wirkliche Demut vor der Perfektion des Lebens erfahren.

Es ist immer ein individueller Weg und es gehört offenbar zum Wesen des Göttlichen, dass es verborgen ist wie ein Geheimnis und sich wirklich nur durch den eigenen Lebensweg sogar in kleinsten Kleinigkeiten offenbaren kann. Es liegt an uns, ob wir es wahrnehmen (wollen) und leider können wir das keinem anderen Menschen wirklich vermitteln. Es ist und bleibt ein innerer Erfahrungsweg, auf den sich nur jeder selbst machen kann. Und dazu gehört die Annahme des eigenen Schicksals, mit allen Höhen und Tiefen, mit einem Ringen und Suchen – und das muss man auch aushalten können.

Ohne emotionale Berührung der eigenen Seele und den Bezug zum eigenen Selbst ist das nicht möglich. Man kann nichts wirklich begreifen, was man nicht selber erfahren hat – und das gilt ganz besonders für die Begegnung mit dem Göttlichen – auch wenn wir den eigentlichen Ursprung der Seele nicht kennen. Erst in der inneren Erfahrung offenbart sich die Seele in Bezug zu dem im Außen Erlebten.

Wenn man das verinnerlicht hat, empfindet man manchmal große Glücksgefühle, vor allem aber Emotionen der Dankbarkeit und Demut, zu wissen, es hat alles seinen Sinn und man ist getragen zwischen Himmel und Erde. Diese Emotionen brauchen dann keinen Anlass mehr im Außen. Sie werden zu einer inneren Basis und sind auf einer so tiefen Ebene spürbar, dass sie durch wenig zu übertreffen sind und schon gar nicht ist es nötig, sie durch äußere Rituale immer wieder zu bestätigen.

Wir stehen für mein Verständnis vor einem ähnlichen Umbruch wie die Menschen vor 400 Jahren, als das heliozentrische Weltbild das geozentrische ablöste. Es geht diesmal, nach der wissenschaftlichen Revolution, nicht einfach um die nächste, diesmal wäre es eine digitale, jetzt geht es um die menschliche Revolution, um eine innere. Dafür ist der Mensch selbst tatsächlich von enormer Bedeutung. Die Entwicklung, in der die Wissenschaft das Gottesbild gegen den allmächtigen Menschen tauschte und diesen ins Zentrum aller Betrachtungsweisen rückte, war offenbar unbewusst ein richtiger Schritt, der aber erst heute begriffen und mit Inhalt gefüllt werden kann. Der Mensch ist unverzichtbar, damit sich das Göttliche seiner selbst überhaupt bewusst werden kann. Dafür muss er jedoch auf der funktionalen Ebene seine gottgleiche Stellung verlassen, um sich der inhaltlichen – der göttlichen Ebene zu öffnen.

Das Erkennen, dass das Göttliche in uns und allem enthalten ist, würde alle Machtsysteme letztlich wie ein Kartenhaus zusammenfallen lassen. Und das ist auch der einzige Ausweg – das wirkliche Erkennen des Uranus. Es ist nur folgerichtig, dass alles heute zusammenbricht, weil uns nichts mehr trägt im Außen, nie getragen hat!! Kein Gott außerhalb von uns, kein Wohlstand, kein Staat, kein angehäuftes Faktenwissen. Es wird unaufhaltbar deutlich, dass uns die Anbindung an das Seelische, an den göttlichen Himmel und die Natur nicht nur ein wenig, sondern offenbar gänzlich verlorengegangen ist. Es ist Zeit, dass wir uns wahrhaft nach innen wenden und uns auf den eigenständigen Weg machen, um die Gegensätze im Inneren zu vereinen und die Einheit von allem zu erkennen. Das ist es, was uns im jetzigen Zeitalter des „Aufwachens" in der Tiefe bewusst werden darf.

Der Pluto bleibt im Wassermann bis 2043. Schaffen wir es jetzt nicht an- und innezuhalten, wird mit dem Pluto im nächsten Zeichen, dem Fisch, vielleicht offenbar, wie tief und zerstörerisch die transhumanistische Entwicklung in die göttlichen Strukturen eingegriffen und teilweise unumkehrbar gemacht haben wird.

Ich glaube aber vielmehr, dass bis dahin genug Kinder geboren werden oder schon geboren sind, die in dieses System nicht mehr passen und durch ihr Wesen aufzeigen, wo wir eigentlich herkommen. Spätestens dann lässt sich die göttliche Energie des zum Fisch gehörenden Neptuns, vom Pluto nicht weiter einsperren. Hier treffen das Verdrängte und Unerlöste beinahe brutal auf die angelegten göttlichen Strukturen, was aus meiner Sicht die innere Umkehr ermöglichen kann, auf die derzeit viele Menschen hoffen.

DIE WUNDERSAME WELT DER SYMMETRIE

Der astrologische Tierkreis mit all seinen Eigenschaften, Häusern und Elementen, den Planeten und Aspekten, den einzelnen Tierkreisgraden und Spiegelpunkten ist in seiner Grundstruktur nicht nur durch und durch symmetrisch, sondern ebenfalls von A bis Z so logisch wie die Mathematik. Beides finden wir in beeindruckendem Maße in der Natur und in allem, was auf der Welt existiert, wieder.

Bereits in der Antike entwickelte sich das Gedankengut, dass die Mathematik die geistige Grundlage alles Materiellen zu sein schien. Pythagoras (um 570 - 510 v. Chr.) lehrte, dass das ganze Universum, die Gesamtheit von Raum, Zeit und aller Materie und Energie von den kleinsten unsichtbaren Teilchen bis hin zu den großräumig sichtbaren Strukturen, auf Zahlen aufgebaut sei. Und für Platon (428 - 348 v. Chr.) wirkte die Gottheit in geometrischen Formen.

Schauen wir uns erst einmal die offensichtliche Welt der Symmetrie an. Die Symmetrie, mit der sich Menschen, aber vor allem Tiere und Pflanzen in einer oft unglaublichen Perfektion zeigen, kann einem den Atem rauben. Ich würde die Symmetrie noch den kosmischen Gesetzen hinzufügen wollen, aber im Grunde ist sie ohnehin schon die Basis dessen. Wir finden hier bei genauerem Hinschauen ein Grundmuster verankert, nach dem sich Leben entwickelt. Und es kann sich doch nur etwas in einer derartig perfekten Anordnung zeigen, wenn es sozusagen eine Blaupause dafür gibt. Eine Blaupause in der unsichtbaren Welt.

Diese Perfektion bezieht sich keineswegs nur auf die äußere Symmetrie, sondern sinnhaft genauso auf Form, Farbe, Geruch, Reaktionsmuster – also auch das Zusammenspiel all dieser Komponenten steht untereinander in einem inhaltlichen Zusammenhang. Wir empfinden Symmetrie als harmonisch, egal, ob es sich auf die Architektur, Kunst oder die Natur bezieht. Ebenso verbinden wir Symmetrie in der belebten Welt oft mit Gesundheit und Stabilität. Zu Menschen, die in ihrem Äußeren symmetrischer sind als andere, fühlen wir uns meist instinktiv mehr hingezogen als zu anderen. Symmetrien vermitteln uns unbewusst eine Klarheit, vielleicht ahnen wir die darunterliegende Ordnung.

Symmetrische Formen sind, wie wir vor allem am Goldenen Schnitt noch sehen werden, ein Grundmuster der Evolution, das sich an so vielen Stellen der Natur zeigt – ob es die regelmäßig angeordneten Blütenblätter einer Blume sind, die Maserung eines Löwenkopfes, die Streifen des Zebras, die wunderschönen Flügel eines Schmetterlings oder die Zeichnung auf dem Panzer eines noch so kleinen Käfers. Ebenso ist unser Körper äußerlich spiegelsymmetrisch aufgebaut und über die Technik sichtbar gemachte Schwingungen, wie in der Musik oder beim Erdmagnetismus zeigen gleichfalls beeindruckende Symmetrien.

Unser Gehirn ist ebenso symmetrisch angelegt – und hier gleich in zweifacher Weise – einmal inhaltlich und dann in seiner Funktion. Die Teilung in eine männliche und eine weibliche Hälfte bildet die Basis aller Polaritäten ab und findet sich im Körper gespiegelt wieder. Die linke rationale, analytische Hirnhälfte drückt sich im Körper auf der entgegengesetzten Seite aus und die im Gehirn emotionale, rechte, mehr bildhaft denkende, auf der linken Körperseite. Die gesamte polare Welt wird in unserer inneren und äußeren spiegelbildlichen wie symmetrischen Anlage zum beeindruckenden Bild. Es ist bestimmt kein Zufall, dass es bereits auf der rein körperlichen Ebene so aussieht, als würden wir die kosmischen Gesetze in uns tragen. Es drückt sich darin aus meiner Sicht schon auf dieser Ebene die Aufgabe des Menschen aus, durch das eigene Leben die Gegensätze in sich zu vereinen.

Zwei spiegelbildliche Körperhälften sind ein fundamentales Grundprinzip höherer Lebewesen, zu denen die meisten in der Pflanzen- und Tierwelt zählen. Bei den Tieren sind es etwa 95%.[1] Am beeindruckendsten sind für mich die Plattwürmer.[2] Das sind frühe Nachkommen des letzten lebenden Vorfahren aller heute lebenden Tiere, einschließlich des Menschen. Plattwürmer vermehren sich ungeschlechtlich und sind damit im Grunde unsterblich. Man kann sie in 2 Teile schneiden oder in 20 – aus jedem Teil wächst innerhalb von 14 Tagen ein komplett neuer, perfekt symmetrisch angelegter Plattwurm.

Für Menschen und die meisten Tiere ist die rechts-links-spiegelbildliche Symmetrie typisch. Aber Symmetrie bedeutet ja nicht nur die Seitengleichheit, sondern zeigt sich gleichermaßen in anderen Formen, wie der Drehsymmetrie beim Seestern oder bei den Tannenzapfen. Genauso kennen wir Kugelsymmetrie. Eine spezielle Symmetrie zeigt die Natur beim Aufbau von Spiralen in allen Größenordnungen, wie bei einem Schneckenhaus oder in der botanischen Welt in den Anordnungen von Blättern und Blüten. Hier findet sich in harmonischer Weise die Verbindung zur Asymmetrie, die wir uns gleich noch genauer ansehen.

Wir entdecken die Symmetrie aber ebenso in geschaffenen Werken überall auf der Welt und in jedem Zeitalter. Wir finden sie in symmetrischen Körperbemalungen alter Stämme, genauso wie in der Verzierung früherer Tongefäße. Symmetrie existiert sowohl im Mikrokosmos als auch im Makrokosmos, in der belebten wie in der unbelebten Welt. Selbst Moleküle von Zucker- und Aminosäuren können eine Spiegelebene besitzen oder sich wie Bild und Spiegelbild verhalten.[3] Und die meisten Mineralien ordnen ihre Atome in symmetrisch aufgebauten Kristallgittern.[4]

Es ist doch ein faszinierendes Bild, dass die Symmetrie, die in der anorganischen Welt für unser Auge gar nicht sichtbar ist, wie ein Grundgesetz und Fundament für unsere belebte Welt betrachtet werden kann, in der wir die Symmetrie im Äußeren schon erkennen. Alles, was sich in der Natur an Symmetrien zeigt, hat ganz sicher nicht nur einen rein funktionalen botanischen Sinn, auf den sich die gängige Wissenschaft heute bezieht, dass Fressfeinde beispielsweise abgeschreckt werden oder Blätter durch ihre Anordnung nach einem Regen gut abtrocknen können. Jeder Funktion von Gewachsenem liegt ein tief - sinniger Inhalt zugrunde.

Und je genauer wir hinschauen, desto mehr kann man eigentlich nur staunen über dieses Wunder Leben. Symmetrie ist also nicht nur ein äußerer Ausdruck, sondern ein Muster der Entwicklung und jedes

Wachstum unterliegt bestimmten geometrischen Gesetzen, in denen die Symmetrie eine tragende Rolle spielt. Bis in die Chromosomen und Gene finden wir eine symmetrische Teilung. Die beeindruckenden Bilder einer befruchteten, sich teilenden Eizelle kennen wir alle.

Im Grunde sind alle kosmischen Gesetze grundsätzliche Symmetrien. Sogar die fundamentalen physikalischen Gesetze, die unsere Welt bestimmen, sind nach gängiger Ansicht prinzipiell symmetrisch. Sie sind an allen Orten und zu allen Zeiten unverändert gültig. Daher herrscht auch im Universum, was den Forschern zwar in vieler Hinsicht noch immer Rätsel aufgibt, mit seinen kugelförmigen Himmelskörpern und den geordneten Bahnen der Planeten, eine Form von Symmetrie.

Spannend ist, dass bei einfacheren Lebewesen wie einem Regenwurm oder bei Insekten die äußere Symmetrie der inneren entspricht.[5] Erst bei den höher entwickelten Tieren und, wie wir wissen, auch beim Menschen, setzt sich die innere Asymmetrie mehr und mehr durch. Ist es nicht vorstellbar, wenn wir all die kosmischen Gesetze konsequent weiterdenken … oben wie unten, im Kleinen wie im Großen, innen wie außen … und dazu gehört ebenso, dass alles, was inhaltlich fehlt, im Außen auf unterschiedliche Weise funktional Erscheinung werden muss, dass unsere innere Asymmetrie als Bild dafür stehen könnte, dass wir auf der Welt sind, um durch unser Erleben unsere innere, seelisch-geistige „Symmetrie" zu vervollständigen?

Lebewesen, wie Insekten oder Regenwürmer haben sicher nicht diesen „Auftrag", zumal sie ja schon innen und außen symmetrisch sind, aber es lässt für mich auch an dieser Stelle den Gedanken offen, ob nicht die Tiere viel tiefer mit allem verbunden oder höher entwickelter sind als wir denken.

Auf den ersten Blick wird Symmetrie meist mit Schönheit und Harmonie in Verbindung gebracht. Es heißt, dass es das ist, wonach der Mensch strebt. Aber das trifft lange nicht den Kern. Dennoch zeigt sich die ganze Natur in einer unglaublichen Schönheit und Perfektion, die jeden beeindruckt. Wir spüren offenbar, dass sich in der Schönheit das Göttliche spiegelt, auch wenn wir das erstmal nur instinktiv wahrnehmen.

Symmetrie stellt die Ganzheit dar und das ist es wahrscheinlich, was uns bewusst und unbewusst das Gefühl der Vollständigkeit, der vollkommenen Einheit vermittelt und uns eine besondere Ruhe, eine Art inneren Frieden gibt. Denn wir selbst kommen ja innerlich unvollständig in der Welt an, um auf der Seelenebene „vollständig(er)" zu werden und unser innerstes Gleichgewicht, unsere eigene Symmetrie zu finden. Und in der Erscheinungswelt im Außen begegnet uns in Form der Symmetrie bereits die Vollendung der Einheit – an vielen Stellen sogar als sichtbares Bild. Ist das nicht großartig?

Wir wissen, dass wir in einer polar angelegten Welt leben. Somit gehört zur Symmetrie auch die andere Seite: die Asymmetrie. Die Wissenschaft weiß heute, dass es ohne Asymmetrie kein Leben gäbe. Symmetrie und Asymmetrie gehören zusammen wie Tag und Nacht, wie Chaos und Ordnung – und sind damit eine Einheit. Wie bei allen Polaritäten, die eindeutig zu unserer alles durchdringenden Lebensgrundlage gehören, ist das eine im anderen enthalten, das eine ohne das andere weder existent noch begreifbar und beide Seiten bedingen sich stets gegenseitig.

Selbst wenn auf den ersten Blick nicht immer alle Symmetrie als solche erkennbar ist, so erspüren wir doch, wenn es so ist, weil es uns irgendwie berührt. Bezogen auf die Symmetrie gibt es dazu eine wichtige Besonderheit. Die meisten von uns kennen den Goldenen Schnitt, bekannt aus der Architektur, aber er kommt als Verhältnis in vielfältiger Weise auch in der Natur, genau wie beim Menschen vor.

Am Goldenen Schnitt wird dieses polare Prinzip in bemerkenswerter Weise deutlich. Wir finden dieses Jahrtausende alte Proportionsverhältnis in fast allen Kulturen der Welt und in nahezu allen Bereichen wieder – besonders in der Architektur, der Musik und der Kunst, genauso im Bereich der Mathematik. Seit dem 19. Jahrhundert tat sich der Forschung zunehmend gleiches in der Biologie und der Medizin auf. Selbst die Chaosforschung ist dort schon fündig geworden.[6]

Man findet diese goldenen Maße in uralten Bauwerken wie in den Pyramiden von Gizeh (vor etwa 4500 Jahren) oder im berühmtesten Steinmonument Stonehenge (vor etwa 3500 Jahren). Auch beim Parthenon von Athen (um 450 v. Chr.) hat man den Goldenen Schnitt in ganz beeindruckender Weise entdeckt. Ebenso gibt es zahlreiche Beispiele aus der Kunst, von denen die Mona Lisa (etwa 1503) wahrscheinlich das bekannteste ist. Vielen alten Kirchen liegen diese Maße ebenfalls zugrunde, genau wie alle großen Religionen in ihren Symbolen den Goldenen Schnitt als Grundlage haben. In der Renaissance (15. / 16. Jahrhundert) war der Goldene Schnitt besonders beliebt, was sich an der Menge dementsprechend gestalteter Bauwerke und Gemälde aus dieser Zeit zeigt. Bei uns wurde er aber erst Mitte des 19. Jahrhunderts populär, obwohl Euklid, ein griechischer Mathematiker, ihn schon um 300 v. Chr. exakt beschrieben hat.

Der bedeutende Fünfstern[7], der zum Symbol des Menschseins wurde, weist an jeder Stelle diese Proportionen auf. Man hat ihn schon auf vorgeschichtlichen Felszeichnungen entdeckt. Er stand zu allen Zeiten für die göttliche Ordnung, der sämtliche Mächte der Unordnung weichen müssen. Bemerkenswert ist, dass man den Fünfstern ausgerechnet im Apfel wiederfindet, neben der Schlange das Schlüsselsymbol aus dem Paradies. Wenn Sie einen Apfel horizontal in der Mitte durchschneiden, werden sie ihn entdecken.

Beim Goldenen Schnitt, der auf den ersten Blick eine Asymmetrie darstellt, teilt man eine Strecke in 2 Teile, die – und das ist jetzt ganz unmathematisch formuliert – grob der Aufteilung in ein Drittel und zwei Drittel entspricht. Mathematisch ausgedrückt geht es dabei um ein ganz bestimmtes Verhältnis der beiden Abschnitte zueinander, bei dem man bemerkenswerte Auffälligkeiten festgestellt hat. Der Goldene Schnitt drückt sich in der Zahl Phi aus, die vielen von uns wahrscheinlich noch dunkel aus dem Mathematikunterricht bekannt ist: 1,6180... Die Zahlen nach dem Komma sind unendlich.

Wenn man nun also eine Strecke nach den Maßen des Goldenen Schnitts in zwei Teile teilt, ist der größere 1,61... mal größer als der kleinere Teil. Spannend wird es, wenn man den größeren Abschnitt ins Verhältnis zur gesamten Strecke setzt, dann ist die gesamte Strecke ebenfalls 1,61... mal größer als der größere Abschnitt der geteilten Strecke. Es geht also immer wieder um das gleiche Verhältnis. Damit zeigt sich die Symmetrie, die sich in der Asymmetrie des Goldenen Schnitts verborgen hält. Das Verhältnis der einzelnen Teile ist immer gleich und zeigt in faszinierender Weise den Bezug zum Ganzen.

Durch die Gleichheit der Proportionen entsteht auf andere Weise eine unsichtbare Symmetrie, was uns offenbar ein ebenso harmonisches Gefühl vermittelt wie die bildhaft sichtbare Symmetrie. Der Goldene Schnitt verbindet die Symmetrie mit der Asymmetrie in symmetrischer Weise. Das klingt schon fast paradox und ebenfalls paradox mag es klingen, dass wir mit einer Teilung den Bezug zum Ganzen entdecken. Ein Paradoxon enthält immer tiefere Wahrheit, ohne dass wir das aus unserer Erfahrungswelt heraus wirklich benennen könnten. Dieses Paradoxon funktioniert nur mit dieser einen Zahl 1,6180! Da man genau dieses Maß in der lebendigen Welt an so vielen Stellen entdeckt hat, ist es offensichtlich ursprünglicher Natur und viel mehr, als nur ein mathematisches Phänomen oder das Produkt bewussten menschlichen Schaffens und wird daher als göttliche Proportion bezeichnet.

Immer wieder haben sich Menschen mit den Zusammenhängen des menschlichen Körpers und dem Goldenen Schnitt befasst. Weltbekannt ist ganz sicher die Zeichnung von Leonardo da Vinci, die etwa 1490 entstand und den Vitruvianischen Menschen zeigt. Da Vinci hat mit seiner Abbildung ein eindrückliches Maßsystem für den Goldenen Schnitt am Beispiel von menschlichen Proportionen geschaffen. Inspiriert hat ihn wohl unter anderem der römische Architekt Vitruvius, der ca. 80 - 70 v. Chr. bis 10 v. Chr. lebte, der sich neben seiner Architektur auch mit dem menschlichen Körper und seinen Abmessungen auseinandergesetzt hat.

Noch intensiver beschäftigte sich der deutsche Gymnasiallehrer und spätere Autor Adolf Zeising (1810 - 1876) mit diesem Thema. Er hat den menschlichen Körper in all seinen Einzelteilen vermessen und kam zu erstaunlichen Ergebnissen. Ausgehend von der Grundteilung des menschlichen Körpers in seinem lebensbeginnenden Zentrum auf Höhe des Nabels, fand er überall – im Verhältnis vom Oberarm zum Unterarm, vom Oberschenkel zum Unterschenkel, an Händen und Füßen bis hin zu den Zähnen – den Goldenen Schnitt wieder.[8] Sogar die griechischen Statuen waren nach den göttlichen Maßen gestaltet. Natürlich wird niemand von uns an allen Stellen so „perfekt" sein, aber es geht ja vor allem darum, ein dahinterliegendes Prinzip zu erkennen.

Genauso wie wir Menschen ganz offenbar an allen möglichen sichtbaren Stellen durch den Goldenen Schnitt harmonisch angelegt sind, finden wir das in nahezu gleicher Weise in der Natur wieder. Auch die

Pflanzen sind zu einem Teil symmetrisch angelegt und zum anderen Teil asymmetrisch. Dieses Prinzip zeigt sich fast in der gesamten Vegetation – bei Blättern, Blüten, Kakteen, den Kernen einer Sonnenblume oder bei Tannenzapfen.

Bei der symmetrischen Anordnung stehen sich jeweils zwei Blätter gegenüber und die asymmetrischen Blatt- oder Blütenstrukturen sind fast immer spiralförmig, je nach Pflanzenfamilie rechts- und/oder linksdrehend angeordnet. Hinter diesen asymmetrisch angelegten Spiralen verbirgt sich eine beeindruckende symmetrische Regelmäßigkeit. Wenn ich es jetzt mal ganz vereinfacht ausdrücke, könnte man sagen, dass die Kombination der asymmetrischen Abstände innerhalb einer Spirale, in der sich ein Blatt um einen Stängel herumwindet oder die Anzahl der Spiralzüge, mit denen Blüten angeordnet sind, in Verbindung mit der symmetrischen Wiederholung derselben in beiden Fällen etwas sehr Auffälliges zeigen.

Es gibt bestimmte Kombinationen, die kommen immer wieder vor und andere Kombination dagegen gar nicht. Und je höher eine Pflanze entwickelt ist, je komplexer sie in ihrer Struktur angelegt ist, desto höher sind die Zahlen, die die Verbindung der zyklisch angelegten symmetrischen und asymmetrischen Wachstumsmerkmale kennzeichnen.

Die rechts- und linksdrehenden Spiralen, deren Anzahl immer unterschiedlich ist, finden wir typischerweise beim Aufbau der meisten Blüten. Sie kommen aber auch bei vielen Kieferzapfen vor. Dort sind es 5 und 8 Spiralzüge, bei Ananas 8 und 13, bei Gänseblümchen häufig 13 und 21. Sonnenblumen und Disteln kommen auf 21 und 34, 34 und 55 oder sogar 55 und 89.[9]

Man kommt in der Gesamtheit auf eine Zahlenreihe, die man schon vor über 1000 Jahren kannte sowie um ihre eigenartigen Besonderheiten wusste. Es handelt sich um die berühmte, lange schon wissenschaftlich anerkannte, Fibonacci-Zahlenreihe. Leonardo Fibonacci, ein italienischer Mathematiker, wollte ursprünglich im Jahr 1202 das Wachstum einer Kaninchenpopulation untersuchen als er auf dieses Ergebnis kam. Die Folge war aber schon in der Antike sowohl den Griechen als auch den Indern bekannt:[10]

0, 1, 1, 2, 3, 5, 8, 13, 21, 34, 55, 89, 144, 233…

Würde man alle in der Natur vorkommenden Blattzyklen, die die Verbindung von Symmetrie und Asymmetrie im Aufbau der Pflanze zeigen, in Bruchzahlen darstellen, sehen wir die identische Zahlenfolge gleich zweimal: Einmal oben, einmal unten – im Nenner, wie im Zähler. Sie sind lediglich um zwei Stellen verschoben.[11]

1/2 1/3 2/5 3/8 5/13 8/21 13/34 21/55...

Eine weitere Auffälligkeit ist, dass die Summe zweier aufeinanderfolgender Zahlen immer die jeweils nächste ergibt:

1+1 = 2

1+2 = 3

2+3 = 5

3+5 = 8

5+8 =13

8+13 =21...

Es geht noch weiter: Teilt man die Zahlen dieser Additionsfolge in umgekehrter Richtung, sind die Ergebnisse ebenfalls beeindruckend. Diesmal jedoch sind sie beinahe identisch. Sie liegen alle ganz in der Nähe des Goldenen Schnitts und je höher die Zahlen sind, also je komplexer eine Pflanze angelegt ist, desto mehr nähert sich das Ergebnis dem Goldenen Schnitt an.[12]

55 : 34 = 1,6176

34 : 21 = 1,6190

21 : 13 = 1,6154

13 : 8 = 1,625

8 : 5 = 1,6

Der Goldene Schnitt liegt bei 1,618033...

Über den Goldenen Schnitt verbinden sich auch in den Pflanzen auf bemerkenswerte Weise die Asymmetrie mit der Symmetrie. Also scheint nicht nur die Anlage der nahezu gesamten Vegetation auf einen gemeinsamen (göttlichen) Ursprung hinzuweisen, sondern zeigt deutlich, dass, je „höher" eine Pflanze entwickelt ist, je komplexere Strukturen sie aufweist, desto näher ist sie dem Göttlichen.

Es gibt noch eine Besonderheit, die sich in diesen nahezu identischen Ergebnissen verbirgt und die ich fast noch beeindruckender finde. Diese Ergebnisse zeigen, dass sich die nebeneinanderstehenden Fibonacci-Zahlen immer abwechselnd von oben und dann wieder von unten dem exakten Wert des Goldenen Schnitts mehr und mehr annähern.[13] Dr. Dr. Ruben Stelzner hat das in seiner wissenschaftlichen Arbeit über den Goldenen Schnitt beeindruckend dargestellt:

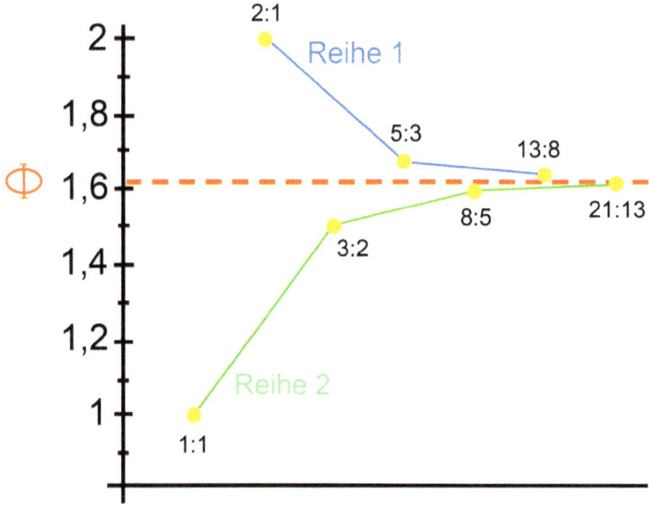

Abb. 4 Quelle: www.golden-section.eu

Eine faszinierende Darstellung des Lebens – die Höherentwicklung drückt sich bildhaft aus in der Annäherung an die göttliche Perfektion. Wahrscheinlich strebt der heutige Mensch ersatzweise auf der funktionalen Ebene auch deshalb so enorm nach Perfektion, weil ihm die göttliche Annäherung an die Einheit im Inneren fehlt. Denn angelegt ist dieses Streben in uns ohne Frage – allerdings auf inhaltlicher Ebene.

Diese Zahlen zeigen uns das eindrücklich, indem sie eine polare Gegenläufigkeit bilden, die auf DIE gemeinsame Einheit zulaufen. Dieses lässt mich an die Polaritäten denken, aber vor allem auch an den oberen und unteren Rhythmus im Horoskop, in dem wir Menschen uns bewegen, um zu uns selbst zu finden. Je mehr wir von beiden Ebenen erfahren, je mehr wir in uns integrieren können, indem wir abwechselnd oben und unten – die göttliche Seelenebene, genau wie unser erdiges Menschsein, mit all seinen Ängsten und ungelösten Themen in uns erfahren, nähern wir uns nach und nach der Einheit in uns und in der Welt und begreifen unser eigenes Göttlichsein.

Die Höherentwicklung der Pflanzen und ihre parallele Annäherung an das göttliche Maß mutet an wie eine Entsprechung zum Bewusstsein des Menschen. Je höher dieses entwickelt ist, desto mehr nähern auch wir uns der allumfassenden Einheit an.

Diese Ur-Einheit findet im Goldenen Schnitt noch durch zwei weitere mathematische Besonderheiten einen faszinierenden Ausdruck: Bei der Zahl Phi sind die Zahlen nach dem Komma endlos. Daher gehört sie zu den irrationalen Zahlen. Die Mathematik hat mittlerweile durch Analysen mit der Zahl Phi herausgefunden, dass sie sogar die irrationalste Zahl unter allen irrationalen Zahlen ist.[14] Es ist offensichtlich nur ein scheinbarer Widerspruch, dass gerade die irrationalste Zahl von allen gleichermaßen für Ordnung und Chaos steht. Also für den Kosmos.

Und die andere mathematische Besonderheit ist folgende: Alle Zahlen sind auch als Kettenbruch darstellbar, nur bei den irrationalen Zahlen sind die Kettenbrüche unendlich lange Wiederholungen eines gleichen Grundelements. Die Zahl Phi zeigt allerdings eine einzigartige Darstellung innerhalb der Kettenbrüche, weil er nur aus der unendlichen Wiederholung einer einzigen Zahl besteht – und das ist die EINS – aus der sich wiederum der Goldene Schnitt errechnet.[15]

Die irrationalste Zahl ist durch den einfachsten Kettenbruch darstellbar!

Die Goldenen Proportionen und ihre unmittelbare Erscheinung in der Fibonacci-Reihe offenbaren demnach das zentrale ursprüngliche Lebensprinzip, dass alles der EINS, dem Einen entspringt und dass diese scheinbar widersprüchlichsten Tatsachen – das Eine und das Irrationalste – keineswegs Widersprüche sind, sondern nur eine Polarität. Ich nenne es einfach mal die Göttliche Polarität.

Das Irrationalste liegt, sozusagen als göttlicher Bauplan, allem Leben zugrunde und muss sich demnach in allem wiederfinden, was im gesamten Universum in seiner Existenz angelegt ist. Aus Chaos wird Ordnung. Aus dem Kosmos entspringt das Leben und wieder finden wir alles auf allen Ebenen wieder. Alles ist EINS – diesmal auf der Ebene der Zahlen.

Es drängt sich gerade ganz laienhaft bemerkenswert in mein Bewusstsein, dass ein Computer sämtliche Informationen nur mit der 0 und der 1 verarbeitet. Ein Fachmann wird da sicher keinen Zusammenhang sehen und das technisch erklären können. Jedoch wissen wir, es gibt keinen Zufall. Es macht aus meiner Sicht das Bild des die Schöpfung ersetzen wollenden Computerzeitalters noch deutlicher, aber auch noch unheimlicher. Die göttliche EINS als reine Funktion.

Und die 0 und die 1 entsprechen vielleicht sogar als Beginn von allem den zwei Stellen, um die die Fibonacci-Reihe in Nenner und Zähler verschoben ist – analog zum Leben im Himmel und auf Erden.

Der Goldene Schnitt ist ein atemberaubendes Phänomen, dessen Ursprung im Verborgenen bleiben wird. Das Asymmetrische steht offenbar für das göttliche Wesen und die darin enthaltene Symmetrie vermutlich für alles auf Erden Existierende und die Verbindung von beiden für alle Entwicklung zum Göttlichen hin. Ganz unverkennbar steht alles, bis ins letzte unsichtbare kleinste Teilchen, in einem wundersamen Zusammenhang. Bei dem Phänomen Leben handelt es sich um eine Qualität, die jenseits von Physik, Chemie und Wissenschaft liegt. Selbst wenn es eines Tages nach unermüdlicher Forschertätigkeit und Einsatz aller Kenntnisse möglich sein sollte, alles zu durchdringen, würde damit bewiesen, dass Leben nur durch den Zusammenhang von allem und die Existenz von Geist und Seele erklärbar sein kann.

GEDANKEN ZUR NATUR, DEN PFLANZEN UND HEILKRÄUTERN

PFLANZEN SIND LICHTWESEN

Für unsere Vorfahren galten Pflanzen als göttlich beseelte Wesen, die allen Erdbewohnern das Leben schenkten. Die Menschen und die Tierwelt nährten sich von den Pflanzen, ohne die es keine fruchtbare Erde gäbe, keinen Humus, aus dem wieder etwas frisch wachsen kann und ohne die die Menschheit lange keine Behausung gehabt hätte, kein Feuer und keine Kleidung.

Das Werden, das Vergehen und die alljährliche Wiederkehr der Pflanzenwelt stand für unsere Vorfahren als Bild für den Zyklus von Leben, Sterben und Wiedergeburt. Noch dazu spiegelt die gesamte Natur in ihren vielfältigen Rhythmen den Himmel wider. Der gleichmäßige Rhythmus des gesamten Tierkreises und der Planeten entspricht den im gleichen Maße ewig wiederkehrenden Zyklen der Natur. Es zeigt sich lange nicht nur in den Jahreszeiten, es gibt sogar eine sehr bekannte Pflanzenuhr,[1] bei der man an der Öffnung der Blüten die Zeit bis auf 15 Minuten genau ablesen kann. Die Nähe zum Göttlichen zeigt sich, wie im letzten Kapitel deutlich wurde, ebenfalls beeindruckend in dem symmetrisch-harmonischen Aufbau von Blatt und Blüte.

Wir machen uns oft gar nicht mehr bewusst, dass sich im Grunde unser ganzes Leben nach den Zyklen des Sonnenlaufs im Tierkreis richtet – nicht nur, wann wir etwas säen oder ernten, unser Tagesrhythmus, unsere Feiertage. Alles Leben, Wachstum und Entwicklung unterliegt, neben den kosmischen Gesetzen, auch diesen Rhythmen.

Pflanzen sind ganz besondere Wesen. Nicht nur, dass man an ihnen die kosmischen Rhythmen nahezu ablesen kann, sie sind vor allem nach oben mit dem heiligen Licht verbunden, mit der geistigen Energie, und nach unten wurzeln sie tief in Mutter Erde. Sie nehmen die Kräfte und Energien, stofflich wie auch energetisch, aus beiden Richtungen auf und vereinen sie in sich. Damit sind diese enorm kraftvollen Pflanzen keine polaren Wesen, sondern noch Teil der ursprünglichen Einheit von Himmel und Erde. Sie verbinden auf reale und energetische Weise oben und unten – damit auch Körper und Seele. Nur durch sie ist menschliches Leben, und das, was das Leben als Mensch ausmacht, auf der Erde überhaupt möglich. Sie nähren uns mit geistiger und materieller Energie und atmen aus, was wir einatmen.

Sie sind makrokosmischer Spiegel des Menschen, denn auch der Mensch verbindet Himmel und Erde, nur tut er das durch sein Bewusstsein. Sie spiegeln uns aber ebenfalls in ihrer stofflichen Zusammensetzung ganz erstaunlich. Das Chlorophyll, der wichtigste Stoff der Pflanze, entspricht in seiner Zusammensetzung der molekularen Struktur haargenau dem menschlichen Blut – bis auf einen Unterschied: Hämoglobin, der Hauptbestandteil unseres Blutes, besteht zu einem großen Teil aus Eisen und gibt unserem Blut die rote Farbe. Chlorophyll, das Blut der Pflanze, enthält als zentralen Stoff Magnesium, anstelle des Eisens und gibt der Pflanze die grüne Farbe.

Das Hämoglobin, genau wie das Chlorophyll, sind die wichtigsten lebenstragenden Stoffe in beiden Organismen. Die Pflanzen brauchen das Chlorophyll, um das Licht in Energie umzuwandeln – in Glucose, die Grundlage der Ernährung aller Lebewesen. Und ohne Hämoglobin käme der eingeatmete Sauerstoff in keiner Zelle an.

So wie die Pflanze in beide Richtungen, nach oben und unten verbunden ist, so nährt sie uns auch. Sie versorgt uns einmal ganz konkret stofflich mit Nährstoffen, wenn wir uns von den Pflanzen ernähren und gleichzeitig wird die kosmische Wärme zu unserer Seelenwärme.[2] Das in der Pflanze gespeicherte Sonnenlicht und seine geistige Kraft werden zum inneren Licht unseres Bewusstseins. Die Pflanze verbindet damit unseren Körper mit der geistigen Ebene, so wie sie selbst verbunden ist.

Bei der Photosynthese der Pflanzen, die nur mit Sonne und Chlorophyll möglich ist, entsteht ebenso der für Mensch und Tier lebensnotwendige Sauerstoff. Und der Mensch wiederum atmet das aus, was die Pflanze als weiteren, überlebensnotwendigen Stoff braucht, indem sie ihn verstoffwechselt, also abbaut, und das ist das Kohlendioxid. Und bei diesem Abbauprozess wird der Sauerstoff wieder nach außen abgegeben. Ist das allein nicht schon ein Wunder? Sauerstoff und Kohlendioxid sind Polaritäten – wie Yin und Yang, Einatmen und Ausatmen.

Das Eisen als Hartmetall und das Magnesium als das leichteste Metall, was man noch bearbeiten könnte, sind ebenfalls Gegenspieler und stehen aber noch für einen ganz anderen wesentlichen Unterschied. Das Eisen ist Kennzeichen von polaren Lebewesen – die Erde hat einen großen Eisenkern, so wie ein Molekül des Hämoglobins ebenfalls ein Eisenatom in seinem Zentrum zeigt. Erneut finden wir im Kleinen die Entsprechung des Großen wieder. Ein Eisenkern gliedert einen Organismus in zwei magnetische Pole. Nur damit sind wir ganz inkarniert und die Basis unseres Lebens ist, die beiden Pole in uns zu vereinen, erfahrbar und bewusst zu machen, damit sie wieder zur ursprünglichen Einheit werden. Pflanzen, die kein Eisen enthalten, tragen, wie alles im Makrokosmos, die Ganzheit noch in sich. Ein schönes passendes Bild dazu ist, dass Magnesium, würde man es anzünden, mit einer auffallend blendend weißen Flamme verbrennt[3] – es lässt einen an das Ewige Licht denken, das Symbol der Erinnerung an die ständige Gegenwart Gottes.

Oft denke ich, wenn ich still in meinem Garten sitze und die Pflanzen so anschaue, dass sie alle bestimmt schon uralt sind und unendlich weise. Ich glaube manchmal, sie haben bereits alles verinnerlicht, was möglich ist und sind die ältesten Geschöpfe zwischen Himmel und Erde. Ob wir wohl irgendwann als Pflanzen wiedergeboren werden, wenn wir erleuchtet sind?

HEILPFLANZEN FRÜHER UND HEUTE

Die Pflanzen verbinden alles; sie sind nicht gespalten, sie sind heil,[4] das heißt heilig und deshalb wohnt so viel heilende Kraft in ihnen – auf körperlicher wie auf seelischer Ebene. Sie heilen Wunden, Hautausschläge oder Entzündungen genauso wie sie uns bei quälenden Emotionen unterstützen können, das Fehlende wieder besser zu integrieren, die geistige Anbindung zu stabilisieren. Pflanzen sind nicht nur geistige Wesen, sie sind auch geistige Nahrung. Ohne, dass man damals die biologischen und chemischen Zusammenhänge zwischen Mensch und Pflanze kannte, wusste man es intuitiv. Deshalb waren achtungsvolle Rituale, bevor man eine Pflanze erntete, ein Selbstverständnis. Ebenso selbstverständlich hat man dafür nie Eisen benutzt, denn man wusste instinktiv, dass Eisen der größte Feind der Pflanze ist, weil man damit ihre kosmische Energie schwächt.

Ihre Wirkungsweise hat man sich früher auf beobachtende und spirituelle Art erfahrbar gemacht. Die Menschen haben in diesem Bereich aber auch viel von den Tieren gelernt, da Tiere Heilkräuter immer instinktiv gefressen oder gemieden haben, beides manchmal nur zu bestimmten Zeiten. Die Instinkte der Menschen waren durch ein deutlich naturnaheres Leben und weniger äußerer Ablenkung – wie heute im Zeitalter des Internets kaum stärker vorstellbar – viel mehr ausgeprägt, vielleicht sogar an einem Höhepunkt. Daher vertraute man der Intuition und hatte einfach Achtung vor allen göttlichen Wesen. In ganz früher Zeit waren es meist die erfahrenen Schamanen, die sich, oft in tranceartigen Zuständen, mit der Pflanzenseele verbunden haben, um diese zu erfassen oder sie taten das, bevor sie sie ernteten, um sie für Heilzwecke zu nutzen.

Um die Tiefe der Möglichkeiten in der Kräuterheilkunde wissen heute viel zu wenige und von der herrschenden Medizin wird sie teilweise belächelt. Wir dürfen uns an der Stelle einmal bewusst machen, wie viel Erfahrung die Menschheit, die 3 Millionen Jahre als Jäger und Sammler unterwegs war, mit Heilkräutern hat! Bereits im 3. Jahrtausend v. Chr. gab es Steintafeln, in denen die Namen verschiedener Heilpflanzen geritzt waren und auch bei ägyptischen Priestern (um 2400 v. Chr.)[5] fand man lange Auflistungen unterschiedlicher Heilpflanzen. In der Neuzeit waren es dann meist die naturkundigen Hexen, was im Ursprung nichts anderes bedeutet als „Heckensitzerin", die das Wissen der Kräuter (er)kannten und weitergaben, ebenso wie die früheren Ärzte von der Antike bis zur Renaissance vor allem Kräuterheiler waren. Es wäre so wichtig, dass all das alte Heilwissen nicht in Vergessenheit gerät, und es wäre nur angemessen, dieses Gebiet mit allen Zusammenhängen zur Pflicht in jeder medizinischen Ausbildung zu machen.

Es sind vor allem die einfachen wilden Heilkräuter, die schon immer unter den Hecken oder heute oft am Straßenrand wachsen, die am wichtigsten und am widerstandsfähigsten sind. Sie wachsen für uns vor unserer Haustür und das sind die Pflanzen, die die meisten heute für Unkraut halten und in ihren Gärten viel Zeit investieren, um sie wieder loszuwerden. Für viele Kleingärtner sind Brennnesseln im Garten schon etwas, was nicht sein darf, dabei gäbe es ohne Brennnesseln noch viel weniger Schmetterlinge; mit dem Giersch, der wertvollen wohlschmeckenden mineralstoffhaltigen Nierenpflanze, darf man den meisten gar nicht kommen. Sie erleben diese (Un)Kräuter oft als unzerstörbar und genau diese Energie haben sie auch. Sie haben sich seit Millionen von Jahren mit den auf der Erde vorhandenen Viren, Bakterien und Pilzen auseinandergesetzt und sich angepasst, wo es notwendig war. Sie haben allen Wandel überlebt und diese Informationen tragen sie als Heilkraft in sich.

Der Irrsinn der frühmittelalterlichen Kirchenväter, die die einheimischen Heilkräuter verdammt haben – das alte Kräuterwissen wurde erst durch Hildegard von Bingen wiederbelebt – und nur biotopfremde, „harmlose" mediterrane Kräuter in den Klostergärten duldeten, geht heute im Grunde genauso weiter. Nur macht man es anders. Heute verbietet man immer mehr Pflanzen zur Anwendung wegen angeblicher Giftstoffe oder angeblicher Unwirksamkeit. Ganz sicher geschieht das nicht aus Sorge um die Gesundheit des Menschen. Zum einen spielt die überwiegende Anzahl dieser vermeintlichen Giftstoffe in therapeutischer Dosierung so gut wie keine Rolle und zum anderen tragen viele Pflanzen auch ausgleichende Stoffe in sich, durch die einige Giftstoffe viel unschädlicher sind, als wenn man sie pur zu sich nehmen würde.

Warum wird nicht mal eine Studie gemacht, wieviel giftiger die ganzen Umweltgifte sind, die täglich weltweit ausgebracht und auch verzehrt werden? Wenn man die üblichen Lebensmittel, die diesen Namen lange nicht mehr verdienen, sowie die verbreiteten Arzneimittel der Pharmakonzerne mit moderner Technik untersuchen würde, würde man ganz sicher in sehr vielen Produkten krebsfördernde oder leberschädigende Stoffe nachweisen können – viel mehr als wenn einer mal aus Versehen oder auch absichtlich ein Blatt vom Schöllkraut oder etwas mehr Beinwell essen würde. Nur leider wird der Maßstab, der bei den

Heilkräutern angesetzt wird, dort keineswegs verwendet, denn dann müssten viele Produkte aus den konventionellen Supermärkten und Apotheken vom Markt verschwinden.

Nikotin ist tausendmal gefährlicher[6] als die leberschädigenden Stoffe einiger Heilpflanzen (Pyrrolizidinalkaloide), darüber spricht in diesem Zusammenhang niemand. Selbst Trinkwasser müsste vielerorts verboten werden, wenn man bei den Rückständen, die sich nicht herausfiltern lassen, die gleichen Maßstäbe anwenden würde wie bei Heilkräutern.

Es gibt enorm viele Beispiele für Verbote von Naturheilmitteln in allen Bereichen. Das absurdeste scheint mir der „Brennessel-Krieg"[7] in Frankreich. Von September 2002 bis April 2011 war der Verkauf von Brennesseljauche in Frankreich in der Landwirtschaft nicht mehr erlaubt. Das wurde innerhalb dieser Zeitspanne mit einem Gesetz vom 01.07.2006 sogar nocht verschärft, in dem man staatlich nicht genehmigte Pflanzenschutzextrakte verboten hat – wie die beliebte und überaus wirksame Brennesseljauche. Es war bei Strafe bis zu 75.000 Euro oder zwei Jahren Gefängnis verboten, Brennesseljauche zu besitzen, zu verkaufen, zu benutzen oder Wissen darüber weiterzugeben. Eine Verschwörungstheorie? Leider nein.

Das heißt, dort war ein Düngen und Gießen der Gartenpflanzen mit natürlichen Stoffen verboten, die Ausbringung von Pestiziden jedoch erlaubt. Es ist eine traurige Welt geworden. Alles, was auf einfachen Wegen hilft, „nichts" kostet, den Menschen selbständig sein lässt, weil er selber sammeln und Erfahrungen machen kann, und den großen Konzernen keinen Umsatz bringt – oder besser, droht zur Konkurrenz werden zu können, muss weg. Diese Entwicklung geschieht schon seit vielen Jahren schleichend im Hintergrund[8] und viele Naturheilmittelhersteller mussten – und müssen immer wieder – diverse pflanzliche Bestandteile aus ihren Arzneimitteln entfernen.[9]

Das Problem ist vor allem folgendes: Je mehr der Mensch an der Schulmedizin scheitert (→Gesundheit und Schulmedizin) und merkt, dass die handelsüblichen Medikamente ihn eher kränker machen anstatt gesünder, desto mehr sucht er den Weg in alternative Heilkunde, meist ist es anfangs die Kräutermedizin. Auf diesen alternativen Wegen wird der Mensch schon dadurch eigenständiger, weil er begreift, dass Körper,

Seele und Geist behandelt werden müssen. Diese Menschen wenden sich zunehmend von der Schulmedizin ab und das wird zur Gefahr für die Pharmalobby und für die, die sich für Götter in Weiß halten und auf einer ganzheitlichen Ebene oft nichts mehr zu sagen wissen.

Wir fühlen uns heute umso fortschrittlicher, je gründlicher wir auch Pflanzen in ihre Einzelteile zerlegen, die Funktionsweise des Wachstums biologisch schlüssig nachvollziehen können oder die Zusammensetzung des Pflanzensafts in Wirkstoffe nach brauchbar und unbrauchbar unterteilen. Dann extrahiert man einzelne Wirkstoffe, weil wir die anderen für nicht relevant oder schädlich halten, und stellen diese am Ende noch synthetisch her.

Aber selbst, wenn der extrahierte „gute" Wirkstoff, den wir zu uns nehmen, der dann in der Regel in der Konzentration um ein Vielfaches höher ist, als wir es je mit der reinen Pflanze erreichen könnten, wird das Mittel nie die Wirkung erzielen, wie es nur die gesamte Pflanze kann – denn das Wichtigste kommt hier nicht mehr vor und das ist der Geist der Pflanze. Es ist das, was sie in ihrer Gesamtheit ausmacht und sich durch ihr Wesen, ihre Vorlieben und Abneigungen sowie ihre Physiognomie mitteilt.

Nehmen wir den unkaputtbaren Giersch. Er gehört zum ersten Grün, was jedes Jahr machtvoll aus der Erde treibt, der an JEDER Stelle unerschütterlich wächst, nahezu alles überwuchert, wenn man ihn nicht erntet und Menschen, gerade im Frühjahr, viel Kraft gibt. Ein Löwenzahn hat wiederum die Fähigkeit, sich groß und klein zu machen. Er kann 10 cm oder einen halben Meter groß werden – und das hat nichts mit dem Nährstoffgehalt des jeweiligen Bodens zu tun – er passt sich seiner Umgebung an. Interessanterweise stärkt er vor allem die Leber, die im gesunden Zustand dafür steht, sich NICHT mehr immer anzupassen und auch mal angemessene Wut zuzulassen. Oder eine Zitronenmelisse, die dankbar und zart im leichten Schatten eines anderen wächst und Menschen hilft, ihr inneres Licht wiederzuentdecken und aus dem Schatten hervorzutreten.

Wo kommt das vor in den ganzen wissenschaftlichen Analysen? Hildegard von Bingen und andere kräuterkundige Menschen haben das und vieles mehr ohne Forschung gewusst. Es ist erstaunlich, was gerade Hildegard von Bingen alles wusste – sie hat kaum geirrt – außer vielleicht in dem Punkt, dass wir keine Nachtschattengewächse essen sollen und uns die Feige nicht zuträglich sei, weil sie uns lüstern macht. Sie war eben doch Nonne.

Unter dem Mikroskop oder im Labor können wir immer nur den materiellen Teil untersuchen, der Rest bleibt uns verschlossen. Nicht, dass ich Forschung ablehne, es ist wunderbar, was man heute alles weiß. Das Problem ist hier nur das gleiche wie an vielen anderen Stellen. Es sind Einzelteile. Wir reißen ein Ganzes auseinander und nehmen gar nicht wahr, dass wir damit auch den Geist, die Heilkraft der Pflanze zerteilen und sie dadurch deutlich mindern. Wer selber das Glück hat, in der Natur zu leben oder Heilkräuter aus dem eigenen Garten anwendet, wird den Unterschied sehr genau kennen. Es ist wie mit allem, was man einem größeren Zusammenhang entnimmt, am Ende kann man mit dem, was da übrig bleibt nicht mehr so viel anfangen. Das Erforschte wäre um so vieles wertvoller im Zusammenhang mit dem, was auf der tieferen Ebene erkennbar ist, mit altem gewachsenen Wissen, wüsste man es zu integrieren. Heilwirkungen geschehen stets in beide Richtungen – einmal durchaus über die wirkenden Inhaltsstoffe, aber vor allem über das Prinzip der Ähnlichkeit.

Erst wenn ich die Eigenart einer Pflanze durchdrungen habe, erschließt sich mir das Heilmittel ganz. Oft kennen wir die Pflanzen gar nicht mehr, die wir zubereitet in den Apotheken kaufen können. Eine Pflanze zu verstehen ähnelt dem Prozess, einen Menschen in allen möglichen Lebenslagen gut kennenzulernen. Wir müssen ihr Erscheinungsbild studieren, sie beobachten, wie sie sich in den wechselnden Jahreszeiten und an verschiedenen Standorten und Wetterbedingungen verändert und verhält.

Die Pflanzen, die wir brauchen, wachsen meist in unserer Nähe, da wir mit ihnen ein energetisches Feld teilen – und das auch nicht zufällig. Wenn wir beispielsweise ein Grundstück neu übernehmen, darf man staunen, wie Teile der Vegetation sich langsam und beinahe unmerklich wandeln werden. Sie passt sich an vielen Stellen unserem Sein regelrecht an.

Pflanzen sind Seelenwesen und sie sind intelligent. Sie können kommunizieren, nehmen Lichtqualität und -stärke wahr und sind lernfähig.[10]

Das bedeutet, sie erinnern sich und können offenbar auch riechen, da sie über Duftstoffe kommunizieren. Pflanzen sind vor allem über die vielen Pilze in der Erde über sehr große Entfernungen miteinander verbunden. Das Myzel (die feinen Wurzelfäden) der Pilze funktioniert fast wie ein Nachrichtennetz, welches unterirdisch alles verbindet und die Informationen weitergibt, wo etwas fehlt. Im Grunde ist dieser riesige vernetzte Wurzelbereich das unterirdische Gehirn der Pflanzen. Sie führen ein regelrechtes Sozialleben – sie warnen sich untereinander vor Gefahren, es gibt Nachbarn, die sich beflügeln in ihrem Wachstum und andere, die sich das Leben gegenseitig schwer machen, meist dort, wo der Mensch eingegriffen hat. Pflanzen reagieren sogar auf Drogen[11] und homöopathische Behandlungen und verfügen über hormonähnliche Substanzen. Ebenso hat man fast alle Neurotransmitter,[12] die man bei Tieren und Menschen kennt, auch in ihnen gefunden, so zum Beispiel Acetylcholin, Melatonin oder Serotonin. Ob Pflanzen auch Schmerzen empfinden, das wissen wir nicht, aber sie reagieren auf positive und negative Schwingungen.

Wenn wir unsererseits mit den Pflanzen sprechen, wirkt sich das positiv aus. Ich bin sicher, dass viele von uns schon mal festgestellt haben, dass Pflanzen, die wir nicht mögen, bei uns nicht gut wachsen und da nützt auch der beste Kompost nichts. Der beste Dünger ist liebevolle Aufmerksamkeit und Dankbarkeit dafür, dass sie uns Freude bescheren mit ihrer Blütenpracht oder gar gute Nahrung oder Heilmittel sind. Es geht aber noch einen Schritt weiter: So wie sie uns geistige Nahrung sind, wirkt sich auch unsere geistige Entwicklung nährend auf die kosmischen Pflanzenwesen aus.[13]

GENTECHNIK, NEOPHYTEN UND ARTENSTERBEN

Je mehr dieser Zugang und der Gesamtzusammenhang von allem verloren geht, desto weniger schreckt der Mensch vor weiteren Eingriffen zurück. Ein nächster Schritt, den wir schon lange gegangen sind, ist die gentechnische Veränderung der Natur. Wir arbeiten zunehmend an Pflanzen, die möglichst nur noch die Eigenschaften haben, die wir für richtig halten. Was wir nicht mehr wollen, rotten wir durch diese Eingriffe nach und nach aus. Dazu sollen die Pflanzen resistenter werden gegen viele Gifte, die der Mensch selbst ausbringt und gegen Massenschädlinge, die er durch diese Entwicklung verursacht hat. Übrig bleibt bald eine überwiegend gentechnisch veränderte Natur, die automatisch auch in die sensible Welt der Insekten eingreift – die es teilweise ebenfalls schon in gentechnisch veränderter Art gibt.

Von der Kommunikationsfähigkeit der gesunden Pflanzen ist auf diesem Weg nicht mehr viel übriggeblieben. Man konnte das in verschiedensten Untersuchungen wirklich messen. Die vielen „verzüchteten" Nutzpflanzen stehen eher da wie Autisten[14] auf dem Feld, werden darüber hinaus noch von oben bis unten mit (oft von den gleichen Firmen stammenden) chemischen Mitteln besprüht, die zum maximalen Ernteertrag verhelfen sollen. Mit wem sollen sie noch großartig kommunizieren? Das ist ungefähr so, als wenn ein Mensch nur noch mit Dauermedikation, wie Antibiotika, Psychopharmaka oder Schmerzmitteln am Leben teilnehmen kann. Pflanzen sind alles andere als Objekte, an denen man beliebig herumzüchten sollte und sie regelrecht vergewaltigt, unter Bedingungen zu wachsen, die ihnen überhaupt nicht entsprechen. Manche Pflanzen wachsen schon gar nicht mehr in der Erde, dort hat der Mensch entschieden, dass die chemische Nährlösung reicht. Die meisten Nutzpflanzen haben ganz sicher, ähnlich wie der Mensch heute in seinem naturfremd gewordenen Umfeld, einen großen Teil ihrer Seelenkraft bereits verloren.

Diese Pflanzen – oder besser die übriggebliebenen Teile davon, die unter solchen Bedingungen existieren müssen, können uns weder heilen noch nähren. Sie lassen auch uns nur existieren. Alles künstlich Gezüchtete ist nicht inkarniert. Das heißt, diese Wesen entspringen nicht der Schöpfung und werden uns schon aus diesem Grund nie wirkliche Nahrung sein können!!! Sie ernähren, genau wie die extrahierten Wirkstoffe, maximal unseren stofflichen Körper und in Verbindung mit der zunehmend fehlenden geistigen Ebene der Welt, trägt diese Art der Ernährung ganz unbemerkt dazu bei, unseren Zugang zur seelisch-geistigen Welt noch weiter verkümmern zu lassen.

Wie sich das auf uns alle noch auswirken wird, daran mag man gar nicht denken. Ich bin sicher, die Folgen werden irgendwann fatal sein. Denn eine intakte Natur regeneriert sich selbst, passt sich Notwendigkeiten an, aber eine gentechnisch veränderte wird das nicht mehr können.

Dafür sorgt allein schon die ungeheuerliche Entwicklung, der Natur die Fortpflanzungsfähigkeit zu nehmen, indem wir zunehmend Pflanzen auf den Markt bringen – vor allem in der konventionellen Landwirtschaft – die kein vermehrungsfähiges Saatgut mehr produzieren können.

Der Mensch wird nie überschauen, was er damit in der Tiefe anrichtet, zerstört und am Ende noch sich selber antut. Wir entwickeln uns im Grunde mittlerweile in jedem Sinne zu einer unfruchtbaren Gesellschaft (→Das Genderproblem). Wir haben so tief in die Schöpfung eingegriffen, dass wir bedenkenlos Organe züchten, Tiere klonen, gleiches gerne mit Menschen machen würden (was zu therapeutischen Zwecken aus Gewebezellen nicht verboten ist) und Pflanzen verbreiten, die sich nicht mehr selbst versamen, nur um das Überleben großer Konzerne zu garantieren. Das Allerschlimmste aber ist, dass wir das offenbar für den normalen Lauf der Dinge halten.

Die Natur krankt zusätzlich noch, genau wie der Mensch, an der heute üblich gewordenen Bewertung von Leistung – alles ist nur gut, wenn es schneller, besser, größer und mehr ist. Und das ist dann das, was für die Perfektion schlechthin gehalten wird. Hier sollte man einen Moment innehalten und genauer hinschauen. Die eigentliche Schöpfung ist es, die eine nicht zu übertreffende Perfektion verkörpert und in der wir uns ganz instinktiv aufgehoben und geschützt fühlen, weil wir spüren, dass alles dort seinen sicheren Platz hat. Wenn der Mensch jedoch diese natürliche Perfektion zerstört, dann muss er für das, was uns nun auf der inhaltlichen Ebene fehlt, funktionalen Ersatz schaffen, um den fehlenden Halt zu kompensieren. Nur in der Perfektion (die der Schöpfung innewohnt) sind wir wirklich aufgehoben. Und daher mutet es an wie ein Zwang, um jeden Preis eine ebensolche Perfektion zu erschaffen, weil der Mensch, der seine geistige Anbindung an seinen Ursprung verloren hat, sich instinktiv vielleicht nur auf diese Weise sicher fühlen kann.

Die menschengemachte Perfektion sieht heute so aus, dass vielerorts großflächig abgeholzte Monokulturen, begradigte Flüsse und Windräder das Landschaftsbild prägen. Neben der Gentechnik soll der Einsatz von Pestiziden und künstlichen Düngemitteln weiterer Optimierung dienen. Leider geschieht ganz das Gegenteil, da diese „Behandlung" mittelfristig auch von „unten" für weitere Unfruchtbarkeit sorgt, indem es die Böden so auslaugt, dass sie irgendwann vollkommen unbrauchbar sind und uns dann ebenfalls nicht mehr ernähren werden, weil einfach nichts mehr wächst. Die Böden kommen nicht mehr zur Ruhe, die Pflanzenwelt und ebenso die Tiere sollen unaufhörlich weiter verbessert werden und uns Menschen geht es nicht anders – nur wer sich permanent im Sinne der Leistung optimieren will, hat am Ende gar nichts mehr, weil er sich und seine inneren Wurzeln auf dem Weg dahin verloren hat. Auch viele Pflanzen haben ihre ursprünglichen Wurzeln bereits eingebüßt. Jede Entwicklung findet immer auf allen Ebenen gleichermaßen statt.

Die Zeit für „Nichts" ist für die Natur ebenso wichtig wie für den Menschen. Beides regeneriert sich am besten, wenn man mal nichts leisten muss. Auch die Natur braucht den Parasympathikus, genau wie der Mensch. Für den Menschen scheinbar unproduktiv gewordene Flächen stellen oft den größten Schatz dar. Dort können sich noch Artenvielfalt und fruchtbare Böden entwickeln, ein ökologisches Gleichgewicht kann wieder entstehen. Und wenn der Mensch mal unproduktiv wird, sich Auszeiten nimmt, weiß jeder, hat man häufig die besten Gedanken und Erkenntnisse, die sich einem im fortwährenden Durchs-Leben-Hetzen nicht offenbaren. Dieses Nichtstun, genau wie das Nichtproduktivsein ist die Voraussetzung für eine qualitativ – in jedem Sinne – bessere Ernte, während die andere angestrebte Variante womöglich vorübergehend quantitativ eine Steigerung einbringen mag.

Ist es nicht bemerkenswert, dass sich in dieser Zeitqualität im Bild der oft großen und schnellwüchsigen Neophythen, die neuerdings für alles Mögliche verantwortlich gemacht werden, eine perfekte Entsprechung findet?

Neophyten sind im Zuge der Globalisierung zu uns gekommen und können in kürzester Zeit enorme Ausmaße an- und riesige Flächen einnehmen. Nun gibt man ihnen die Schuld, weil sie angeblich der Grund dafür sind, dass einheimische Pflanzen verdrängt und damit auch Teile der Tierwelt aus ihrer angestammten Heimat vertrieben werden. Ganz anders wird ein Schuh daraus: Wenn wir nicht unsere Böden mit Monokulturen und Pestiziden so zerstört hätten, dass es an vielen Stellen die ursprünglichen Wachstums- und Lebensbedingungen gar nicht mehr gibt, würden Neophyten hier gar nicht in dem Ausmaß wachsen. Wenn wir wieder für gesündere Böden sorgen und eine gesündere Umwelt, wird es keine unkontrollierte Ausbreitung dieser Pflanzen geben. Ganz offensichtlich gehört es zur Welt heute untrennbar dazu, dass für alles eigene Vergehen ein Schuldiger im Außen gesucht wird. Nun sind es halt an der Stelle die Neophyten.

Dennoch wird jede neue Pflanze einen Sinn haben. Vielleicht brauchen wir derzeit genau diese Pflanzen, weil sie möglicherweise Schadstoffe in größeren Mengen aus dem Boden aufnehmen können oder ihnen eine Heilkraft innewohnt, die wir noch entdecken dürfen und ebenfalls gerade benötigen. In der Natur geschieht nichts Sinnloses. Aber natürlich gibt es auch hier bereits Verbote: Zum Beispiel darf die kanadische Goldrute, eine großartige Nierenpflanze, die noch im Spätsommer Insekten und Bienen wertvolle Nahrung bietet, nicht mal mehr im eigenen Garten wachsen. Viele Pflanzen, die wir für heimisch halten, waren auch mal Neophyten. Dazu gehören die Kartoffelrose oder die Nachtkerze, die Robinien, der Sommerflieder und viele andere mehr sind es, die wir heute aufgrund ihrer Qualitäten sehr schätzen gelernt haben. In gleicher Weise finden sich ursprünglich bei uns einheimische Pflanzen auf anderen Kontinenten wieder.

Genauso wie es eine plötzliche enorme Ausbreitung von neuen Pflanzen geben kann, kann es zu einem ebenso plötzlichen, oft unerklärlich scheinenden Sterben einer gesamten Art auf einem ganzen Kontinent kommen. Pflanzen haben eine Gattungsseele – das bedeutet, jede Art teilt kollektiv eine Seele. Daher sind sie, unabhängig von der Entfernung, nicht nur untrennbar miteinander, sondern gleichermaßen, wie alles auf der Welt, mit allem anderen verbunden. Wenn es in der Welt tiefe Umbrüche gibt, nicht nur Naturbedingungen, Böden und Tierwelt sich verändern, sondern auch Inhalte sich einschneidend wandeln, kann das beispielsweise über ein solches Artensterben sichtbar werden.

Die Pflanzenseele nimmt wahr und reagiert ihrem Charakter entsprechend und so wie bestimmte Pflanzen nur bestimmte Symptome zu heilen vermögen, reagieren sie ihrer Art entsprechend auf bestimmte Inhalte. Nichts in der Welt steht ausschließlich nur für eine Funktion. Bäume geben uns nicht nur den Sauerstoff oder sind wichtiger Teil des Verbindungsnetzes unterirdischer Pilze – alles, ausnahmslos alles, hat auch eine inhaltliche, eine seelisch-geistige Anbindung und reagiert auch auf dieser Ebene. Innen und Außen sind immer in Resonanz.

Nehmen wir als Beispiel die Kastanie. Man weiß durch lange Beobachtung, dass dieser Baum in seiner Charakteristik dem Tierkreiszeichen des Stiers entspricht, der für Absicherung im eigenen Revier steht, für den Erhalt eigener Kultur, genau wie von sinnvollen Grenzen. Die Kastanie wurde europaweit krank, nachdem die EU soweit war, dass sie den Euro eingeführt hat und die Grenzen in Europa gefallen sind. Natürlich werden die Kritiker jetzt sagen, aber es gibt doch den Schädling, der das verursacht hat. Ja, aber meist gibt es dann einen Nützling, der den Schädling frisst, der hier komplett fehlt und man hat bis heute keine Lösung für das Problem gefunden. Die Kastanien werden früher oder später aussterben.

Für mich ist schon aus dem Grund klar, dass dieser Schritt, so umfassend Grenzen und Landeswährungen aufzuheben, mit dem auch gewachsene kulturelle Strukturen früher oder später verlorengehen, gegen unsere innere Natur steht – und damit in gewisser Form auch unseren Ursprung aufhebt. Dieses Sterben der Kastanien spricht für eine tiefere Verunsicherung unserer Wurzeln als uns möglicherweise bewusst ist.

Bei jeder Krankheit oder Krise, ganz gleich, ob es die Natur, den Menschen oder, wie derzeit, das Kollektiv betrifft, steht ein tieferer Inhalt dahinter. Nichts in unserer Welt, aber auch rein gar nichts, entspringt einfach nur dem Zufall. Alles hat seine Form und alles hat seinen Inhalt. Und alles steht für eine Bedeutung. Und wenn etwas zugrunde geht, hat dies ebenso seine Bedeutung, auch wenn wir, gerade in der Natur, darüber noch viel zu wenig wissen.

Die Natur ist immer weiser als unser beschränkter Verstand und wir lernen im Grunde alles von ihr. Lange dachte man in der Forschung, dass nur der Stärkste überlebt und heute wissen wir erst, dass dem gar nicht so ist. In einer intakten Natur bekämpfen sich die Bäume nicht gegenseitig, sie ersticken auch nicht die Kleinen, die zwischen ihnen wachsen, sondern versorgen sie über ihre eigenen Wurzeln mit, wenn sie zu wenig Sonnenlicht bekommen.[15] Genauso werden auf diese Weise alte Bäume mitversorgt. Und wenn ein Baum von einem gefräßigen Schädling angegriffen wird, verändern die Nachbarn vorübergehend ihren Duft, damit genau die Vögel angezogen werden, die diese Schädlinge fressen. Somit wird der Vogel ernährt, der Baum gerettet. Der Baum bietet auch Bienen einen Lebensraum und diese sind gleichzeitig Bestäuber. Die Beeren des Baumes dienen dem Vogel und anderen Tieren wiederum als Futter, die dann die Samen in der Welt verteilen, damit der Erhalt der Art gesichert ist. Und der Vogel brütet gern in einem gesunden Baum.

Die Gesetze der Natur bestehen nicht aus Machtkampf und Fressen und Gefressen werden, sondern aus sinnvoller Symbiose und Solidarität. Konkurrenz gibt es nur dort, wo der Mensch eingegriffen hat. Wie wunderbar wäre es, wenn das auch bei uns Menschen endlich ankommen würde – zumindest bei denen, für die Ego und Macht die Gradmesser des Erfolges sind. Und das ist leider die große Mehrheit. Alles in der Natur, Pflanze und Tier wollen das Gleiche: das Ökosystem, ihren Lebensraum erhalten! Und wir Menschen zerstören unseren Lebensraum mit voller Fahrt.

DER EINGRIFF IN DEN HIMMEL

Das nächste und augenscheinlich letzte, was der Mensch, passend zum Zeitalter des Wassermanns in seiner derzeit verhinderten Energie, sich untertan machen will, ist die Luft und das Wetter – und damit meine ich nicht den für alles verantwortlich gemachten Klimawandel, der aber hier auch angesprochen werden muss.

Sicher hat der Ausstoß von CO_2 durch unseren Lebenswandel einen Einfluss auf das Klima, das ist bestimmt nicht ganz zu bestreiten, aber es gibt viele seriöse Wissenschaftler,[16] die die Ursache des Anstiegs vielmehr in der periodischen Sonnenaktivität sehen, die auch zeigt, dass es immer Klimawandel gegeben hat – alles verläuft in Zyklen! Wolf-Dieter Storl sieht diesen Zusammenhang ebenfalls und erklärt in seinem wunderbaren Buch „Einsichten und Weitblicke" sehr genau, *dass die Meere sich zuerst erwärmen müssen, bevor sie mehr CO_2 abgeben – und bis das geschieht, vergehen mehrere Jahrhunderte, weil das Meer eben so riesig ist. Und unser heutiger Anstieg des CO_2 ist vermutlich eine Folge aus der mittelalterlichen Warmzeit vor rund 800 Jahren.*[17] Damals wuchsen im Rheinland noch Feigen, Mandeln und Maroni. Es wäre dann also vielmehr Sonnenwärme die Ursache und nicht die Folge einer erhöhten CO_2- Konzentration.

Ein riesiges Problem ist die menschengemachte Erwärmung, die wir durch zunehmende Versiegelung immer größerer Flächen, Straßen,

Autobahnen, Flughäfen und die Bebauung mit immer mehr und immer höheren Häusern enorm vorantreiben – überall Beton, wohin das Auge blickt. Beton und Asphalt speichern wie Stein die Wärme und gerade die engen senkrechten Fassaden erwärmen sich noch gegenseitig. Es gibt viel zu wenig offene und noch weniger gesunde Böden, die für eine natürliche Abkühlung sorgen könnten. Auch Abholzung trägt zur Erwärmung bei. Was die großflächige weltweite und zunehmend stärker werdende Mobilfunkstrahlung mit den dazugehörigen Antennen und teilweise riesigen Serveranlagen dazu beiträgt, werden wir offiziell wahrscheinlich nie erfahren. Aber wir wissen, wie warm allein schon ein Handy nach einem zehnminütigen Telefonat wird.

Kohlenstoffdioxid (CO_2) hat einen Anteil an der Erdatmosphäre von etwa 0,04% und kann schon aus diesem Grund nicht allein für die Erwärmung verantwortlich sein. Dennoch ist Kohlenstoff von allen Elementen im Periodensystem der wichtigste Baustein, aus dem sich Lebewesen zusammensetzen. Pflanzen bestehen zu fast 50 Prozent aus Kohlenstoff und beim Menschen spielen die Kohlenstoffverbindungen beim eigentlichen organischen Material, bei den Zellen, den Proteinen, der DNA ebenfalls die Hauptrolle. Sie bilden das Gerüst, das alles zusammenhält und es ist von allen chemischen Elementen das wandlungsfähigste und in Verbindung mit Sauerstoff wird es zum Kohlendioxid, der Basis einer lebendigen Natur.

Eine gesunde CO_2-Konzentration in der Luft ist also enorm wichtig. Sie ist die Grundlage unseres Lebens und nicht der größte Feind der Menschheit! Früher waren Pflanzen oft riesig und es gab viel mehr Vegetation. Das war sicher auch durch den viel höheren CO_2-Gehalt in der Luft begründet, der lange Zeit deutlich über dem heutigen lag. Wenn man im Gewächshaus die Konzentration von CO_2 anhebt, sieht man, wie gut das den Pflanzen tut – und auch mit Trockenheit können sie dann viel besser umgehen. Es gibt sogar Theorien, dass die Pflanzen heute unterversorgt sind.[18] Ab einer bestimmten Untergrenze ist Photosynthese nicht mehr möglich.

Der Anstieg ist also derzeit gar nicht die Katastrophe. Die wirkliche Katastrophe ist, dass wir durch alle Maßnahmen zur CO_2-Reduktion enorm zur weiteren Zerstörung der Natur und auch zum Artensterben beitragen. Das geschieht durch großflächige Abholzung in allen Teilen der Welt – von wertvollen Bäumen, die CO_2 in nicht unbeträchtlicher

Menge speichern! Unter anderem wird das für den Anbau von Biotreibstoff[19] aus Mais und Soya forciert, der wiederum zum CO_2-Ausstoß beiträgt. Dazu werden hier zwecks Profitmaximierung sehr wahrscheinlich noch mehr Pestizide eingesetzt als im Nahrungsmittelanbau und das Ziel genetischer Optimierung verfolgt. Die Etablierung von Windräderparks, die Insekten, Fledermäuse und Vögel in großen Mengen schreddern, sind ebenfalls ein massiv zerstörerischer Faktor. Wussten Sie, dass man allein für das Fundament eines einzigen Windrades ungefähr 1000 Kubikmeter, etwa 2300 Tonnen, an Beton benötigt?[20] Und wie viele Lastkraftwagen dafür fahren müssen?

Das allerschlimmste jedoch ist, dass wir durch die derzeitige Politik den Pflanzen – und damit auch uns – mehr und mehr die Luft zum Atmen wegnehmen. Es mutet an, wie ein Angriff auf das gesamte Leben. Wir bräuchten stattdessen viel mehr Grün, um CO_2 zu verbrauchen und nicht die panikartige Reduktion desselben. Ebenso brauchen wir gesunde Meere und ebensolche Böden, um unserer Erde wieder eine natürliche Temperaturregulierung zu ermöglichen.

Die oberste Priorität sollte ein ökologischer Ausgleich sein, in dem man vor allem die Bäume stehen lässt und neue anpflanzt, anstatt weltweit häufig flächendeckende Rodungen durchzuführen. Eine einhundertjährige Buche gibt in einer Stunde so viel Sauerstoff ab, dass sie 50 Menschen damit versorgen kann und der Regenwald könnte die ganze Welt mit Sauerstoff versorgen. Mittlerweile rodet man auch in unseren Breitengraden Wälder,[21] um stattdessen Windräder, für die es Tropenholz[22] in großen Mengen benötigt, an der Stelle zu etablieren. Das ist alles so widersinnig, dass einem die Worte fehlen. Aber vielleicht braucht das transhumanistische Mensch-Mischwesen den Strom bald mehr als den Sauerstoff. Ein grauenhaftes Bild – und vielleicht nicht mal ein ganz abwegiges!

Als wäre es „die" neue Religion, dreht sich derzeit alles um die „Rettung" des Klimas, das womöglich gar nicht gerettet werden muss und sich genauso wenig von uns beherrschen lassen wird. Auf jeden Fall nimmt man es gerne als Begründung, politische Machtstrukturen genau wie absurdeste Forschung noch weiter voranzutreiben, von der man nicht weiß, wie diese sich klimatisch und auch sonst auswirken wird. Ein mächtiger Mensch,[23] der sich das leisten kann, träumt davon,

Kalziumkarbonat in der Atmosphäre zu versprühen, um die Sonne „zu verdunkeln", die dann weniger stark auf die Erde trifft und damit (angeblich) die Ozonschicht geschützt wird und das Klima sich weniger erwärmt. Dabei findet das möglicherweise schon lange statt, ohne dass wir davon wissen – vor allem im militärischen Bereich kennt man sich in dieser Materie gut aus.[24]

Kurzfristige Wettermanipulationen gibt es ebenfalls schon lange.[25] Das machen die Russen und die Chinesen gern bei Großereignissen – bei der Eröffnung der Olympischen Spiele etwa. Da sind vorher Flieger unterwegs, die künstlichen Regen herbeiführen, damit der Himmel zum Ereignis schön blau ist. Die versprühen aber kein Barium oder Aluminium – das tun vermutlich andere, sondern Silberjodid, um damit die Kondensation in den Wolken zu beschleunigen. Auch bei uns gibt es sogenannte Hagelflieger. Die sorgen aber nicht für schönes Wetter, sondern wollen, ebenfalls mit Silberjodid, größere Hagelschäden verhindern. Das wird der Öffentlichkeit natürlich als gesundheitlich vollkommen unbedenklich verkauft.

Die Technik, von einem Flugzeug aus 6-prozentige Silberjodid-Acetonlösung, ca. 20 l pro Flug, in Gewitterwolken zu sprühen, wird seit dem Jahr 1975 in Deutschland in Bayern und Baden-Württemberg angewandt. Laut Sicherheitsdatenblatt[26] handelt es sich bei Silberjodid,[27] um einen umweltgefährdenden Stoff, der als *„sehr giftig für Wasserorganismen mit langfristiger Wirkung"* eingeordnet wird. Silberjodid ist giftig für Menschen, Tiere, Pflanzen und Gewässer und das Eindringen von Silberjodid in Oberflächen- und Grundwasser beziehungsweise Kanalisation sollte verhindert werden.

Das steht alles im Datenblatt, aber es kümmert offenbar niemanden – wie so oft, wenn andere Interessen überwiegen und die Forschung nur forschen will. Natürlich ist das auch wieder etwas, was im Meer landet und ebenso wird es mit dem Kalziumkarbonat sein, was, wie alle für die Umwelt giftigen Stoffe, ebenfalls den pH-Wert verändert.

All dieses ist nur das, was wir erfahren. Was hinter den Kulissen noch alles läuft, da fehlt uns wahrscheinlich die Fantasie, uns das überhaupt nur vorzustellen. Seit den 1950er Jahren, und das nicht nur in den USA, träumt man davon, Naturkatastrophen gezielt als Waffe einsetzen zu können.[28] China beschäftigt derzeit 37.000 Vollzeitkräfte[29] auf dem Gebiet der Wettermanipulation.[30] Wir haben doch keine Idee, was wir der Erde damit noch antun – oder schon angetan haben. Wie wirken sich all diese Experimente wohl auf das Klima aus?

Es sind alles Eingriffe in die Erdatmosphäre (die auf der funktionalen Ebene ebenfalls zur Analogie des Wassermanns gehört) und damit ähnlich den schon normal gewordenen Eingriffen in die Erdenseele, indem wir die Böden vergiften, der Erde die Rohstoffe nehmen oder über tiefe Löcher der Erde mit Wärmepumpen Wärme entziehen. Auch wenn es im Vergleich zur inneren Temperatur der Erde nur ein paar Grad sind, es jedoch, wie schon länger diskutiert, die Heiztechnik der Zukunft werden sollte, dann wäre die Erdenseele sicher empfindlich gestört. Wir brauchen nur auf uns selbst zu schauen, wie wenig Toleranz unser menschlicher Organismus im Bereich der Temperaturschwankungen hat.

Wenn man diese Betrachtungsweise konsequent weiterdenkt, dann entsprechen alle Eingriffe in die Atmosphäre, zu denen genauso ein künstlicher CO_2-Entzug[31] gehört, über den man tatsächlich nachdenkt, einem Eingriff in den „Geist" der Erde. Die Erde, genau wie unsere Erdatmosphäre sind lebendige Organismen und so fruchtbar wie eine gesunde Natur ist, so „fruchtbar" ist vielleicht auch die luftige Ebene, über die sich auch Gedanken, Ideen, Intuition und Impulse vermitteln. Nichts entstammt allein unserem Gehirn. Wie das im Kern funktioniert, bleibt ein Rätsel, aber dass es auch auf der stofflichen Ebene eine gesunde Erdatmosphäre braucht, damit alles so schwingen kann, wie es angelegt ist, das ist für mich keine Frage. Vielleicht geht dieser Gedanke manchen zu weit, aber man darf ihn ja zumindest mal denken und so stehen lassen. Fakt ist so oder so, kein Eingriff bleibt ohne Folgen. Auch das ist stetiges Gesetz. Alles wirkt.

Mit und ohne Klimawandel, menschengemacht oder aus der Evolution heraus bedingt, steht es außer Frage, dass wir dringend etwas ändern müssen an unseren raubbauartigen Lebensgewohnheiten, nur erfordert es auch an dieser Stelle eine ganzheitliche Betrachtung, als wenn jede Disziplin für sich meint, die alleinige Lösung gefunden zu haben oder nur ein einziger Faktor (CO_2) als das alleinige Übel bekämpft werden soll.

Die Schöpfung ist eine Einheit, die wir in Einzelteilen nie begreifen werden. Es ist alles zusammen ein lebendiger Organismus, dem in all seinen Prozessen ein bestimmter Rhythmus innewohnt, in dem es mal wärmer und mal kälter wird, der sich aber selbst konstant hält in seinen Lebensbedingungen, wie beispielsweise der Salzgehalt der Meere zeigt, der seit Millionen von Jahren immer gleich ist. Es ist ein Organismus, in dem alles seinen eigenen pH-Wert hat und der auf Veränderungen genauso sensibel reagiert, wie der Mensch als Teil dieses Organismus, der nur innerhalb einer Temperaturspanne von 7° überleben kann – um jedoch gesund zu leben, gibt es kaum eine Toleranz.

Wenn die Erde in ihrem Gleichgewicht gestört ist, müssen wir sie im Grunde in Ruhe lassen, damit sie sich regulieren kann. Die Erde besitzt, wie auch der Mensch, Selbstheilungskräfte. Die Erde ist heute genauso krank wie viele Menschen, die trotz rasant zunehmender medizinischer Möglichkeiten immer kränker werden. Vor allem ist die Seele der Menschen krank. Die kranke Seele der Menschen ist es auch, die am materialistischen Weltbild hängt und die Erde als Maschine begreift und dementsprechend behandelt. Deshalb will er sie auch von außen reparieren.

Ein lebender Organismus reguliert sich selbst von innen. Und wie regenerationsfähig die Natur (noch) ist, hat uns die Coronakrise in kürzester Zeit gezeigt. Die Macht der Natur wird am Ende siegen. Und wenn der Mensch nicht irgendwann erkennt und innehält, dann wird eine Naturkatastrophe den Menschen zur notwenigen Achtung und Demut vor dem Leben und der Natur zurückführen.

Wir haben verlernt, von der Natur zu lernen und wenn das so weitergeht, dann werden wir das auch bald nicht mehr können. Dabei könnten wir schon mit scheinbar kleinen Taten so viel verändern, wenn wir zum Beispiel aufhören, minderwertige, hochgedüngte oder gentechnisch gepuschte Pflanzen in den Baumärkten zu kaufen – an denen sich noch dazu die Insekten vergiften,[32] sondern stattdessen gesunde Kulturpflanzen und alte Sorten wieder etablieren, die auch schlechteren Böden standhalten, die sich von allein gut vermehren und zu einem heilenden Ökosystem beitragen.

Genauso würden wir konkret auf so viele Bereiche einwirken, wenn wir zu echten biologischen Lebensmitteln[33] greifen und keine Gen-Tomaten aus der Nährlösung oder Billighonig aus dem Supermarkt, Himbeeren zu Weihnachten oder Äpfel aus Neuseeland mehr kaufen. Wir dürfen uns auch wieder daran erinnern, was alles saisonal und regional wächst. Ein Kohl im Winter hat mehr Vitamin C als es Zitrusfrüchte haben. Selbst die Zwiebel hat mehr Vitamin C als eine Zitrone. Die Natur gibt uns alles, was wir brauchen. Wir müssten nicht mal Kiwis aus Neuseeland essen, denn die wachsen hier genauso gut – das tun sie sogar auf einem Balkon![34] Sie sind so wüchsig, dass man mit ihnen leicht ganze Mietshäuser begrünen könnte. Ich ernte jedes Jahr sicher 1000 Stück. Sie stellen fast keine Ansprüche an den Boden und stehen in Größe und Qualität den Supermarkt-Kiwis in nichts nach – im Gegenteil.

Wir haben uns so von der Natur entfremdet, dass wir gar nicht mehr wissen, was wann und wo wächst. In gleichem Maße haben wir uns von uns selbst entfremdet. Die meisten halten ja kaum noch die Natur in ihren Gärten aus. Alles muss ordentlich sein und so nehmen wir den Pflanzen ihren natürlichen Kreislauf. Mir kommt das beinahe vor wie ein analoger Prozess zur Seele, indem auch wir in uns versuchen, jedes innere, natürliche und auch fruchtbare Ungeordnetsein gänzlich auszuklammern. So wie in der Natur alles Abgestorbene Zeit braucht, bevor es als Dünger verwertbar wird, braucht auch unsere Seele Zeit für die Verarbeitung.

Wenn wir uns der Natur und ihren Rhythmen wieder öffnen, wird unsere eigene Schwingung wieder höher werden und je mehr diese Energie zunimmt, desto mehr verändert sich auch die kollektive Energie, desto weniger haben Macht, Missbrauch und Zerstörung eine Chance. Ebenso können wir beginnen, zu den Heil- und Wildkräutern vor unserer Haustür zurückzufinden. Es ist alles da. Unsere Kinder werden es uns danken.

DIE WELT DER TIERE

Mit den Tieren verhält sich vieles ganz ähnlich wie früher mit den Pflanzen. Sie waren bis ins 17. Jahrhundert hinein für unsere Vorfahren heilige Wesen. Es war den Menschen selbstverständlich, dass alles eine Seele hatte, Tier und Pflanze, Erde und Universum.

In allen Kulturen gab es immer Tiere von kosmischer Bedeutung. Häufig findet man in diesem Zusammenhang die Schlange oder den Vogel, aber je nach Herkunft der Menschen waren es ganz unterschiedliche Tiere. Bei den Hindus in Indien gilt beispielsweise die Kuh noch heute als heilig. Sie symbolisiert durch ihre große Menge an Milch nicht nur die gebärende Muttergöttin, sondern auch Wohlstand, da sie gleichermaßen Nahrung und Kleidung lieferte, als Zugtier diente und die getrockneten Kuhfladen als Behausung, Brennstoff und Dünger verwendet werden konnten.

Auch andere Tiere wurden aufgrund ihrer instinkthaften Klugheit und vieler Fähigkeiten verehrt. Man hätte ohne sie oft nicht überleben können und die Menschen haben viel von ihnen gelernt – unter anderem welche Pflanzen essbar waren. Die Urmenschen sahen Tiere als ihresgleichen und teilweise sogar als ihnen übergeordnet an. Sie waren so etwas wie ein Stamm mit anderen Geschöpfen. Viele alte Höhlenmalereien zeigen die enge Verbundenheit mit der Tierwelt. Da es lange Zeit viel mehr Tiere als Menschen und keine große Abgrenzung zwischen ihnen gab, kann man sich ein gefühlsmäßiges und instinktiv geprägtes Miteinander gut vorstellen. Die Menschen aßen das, was die Tiere gaben und das Schlachten eines Tieres geschah nur aus der Not, wenn

Essen oder das Fell als Schutz vor der Kälte gebraucht wurde. Dafür hat man stets in einem Ritual gedankt und nur genommen, was wirklich nötig war – ebenso wie bei den Pflanzen. Manchmal wurden Tiere aber auch als Opfer dargebracht, genau wie Teile der Ernte.

Tiere sind schon seit Urzeiten Lebensgefährten des Menschen gewesen. In Gräbern früherer Kulturen fand man oft Überreste von Tieren, vor allem von Hunden und Pferden,[1] die ihre Besitzer offenbar auch auf dem Weg in die Unterwelt begleiten und schützen sollten.

Früher glaubte sich der Mensch, und bestimmte Naturvölker glauben das noch heute, mit dem Tier verwandt. Es gibt Stämme im Nordwesten Amerikas und auch in Afrika, oder im alten Ägypten, die davon ausgehen, ihre Ahnen seien Tiere gewesen. Die Inuit sowie die Ureinwohner Nordamerikas hatten die Vorstellung, ihre Vorfahren hätten in enger Gemeinschaft mit Tieren gelebt, dieselbe Sprache gesprochen, sowie die Gestalt wechseln und untereinander heiraten können. Auch in vielen Fabeln und Märchen findet sich diese enge Verwobenheit mit der Tierwelt wieder.[2]

Genauso gab es in den Mythen oder alten Skulpturen oft Mischwesen, die halb Tier und halb Mensch waren und die Kraft des Menschen, verbunden mit der dominanten Eigenschaft oder der kosmischen Bedeutung des jeweiligen Tieres darstellten. Die Meerjungfrau kennen wir alle oder die Sphinx (der Löwenkörper mit dem Menschenkopf) und in der griechischen Mythologie galt Chiron – ein Mischwesen, halb Pferd, halb Mensch – als der Klügste aller Götter. Die Schamanen waren bei ihren heiligen Ritualen oft mit tierischen Attributen ausgestattet, wie zum Beispiel einem Tierfell oder einem Geweih, ebenso hatten sie oft Hilfsgeister in Tiergestalt, die sie lebenslang begleitet haben und kraftvoller machen sollten.

Die Achtung und Bedeutung der Tierwelt hielt sich bis ins Mittelalter. Allerdings sah man in der christlich-jüdischen Tradition das Tier nicht als ebenbürtig mit dem Menschen, sondern als einen ihm untergeordneten Helfer und Diener.

Es ist interessant, dass es der „hinterherdenkende" Epimetheus war, der in der griechischen Mythologie zuerst die Tiere erschaffen hat, im Gegensatz dazu schuf sein Bruder, der vorausdenkende Prometheus, das Menschengeschlecht. Es war aber die Schöpfung der Tiere, die so perfekt war, dass jede Tierart im Einklang mit der Natur ihren Platz fand und alle Arten sich ergänzten. So schuf er zwar die einfacheren Wesen, jedoch ausgestattet mit einem viel besseren Instinkt und guter kosmischer Anbindung – was ebenso ausdrückt, dass diese Eigenschaften dem Verstand überlegen sind. Aus der Betrachtung heraus ist die Schöpfung der Tiere vollkommener, noch dazu rotten sie sich weder gegenseitig aus, noch zerstören sie ihren Lebensraum.

Das englische Wort für Tier ist animal und beinhaltet den besonders durch C.G. Jung geprägten Begriff „anima" und bedeutet Seele. Tiere leben synchron mit dem Kosmos. Sie sind mit dem Herzschlag der Natur verbunden, sie wissen, wann die Sonne aufgeht, wann die Gezeiten kommen – und das nicht nur ungefähr, sondern sehr genau. Der Biber weiß, wie er einen Baum fällen und der Igel, wann er sich in den Winterschlaf begeben muss. Es gibt Vögel, die fliegen über viele hunderte Kilometer jedes Jahr wieder in das gleiche Nest, um dort ihre Eier zu legen. Es grenzt oft fast an ein Wunder, was vor allem Tierherden oder Vogelschwärme gemeinsam tun und man weiß immer noch nicht genau, wie diese Verständigung in der Perfektion überhaupt möglich ist. Das lässt schon auf eine kollektive höhere Anbindung schließen – die wir auf verschiedene Weise alle in uns tragen, aber der Mensch kann sie nicht in der Form wahrnehmen. Es ist wahrscheinlich zum einen der Intellekt, der ihn hindert und zum anderen sind die Tiere und Pflanzen über eine Gruppenseele verbunden.

Ein weiterer, elementarer Unterschied zwischen Mensch und Tier ist, dass das Tier die Grenzen seiner Bestimmung nicht verlässt. Ein Tier lebt in seinem Raum, in seiner Identität, frisst und entnimmt der Natur nur, was es braucht. Verließe das Tier seine angeborenen Instinkte und würde als Pflanzenfresser plötzlich Fleisch fressen oder im Wasser leben, obwohl es eigentlich ein Landtier ist, wäre es dem Tod geweiht. An dieser Grenze steht der Mensch heute. Er hat seine angelegte Gestalt, seinen Ursprung lange verlassen. Er hat mittels Technik vieles überbrücken und möglich machen können, was aus sich heraus für ihn nicht machbar wäre. Der Mensch aber fühlt sich großartig, wenn er auf den Meeresgrund hinuntertaucht oder sich im Flugzeug den Vögeln gleich fühlt. Letzteres ist für uns schon so alltäglich geworden, dass kaum jemand mehr darüber nachdenkt. Der Mensch ist mit seinen beiden Beinen dazu geboren, sich auf der Erde zu bewegen und der Vogel hat die Flügel. Nicht dass ich dafür plädiere, der Mensch dürfe nicht mehr fliegen, vielmehr möchte ich ausdrücken, dass die meisten Menschen offenbar keinerlei Gefühl mehr haben für die in ihnen angelegten natürlichen Grenzen – nicht einmal mehr die des Geschlechts sollen heute noch als solche gelten. Stattdessen fühlen wir uns auf allen Ebenen allmächtig und handeln auch entsprechend. Der Mensch hält sich für derart normal, dass er gar nicht merkt, wie er in so vielen Lebensbereichen mehr und mehr zur Funktion seiner selbst wird, und die Tierwelt hält er für unterentwickelt. Vielleicht ist es sogar umgekehrt? Vielleicht ist das Tier gar der weisere Mensch? Oder sie waren doch unsere Urahnen, wie es unsere Vorfahren noch glaubten und zeigen uns auch heute noch den Weg?

Ein Tier kommt im Grunde schon fertig entwickelt auf diese Welt und ist mit seiner Geburt, spätestens aber wenige Monate später, vollkommen. Der Mensch ist hier, um sich sein ganzes Leben lang zu entwickeln, er ist immer auf dem Weg, zu lernen, sich über sein Bewusstsein zu vervollkommnen. Alles hat seine Berechtigung und die Tiere, die lange vor uns da waren, bieten uns mit der ebenfalls vollkommenen Natur einen Lebensraum, in dem der Mensch sich überhaupt erst entwickeln kann – wenn er die Natur nicht vorher zerstört hat. Ohne Tiere wäre so manche Pflanze ausgestorben, ohne Pflanzen wären die Tiere nicht am Leben und es gäbe auch keine Menschen. Warum haben wir diesen kosmischen Kreislauf nahezu vergessen? Wir behandeln auch hier alles wie Einzelteile und wundern uns, dass immer mehr des gesamten Systems zugrunde geht, ausstirbt, unfruchtbar wird.[3]

Das Wissen und vor allem der Respekt um die Großartigkeit der Tiere ist uns verloren gegangen, da wir uns in der Rangordnung über sie gestellt haben. Heute meint der Mensch, nicht nur über die Tiere, sondern über die gesamte Natur erhaben zu sein. Wir glauben, wir hätten das Recht, Macht über diese Seelenwesen auszuüben, dabei zerstören wir alles nur. Wir sagen zwar stets, wir können von der Natur so viel lernen, aber verinnerlichen offenbar nicht, dass sie uns dann überlegen sein muss, anstatt uns unterlegen zu sein.

Die an der Fertigung der Welt arbeitende Gentechnik hat, wie im Reich der Pflanzen, ebenfalls schon lange in der Tierwelt Einzug gehalten. Überall versucht der Mensch, das Tier nach seinen Bedürfnissen zu verändern oder zu (be)nutzen. Sonst wäre auch Massentierhaltung in der heute immer noch üblichen, unwürdigsten Form niemals möglich geworden. Auf engstem Raum zusammengepferchte Lebewesen, oft sogar komplett im Dunklen gehalten und nur überlebensfähig, weil sie permanent mit Medikamenten vollgestopft werden.

Aber auch vor der Welt der Insekten macht der Mensch nicht Halt. Es gibt Gen-Mücken,[4] die man derzeit in Brasilien, Florida und Afrika findet und die aus gesundheitlichen Gründen zur Malariabekämpfung eingesetzt werden. Nur werden sich diese Mücken früher oder später natürlich auch mit den anderen Mücken vermehren und damit verändert sich die gesamte Schöpfung. Bei den gentechnisch veränderten Pflanzen wird es sich ebenso verhalten. Und dann wissen wir nicht mehr, womit wir umgehen. Wir schaffen damit zunehmend neue Probleme, denen man auf natürliche Weise nicht mehr begegnen kann.

Bei Massentierhaltung denken wir meist an Schweine, Rinder oder Hühner und mittlerweile wissen wir das auch von Fischen – aber wir finden das in gleicher Weise im Bereich der Insekten. Sogar bei Bienen wird Massentierhaltung betrieben. Da wir die Bienen nicht essen, denkt wahrscheinlich kaum jemand darüber nach. Aber wir essen gerne ihren Honig.

Bienen gehören zu den wichtigsten Nutztieren der Welt. Sie sterben nicht nur durch den Einsatz von Ackergiften oder den fehlenden Kräutern und Blühpflanzen der Monokulturen, sondern vor allem durch die Schwächung ihrer Art durch die Massenbienenhaltung – die der ebensolchen Haltung fleischgebender Tiere in nichts nachsteht.

Bienenwaben werden maschinell abgeerntet, dabei stirbt oft ein großer Teil der Bienen, Bienenköniginnen werden die Flügel gestutzt, damit der Schwarm nicht so weit wegfliegen und schneller wieder eingefangen werden kann. Ein Bienengefängnis also. Die Bienenköniginnen werden meist jährlich getötet, um sie durch neue, produktivere Königinnen zu ersetzen. Sie bekommen als Nahrung ein künstliches Zucker-Wasser-Gemisch, obwohl sie sich normalerweise von einem Teil ihres eigenen nährstoffreichen Honigs ernähren, aber der wird ihnen dort nicht mehr gelassen.

Die Anfälligkeit der Biene für die Varroamilbe, der offiziellen Begründung des Bienensterbens, ist nur eine Folge der ganzen Zerstörung, jedoch nicht die Ursache.

Seit 2011 sterben jedes Jahr im Winter fast 30% der Bienen.[5] Sie haben einfach keine Kraft mehr. Und wir machen da alle mit, wenn wir den billigen Honig kaufen!!! Das dürfen wir an keiner Stelle auf die Großkonzerne schieben, die haben ihre Macht nur durch unsere Bequemlichkeit, Unwissenheit oder die verbreitete Geiz-ist-geil-Mentalität. Geiz ist aber nicht „geil". Geiz ist, das sei wenigstens am Rande bemerkt, vor allem ein Ausdruck fehlender oder besser zurückgehaltener Emotionen. Ein Mensch, der wirklich geizig ist, wird mit seinen Gefühlen, die er „verschenkt", ebenso sparsam umgehen. Auch wenn sich natürlich oft auch Ängste dahinter verbergen, passt das in unsere Zeit. Es findet sich wieder einmal der gleiche Inhalt in verschiedenen Bereichen. Geiz verhindert auf allen Ebenen das freie Fließen von Geben und Nehmen und damit ist jede Entwicklung blockiert.

Aber anstatt etwas an der Basis zu ändern und das weltweite Bienensterben grundlegend zu stoppen, hat man auch hier die Technik bemüht. Schon seit 2013 gibt es Roboterbienen. Die sind natürlich gegen Pestizide unempfindlich. Auch in Japan ist bereits eine mit Pferdehaaren bestückte Minidrohne im Einsatz. Mir dreht sich schon beim Schreiben der Magen um. Roboterbienen werden für Fortschritt gehalten. Als ich das erste Mal davon las, dachte ich, das kann nur Science Fiction sein, bis mir ein befreundeter Demeter-Bauer sagte, das sei schon lange bekannt und auch im Einsatz. Wenn diese Bienen angegriffen werden, können sie sogar ein Insektizid versprühen und alle Feinde sterben sofort. Ist das nicht großartig?

Es gab dazu einen Werbefilm „New Bees" und die Projektunterstützer, die am Ende des Films genannt werden, kennen wir gut: BASF, Bayer, Monsanto und einige andere Gleichgesinnte. Menschen, die so etwas tun, sind nicht an Natur interessiert. Wir sind oft viel zu wenig informiert. Das kann und sollte jeder einzelne von uns ändern. Denn es kommt noch besser.

Die neueste Idee zur Bienen-Rettung[6] ist der Einsatz der Covid-Impfstofftechnologie, den die Bienen über eine Sirup-Lösung zu sich nehmen. Dieser Wirkstoff gelangt dann, wahrscheinlich über den Verdauungstrakt der Bienen, zu den Varroamilben und macht diese unfruchtbar. Da stellt sich die Frage, was mit dem Honig geschieht, den diese Bienen produzieren. Gelangt diese mRNA-Technologie[7] auch dort hinein und – vor allem – welche Auswirkungen hat dies dann auf die menschlichen Konsumenten? Hier möchte man lieber nicht weiterdenken, denn dieser mRNA-Sirup zielt zwar auf Milben (und damit auf Insekten) ab, aber niemand kann wissen, ob sich dies vielleicht auch negativ auf die Menschen (und deren Fruchtbarkeit) auswirken könnte? Und warum soll gerade diese mRNA-Technologie verwendet werden, um Milben unfruchtbar zu machen – während dies bei den Menschen angeblich keinen Einfluss auf die Fruchtbarkeit hat? Es bleiben bei all diesen Eingriffen, wie so oft, mehr Fragen offen als es Antworten gibt.

Die Bienen sind die Schnittstelle zwischen Natur und Mensch. Im Grunde verkörpern sie auf gewisse Weise den Heiligen Geist, der alles verbindet und Leben zwischen Himmel und Erde überhaupt erst möglich macht. Mein Großvater wusste noch um die große Achtung, die man früher vor den Bienen hatte. Man musste ihnen mitteilen, wenn ihr „Herr" gestorben war. Sonst sind die Völker oft mit ihm eingegangen.

Wenn die Bienen sterben, ist auch der Mensch gefährdet und das meine ich nicht nur in dem Zusammenhang, dass die Bienen rund 80% aller für uns wichtigen Obst- und Gemüsepflanzen bestäuben und wir dann nicht mehr genug zu essen hätten. Ich meine es vor allem auch auf der energetischen Ebene. Das weltweite Sterben der Bienen[8] liegt nicht „nur" an Glyphosat und Co., es drückt ebenfalls den geistigen Zustand der Menschen aus. Wir haben den Kontakt zu uns selbst und zur Natur verloren – und damit auch zu den heiligen Bienen. Und es betrifft derzeit die ganze Welt. Ich glaube sogar, die Menschen sind seelisch schon so weit gestorben, dass die Bienen folgen. Wie das Bienenvolk seinem Herrn, wenn der Kontakt nicht mehr da ist. Es zeigt sich stets auf allen Ebenen. Mikrokosmos und Makrokosmos spiegeln sich. Immer.

Beim Schreiben dieser Zeilen kam mir der Gedanke, dass Pflanzen, Bienen und Menschen in gewisser Art auch eine Form der Trinität darstellen – wie Seele, Geist und Körper. Und da wir den Körper oft nur noch als eine unzureichende, an vielen Stellen austauschbare Organansammlung betrachten, genau wie wir die Pflanzen auf ihre seelenlose Funktion reduziert haben und den Geist im Grunde durch Elektrik und Elektronik ebenfalls dabei sind zu funktionalisieren, sind die Roboterbienen im Sinne der weiteren Zerstörung beinahe „folgerichtig". Es will offenbar niemand merken, in welchem Ausmaß die ganzen Eingriffe der Menschheit in die Natur das natürliche Gleichgewicht auf allen Ebenen bereits schwer geschädigt haben.

Egal, in welche Richtung wir blicken, es wird nicht besser – ob wir nach innen oder nach außen schauen, ob wir die Bienen durch Massentierhaltung oder Pestizide zerstören oder in unserem eigenen Leben nur noch getrieben durch die Gegend hetzen und aus Zeitmangel zu Fastfood greifen. Ob durch unser Tun sinnvolle Bodenlebewesen und natürliche Fressfeinde von Schädlingen durch Monokulturen zugrunde gehen, ob Vögel durch Ackergifte sterben oder von Windrädern geschreddert werden und sich dadurch die Zecken vermehren, weil es weniger Vögel gibt, die sie fressen. Und die Vögel, die es noch gibt, finden durch den Einsatz von Pestiziden und Windrädern immer weniger Insekten als Futter. Ein schier unendlicher und destruktiver Kreislauf. Am meisten scheint sich das Vogelsterben aber dadurch zu zeigen, dass Vögel zunehmend weniger brüten, weil sie keine geeigneten Bedingungen mehr dafür vorfinden.

Dabei könnte jeder von uns, der das Glück hat, ein Stückchen Grün zu bewirtschaften, sich Vogelschutzgehölze oder mal wieder einen größeren Baum, in dem sie gerne brüten, in den Garten pflanzen. Wenn das alle täten, können wir damit mehr bewegen als wir vielleicht denken. Die Fläche der privaten Gärten ist groß. Selbst ein Vogelhäuschen auf jedem Balkon würde viel dazu beitragen. Stattdessen findet man zunehmend – möglichst löwenzahnfreien – Rasen und Thujahecken, neuerdings auch immer mehr Kieswüsten, in denen man das Grün suchen muss. Und nachts wird selbst der eigene Garten noch durchgehend beleuchtet, was Insekten anzieht und sie ebenfalls oft das Leben kostet. Dazu stört das permanente künstliche Licht die Photosynthese der Pflanzen und den Rhythmus der Tiere empfindlich, weil sie so nach und nach ihren natürlichen Instinkt verlieren.

Ganz dunkel wird es allerdings, wenn man dann noch an den stetig zunehmenden Elektrosmog und seine unkalkulierbaren Auswirkungen auf uns und die Natur denkt, die bereits so offensichtlich sind, aber von den Verantwortlichen komplett geleugnet werden.

Es gibt so viele Dinge, die der Mensch kaum oder überhaupt nicht wahrnimmt, die Tiere dafür oft umso besser. Und sie werden auch auf die elektromagnetische Strahlung reagieren. Ein Tier hat – je nach Art – viel schärfere Sinne als der Mensch. Tiere hören, riechen und sehen viel feiner als wir uns das vorstellen können. Diese Sinne brauchen sie, um zu überleben und sich vor Gefahren zu schützen. Würde der Mensch alles hören und sehen, was existiert, würde er wahrscheinlich sogar verrückt werden. Aber nur weil wir etwas nicht wahrnehmen, bedeutet das nicht, dass es nicht vorhanden ist. Ich denke dabei an die Spiralfarben des Lichts. Es gibt Vögel, vor allem sind es die Kolibris, die die ganze Buntheit der Welt sehen können.[9] Und es gibt so vieles mehr, was wir noch lange nicht erforscht haben oder vielleicht auch nie erforschen werden.

Die Windräder sind für die Tiere mit ihren deutlich ausgeprägteren Sinnesorganen womöglich eine noch viel größere Katastrophe, als wir ahnen oder es an Vögeln und Insekten bereits sehen. Wenn sie enorm gut hören und man weiß, wie sehr sich Menschen schon gestört fühlen durch diese Geräusche (es sind zu Wohnungen und Häusern 1000m Abstand vorgeschrieben), dann ist es für die Tiere vermutlich so, als hätte man uns über Nacht eine dicht befahrene Autobahn vor die Tür gebaut. Und die Ausweichmöglichkeiten werden immer weniger. Dort, wo keine Windräder stehen, wohnen Menschen oder es gibt mit Ackergiften bewirtschaftete Felder, die den meisten Tieren ebenfalls keinen Lebensraum mehr bieten. Und im eigenen Garten wird es gleichermaßen immer schwieriger. Permanent ist der Rasenroboter im Einsatz, der Igel und andere Kleintiere nicht selten das Leben kostet. Oder denken wir an die vielen modernen Garten"pflege"geräte, wie etwa Laubbläser, die für uns Menschen oft schon unerträglich laut sind. Ob Tiere wohl auch einen Hörsturz bekommen können? Ohne Strom geht offenbar nicht mehr viel, unser menschliches Dasein bald auch nicht mehr.

Es gab früher in der Pflanzen- und Tierwelt eine für uns heute unvorstellbare Artenvielfalt. Heute sterben alle 24 Stunden 150 bis 200 Arten aus.[10] Tiere sind auch rein biologisch definitiv keine niederen Lebewesen. Ich habe kürzlich erst gelesen, dass selbst manche Bakterien doppelt so viele Gene haben wie der Mensch oder selbst ein Fadenwurm[11] fast die gleiche Anzahl an Genen hat wie wir. Man weiß immer noch nicht genau, wie alles Leben auf der Erde entstanden ist, die

Dunkelziffer[12] des Nichtwissens (85%) ist etwa so hoch, wie der Anteil dunkler und nicht erklärbarer Materie im Universum.

In erster Linie geht es in allen Bereichen darum, dass wir genau dieses Nicht-Wissen anerkennen und unser Weltbild hinterfragen. Das materialistische Weltbild, was wir heute haben, kann nur das Leblose beschreiben, es reicht einfach an keiner Stelle aus, um das Wahrhaftige zu erfassen. Solange wir von einem solchen Weltbild überzeugt sind, können wir selbst im Innersten ebenfalls nur unlebendig sein. Wie soll ich meine Seele gut behandeln, wenn ich diese als gar nicht wichtig erachte, sie vielleicht sogar negiere? Der Kosmos ist klüger, als wir es je sein werden und anstatt uns zu freuen, dass wir an diesem Wunder bewusst teilhaben dürfen, meinen wir, dieses Wunder beherrschen zu wollen. Das wird auch der ausgeklügeltste Computer nie schaffen. Der Mensch kann mit diesem Wunder nur in Harmonie leben. Wenn ich entscheidend mitbestimmen könnte in der Politik, würde ich keinen Politiker mehr zulassen, der nicht in der Lage ist, sich mit dem Herzen vor dieser Schöpfung zu verneigen!

Aber bevor wir das Problem der Verantwortung abschieben, sollten wir uns alle selbst fragen, ob wir uns vor dieser grandiosen Schöpfung noch achtungsvoll verneigen können? Es ist nie eine Lösung, sich nur über die Missstände in der Welt zu beschweren, wenn wir nicht selbst etwas tun. Für ein Smartphone geben wir heute schon beinahe locker auch mal 1000 Euro aus, vom Auto sprechen wir an der Stelle lieber nicht, aber kostet der Käse im Bioladen pro Kilo einen Euro mehr, kommt das für die meisten nicht infrage. Dabei ist es so viel mehr, was dieser Euro alles bewirken kann, als nur für das nächste Handy ausgegeben oder auf dem Konto von ganz allein immer weniger zu werden.

Wenn jeder bereit ist, seine Komfortzone ein wenig zu verlassen, das ändert, was er ablehnt und nicht zur Ausbeutung der Natur beiträgt, kauft er keine konventionellen Massentierhaltungsprodukte mehr – zu denen ebenso alle Milchprodukte wie Käse, Eier oder Joghurt gehören, denn auch die enthalten genauso die Rückstände der Medikamente und Insektizide und die Energie der quälenden Tierhaltung. Wenn man die ganzen Verbindungen auf der geistigen Ebene konsequent weiterdenkt, kann man im Grunde – solange es Massentierhaltung gibt – eigentlich gar kein Fleisch oder tierische Produkte mehr essen, denn

Tiere sind im Kollektiv über eine gemeinsame Seele verbunden und spüren, was ihre Artgenossen durchleiden und das wirkt sich auch auf die anderen Tiere aus.

Wir entscheiden, ob wir da mitmachen. Jeden Tag neu. Wir hätten ganz schnell eine andere Welt. Denn es wird nur produziert, was gekauft wird. Also kann jeder von uns heute beginnen, die Welt zu verändern.

GESUNDHEIT UND MEDIZIN

URSPRÜNGLICHES

Die Geschichte der Medizinmänner und Schamanen ist fast so alt wie die Geschichte der Menschheit. Die frühen Heiler waren immer auch eine Art Priester, die einen besonderen Zugang zur geistigen Welt hatten und diese bei allem, was sie taten, stets miteinbezogen. Sie waren die Vermittler zwischen Himmel und Erde, zwischen dem Innen und Außen des Menschen und es ging immer darum, die Selbstheilungskräfte des Menschen zu aktivieren. Gesundheit hieß für unsere Vorfahren, die Naturgesetze zu achten und der Heiler war nur der Übersetzer, Überbringer und Hüter dieser Gesetze.

Jede Kultur, jeder alte Stamm und jedes Volk hatte sein eigenes, oft beeindruckendes Heilwissen, so wie Völker ihre Sprache und ihren individuellen spirituellen Zugang zum Leben haben. Ein spannendes Beispiel sind die Yoruba,[1] ein sehr altes westafrikanisches Volk, deren Tradition heute noch gelebt wird und auf etwa 5000 Jahre alte Wurzeln im alten Ägypten zurückgeht. Ihr Weltbild basiert auf einem untrennbaren Kosmos, in dem der unsichtbare Bereich *(òrun)* und der sichtbare Bereich *(aye)* über Ashé (die universelle Lebensenergie, die allen materiellen Wesen und Gegenständen, sowie den immateriellen Wesen innewohnt) in einer Balance gehalten werden. Im *òrun* sind die Götter und die Ahnen zuhause und im *aye* die Lebenden. Es gibt keine Polarisierung in „das Gute" und „das Böse".

Nach ihrem Glauben ist im Kopf die Bestimmung verankert, die ein Mensch bei seiner Geburt mitbringt und die eine „teilweise" Reinkarnation seiner Ahnen ist. Schwierige Lebenssituationen werden als Anzeichen dafür gesehen, dass der Kopf verwirrt ist. Mittels Wahrsagung wird die Ursache erforscht – ob sie Ergebnis der Handlungen von Feinden, Ergebnis der eigenen Unausgeglichenheit oder vom Schicksal bestimmt ist.

Für die Afroamerikaner hingegen war Krankheit vielmehr ein Ungleichgewicht zwischen Gott und Teufel. Die alten Chinesen waren getragen von der heute noch gültigen, auch uns sehr bekannten Lehre, in der alles Lebendige von den beiden Energien Yin, der bewahrenden weiblichen Erdkraft, und Yang, der bewegenden männlichen Himmelskraft, aufrecht und gesund erhalten wird.

Wir können in die verschiedensten Naturvölker schauen, sie alle wussten, dass Krankheit ein natürlicher und notwendiger zum Leben gehörender Teil ist, wie auch der Tod und alles sonst, was in der Natur vorkommt. Daher war es selbstverständlich, dass jegliche Störung im Körper eine Botschaft war, und der Kranke die gottgegebene Ordnung, die allem innewohnt, durch sein Denken oder Handeln verletzt hat.

Dieses Ur-Wissen scheint in der heutigen Medizin nahezu in Vergessenheit geraten. Die Griechen wussten noch um diese Zusammenhänge und entwickelten sie so weiter, dass es über viele Jahrhunderte Bestand hatte. Vieles davon findet sich noch heute, neben anderem alten Wissen, in der Naturheilkunde wieder. Sicher kennen Sie Asklepios, den griechischen Gott der Ärzte und Begründer der Medizin, der mit seinem Stab zum Wahrzeichen aller Ärzte wurde. Aber kennen Sie auch den Mythos dazu?

Die Mutter von Asklepios hatte, obwohl sie schon von Apollon schwanger war, ihren Mann mit einem Sterblichen betrogen und dafür haben die Götter sie zum Tode verurteilt. Asklepios wurde im letzten Moment, als seine Mutter schon auf dem Scheiterhaufen verbrannte, aus ihrem Bauch gerettet und erlebte auf diese Weise fast eine Art Wiedergeburt,[2] einen Sieg des Lebens über den so nahen Tod. Er wuchs bei dem weisen Chiron auf, der ihn die medizinischen Künste lehrte und wurde unvergleichlicher Meister der ärztlichen Heilkunst. Daraufhin schenkte ihm die kluge Göttin Athene nach ihrer gewonnenen Schlacht gegen die schreckliche Medusa[3] deren Blut. Das Blut der Medusa kam aus zwei Venen, das eine war ein starkes, tödlich wirkendes Gift und das aus der anderen ein wunderbares Heilmittel, was sogar Tote wieder lebendig machen konnte.[4] Damit wurde Asklepios, obwohl er eigentlich sterblich war, gottgleich.

Mit diesem Geschenk heilte er nun die Lebenden und konnte sich den geheimen Traum eines jeden Arztes erfüllen: Tote wieder zum Leben erwecken. Doch damit überschritt er deutlich seine Befugnisse, denn dieses stand nur den Göttern selbst zu. Die Menschen hatten ihre Sterblichkeit hinzunehmen.

Hades, der Gott der Unterwelt, beschwerte sich, dass niemand mehr zu ihm kam und die Welt so aus den Fugen geraten würde. Auch Zeus wollte der Macht von Asklepios Einhalt gebieten, da es das größte Vergehen darstellte, wenn die Menschen sich auf eine Stufe mit den Göttern stellen. Er schleuderte einen Blitz auf Asklepios, so dass er auf Erden starb, aber zum Dank für sein Talent in ein Sternbild verwandelt wurde – in das des Schlangenträgers.

Die Schlange als Ursymbol für Wissen und Weisheit, welches in fast allen Kulturen in Mythen und Brauchtum eine große Rolle spielt. Sie ist Hüterin der Schwelle zu einer anderen Welt, Mittlerin zwischen Diesseits und Jenseits, zwischen Himmel und Erde. Die Schlange galt einerseits als unsterblich, denn sie steht mit ihrer Fähigkeit der wiederholten Häutung für die Erneuerung des Lebens und gleichermaßen für die tiefe Verbindung mit der Unterwelt, der Welt unserer Schatten und dem Reich der Toten.

Aus dem Christentum kennen wir die Schlange nur als Verführerin des Bösen. Aber sie steht für beides – für das dunkle, geheimnisvolle Verborgene und für das Licht als Symbol der Heilung. Die Schlange ist auf den ersten Blick das perfekte duale Sinnbild für die Trennung in Gut und Böse. Sie verführt jedoch gar nicht zum Bösen, sondern zum Weg der Erkenntnis, der genau den schmerzhaften Seelenweg beschreibt, den wir oft gehen müssen, bevor wir uns von einer alten Haut befreien können. Damit wird die Häutung der Schlange zum Gleichnis für den Weg der inneren Erneuerung.

Die Schlange ist damit ein eindeutig polares Symbol, das beides in sich vereint und am Ende heilend zusammenführt. Die zusammengerollte, kreisförmige Schlange wird zum Bild für den ewigen Kreislauf des Lebens. Sie steht für zyklische Ganzheit und das Heilsein, ohne Spaltung, ohne Wertung; für die Verbindung und die Untrennbarkeit der Gegensätze von Gut und Böse, von Licht und Schatten.

Damit wird Asklepios mit seinem heute noch verbreiteten berühmten Äskulapstab, um den sich die Schlange windet, zum Wahrzeichen ganzheitlicher, alles integrierender Heilung. Gleichzeitig steht er aber auch bildhaft als Warnung, die Grenzen des menschlichen Daseins nicht zu überschreiten.

Hippokrates von Kos (460 - etwa 370 v. Chr.), der berühmteste Arzt des Altertums, sah sich selbst als einer der Nachfahren des Asklepios und gilt als der Begründer der Medizin als Wissenschaft. Er wurde bereits zu Lebzeiten hoch verehrt und forderte vom Arzt körperliche und geistige Hygiene, persönliche Integrität, Vorsicht, Empathie und analytisches Denken. Die hippokratische Lehre umfasste neben der körperlichen Untersuchung die sorgfältige Beobachtung des Patienten, die Befragung nach der Vorgeschichte, der Lebensumstände sowie der seelischen Situation, um Diagnose und Therapie systematisch zu erarbeiten.[5]

Die griechische Philosophie lieferte eine wichtige Basis für die damalige Medizin. Die alten Griechen legten großen Wert auf die Harmonie der vier Temperamente. Diese wurden den vier Elementen – Feuer, Wasser, Erde, Luft – gleichgesetzt. Außerdem ordneten sie die Temperamente verschiedenen Körperteilen und -säften zu. Die vier Säfte waren Blut, Schleim, gelbe und schwarze Galle, die für das körperliche Gleichgewicht von Kälte und Wärme, Trockenheit und Feuchtigkeit standen. Gesundheit wird dann erreicht, wenn die vier Säfte im richtigen Mischungsverhältnis ausgeglichen sind (Humoralpathologie).[6] Aus der hippokratischen Säftelehre begründeten sich zahllose Behandlungsmaßnahmen, insbesondere die bis in die frühe Neuzeit übliche Anwendung von Aderlässen, Schröpfköpfen und Abführmitteln.

Auch in der östlichen Welt entwickelten sich Jahrtausende alte Lehren weiter, wie die fünf Wandlungsphasen[7] der Chinesischen Medizin oder die der drei unterschiedlichen Lebensenergien[8] im indischen Ayurveda. Heilkräuter waren in allen Kulturen immer ein wichtiger Bestandteil.

Galenos von Pergamon (zwischen 128 und 131 geboren – zwischen 199 und 216 gestorben) war ein vorwiegend in Rom tätiger, griechischer Arzt, Anatom und Universalgelehrter. Mit seinen, in griechischer Sprache verfassten, etwa zweihundert Schriften schuf er ein Werk enzyklopädischen Ausmaßes und gilt als einer der bedeutendsten Ärzte des Altertums. Seine umfassende Lehre über Anatomie und Physiologie des menschlichen Körpers beherrschte bis ins 17. Jahrhundert die gesamte Heilkunde.[9]

Galen war der Leibarzt des römischen Kaisers und behandelte stets ganzheitlich. Die Kranken wurden immer auf allen Ebenen des Seins therapiert. Der Körper durch Bäder, bewusste Ernährung, Massagen und Sport, der Geist durch Theateraufführungen und Komödien, die Seele durch Gebete und Trance- oder Hypnosetherapien. Asklepios geweihte Tempel dienten als Sanatorien, die eine wichtige Rolle bei der Heilung, vor allem psychosomatischer Krankheiten, spielten. In ihnen konnten die Patienten die Nacht verbringen und in ihren Träumen, dem sogenannten Tempelschlaf, die Heilung durch Asklepios erwarten oder Hinweise auf die Ursachen ihrer Krankheit durch die Deutung ihrer Träume erfahren.

Galen entwickelte die Viersäftelehre weiter und begründete auf deren Basis die Temperamentenlehre. Er nahm außerdem einen Zusammenhang zwischen Körperbau und Charakter an, der sich ebenfalls schon in manchen hippokratischen Schriften zeigt. Ähnliche Ansichten haben auch moderne Psychologen und Psychiater wie Carl Gustav Jung und Ernst Kretschmer (1888 - 1964) vertreten und entsprechende Typenlehren entwickelt.

Die hippokratischen Ärzte sahen den Menschen als fließendes Abbild des Ganzen. Dieses Ganze bezog die Wechselwirkungen von Mikrokosmos und Makrokosmos, also von Mensch und Umgebung mit ein. Gesundheit war ein energetisches Gleichgewicht von allen Kräften und Säften. Man wusste, echte Heilung kann nur entstehen, wenn der Kranke offen war für ein anderes Denken, Fühlen und Wollen.

Die Ärzte der damaligen Zeit wussten sehr wohl, dass Heilung etwas mit „heilig" zu tun hat. Sie waren selbst verpflichtet, regelmäßig zu meditieren und sich in einem hohen Energiezustand zu halten. Ihnen war bewusst, dass sie eingebunden waren in einem Wunderwerk Makrokosmos, und dass sie Mittler waren zum Mikrokosmos Mensch.[10]

Auch die Sternenkunde war untrennbar mit der frühen Medizin verbunden. Hippokrates, der Vater der Heilkunde, sagte: *„Ein Mann, der unbekannt mit der Astrologie ist, verdient eher den Namen eines Tores als den eines Arztes."*[11]

Noch 1000 Jahre später war es für die alten Ärzte wie Paracelsus selbstverständlich, dass ein Arzt sternen- und naturkundig war, ebenso musste er Philosoph sein, sich mit der menschlichen Psyche auskennen und kräuterkundig sein. Man wusste, dass eine bestimmte Arznei nicht zu jedem Zeitpunkt gleich gut wirkte und war sich des Ähnlichkeitsprinzips bewusst. Paracelsus sagte: *„Das isolierte innere Prinzip ist nur durch das (ähnliche) äußere Prinzip auszugleichen".* Und es war ebenfalls Paracelsus, der festhielt: *„... und der Arzt findet nichts im Menschen, was Himmel und Erde nicht auch haben"*[12] (→Schwingungsmedizin).

Im Christentum hingegen war man von diesen Wahrheiten ganz weit entfernt und betrachtete die Krankheiten der sündigen Menschen als gerechte Strafe des einzigen und allmächtigen Gottes. Die heutige Schulmedizin ist lange schon in die Fußstapfen der monotheistischen Glaubensvorstellungen getreten. Die Begründungen für die Ursachen der Krankheiten sind zwar andere, aber sie dulden ebenso keine anderen Götter neben sich.

Kapitel 13.1

Der alltägliche Wahnsinn der heutigen Schulmedizin

Bis 1948 mussten alle Mediziner, bevor sie ins Berufsleben entlassen wurden, den „Eid des Hippokrates"[1] leisten, der in abgewandelter Form noch heute für Ärzte gültig ist. Dieser Eid hat, auch wenn er ganz gut klingt, mit der Realität der ausgeübten Schulmedizin wenig gemein.

All das alte Wissen, genau wie neue Erkenntnisse komplexer Zusammenhänge scheinen gar nicht zu existieren und interessieren leider auch kaum jemanden.

Wer schaut heute noch auf die Zunge, weiß noch um die Pulsdiagnose oder kann am Gesicht erkennen, wo beispielsweise Entzündungsherde oder Mineralstoffmängel im Körper liegen? Es werden ja kaum mehr gründliche körperliche Untersuchungen durchgeführt.

Die Basis von allem sind heute Laborwerte, EKG-Befunde, Röntgen, CT- oder MRT-Bilder und viele andere, rein technische, immer weiter eindringende Untersuchungsmethoden. Es ist bemerkenswert, dass ausgerechnet die bildgebenden Verfahren immer weiter im Vormarsch sind, in einer Zeit, in der wir verlernt haben, am Bild des Menschen in seiner gesamten Erscheinung etwas zu erkennen – dabei sieht man dort viel mehr, als nur die körperlichen Schwachpunkte. Der Inhalt ist auch hier längst zur reinen Funktion geworden.

Menschen, die das Leben umfassender betrachten und der Schulmedizin hinterfragend gegenüberstehen, bekommen zunehmend das Gefühl vermittelt, dass sie gänzlich auf Abwegen irren, wenn sie der Seele und der menschlichen Ganzheit in Verbindung mit den individuellen Lebensbedingungen in Bezug auf Krankheiten eine größere Bedeutung einräumen. Heute hat man der Krankheit längst den Kampf angesagt und anstatt die Menschen bei ihrer persönlichen „Häutung" zu unterstützen, wird an der erstrebten „Unsterblichkeit" gearbeitet.

Je mehr sich die Menschheit und die Wissenschaften dem materialistischen Weltbild zugewendet haben und das bis heute für den alleinigen Fortschritt halten, desto mehr wurde und verhält sich der Arzt wie ein „Gott in Weiß". Was die Mediziner dabei scheinbar vergessen haben, ist, dass Asklepios für eben diese Grenzüberschreitung bestraft wurde. Es war für die Götter das höchste Vergehen, wenn der Mensch versuchte, gottgleich zu agieren. Und das ist alles andere als ein nicht ernst zu nehmender Mythos. Es ist eine tiefe Wahrheit.

Die Entwicklung der letzten Jahrzehnte hat diesem ohnehin schon maroden System noch die Krone aufgesetzt. Die Medizin ist seit langem ganz offiziell zu einem Wirtschaftszweig geworden, Tendenz steigend. Auf der Seite des Bundesgesundheitsministeriums heißt es im ersten Satz:

„Die Gesundheitswirtschaft hat eine erhebliche ökonomische Bedeutung für den Standort Deutschland"(...) weiter heißt es: *„Mit einem Wachstum von jährlich 3,3 Prozent wuchs der Sektor in den letzten zehn Jahren deutlich stärker als das Bruttoinlandsprodukt."*[2]

Das ist es, worum es heute geht. Die Schulmedizin ist, zusammen mit dem chemisch-pharmazeutischen Bereich, nach der Automobilindustrie und dem Maschinenbau der drittstärkste Wirtschaftszweig! Wer will denn, dass der wegbricht? An Gesundheit ist da niemand interessiert, an Krankheitswachstum jedoch schon.

Allein schon dieser Ansatz zeigt, dass der Fehler bereits in der Basis liegt. Es kann dort grundlegend nur etwas verändert werden, wenn Medizin dem Wohle des Menschen und nicht dem Wohl der Wirtschaft dienen soll. Krankenhäusern werden heute bessere Einnahmen geboten, je mehr Operationen durchgeführt werden. Hier müssen die jährlichen Zahlen mittlerweile genauso stimmen, wie in der freien Wirtschaft. Das heißt, als Wirtschaftsfaktor verliert die Schulmedizin ihren Stand, wenn sie nicht jedes Jahr stetig zunehmendes Wachstum abliefert – eine Zunahme an Gesundheit kommt hier gar nicht vor. Es ist ungeheuerlich!

Man fragt sich, ob die Mediziner tatsächlich selber glauben, dass sie mit zunehmend ausgefeilter Technologie, ständig teurer werdenden Medikamenten und immer weniger Zeit für den Patienten mehr Gesundheit schaffen? Wissen sie es tatsächlich nicht besser oder sind sie selbst schon Opfer der Wachstumsindustrie geworden? Viele Patienten bedeuten gute Einnahmen. Die wichtige zwischenmenschliche Beziehung zwischen Arzt und Patient wird schon lange vollkommen vernachlässigt. So ist es nur noch ein kleiner Schritt, den Menschen in einem solchen Krankheitssystem zum Objekt von Funktion, Macht und Geld zu machen.

Keine Pharmafirma will den gesunden Menschen, so wie keine Diätindustrie an einem dauerhaft schlanken Menschen interessiert ist. Am gesunden Menschen verdient die Schulmedizin nicht, am schlanken Menschen verdient auch keine Diätindustrie und langfristig hätten dann die Psychologen ebenfalls weniger zu tun.

Im Sinne der Umsatzzahlen geht das Konzept gut auf, denn im Namen des Fortschritts werden wir zunehmend kränker. Der Verbrauch von Antidepressiva ist in den letzten 10 Jahren um 50% gestiegen, Diagnosen wie Burnout, oder das Sich-Ritzen der jungen Mädchen explodieren nahezu. Suchterkrankungen nehmen zu, vor allem Alkoholerkrankungen, auch bei Frauen. Pro Tag werden 500 Selbstmordversuche geschätzt[3] und die Rate derer, die es tatschlich geschafft haben, ist höher als die der Verkehrstoten und der Drogentoten zusammen.[4] Es wird ebenso einen Grund haben, dass Krebserkrankungen so immens zugenommen haben, wenn auf der anderen Seite durch Pharmazeutika und Impfungen, in Verbindung mit dem heutigen, nicht nur dem aktuellen, Irrsinn der Welt eine zunehmende Unterdrückungsmedizin ausgeübt wird. Irgendwo muss das Ungelöste ja hin!

Aber das will ich an der Stelle gar nicht vertiefen (→Warum werden wir krank). Mir geht es im ersten Schritt darum, aufzuzeigen, dass in diesem System etwas grundsätzlich nicht stimmen kann. Wir werden immer älter und gleichzeitig immer kränker, realisieren das jedoch oft gar nicht mehr richtig, weil die Medikamente vieles unterdrücken oder wir uns durch Chemotherapie, Operationen und Prothesen jeglicher Art dann doch wieder für relativ gesund halten. Wirkliche Heilung sieht ganz anders aus.

Darüber hinaus hat die fortschreitende Spezialisierung in der Medizin im Grunde zur „Organmedizin" geführt. Heute wird an vielen Stellen so gearbeitet, dass die rechte Hand gar nicht mehr weiß, was die linke Hand tut. Sie verhalten sich sogar häufig so, dass man meinen möchte, die rechte Hand weiß nicht mal mehr, dass eine linke Hand überhaupt existiert. Warum gibt es denn nur noch Fachärzte, die maximal bis zu ihrem eigenen Tellerrand schauen, und fast keine Hausärzte mehr?

Der Mensch wurde längst zum Organträger degradiert und genauso wird er behandelt. Japanische Forscher haben 2019 eine Genehmigung zur Zucht von menschlichen Organen in Tieren erhalten.[5] Wir machen einfach vor nichts mehr Halt. Der „Gott in Weiß" wird zunehmend mächtiger und in gleichem Maße verstärkt sich die Bevormundung und Entmündigung der Patienten, vor allem der kritischen. Ein Mensch, der sich bewusst ist, dass die Ursache seiner Krankheit in erster Linie im Seelischen begründet liegt und dennoch, womöglich aufgrund der Schwere der Erkrankung oder weil er bislang keine Erfahrung mit alternativen Heilmethoden hat, erstmal zum Arzt geht, wird dort gar nicht ernst genommen. Die wahren Ursachen werden so oft von medizinischer Seite nicht mal in Betracht gezogen oder verleugnet und viele Patienten sind (noch) nicht mutig genug, sich dagegen zu stellen. Dieses ganze System ist so krank. Will denn ein Arzt wirklich nur noch ein Medikamentenverschreiber oder Medizinapparatebediener sein, der nicht mehr nach rechts oder links schaut?

Wenn es ernsthaft um das Innere des Menschen ginge, um seine seelische Gesundheit, um die eigenen Bedürfnisse und individuellen körperlichen Anlagen, funktioniert ein solches System ganz schnell nicht mehr. Einen Menschen wirklich zu sehen und ihn auf seinem ganz persönlichen Weg zur Gesundung zu unterstützen, würde uns ein Gesundheitssystem bescheren. Wir aber haben ein Krankheitssystem.

So haben sich auf der anderen Seite, auch gefördert durch dieses malade, oft eher krankmachende als helfende System, die alternativen Heilmethoden wieder einen guten Stand erarbeitet. Immer mehr Menschen suchen den Weg dahin, weil man dort in seinem ganzen Sein gesehen und dabei unterstützt wird, sich seiner Seele und den Botschaften der eigenen Symptome zuzuwenden. Mit Naturheilmitteln oder alternativen Therapiemethoden, wie Akupunktur, Homöopathie oder Heilkräutern kommt man auch wieder mehr mit sich selbst in Kontakt. Dazu hat der Therapeut ausreichend Zeit, sich mit den Lebensumständen des Patienten zu befassen und auch hier zu unterstützen oder, wenn nötig, mit Psychologen zusammenzuarbeiten. Im Grunde hat der Heilpraktiker heute ein wenig die Rolle des früheren Hausarztes.

Und genau an der Stelle sollen die Heilpraktiker erneut verboten werden. Die Konkurrenz ist offensichtlich spürbar. Sie haben das schon vor über 20 Jahren versucht, aber da es bislang nicht gelungen ist, entziehen sie ihm stattdessen Stück für Stück das Handwerkszeug und erschweren so zunehmend die Arbeitsbedingungen und die Möglichkeiten für die Patienten. Sehr viele Hersteller alternativer Heilmittel mussten schon vor 20 Jahren ihre Produktion umstellen, weil bestimmte Pflanzen als Heilmittel plötzlich nicht mehr verabreicht werden durften. Dazu kommt, dass die wirklich preiswerten alternativen Heilmittel von den Kassen gar nicht mehr bezahlt werden, dabei würden diese Summen nicht mal auffallen im Vergleich zu den Unsummen, die die Schulmedizin verschlingt.

Die Homöopathie verschwindet ebenfalls seit über 15 Jahren zunehmend vom Markt mit hanebüchenen Begründungen – es könnte in einem homöopathischen Mittel, das aus dem Erreger der Tuberkulose einer erkrankten Kuh hergestellt wird, BSE enthalten sein. Auf der anderen Seite wird Homöopathie gerne lächerlich gemacht, weil doch angeblich nichts mehr an Wirkstoffen enthalten ist und es daher nicht wirken kann. Ja, was denn nun? Da sieht man mal wieder, wie sehr in einem vorherrschenden Denksystem alles so ausgelegt werden muss, wie es gebraucht wird, um die eigenen Interessen durchsetzen und damit an der Macht bleiben zu können.

Dieses Tuberkulinum war der Anfang. Mittlerweile sind immer mehr Arzneimittel hinzugekommen, die im homöopathischen Bereich nicht mehr käuflich zu erwerben sind. Jetzt wird es den Phytotherapeuten zunehmend schwer gemacht, indem der freie Verkauf von Heilpflanzen ebenso eingeschränkt wird – von frei gesammelten Heilkräutern ganz zu schweigen. Die dürfte man offiziell als Heilpraktiker oder auch als Arzt nie anwenden.

All das hat längst nicht aufgehört, immer wieder werden Studien und Arzneimittelprüfungen gefordert, die ein alternativer Arzneimittelhersteller weder bezahlen könnte noch sind sie bei dieser ganz anderen Art der Therapie überhaupt möglich und erst recht nicht sinnvoll – am allerwenigsten in der Homöopathie. Dort kann das gleiche Mittel für ganz verschiedene Symptome eingesetzt werden. Es wird immer der ganze Mensch individuell behandelt. In diesem Bereich gibt es fast keine pauschalen Verschreibungen. Mittlerweile wollen sie auch verschiedene Heilpilze gesetzlich verbieten. Einschränkungen im Bereich der Nahrungsergänzungsmittel, mit denen der Heilpraktiker oft unterstützend therapiert, sollen folgen. Den ätherischen Essenzen will man ebenfalls an den Kragen und die erlaubten Therapiemethoden werden im gleichem Maße zunehmend eingeschränkt – und sind dann nur noch den Ärzten vorbehalten!

Den Tierheilpraktikern ist die Politik im ersten Schritt erfolgreich zuleibe gerückt. Mit einem auf allen Ebenen vollkommen sinnentleerten Gesetz wurde ihnen im Januar 2022 die Homöopathie weggenommen.[6] Dazu stellte die Anwendung von Humanarzneimitteln durch Tierhalter oder Tierheilpraktiker nun eine Ordnungswidrigkeit dar. Eine wundheilende Calendulasalbe zum Beispiel, die Ihnen geholfen hat, durfte Ihr

Hund nicht mehr bekommen. Ist es ein Zufall, dass ausgerechnet 2022 die Gebührenordnung der Tierärzte fast verdoppelt wurde? Während ich dieses Kapitel überarbeite, haben Menschen gegen dieses Gesetz geklagt und glücklicherweise wenigstens zum Teil Recht bekommen.[7] Nur bei den Landwirten gab es leider keinen Erfolg. Diese dürfen ihre Tiere nicht mehr homöopathisch behandeln, denn das, was ja eigentlich nicht wirkt, würde dann mitsamt dem Placebo-Effekt auf unseren Tellern landen. Da essen wir doch lieber die Antibiotika mit. Alles im Namen der Gesundheit.

Wenn die Schulmedizin wirkliche Wahrheiten vertreten würde, dann hätten alle anderen Wahrheiten daneben in gleicher Weise Bestand und würden einander nichts tun, sondern sich ergänzen. Jeder könnte aus seinem Fenster auf die Wahrheit schauen und einen entsprechenden Ausschnitt des Ganzen erkennen. Dann würde man ebenfalls erkennen, dass jeder Bereich, wie ein Teil in einem Puzzle, seine sinnvolle Berechtigung hat und das eine nicht richtiger ist als das andere. Und es am Ende nur alles zusammen vollständig ist und unsere Sicht erweitert, anstatt sie zu begrenzen.

Es geht nicht darum, die Schulmedizin zu verteufeln, es geht darum, dass beides – fortschrittliche Medizin ebenso wie alternative Heilmethoden, inklusive der Fürsorge und Prävention – ihren gleichberechtigten Platz haben, wie die zwei Seiten einer Polarität. Leider kann das die Schulmedizin gar nicht sehen, da sie in der Selbstbetrachtung den deutlich höheren Stellenwert hat, weil sie doch viel mehr kann. Die alternative Heilkunde kann auf anderer Ebene mindestens genauso viel, wenn nicht mehr, weil sie den Menschen bei wirklicher Heilung begleitet und nicht nur Symptombekämpfung betreibt. Alternative Medizin setzt immer am Ursprung, am (seelischen) Auslöser an und nicht erst, wenn nur noch chemische Hammer oder Operationen die Antwort sind.

Natürlich darf man auch absolut dankbar sein für manches lebensrettende Medikament und sehr vieles, was heute operativ möglich ist und das auch nutzen. Wenn wir nach solchen Eingriffen alternative Heilungswege folgen lassen, erholen wir uns oft viel besser. Als Notfallmedizin schätze ich die Schulmedizin durchaus und würde sie sich auf ihre Stärken konzentrieren und von dem Allmachtsanspruch ablassen, dann könnten Alternativmediziner und Schulmediziner wunderbar zusammenarbeiten. Das jedoch ist schon per Gesetz verboten. Sie dürften nie eine Praxis teilen! Trotzdem könnte man sich wenigstens empfehlen – was leider nur sehr selten geschieht.

Es ist wieder einmal die östliche Welt, die uns ein einheitlicheres Weltbild vorlebt. In Indien arbeiten Homöopathen und Ayurvedatherapeuten mit Ärzten Seite an Seite und auch in Hongkong forscht man gemeinsam mit westlicher und chinesischer Medizin.

Man fragt sich, warum man in der westlichen Welt die, aus schulmedizinischer Sicht, „harmlose" Naturheilkunde nicht wenigstens in Ruhe lassen kann? Sie belastet die Krankenkassen nicht, ist aber offensichtlich schon zu erfolgreich geworden und schwächt Wachstum und Macht der Medizinindustrie. Und eines scheint mir in der aktuellen Entwicklung nahezu gespenstisch deutlich zu werden: Man will den Markt erweitern und dazu möchte man gerne den Gesunden erreichen, bevor er vielleicht mit Unterstützung alternativer Wege immer weniger oder nur noch im Notfall für die Schulmedizin erreichbar ist. Es geht sicher um Geld, auch um Kontrolle, aber offenbar vor allem um Allmacht.

Diese zeigt sich ohnehin schon an allen Stellen, in denen permanent mit zweierlei Maß gemessen wird. Ein Heilpraktiker darf sich nicht den kleinsten Fehler erlauben, dann steht sofort der ganze Berufsstand mit dem Rücken an der Wand. Das ist genau das gleiche im Zusammenhang mit konventionellen und biologischen Lebensmitteln. Wenn man sich anschaut, wie viele Menschen durch Fehler auf dem OP-Tisch sterben oder durch Krankenhauskeime, Medikamentennebenwirkungen oder Fehldiagnosen, dann kann einem schlecht werden. Statistisch gesehen sterben jede Minute fünf Menschen allein durch falsche medizinische Behandlungen. Und das sind nur die offiziellen Zahlen.[8] Wie hoch mag wohl die Dunkelziffer sein? Würde sich Ähnliches die Alternative Medizin nur im Ansatz erlauben, gäbe es sie tatsächlich nicht mehr.

Unsere Welt ist alles andere als eine seelenlose Maschine. Die Wissenschaft im Bereich der Physik hat sich dem schon angenähert, aber in der heute praktizierten Schulmedizin kann man leicht das Gefühl bekommen, dass dort die Zeit stehen geblieben ist. Selbst, wenn es gelänge, die Alternativmedizin zum Schweigen zu bringen, ist das Problem der Schulmedizin nicht gelöst. Es wird am Ende sogar noch größer, weil sich alles Unterdrückte aus dem Leben heraus auf anderen Wegen früher oder später wieder Gehör verschafft.

Die Verbote im Bereich der Naturheilkunde sprechen natürlich offiziell weder die Pharmaindustrie noch die Schulmedizin aus, das macht der Staat und damit wird deutlich, dass die Schulmedizin inklusive der Pharmaindustrie in Teilen ebenso eine Staatsmedizin ist. Pharma hat die oberste Macht. Es wurde nie deutlicher als derzeit. Da aber das offizielle System immer mehr bröckelt, wird im Gegenzug die verbleibende Macht immer massiver verteidigt. Es mutet an, als wollten sie sich damit eine scheinbare Sicherheit schaffen, um sich der Unfähigkeit des eigenen Systems nicht bewusst werden zu müssen. Hier hat sich so viel elementar „Böses" (→Kapitel) auf einem Haufen angesammelt, dass es kaum zu glauben ist. Und die Machtausübung wird immer größer, dazu diente auch Corona als wunderbares Sprungbrett.

Ich wollte in diesem Buch nie über Corona schreiben, habe es ja auch lange vor dieser unvorstellbaren P(l)andemie begonnen, aber es zeigt einfach an allen Stellen die wahren Krankheiten unseres Systems so deutlich auf, dass ich die Zusammenhänge in verschiedenen Bereichen auch benennen muss. Es kam mir vor, wie eine Machtübernahme, ähnlich wie sie damals durch das Christentum geschehen ist und alles andere, außer die eigene Haltung, nicht mehr zugelassen wird. Die Schulmedizin entpuppte sich als plötzlicher Heilsverkünder, der sich zum lieben Gott aufschwingt und ähnlich agiert, wie vor 2000 Jahren die katholische Kirche. Nur wenn wir alle Dogmen fraglos glauben, dürfen wir mitspielen. Ansonsten gibt es Sanktionen. Man könnte meinen, wir sind auf dem Weg zurück ins Mittelalter, wo Hexen verbrannt wurden, weil sie alternatives Heilwissen besaßen und denen die Schuld an allem – sogar am Wetter – gegeben wurde, wo Bücher verbrannt worden sind, weil man nicht lesen sollte, was nicht sein darf, denn es hätte das herrschende System gestört.

Ich kann mir vorstellen, dass es sich damals für die Menschen nicht viel anders angefühlt hat als heute. Aktuell waren es vor allem die Impfgegner, die sich wahrscheinlich so fühlten, wie damals die klugen Hexen, die Ungläubigen und „Gotteslästerer", die die Natur als göttlich und beseelt erlebt haben und dazu oft noch sternenkundig waren. Auch heute wird jede andere Haltung zur herrschenden medizinischen Praxis zunehmend verteufelt und da, wo sie Unerwünschtes verbieten können, geschieht es auch.

Das vollkommen Absurde an der „Pandemie" war, dass es sehr schnell praktisch keine Gesunden mehr gab. Das waren stattdessen ungeimpfte potentielle Krankheitsträger, die beweisen mussten, dass sie gesund waren. JEDER wurde so zum Patient. Es war massiv, in welchem Tempo sich der Fokus auf die Gesunden richtete. Im Prinzip kennen wir das bereits in anderen Formen, nur dachten (und denken) die meisten wahrscheinlich noch, es ginge tatsächlich um ihre Gesunderhaltung. Schon lange haben wir staatlich verordnete Vorsorgeuntersuchungen, in die die Menschen mit Druck und Drohungen hineingedrängt werden. Wenn wir das verweigern, heißt es, dass zu späteren Zeitpunkten in einem tatsächlichen Krankheitsfall die Krankenkassen bestimmte Kosten nicht mehr übernehmen oder die Beiträge zu diesen höher werden, wenn man diese angebotenen Untersuchungen nicht regelmäßig genutzt hat.

Vom Zahnarzt kennen wir das alles längst, aber es hat sich ebenso in vielen anderen medizinischen Bereichen eingeschlichen. Die Menschen haben ein schlechtes Gewissen, wenn sie nicht zur Vorsorge gehen. Damit das schlechte Gewissen auch regelmäßig wieder aktiviert wird, bekommt man schon lange per Post in bestimmten Abständen einen unangefragten Termin zugeschickt, beispielsweise zur Mammografie. Und wenn man den verstreichen lässt, dann gibt es noch mal Post. Dann geht man eventuell doch hin und hat hinterher Angst vor dem Ergebnis, obwohl man sich vorher gesund gefühlt hat. Vielleicht hat man Glück und sie finden nichts und es ist wieder Ruhe bis zum nächsten Brief. So geht das immer weiter. Und wenn man ein ängstlicher Mensch ist, werden sie einen genau dort kriegen. Durch diesen zunehmenden Druck treibt man die Menschen in die Krankheit. Drohungen machen krank, nicht nur zu Coronazeiten. Mittlerweile droht man uns auf allen Kanälen. Es vergeht kaum mehr ein Tag, an dem die Medien nicht voll sind von irgendwelchen Nachrichten in Bezug auf angeblich ganz schlimme neue Krankheiten – gegen die es aber sicher auch bald Impfstoffe oder anderes geben wird.

Wenn es wirklich um Vorbeugung ginge, dann würden sie nicht nur alternative Heilmethoden mehr mit einbeziehen, sondern den Schwerpunkt auf wirkliche Vorsorgemaßnahmen legen, wie gesunde Ernährung und

Sport und psychische Gesundheit unterstützen. Schauen wir an der Stelle doch mal auf die Sprache. Das Wort „krank" kommt aus dem mittelhochdeutschen von „krumm" und wenn man krumm ist, ist man gebeugt. Wenn ich gebeugt bin, bin ich also krank und wenn man vorbeugt, ist man doch im Grunde in einem Vorstadium der Krankheit. Das sagt zumindest die Sprache. Und die lügt bekanntlich nicht.

Vorsorge im Sinne des Systems ist schon so weit fortgeschritten, dass sogar potentiell gefährdete Organe vorsichtshalber wegoperiert werden. Dann bekomme ich vielleicht keinen Brustkrebs mehr, aber dafür vielleicht ein Uteruskarzinom, wenn ich das zugrundeliegende Problem dieser Krankheitsneigung nicht löse. Nur das sagt einem dort niemand. Vielleicht wissen sie es aber auch gar nicht.

Ohne Druck und geschürte Angst würden sie am Gesunden nichts verdienen. Und gesunde Menschen lassen sich auch nicht beherrschen, was man jedoch durch die permanente Testerei in der jüngsten Vergangenheit regelrecht erzwungen hat. Da wird ein Virus nachgewiesen und man wird für krank erklärt, obwohl man keinerlei Symptome aufweist – nur weil ein (noch dazu fraglicher) Test positiv ist. Würde man alle Menschen, um nur ein Beispiel zu nennen, auf Herpes-Viren testen, wären etwa 90% positiv. Auch dieses Virus verursacht ansteckende Krankheiten und für manche, vor allem ältere Menschen, auch schwerwiegende. Ebenso verhält es sich mit den verschiedensten Viren, nur dass der Prozentsatz weniger hoch ist. Wenn wir so weitermachen würden, dann können wir Menschen nur noch in Käfigen halten. Aber da sind wir auf einem guten Weg.

Im Weltbild der Schulmedizin ist der Mensch auf seine materielle Existenz reduziert, sonst würde dieser ja nicht in ihr Weltbild passen. Nur was macht das alles für einen Sinn, der Mensch als seelenloses und damit sinnloses Ersatzteillager, als Virenträger und potentieller Kranker? Warum fragt sich das von den vielen „Göttern in Weiß" eigentlich niemand mehr? Die alles umfassende materialistische Geisteshaltung ist doch die eigentliche Krankheit – und das nicht nur in der Medizin.

Wie kann ein Arzt, der einmal einen Eid (auch wenn es heute nicht mehr der hippokratische ist) abgelegt hat und vielleicht noch angetreten ist mit der idealistischen Vorstellung, Menschen wirklich zu helfen, in so einem System mitmachen? Aber auch ohne diesen Eid sollte es doch für jeden Menschen, der therapeutisch tätig ist, ein Selbstverständnis sein, finanzielle oder andere eigene Interessen in einer Behandlung zurückzustellen, sich ebenfalls gut um seine eigene Gesundheit zu kümmern, damit er leistungsfähig bleibt, was allein schon in dem Stress heute – alle 5 Minuten ein neuer Patient – kaum noch leistbar ist. Mir will sich das einfach nicht erschließen.

In der astrologischen Arbeit fällt mir immer wieder auf, dass Mediziner mit einer auffallenden Häufigkeit eine bestimmte Konstellation haben: Sonne-Pluto. Der Gott der Unterwelt (in der römischen Mythologie ist es Pluto) herrscht über das Leben (Sonne). Das ist zwar nur eine unzureichende Kurzbeschreibung dieser Konstellation, sie zeigt aber in der Essenz in gewissem Maße schon das machtvolle, sicher auch gottgleiche Gefühl, was viele Ärzte heute haben. Und der Pluto, als Anzeiger verhinderter, nahezu untergegangener Bereiche, schließt in dem Falle das Leben, insbesondere das Empfinden, in sich ein – so bleibt die Seele (auf diesem Heilweg) unerlöst. Auch das ist schulmedizinische Realität. Nur ist es nicht so, dass die Ärzte so geworden sind, weil sie diese Konstellation haben, sondern dass sich diese Konstellation in dem Bereich so stark zeigt, ist vielmehr ein Hinweis, dass der wirkliche Inhalt in der Medizin, wie sie heute ausgeübt wird, offenbar tatsächlich fast nicht mehr möglich ist.

Aber es gibt auch andere Ärzte, ohne diese Konstellation und wenn sich die Geisteshaltung verändern würde, dann hätten Ärzte sicher irgendwann andere typische Konstellationen, die den veränderten Inhalt anzeigen würden. Dafür braucht es einen Wandel und es ist hier ebenso wie auf allen anderen Ebenen – je weniger Menschen mitmachen, desto eher bricht das System zusammen und es kann ein neues, ein für alle, auch für die Ärzte, menschlicheres entstehen. Das ganze System der Medizin, Wirtschaft und Wissenschaft ist nicht auf Eigenständigkeit des Menschen angelegt, sondern auf Abhängigkeit, denn Abhängigkeit garantiert Macht. Den Menschen wird die Möglichkeit zur Eigenständigkeit mehr und mehr genommen und so wie Pflanzen durch gentechnische Eingriffe ihre natürliche Widerstandskraft verlieren, wird unsere Immunität möglicherweise in nicht allzu ferner Zukunft nur noch künstlich funktionieren.

Das eigentliche Problem jedoch liegt im Grunde tiefer. Der Mensch selbst ist auf seinem Entwicklungsweg in der Abhängigkeit steckengeblieben. Er braucht offenbar immer jemanden, der ihm sagt, was gut und was schlecht ist, was er machen soll und wie er krank oder gesund wird, weil ihm die Orientierung aus sich heraus verloren gegangen ist. Der Glaube und die Hoffnung, wenn es nur genug Impfungen oder endlich das Allheilmittel gegen Krebs gäbe, dass die Menschen dann endlich gesunden würden, ist erstens eine Illusion und zweitens ebenso eine Abgabe der Verantwortung an eine andere, scheinbar übergeordnete Stelle.

Viele dieser Menschen sind oft lieber krank oder besser, bleiben lieber krank als sich vielleicht alternativen Heilmethoden zu öffnen. Sie versuchen das häufig nicht einmal – denn das scheint so unkontrollierbar, da müsste man sich ja mit seinen Gefühlen auseinandersetzen. Das sind Sätze, die fallen genau so!

„Wie wirkt das?", „Was macht das mit mir?" – sind die unausgesprochenen inneren Fragen und Ängste, die man durch den Glauben an die Allmacht der Wissenschaft so gerne ausklammern möchte. Lieber lassen sie sich ein Organ wegschneiden oder mit heftigen nebenwirkungsreichen Arzneimitteln vollstopfen – denn da steht ja zumindest auf dem Beipackzettel, was einen erwarten wird. Dann haben sie gefühlt wieder alles im Griff und müssen die Unsicherheit (erstmal) nicht spüren.

Die heutige Medizin spiegelt damit auch die Haltung des überwiegenden Teils der Gesellschaft wider und dadurch wird deutlich, dass es wieder einmal nicht nur das „Außen", nicht allein das System ist, dem wir die Schuld überhelfen können. Unsere eigene Angst vor emotionalen Schmerzen oder Änderungen im Leben, genau wie die Angst vor Krankheit oder dem Tod ist es ebenfalls, die der Schulmedizin diese Macht gibt. Wir können auch an dieser Stelle nur selbst aufwachen und da wo es geht, nicht mitmachen oder uns trauen, Dinge zu benennen, die man auf der offiziellen Seite nicht gerne hört. Wir müssen in die Eigenverantwortung gehen. Wenn wir nicht mutig zu uns zurückfinden, nicht gut auf uns achten und uns den eigenen unangenehmen Dingen stellen, bleiben wir uns im Inneren fremd und die Abhängigkeit vom System wird nur noch mehr untermauert.

Warum werden wir krank und immer kränker?

In der modernen Medizin ist Krankheit ein Feind, der uns das Leben schwer macht, der stört und den man möglichst schnell weghaben will, damit man weitermachen kann wie vorher. Und meistens haben wir bewusst selbst nur wenig bis gar nichts damit zu tun, außer dass es uns getroffen hat. Das ist die immer noch am weitesten verbreitete Haltung.

Die Frage nach den Ursachen einer Erkrankung lässt sich aus schulmedizinischer Sicht schnell beantworten: Viren, Bakterien, genetische Disposition. Maximal Stress wird noch als psychischer Faktor anerkannt. Rauchen, Alkohol oder andere Drogen auch. Ansonsten – und das betrifft die überwiegende Mehrheit aller Krankheiten – Ursache unbekannt.

Alle modernen Naturwissenschaften gehen heute von einer Entstehung der Welt nach den bekannten physikalischen Prinzipien aus und verneinen somit kosmische und tiefere seelische Zusammenhänge. In gleicher Weise sieht die Schulmedizin den Menschen in der Essenz als eine Art Uhrwerk, dessen kaputte Mechanik repariert werden muss. Im „Herold"[1] – der ersten „Bibel" aller Schulmediziner, werden sämtliche Krankheiten nach Ursachen, zu erwartendem Verlauf und Behandlungsrichtlinien systematisch aufgeführt. Auch dort sind bei 80% aller Krankheiten die Ursachen entweder im Körper begründet (Arteriosklerose führt zum Herzinfarkt, Autoantikörper oder eine gestörte Glukoseverwertung führen zu Diabetes … usw.) oder durch äußere Einwirkungen, wie Traumen oder Medikamente. Die wirkliche Ursache ist meist unbekannt. Als erster Überblick für Studenten ist ein solches Buch durchaus brauchbar, aber selbst gestandene Mediziner in Kliniken behandeln oft nur nach diesen Richtlinien und sind nicht selten überfordert, wenn ein Krankheitsverlauf sich anders gestaltet, als dort beschrieben.

Schauen wir uns die Polarität Gesundheit und Krankheit mal etwas genauer an. Es sind zwei Seiten wie Tag und Nacht, die untrennbar zusammengehören. Wenn Gesundheit und Krankheit eine Polarität bilden – und nicht eine Dualität – dann existieren beide Zustände nicht getrennt voneinander, sondern bilden eine sinnvolle Einheit, in der sie sich aufeinander beziehen. Das eine geht jeweils aus dem anderen hervor und zwar in beide Richtungen. Nicht nur kann sich eine Krankheit aus der Gesundheit entwickeln, sondern ebenso wird aus Krankheit auf neuer Ebene Gesundheit.

Krankheit entspricht als Bild der Nacht, unserem inneren Schatten, der das Ungelöste der Seele enthält. Wenn etwas Emotionales an die Oberfläche drängt, aber noch nicht zugelassen werden kann, zeigt sich dieser Schatten dann meist auf der körperlichen Ebene. Natürlich wird nicht jeder Seelenkonflikt gleich zur Krankheit, er wird es nur dann, wenn er entweder zu schmerzhaft ist, zu tief verdrängt werden musste oder er schon eine Zeit an die Tür klopft, man die innere Stimme aber ignoriert oder gar nicht mehr gehört hat.

Es muss nicht immer eine schlimme Krankheit sein. Jedes körperliche oder seelische Symptom, jede Art von Krankheit ist eine Krise, die um eine seelische Erkenntnis ringt. Sie ist ein Stellvertreter für etwas im Bewusstsein Fehlendes. Deshalb spricht man auch von „heil" im Sinne von „ganz", wenn der Mensch wieder gesund ist und im besten Fall diesen fehlenden Teil ebenso auf der Seelenebene integriert hat.

Früher fragte der Arzt auch üblicherweise: „Was fehlt uns denn?" In diesem Satz vermittelt sich bereits, dass etwas vom Ganzen fehlt. Sprache ist immer wahrhaftig. Heute lautet die Frage eher: „Was haben wir denn?" Auch das drückt aus, dass dieser Zusammenhang, selbst wenn er unbewusst war, mittlerweile verloren gegangen ist.

Krankheit macht uns also ganz und das finden wir in gleicher Weise im Sprachursprung wieder. Das englische Wort Gesundheit „health" kommt vom angelsächsischen „hale", was GANZ (whole) bedeutet. Im deutschen bedeutet das Wort „hale" HEIL. Das englische Wort „holy" und das deutsche Wort „heilig" sind gleichfalls von derselben Wurzel „whole" abgeleitet. Gesundheit ist in der Essenz sozusagen „ganzhei(t)lich".

Krankheit ist aus der polaren Sicht ein absolut notwendiger Prozess, ohne den es auch auf der Seelenebene keine Heilung geben wird. Durch die Auseinandersetzung mit meinem Symptom kann das Unerlöste ans Licht kommen und einer Erlösung zugänglich werden. Die eigene Gesundheit wird mit der Zeit immer stabiler und tragfähiger werden, wenn wir Krankheit aus diesem Blickwinkel beleuchten und nicht allein schulmedizinische Symptombehandlung betreiben.

Die Ursache von einem Diabetes beispielsweise ist nie allein der Insulinmangel, ebenso wenig sind die Allergene allein schuld an meinen Allergien. Die Frage nach dem dahinterliegenden „Warum" wird aber nicht mehr gestellt. Stattdessen hören wir sehr schnell, was einem alles widerfahren wird, sollte man den schulmedizinischen Weg ablehnen. Genauso bekommen wir an so vielen Stellen gesagt, dass wir dieses oder jenes auf jeden Fall bekommen werden. Wie häufig hören wir heute von Ärzten, im Alter bekommen alle Grauen Star – früher oder später ist jeder dran. Auch die Demenz wird uns irgendwann alle ereilen, ganz klar. Und der Hautkrebs, wenn man zu viel in die Sonne geht.

Ebenso stehen die Prognosen der verschiedenen Krankheitsbilder fest. Für die meisten Diagnosen ist schon im Vorfeld klar, wie es weitergeht... wie die Lebenserwartung sein wird, der weitere Verlauf, die zu erwartenden Rezidive oder wann die nächsten Operationen kommen können und die unbedingt einzuhaltenden Zyklen der Chemotherapien. Es wird einem gesagt, wann man als gesund gilt oder mit welcher Krankheit man nun leben müsse. Vieles davon klingt wie eine Drohung und die wirkt. Macht man mit, darf man weiterleben, so klingt es oft – aber zu welchem Preis? Mit der Angst im Nacken. Zu mir hat kürzlich ein Mediziner im Ruhestand gesagt: „Wenn du in deinem Alter noch gesund bist, dann warst du nicht oft genug beim Arzt." Das klingt zwar lustig, ist aber an sehr vielen Stellen leider wahr.

Wenn ich um die Macht des Ausgesprochenen weiß, dann weiß ich ebenso, dass meine Heilungschancen bei solch vorgezeichneten Wegen, die einem die Ärzte noch dazu meist recht emotionslos mitteilen, deutlich sinken. Auch das sind alles Ursachen für Krankheiten – es sind Programmierungen! Es sind nicht nur die Ursprünge der Sprache, die immer zeigen, worum es eigentlich geht, genauso hat das ausgesprochene Wort eine unglaubliche Macht! Was machen Menschen, die sich damit bislang wenig beschäftigt haben oder nicht die Stärke finden, sich dagegen zu wehren? Sie rutschen in die Angst und stecken dann dort nicht selten fest. Und häufig wird es früher oder später genau so kommen, wie prognostiziert.

Das höre ich von so vielen Menschen beinahe täglich und auch Sie werden in dem Bereich Ihre Erfahrungen gemacht haben. Da bin ich sicher. Es ist so schwer, sich dagegen zu wehren. Ich bin dafür, dass alle Menschen, die mit Menschen zu tun haben, vor allem im medizinischen Bereich, und dazu gehören auch Optiker oder Hörgeräteakustiker und viele andere, ebenfalls psychologisch ausgebildet werden sollten oder zumindest in achtsamer Kommunikation, wenn sie schon die Psychosomatik verleugnen.

Dennoch stimmt die Ursache „genetisch bedingt" oft tatsächlich. Denn vor allem hinter tiefen oder chronischen Erkrankungen steht immer ein bestimmtes Wesens- und Verhaltensmuster und das wird mit der Neigung zu dieser oder jener Krankheit ebenfalls vererbt. Der Diabetes steht in der Regel mit ununterbrochenem Leistungsdruck in Zusammenhang, mit einer Neigung alles zu kontrollieren, genau wie mit fehlender seelischer Zuwendung – egal, ob ich als Erwachsener im perfektionistischen Funktionieren steckengeblieben bin und für nichts anderes mehr Zeit bleibt oder ich als Kind schon viel zu früh funktionieren muss und vielleicht noch dazu ständig fremdbetreut werde. Auch Eltern mit einer solchen Disposition kümmern sich meist nicht liebevoll genug um die eigenen Bedürfnisse, und werden den eigenen Kindern oft ebenso nicht die notwendige Zuwendung geben können oder ausreichend Verständnis für deren Schwächen aufbringen. So setzt sich das in der nächsten Generation leicht fort.

Im Horoskop kann man solche Strukturen stets erkennen. Das ist nur ein Beispiel für wirkliche Ursachen von Krankheiten. Wenn ich um diese Hintergründe weiß, dann kann eine „Behandlung" ganz anders ansetzen, nämlich am Verhaltensmuster, den dazugehörigen Emotionen und Ängsten, genau wie an Familienstrukturen anstatt ausschließlich bei den Laborwerten.

Die Zahl der Diabeteserkrankungen steigt in den letzten 25 Jahren – vor allem bei Kindern – rasant an. Es wird jedoch wenig nützen, mit noch so viel Vorsorgeuntersuchungen oder fortschreitender Technik über Genforschung die Disposition zu Diabetes festzustellen, um sich dann beispielsweise zuckerfrei zu ernähren. Nicht, dass ich damit sagen will, dass dieser Verzicht nicht trotzdem sinnvoll wäre, genau wie es hilfreich ist, ein mögliches Allergen für eine Zeit zu meiden, um den Körper zu entlasten. Aber für eine Heilung müssen wir die Seele mitnehmen und dann erreichen wir meist eine deutlich bessere Lebensqualität als vorher prognostiziert!

Allergien sind ein noch viel größeres Phänomen der Neuzeit, was die Menschen heute mehr oder weniger hinnehmen, auch weil man es ja deutlich am Blutbild oder den körperlichen Reaktionen ablesen kann. Es scheint schon fast dazuzugehören, denn es leiden mittlerweile so viele daran. Die meisten Menschen sind lange nicht mehr nur gegen Pollen, Nickel oder Hausstaub, sondern gegen verschiedenste Nahrungsmittel allergisch. Letzteres findet sich heute vor allem bei Kindern. Die Gründe dafür sind immer vielfältig. Es kann an den vielen Zusatzstoffen in den ohnehin schon denaturierten Nahrungsmitteln liegen und/oder an den Folgen der modernen Umweltbedingungen durch jede Menge Gifte in Baustoffen, Zahnfüllmaterialien, Einrichtungsgegenständen, an der Umweltverschmutzung und durch vieles andere noch verstärkt oder ausgelöst werden.

Das Grundproblem jedoch ist vielmehr die steigende Allergiebereitschaft des Körpers. Die Ursachen dafür können auch in der eigenen Familie liegen. Wir wissen zwar heute um unsere menschliche Psyche und die Wirkung frühkindlicher oder anderer Traumatisierungen, aber es ist noch viel zu wenig bekannt, dass ein Mensch auch aus einer traumatischen, nicht verarbeiteten Situation eine Allergie auf etwas entwickeln kann, was damit in Zusammenhang steht. Hier ist die Ursachenforschung oft nicht leicht, aber lohnenswert. So kann beispielsweise ein Kind erst nach Jahren auf seinen geliebten Hund eine Tierhaarallergie entwickeln, weil dieser zur gleichen Zeit zu ihm kam als die Eltern sich trennten und der eigentliche Schmerz mit der Freude über den Hund irgendwann nicht mehr kompensiert werden kann.

Der viel offensichtlichere Auslöser aber ist die normal gewordene, tagtägliche Eindrucksüberforderung aller Menschen. Die Kinder leiden darunter am meisten, besonders, wenn sie eine sensible Anlage haben. Sie werden heute viel zu früh mit allem konfrontiert und reagieren dann auf eine Welt allergisch, die sie nicht mehr verarbeiten können. Allergien haben in der heutigen Zeit Ausmaße angenommen, die früher undenkbar waren. Wir alle und unser System sind schlicht überfordert! Und regieren auf unsere Umwelt immer allergischer.

Wenn wir nicht an der wahren Ursache etwas verändern, nützt es auf lange Sicht gar nichts, die Allergene, wie beispielsweise Möhren oder Zitrusfrüchte, aus der Ernährung zu streichen, denn dann bekommt das Kind später vielleicht Asthma oder eine andere Autoimmunkrankheit. Es gilt aber für jede Krankheit oder Krankheitsneigung: Wenn wir uns den Hintergrund nicht anschauen und nur die sichtbaren Symptome behandeln, wird sich der Konflikt irgendwann an einer anderen Stelle, körperlich, psychisch oder geistig manifestieren oder sogar in ein Unfallgeschehen treiben.[2] Denn auch das ist meist nichts anderes als der unterbewusste Ereigniswunsch nach Korrektur, die man manchmal aus eigener Kraft nicht mehr schafft.

Die Frage nach den Ursachen muss immer komplex sein – gemessen an unserem Wesen, welches aus Körper, Geist und Seele besteht und dazu in die Zeit eingebettet ist. Dann erklärt sich auch, warum manchmal unter scheinbar ähnlichen äußeren Bedingungen der eine Mensch erkrankt und der andere nicht. Warum bekommt der Nichtraucher Lungenkrebs und der Raucher ist immer noch gesund? Natürlich ist das nicht die Regel, aber ein Beispiel von vielen, wo das Erwartete eben nicht wie systematisch prognostiziert eintritt. Es liegt nie allein am Rauchen, ebenso können sich gesund ernährende und sporttreibende Menschen schwer erkranken, genau wie der, der auf der Couch versackt ist – nur wird die Häufigkeit eine andere sein.

Man kann davon ausgehen, dass mehr als 50% aller Patienten in der Schulmedizin falsch behandelt werden,[3] weil das ganze psychosoziale Umfeld sowie die Anlage des Menschen gar nicht mit einbezogen werden. Stress ist das einzige, was die Standardmediziner noch im Ansatz gelten lassen als Auslöser, aber um wirkliche Ursachenforschung geht es nie. Ein kleiner Lichtblick ist aus meiner Sicht die – zum Glück – heute zunehmend Gehör findende Umweltmedizin, die sich um die unzählig gewordenen Gifte beispielsweise im Wohnbereich, der Baubranche oder in Nahrungsmitteln und vor allem in der Zahnmedizin kümmert, in und mit denen wir heute leben müssen, und die auch die Wechselwirkungen dieser verschiedenen Substanzen in unserem Körper endlich ernst nimmt. Gerade das kann fatale Folgen haben, die in der Regel sonst unerkannt bleiben. Leider sind Umweltmediziner noch viel zu rar gesät, und meist zahlt man diese nicht ganz preiswerten Untersuchungsmethoden selbst, so dass allein schon das ein Hinderungsgrund darstellt, diese Herangehensweise als selbstverständlich zu etablieren, was aber dringend nötig wäre! Ich wünsche mir eine Gesundheitskasse – die alle Bereiche gleichermaßen abdeckt. Und die würde am Ende Geld sparen und nicht mehr ausgeben müssen. Da bin ich sicher.

Es gibt nie zweimal die gleiche Erkrankung und auch nicht zweimal den gleichen Menschen, deswegen kann jeder Mensch nur auf seine ganz eigene Weise heilen. Allein aus diesem Grund sind Studien im medizinischen Bereich oft Unsinn, selbst wenn bei bestimmten Krankheiten durchaus ähnliche Behandlungsmethoden angezeigt sein können. Die Zeitqualität, in der der einzelne Mensch sich befindet und auch die, in der die Studien gemacht werden, spielen hier nämlich gar keine Rolle, aber alles, was wir tun, unterliegt dem Inhalt der Zeit und wird diesem in seinem Ergebnis entsprechen. Deshalb würde die gleiche Studie zu einer anderen Zeit mit anderen Menschen auch andere Ergebnisse bringen.

Auf das gleiche Problem stoßen wir bei dem absoluten Glauben an scheinbar objektive Labor- und Messwerte, denn die kann es allein schon durch die individuellen Anlagen der Menschen genausowenig geben. Einer hat bereits in der Jugend hohe Cholesterinwerte, weil er ein Abgrenzungsproblem hat (ein möglicher seelischer Hintergrund) und das höhere Cholesterin wird ihn körperlich nicht belasten, weil es in gewisser Weise zu ihm gehört. Vielmehr könnte man an irgendwann fallenden Werten feststellen, dass sich hier auf der Seelenebene vielleicht etwas positiv verändert hat. Genauso kann man bei einem permanenten Magnesiummangel neben den rein körperlichen Ursachen auch darauf schließen, dass dieser Mensch sich schlecht entspannen kann und wenig Zugang oder Vertrauen zu seinem Empfinden hat.

Es gibt mittlerweile erste Ärzte, bei Heilpraktikern gehört dieser Blickwinkel ohnehin meist dazu, die aufgrund von Laborwerten auf die psychische Struktur des Menschen stimmige Rückschlüsse ziehen. Mich lassen solche Nachrichten aufatmen, weil es aus meiner Sicht nur das eine Ziel gibt – dass wir erkennen, dass alles in allem gespeichert ist und sich auf allen Ebenen widerspiegelt.

Je weniger der Mensch in seiner Gesamtheit betrachtet wird und je mehr Unterdrückung auf der Seelenebene stattfindet, desto heftiger wird der Mensch mit der Zeit erkranken. Jeder alternativ arbeitende Therapeut weiß, dass die chronischen Krankheiten in aller Regel das Ergebnis vielfach unterdrückter akuter Erkrankungen sind.

Durch unterdrückende Therapiemethoden oder ebensolche Medikamente, und das betrifft die Mehrzahl der gängigen Arzneien, werden sich stets, analog zur Unterdrückung der Symptome, in gleichem Maße Viren und Krankheiten weiter verändern. Die Krankheiten bekommen dann letztlich „nur" andere Namen und haben sich ebenso weiterentwickelt, wie alles andere auf der Welt. Zum Beispiel ist die Syphillis von damals im Grunde die Borreliose von heute: Es sind die gleichen Erreger, nämlich Spirochäten. Genau das gleiche geschieht durch Impfungen. Seit der Polio-Impfung hat sich die Rate der MS-Kranken in den letzten 40 Jahren allein in Deutschland verdoppelt.[4] Die Tuberkulose, gegen die wir lange geimpft haben, und die wir (zumindest in unseren Breitengraden) für besiegt halten, steht in ganz enger Verbindung mit AIDS. Eine HIV-Infektion ist der größte bekannte, einzelne Risikofaktor für die Entwicklung einer Tuberkulose.[5] Ohne sachgemäße Behandlung sterben etwa 90% der HIV-Infizierten wenige Monate nach einer Ansteckung mit Tuberkulose.

Die „neuen" Krankheiten drücken inhaltlich nichts anderes aus als die alten. Sie lassen sich nur immer schlechter unterdrücken, denn die Seele will gehört werden. Deshalb werden sich Krankheiten immer verändern, auch wenn wir einzelne ausrotten. Sie erscheinen nur in einem neuen Gewand oder die Korrekturen zeigen sich auf andere Weise.

Weder möchte ich an dieser Stelle pauschal eine Polio-Impfung verteufeln, noch sämtliche der chemischen Medikamente und schulmedizinischen Möglichkeiten. Es gibt Zeiten und Momente, da ist man froh über bestimmte Formen einer Notfallmedizin. Dennoch schwächen Impfungen auf längere Sicht eher die Lebenskraft, als sie zu stärken und die tatsächlichen Folgen sind meist erst ein Jahrzehnt später überhaupt greifbar.

Die Schwierigkeiten, die Impfungen mit sich bringen, liegen zu einem großen Anteil in den Zusatzstoffen. Wir finden dort in unterschiedlicher Zusammensetzung Aluminium, Formaldehyd, teilweise Antibiotika und in Grippeimpfungen immer noch Quecksilber.[6] Und sogar in Kinderimpfstoffen, genau wie in den aktuellen Impfstoffen, finden sich Zelllinien abgetriebener Föten.[7] Ja, Sie lesen richtig! Das kann nicht gesund machen. Und so wie sich alles auf jeder Ebene widerspiegelt, wird es sich auch mit der Information eines einmal gesetzten Inhalts verhalten. Eine Information ist mit keiner, auch noch so ausgefeilter Technik löschbar. Es sind lebenszerstörende Energien, die in uns weiterwirken. In welcher Weise wissen wir nicht.[8] Aber es ist sicher kein Zufall, dass gerade Kinder in einer Zeit, in der das Impfen so forciert wird, immer früher immer kränker werden. Fast alle haben Allergien, ADHS, Probleme mit einem Reizdarm oder der Haut und viele Nahrungsmittelunverträglichkeiten, die das Leben erschweren.

Bei der neuen Impfstoffgeneration (mRNA) wird das noch deutlich problematischer. Es ist wichtig, sich die Wirkungsweise bewusst zu machen. Die ganz kurze Fassung ist, dass der Körper dazu gebracht wird, Teile eines Erregers selbst zu erzeugen, um dann gegen etwas – was er selbst hervorgebracht hat – Abwehrstoffe zu entwickeln. So etwas gab es noch nie und das kommt in der Natur auch nicht vor. Diese Art der Impfung ist im Grunde streng genommen nichts anderes als eine Anregung zu einer Autoimmunreaktion (der Körper greift sich selbst an). Das macht krank und könnte die ganze sprunghafte Zunahme von Krebserkrankungen, Herzproblemen, plötzlichen Todesfällen oder Gürtelrosen und anderem erklären. Es ist ein Roulette, weil man nicht weiß, was passiert und das auch bei jedem anders sein wird – je nach (vielleicht unerkannter) Vorerkrankung oder individueller Anlage. Auf jeden Fall tobt im Körper ein Krieg. Es ist stets innen wie außen. Und damit meine ich nicht den aktuellen Krieg in der Ukraine, sondern den zerstörerischen Krieg, den das System und wir selbst gegen unsere Schöpfung – und damit gegen uns selbst – führen. Es mutet an, als würde das nun im Körper in einem grausamen Höhepunkt „funktional" offenbar, weil wir auf der Seelenebene nicht begreifen, wie lange das schon in unserem Inneren tobt.

Wenn wir all diese Zusammenhänge, egal welcher Impftechnologie, nicht in Betracht ziehen, wir immer nur am Symptom herumdoktern, werden wir noch mehr Krankheitsauslöser schaffen. Je mehr unsere schulmedizinischen Erkenntnisse und technischen Methoden sich entwickeln, desto komplexer werden die Krankheiten, so dass sie mit den bekannten Mitteln immer schwieriger zu behandeln sind und auf der anderen Seite in ihrer Symbolik aber zunehmend deutlicher werden. Es entstehen immer tiefgreifendere Krankheiten, die immer tiefgreifendere Medikamente und Behandlungen erfordern. Solange wir auf dieser Oberfläche bleiben, ist es ein ewiger zerstörerischer Kreislauf.

Das Prinzip ist auf der Seelenebene exakt identisch. Wenn ein Mensch aus sich heraus Ungelöstes nicht erkennen kann, muss er krank werden, um zu heilen – das Fehlende, wenn es in der Seele nicht zugelassen wird, offenbart sich dann über den Körper. Und auch hier werden Krankheiten, solange wir sie nicht ursächlich behandeln, immer tiefer in unser System eindringen. Wenn ein Mensch nach einer Diagnose nichts verändert und sich das „Problem" beispielsweise nur hat „wegoperieren" lassen, ist es kein Einzelfall, dass ein herausoperierter Tumor aus dem Oberschenkel sich ein Jahr später im Magen wiederfindet, dann in der Schilddrüse und am Ende vielleicht im Kopf, wo man oft nicht mehr herankommt.

Ebenso ist das Festhalten an der üblichen Einteilung in körperliche, psychische und geistige Erkrankungen nicht zielführend. Für eine Ordnung der Krankheitsbilder ist das sicher gut, aber wir behandeln besonders die Krankheiten der verschiedenen Ebenen, als hätten sie nichts miteinander zu tun. All diese Bereiche sind jedoch keineswegs trennbar. Das gleiche seelische Problem manifestiert sich nur jeweils in einem anderen Bereich – an dem man allenfalls die Schwere der Störung erkennt, die Ursachen aber sind dieselben.

Der Mensch wird von außen nach innen krank – von der Haut bis hin zur geistigen Ebene – und heilt in der Gegenrichtung von innen nach außen – aber alle Krankheitsstadien, genau wie die Stadien der Heilung werden in der Schulmedizin nicht im Zusammenhang betrachtet. In der Naturheilkunde, vor allem in der Homöopathie, weiß man, dass ein Hautausschlag, selbst wenn er sich heftig zeigt, in Folge einer sich bessernden Asthmaerkrankung ein wunderbares Zeichen der Heilung ist und lässt diesen, wenn möglich allein ausheilen, was er dann auch meist tut. Genauso kann es sein, dass sich ein Asthma oder eine Allergie überhaupt erst entwickelt, wenn man jahrelang mit Cortison einen lästigen Hautausschlag einfach nur unterdrückt hat, ohne zu schauen, was einem eigentlich „zu sehr an die Haut" gegangen ist.

Wenn wir diese Zusammenhänge nicht erkennen, werden wir ebenfalls immer kränker, auch weil wir in der Unkenntnis durch zu schnelle Weiterbehandlung leicht in die Gefahr kommen, eine kostbare Heilungsphase zu unterdrücken, die oft etwas Zeit, aber dafür meist keine weitere Behandlung benötigt. Wenn eine Ebene unterdrückt wird, bleibt der Mensch im Innersten krank und das „Problem" sucht sich früher oder später eine tiefere Ebene – es möchte wahrgenommen werden in seiner Botschaft.

Das kann und wird ein Grund sein, aus dem heraus die psychischen[9] und die neurologischen Erkrankungen so enorm zunehmen. Depressionen, Angstzustände vieler Art, Essstörungen oder das zunehmende Ritzen der Jugendlichen steigen immer schneller an. Die gleiche Entwicklung finden wir im neurologischen Bereich bei Parkinsonerkrankungen oder Demenz.

Je mehr Krankheiten auf der körperlichen oder auch auf der psychischen Ebene immer nur „weggemacht", also unterdrückt werden, ohne auf die Hintergründe zu schauen, desto mehr besteht die Gefahr, dass das Problem sich irgendwann nur noch auf der letzten, der geistigen Ebene manifestieren kann. Eine Erkrankung der Haut, der äußeren Schicht unseres Körpers, ist überwiegend harmlos, während geistige Erkrankungen die tiefste Ebene des Krankseins darstellen, die meist nicht mehr behandelbar ist.

Bei einer geistigen Erkrankung zeigt sich deutlich, dass die Kommunikation der Einheit Körper, Geist und Seele schwer gestört ist – vor allem kommen die Impulse der Seele im Geistigen, im Bewusstsein, ganz offenbar nicht mehr an. Womöglich wird diese unterbrochene Anbindung, unter anderem in Form von massiv sich ausbreitenden Demenzerkrankungen, zum erschreckenden Bild einer Gesellschaft, die sich dem materiellen Weltbild verschrieben und die Seele, die Vermittlerin zwischen Körper und Geist, zunehmend aus dem Leben ausgeklammert hat, sich abgeschnitten hat von sich selbst. Das führt irgendwann dazu, dass man vergisst, wer man ist, wo die eigenen Wurzeln sind und was man erlebt hat. Das Innere scheint leer, ist lange dem ständigen Funktionieren gewichen. Wenn die Impulse der Seele immer leiser werden, lebt man nicht selten eher das Leben, das andere von einem erwarten und dann hat man noch weniger Eigenes, woran man sich erinnern kann.

Es ist wichtig, sich bewusst zu machen, dass eine wirkliche Erinnerung an die Seele gebunden ist. Wenn ich nicht aus dem inneren Empfinden, aus meinen seelischen Impulsen heraus gelebt, sondern zunehmend mechanisch funktioniert habe, verankert sich das Erlebte nicht oder nur sehr schlecht in meiner Seele und irgendwann beginnt die Erinnerung zu fehlen. Dieses Prinzip ist identisch mit dem, was Gerald Hüther, der wunderbare Hirnforscher, immer wieder betont: Ein wirkliches Lernen funktioniert nur mit Emotionen und Begeisterung und wenn man einen Sinn dahinter sieht, sonst verankert sich das Gelernte nicht im Gehirn und wird ganz schnell wieder vergessen. Exakt identisch verhält es sich mit dem Erlebten. Dieses muss sich, so wie das Gelernte im Gehirn, in der Seele verankern, um dauerhaft erinnert zu werden. Wenn man das, was man tagtäglich mehr oder weniger ohne Sinn und ohne Freude tut, und auch berührendes, oft aber dann auch erlösendes Leid, aus dem eigenen Leben versucht auszuklammern, weil man alles verdrängt (oder verdrängen musste), es nicht verbinden kann mit dem, was in der eigenen Identität und in der eigenen Seele angelegt ist, dann wird man sich immer weniger erinnern. Die Kommunikation mit der Seele hat lange bevor eine geistige Erkrankung manifest wird, nicht mehr stattgefunden und wird in der Krankheit dann zum Bild.

Demenz zählt bereits als Volkskrankheit, die heute – und das finde ich fast noch ungeheuerlicher – schon als normal dazugehörig akzeptiert wird. Wie oft höre ich in der Praxis: „Ja, bei meiner Mutter oder meinem Vater ist es jetzt auch soweit." Es kommt gar keiner mehr auf den Gedanken, dass man vorher etwas dagegen tun oder es tiefere Ursachen auf privater oder gesellschaftlicher Ebene geben könnte. Es scheint, als wäre auch das heute der ganz normale Lauf der Dinge.

Genauso wird Parkinson[10] schon beinahe als zwangsläufig betrachtet. Das ist die Krankheit mit der schnellsten Wachstumsrate allein innerhalb der letzten Generation. Bei diesen Patienten sterben dopaminproduzierende Nervenzellen im Gehirn ab und da Dopamin ebenso die Muskelfunktion und damit die Bewegungen steuert, kommt es durch den Dopaminmangel zu den bekannten Bewegungseinschränkungen und neurologischen Symptomen. Das zumindest ist die gängige Erklärung der Schulmedizin. Aber der Grund für das Absterben der Gehirnzellen ist – wieder einmal – unbekannt. Weder diesen können sich die Ärzte erklären noch die rasante Zunahme dieser Erkrankung.

Dopamin steuert sowohl motorische Reaktionen, genau wie emotionale und geistige und ist insbesondere als „Botenstoff des Glücks" bekannt. Es ist dafür verantwortlich, dass wir Glücksgefühle empfinden können. Aus der ganzheitlichen Sicht fällt auf, dass Parkinson-Patienten mit auffallender Häufigkeit in ihrer Grundeinstellung überdurchschnittlich starre, geistig unbewegliche Menschen sind. Das drückt sich in der Krankheit durch die abgehackten, fast maschinenartigen Bewegungen aus, die die Erkrankten irgendwann von alleine kaum mehr stoppen können – so wie sie ihr starres Denken und Handeln vor der Krankheit ebenfalls kaum mehr verändern konnten. Die erkrankten Menschen bewegen sich nur noch monoton, fast wie Roboter. Auch das ist ein Bild, was unsere Zeit deutlich widerspiegelt. So sieht heute der innere und äußere Alltag sehr vieler Menschen aus.

Die Basis einer Erkrankung ist zwar immer die eigene Anlage, aber wenn sie sich ausbreitet, zeigt sich in ihr die innere Haltung einer Gesellschaft. Dazu kommen all die Gifte in unserer Welt, in der Luft, im Wasser, den Böden und Nahrungsmitteln, die auch in diesem Bereich die Situation noch zusätzlich verschlechtern.[11,12] Die ständig zunehmende Mobilfunkstrahlenbelastung, vor allem an unseren Köpfen, wird ganz sicher ebenso ein deutlich fördernder Faktor – nicht nur der neurologischen Erkrankungen – sein. Die enorme Zunahme der Hirntumoren spricht ihre eigene Sprache, aber nicht einmal dieser Zusammenhang wird offiziell überhaupt nur in Erwägung gezogen.

Schauen wir uns den Darm einmal an. Die Alternativmediziner wissen es schon lange, die herrschende Medizin nähert sich auch so langsam dem Gedanken an, dass der Darm wichtiger ist, als bislang angenommen. Der Darm nimmt nicht nur Nährstoffe auf und scheidet Schadstoffe aus, er ist über unzählige Nervenbahnen mit dem Gehirn verbunden. Dass Emotionen unser Verdauungssystem beeinflussen, ist nicht neu, dass aber der Zustand unseres Darms in umgekehrter Richtung auch Auswirkung auf unsere psychische Gesundheit nehmen kann, ist für viele ein ungewohnter Gedanke. Im Darm sitzt unser sogenanntes „Bauchhirn", was wir gerne als Bauchgefühl bezeichnen. Alle seelischen Impulse gelangen zuerst in den Darm und von da aus über die Schilddrüse ins

Gehirn. Erst dort können wir sie denken. Das Darmhirn verbindet Kopf und Bauch und eröffnet unserer Intuition den Weg ins Bewusstsein.

Auch hier kann die Astrologie die Zusammenhänge etwas erhellen. Der Darm ist der Jungfrau zugeordnet und die steht einerseits für die Verarbeitung der ganz realen Gegebenheiten, genau wie für die „Verdauung" in jedem Sinne. Sie beschreibt aber auch die Phase, die unmittelbar der geistigen Entwicklung vorbereitend vorausgeht, also die Basis für die Bewusstseinsentwicklung legt. Aus dieser Sicht heraus ist es ganz eindeutig, dass der Darm unmöglich nur eine rein funktionale Aufgabe zu erfüllen hat.

Wenn das Darmhirn in gewisser Hinsicht unserem Unbewussten entspricht oder den Zugang zu diesem überhaupt erst ermöglicht, dann muss es im Grunde, auf welche Weise auch immer, ebenso mit dem kollektiven Bewusstsein verbunden sein. Dann müsste die Zirbeldrüse, die auf der Darm-Hirn-Achse am höchsten Punkt liegt und für die geistige Anbindung des Menschen an die kosmische Energie steht, im Prinzip ebenfalls mit dem Darm verbunden sein. Das sind zumindest meine Gedanken dazu, medizinisch ist das bislang unerforscht – aber das heißt ja nichts, wie wir wissen. Vielleicht könnte das Melatonin, unser Schlafhormon, was hauptsächlich in der Zirbeldrüse produziert wird und in kleinen Mengen sonst nur im Darm und im Auge – dem Tor zu unserer Seele – ein Hinweis auf ungeahnte Zusammenhänge auf der geistig-seelischen Ebene sein. Das Melatonin, was nur im Dunklen der Nacht (des Unbewussten) entstehen kann, ist womöglich ein stofflicher Anzeiger für die mit der geistigen Welt verbundenen Bereiche unseres Körpers. Ein schönes und auch klares Bild – und sicher alles andere als ein Zufall.

Viele Menschen der heutigen Zeit haben sich den Zugang zum Unbewussten fast schon abgeschnitten, sie verstehen die Sprache der Seele oft nicht mehr und es wird ebenso rein körperlich zunehmend schwieriger, diesen Zugang in seinem Fluss zu erhalten. Die Zirbeldrüse verkalkt sehr leicht, der Darm ist meist verklebt von Schadstoffen aus der Nahrung und Umwelt, besiedelt mit schädlichen Pilzen, ist übersäuert und kann seine Arbeit, nicht nur als Darmhirn, immer schlechter ausführen. Es ist, als würden wir durch die Ruinierung unseres Darms – mittlerweile eine Volkskrankheit – unseren kollektiven wie individuellen Zugang zum Unbewussten noch mehr abtöten. Auch das ist ein erschreckendes, aber wahres Bild – genau wie das Blaulicht der vielen Bildschirme, auf die wir tagtäglich schauen, unsere Melatoninproduktion reduziert und unsere Augen schädigt, ebenso wenig nur funktionale Gründe hat.

Symptome sind eine punktgenaue Sprache unseres Körpers oder einer Gesellschaft. Sie sind Signale und wollen gehört und ernst genommen werden. Wenn wir die Sprache der Krankheit verstehen, dann kann sie sich vielleicht ganz zurückziehen oder aber weniger gefährlich werden. Sich einfach nur ohne jegliche Gedanken zum tieferen Hintergrund im Kampf gegen einen Virus zu verstricken, ist genauso wenig zielführend, wie einen Tumor einfach nur wegzuschneiden und so weiterzuleben wie vorher. Und dann wird es, wie bei allen Erkrankungen, eine noch heftigere Korrektur brauchen, bis der Mensch versteht oder untergeht.

So ist es mit Corona, so war und ist es mit all den anderen individuellen wie kollektiven Krankheiten. Der einzige Grund, warum sich ein Symptom, wie aktuell geschehen, weltweit ausbreiten konnte, ist nicht ein Virus, sondern die nicht mehr zu kompensierende, fehlende Lebenskraft einer gesamten Gesellschaft – durch seelische Verdrängung, Stress, Druck, Strahlenbelastung, schlechte Ernährung, Schadstoffe und vieles anderes. Es hat immer einen tieferen Sinn und manchmal bleibt dem Himmel nur ein extremer Weg, eine harte Bremse, um auf etwas aufmerksam zu machen, was so nicht mehr weitergehen kann und sich auf andere, sanftere Weise kein Gehör verschaffen konnte.

Jede Krankheit ist eine Krise und erfordert eine grundlegende Veränderung des Lebens. Das scheint anfangs meist unbequemer als ein Medikament zu schlucken oder sich dem allheiligen Impfversprechen hinzugeben – mit dem wir definitiv nichts lösen werden. Sicher ist es gut, dass der Mensch heute in der Regel nicht mehr an Fieber oder Durchfall sterben muss, auch oft nach Hirnhauterkrankungen und Krebs weiterlebt, ein verlorener Arm oder eine Hand durch Prothesen ersetzt werden kann, aber die Schulmedizin liefert keine Antwort auf die wirklichen Ursachen von Krankheiten und deren tiefere Zusammenhänge. Im Grunde kann man sagen, sie hat den ganzen Komplex Krankheit gar nicht verstanden.

Genau durch diesen Mangel kann man auf dem schulmedizinischen Weg nicht heilen, sondern nur noch kränker werden – mit symptomorientierter Apparate- und Operationsmedizin, Impfungen, Antibiotika und Dauermedikationen ohne Ende und die Schulmedizin rückt davon nicht ab, im Gegenteil. Dennoch beginnt unter der starren Oberfläche das System zu bröckeln und zu brodeln. Deshalb hat man offenbar noch eins draufgesetzt und einen unglaublichen Höhepunkt erzwungen, in dem die künstliche Immunität nun mehr zählt als die natürliche, und das wird uns ebenfalls nur noch kränker machen. Dabei gab und gibt es gute andere Heilmethoden, auch bei Corona, aber selten wurden alle anderen Wege und Möglichkeiten so bekämpft wie in dieser Zeit. Wenn das Künstliche zunehmend das Natürliche überwiegt, ist das nur wieder ein Schritt mehr in die Richtung des künstlichen Menschen, durchaus auch des künstlich am Leben gehaltenen.

Am System kann man nicht ansetzen, das wissen wir. Es ist ja auch der einzelne Mensch, der mitmacht und dieses System am Leben erhält und vielleicht sogar froh ist, dass er vieles nicht selbst entscheiden oder (erstmal) nicht sterben muss. Zum Glück gibt es noch andere, die nicht mitmachen und selbst Verantwortung übernehmen. Es müssen nur viel mehr werden, die sich trauen, selber zu denken und sich auf den Weg zu machen, nach den wirklichen Ursachen von Krankheiten zu forschen und mutig ihre ungesunden Muster und Gewohnheiten aufweichen oder gar ganz verlassen. Wenn wir begreifen, dass zum Weltbild mehr gehört als Wissenschaft und Fortschritt, wir der Seele wieder zuhören, die Natur achten, uns ihrer Heilkraft erinnern, dann wird sich mit der Welt auch die Medizin verändern.

Menschen, die das Leben ganzheitlicher betrachten, schimpfen zwar häufig auf die Schulmedizin, aber letztendlich gehört auch diese in ihrer jetzigen Form zu den Erkenntnis- und Erfahrungsprozessen der Menschheit dazu. Es gibt uns die Chance, zu erkennen, dass trotz scheinbar gigantischer medizinischer Möglichkeiten, Organtransplantationen, Impfungen, neuesten Erkenntnissen, zum Beispiel in der Krebsforschung, die wirklichen Ursachen von Krankheiten und Leid nicht in Bakterien, Viren und Ansteckung liegen, sondern in der Seele.

Wege und Umwege der Heilung

Wir bekommen auf unserem Lebensweg immer Hinweise im Außen, wenn etwas nicht mehr stimmt oder Veränderungen anstehen, die wir von selbst nicht erkannt oder verdrängt haben – sei es durch Begegnungen, Krankheiten oder auch durch Unfälle oder andere erzwungene Korrekturen. All das spiegelt den Zustand unserer Seele. So steht eine Krankheit immer für etwas, meist einen ungelösten oder verdrängten Konflikt, eine Angst, einen unbewussten Schatten oder manchmal auch für Altlasten in der Familie, die man trägt und aus denen es sich zu befreien gilt.

Jedes Symptom spricht eine deutliche Sprache. Es fällt nicht immer leicht, die Körpersprache anzunehmen, weil sie uns doch genau das repräsentiert, was wir bisher vermieden haben anzuschauen. Ich bin davon überzeugt, dass wir nahezu an jeder Krankheit innerlich wachsen können. Wenn wir die Botschaften verstehen lernen, wie die der Träume, und begreifen, dass die Seele sich gerade nur noch auf diese Weise verständlich machen konnte, dann werden wir uns diesen Prozessen ganz anders stellen als einem Symptom, von dem wir denken, dass es einfach nur weg muss.

Manche Krankheiten werden wir relativ leicht wieder los, bei schweren Diagnosen kommt das sogar ab und zu fast einem Wunder gleich. Menschen, die nach einer Querschnittlähmung wieder aufstehen[1] oder andere, als unheilbar deklarierte Krankheiten doch überwunden haben. Einige Krankheiten bleiben und manche arrangieren sich mit Dingen, vor denen man als Gesunder nur den Hut ziehen kann. Menschen, die mit dem Rollstuhl erstaunlich gut zurechtkommen und genau wissen, sie hätten in ihrem Leben so wie vor der Krankheit nicht weitermachen können, es aber ohne die Erkrankung auch nie geschafft, die Richtung zu verändern. Ich kenne jemanden, der erst nach seiner Erblindung im Erwachsenenalter seinen Wunschberuf verwirklicht hat und ein guter Therapeut geworden ist.

Wieso schaffen es manche und manche nicht? Natürlich haben wir alle unterschiedliche Startbedingungen und individuelle Anlagen und man weiß nie, ob es nicht auch zu einem Leben dazugehört, es vielleicht sogar in gewisser Weise vorgesehen war, mit einer bestimmten Einschränkung zu leben. Das wird nie jemand beantworten können. Vielleicht hindert mich ein Herzfehler daran, Leistungssport zu betreiben und führt mich auf diesem Weg in ganz andere, vielleicht geistige Bereiche, um dort meinen erfüllenden Schwerpunkt zu finden. Vielleicht kann ich durch eine Sehbeeinträchtigung keinen Motorradführerschein machen, was mich vielleicht vor einer noch größeren Einschränkung bewahrt. Der Himmel schützt uns ganz bestimmt, das sehe ich oft in Horoskopen, und er führt uns zielsicher in unser Schicksal, aber eben nicht immer auf den Wegen, die wir uns so vorstellen.

Der erste und wichtigste Schritt größtmöglicher Heilung beginnt aus meiner Sicht, indem ich keine ursächlichen Begründungen – und das geschieht nicht selten auch über Schuldzuweisungen – im Außen mehr suche und annehme, was mir geschehen ist, in der Gewissheit, dass es ganz offenbar so sein soll, selbst wenn ich den Hintergrund nicht immer gleich verstehe. In dem Moment, in dem ich aufhöre, mich nur den plausiblen Begründungen meiner Krankheit hinzugeben – ich habe mich einfach zu ungesund ernährt oder der Autofahrer, der mich angefahren hat, war betrunken, die gleiche Krankheit hatte meine Mutter schon – beginnt die Annahme und ich komme mit meinen eigenen, unverarbeiteten Emotionen mehr und mehr in Kontakt, was anfangs immer mit Schmerz verbunden ist. Sich diesem zu stellen, wird zwangsläufig zu innerer Wandlung und äußeren Änderungen im eigenen Leben führen, was es als Basis für einen stabilen Heilungsprozess braucht. Gesund werden wir nur, wenn wir bereit sind, unser bisheriges Leben – notfalls komplett – zu verändern. Aber selbst, wenn es weniger einschneidend ist, wird eine Heilung ohne eine Veränderung nicht dauerhaft möglich sein.

Wie tiefgreifend Lebensänderungen wirken können, kann man an Spontanheilungen sehen. Diese findet man manchmal bei Menschen, die aus allem aussteigen und oft auch Behandlungen komplett ablehnen. Das geschieht ab und zu bei heftigen Diagnosen, vielleicht anfangs nur, um erstmal alles zu verdauen oder einfach die zu erwartende restliche Lebenszeit zu genießen, das zu tun, was man immer schon tun wollte – und plötzlich sind sie gesund. Das ist natürlich weder eine Garantie noch eine Empfehlung, aber es zeigt das Prinzip. Diese Menschen haben alles angenommen und alles losgelassen, sie waren bereit für das Schlimmste. Wenn wir die Bereitschaft haben, anzunehmen was ist, dann lösen sich die Dinge leichter. Wenn wir uns gegen die Realität verwehren, geschieht das Gegenteil. Wir blockieren jede weitere Entwicklung, alles stagniert und wir halten damit genau das fest, was auf keinen Fall sein darf, weil wir fürchten, es emotional nicht ertragen zu können. Nur so wird sich definitiv nichts auflösen und nichts heilen, denn durch das angstvolle Festhalten am alten Leben vor der Diagnose, dringt das Ungelöste eher noch tiefer in das eigene System ein. Ebenfalls ein Gesetz der Resonanz, wie es sich überall in der Welt wiederfindet.

In jedem Symptom sind die dazugehörigen, ungelebten Emotionen gespeichert, die nur dadurch zum Symptom werden konnten, weil wir nicht vermocht haben, sie durch das Erleben, und damit im Bewusstsein, zuzulassen. Wenn also der Widerstand gegen die Krankheit die Oberhand gewinnt, dann geschieht im Inneren nichts anderes als die weitere Verweigerung gegen diese Emotionen. Mit dieser Haltung kann sich eine Krankheit letztlich nur verschlechtern, so lange bis sie „gehört" wird. Wenn wir uns weiter taub stellen, wird der Mensch entweder krank bleiben oder von der gängigen Medizin notdürftig repariert werden, solange er keinen veränderten Weg gehen kann.

Wenn etwas Ungelebtes körperlich geworden ist, beispielsweise in Form eines Tumors, und ich diesen wie einen Fremdkörper behandle, den man einfach nur entfernt, ist das grundlegende Problem keineswegs gelöst. Wenn ich es bei einer Operation belasse und das Geschehen nicht in seiner Ganzheit betrachte, wird es mich auf meinem Weg nicht wirklich weiterbringen. Dann habe ich irgendwann ein Rezidiv oder die nächste Krankheit. Wenn ich mich jedoch nach einem Eingriff gut um meine Seele kümmere, kann Heilung auch in solchen Fällen gelingen.

Die moderne Medizin ist mittlerweile in vielen Bereichen so weit entwickelt, dass man mit vielen Krankheiten trotzdem relativ frei leben kann. Das ist auf der einen Seite sicher positiv, nur kommt man dadurch viel leichter in die Gefahr, sich mit dem Zustand zu arrangieren und sich weniger mit den Hintergründen zu beschäftigen. Manchmal frage ich Menschen, die wirklich schwere Operationen oder Krankheiten hinter sich haben, ob ihnen bewusst ist, dass sie ohne die heutige Form der

Schulmedizin im Grunde taub wären oder blind oder vielleicht im Rollstuhl säßen. Ich will damit keineswegs ausdrücken, dass wir die heutige Schulmedizin nicht nutzen sollten, sondern vielmehr darum deutlich zu machen, dass einem der Körper – in diesen Fällen dringend – etwas sagen wollte. Denn leider finden sich die meisten Menschen selbst nach heftigen Eingriffen früher oder später in ihrem alten Trott wieder. Es scheint bequem, aber der Körper wird sich erneut bemerkbar machen, da können wir sicher sein. Also auch nach gelungenen Operationen, die die Funktionen im Körper, die er aus eigener Kraft nicht mehr leisten konnte, weitgehend wiederherstellen, sollten wir die Botschaften unseres Körpers ernst nehmen. Es gibt immer etwas Grundlegendes zu verändern nach solchen Eingriffen.

Eine andere, üblich gewordene Heilungsverhinderung erleben wir durch viel zu schnelle und häufige Antibiotika- und Cortisongaben oder die verbreitete Impfpraktik – vor allem bei Kindern. Ein Kind hat heute kaum noch die Chance, wie früher an einer Kinderkrankheit, der man die Zeit eingeräumt hat, die sie brauchte, seelisch zu reifen. Dabei kann man gerade bei ihnen oft faszinierend beobachten, wie sie nach einer heftig durchgestandenen Krankheit plötzlich ganz verändert, kraftvoller und gereifter vor einem stehen.

Das Gesetz der Analogie gilt immer – wenn ich im Äußeren die Symptome unterdrücke, wird gleiches auf der inneren Seelenebene geschehen. Deshalb ist es so wichtig, nicht nur bei Kindern, sinnvolle Abwehrreaktionen des Körpers wie Fieber und Hautausschläge, mit denen fast immer die klassischen Kinderkrankheiten und viele der Infektionskrankheiten auch bei Erwachsenen einhergehen, zuzulassen, solange es geht.

Bei jeder Krankheit ist es ebenfalls unerlässlich, die Seele miteinzubeziehen, ebenso wie ihr Tempo! Wenn ich dem Menschen sein Symptom nehme, egal auf welche Weise, ob ich ihm einfach nur ohne weitere Begleitung einen Tumor wegschneide, mit Medikamenten Symptome unterdrücke oder auf alternativer Ebene nur die körperlichen Beschwerden lindere, wird er nicht gesund. Krankheit ist ein Erkenntnisweg und gleichermaßen auch ein Schutzraum. Heilung braucht seelische Erkenntnis, Veränderung und Zeit. Ursachenforschung muss auf beiden Ebenen stattfinden – körperlich und seelisch.

Es ist die Chance, etwas zu begreifen, was einem auf direktem Wege sehr wahrscheinlich so nicht begegnet wäre. Es offenbart sich immer ein unbewusster oder verdrängter Anteil von uns selbst und damit die Möglichkeit diesen überhaupt erst zu integrieren. Das ist nach der Annahme der Erkrankung der nächste Schritt in die Heilung. Die damit oft verbundenen Emotionen wie Leid, Schmerz, Angst, aber auch neuer Mut, sind helfende, nötige Kräfte, um den nächsten Schritt in Richtung Eigenentwicklung gehen zu können. Nicht nur Kinderkrankheiten sind Entwicklungskrankheiten, jede Krankheit ist eine Entwicklungskrankheit!

Eine Heilung gelingt viel leichter, wenn ich eine Sinnhaftigkeit dahinter begreife und weiß, dass ich auch selbst etwas tun kann und mich nicht nur der Schulmedizin ergeben muss. Je ganzheitlicher die eigene Sicht wird, desto größer werden die Heilungschancen und umso besser wird man sich um sich selbst kümmern.

Manche Menschen halten aber auch regelrecht an ihrer Krankheit fest. Man hat nicht selten das Gefühl, sie brauchen ihre Symptome, weil sie endlich mal jemand sieht oder sich um sie kümmert. Die Ursachen für den sogenannten „Krankheitsgewinn" sind vielfältig. Vielleicht war derjenige als Kind vollkommen auf sich gestellt, hat diesen Schmerz nie verarbeitet und später war der eigene Partner auch nur mit sich beschäftigt und hat einen ebenso wenig wahrgenommen. Und plötzlich ist man krank und der Partner versorgt einen unerwartet gut. Aus lauter Angst, die unerwartete, aber immer ersehnte Zuwendung könnte mit der eigenen Gesundung wieder wegbrechen, bleibt man unbewusst manchmal lieber krank. Das nennt man dann Krankheitsgewinn, weil man sich so (erstmal) nicht den dazugehörigen, verletzten Emotionen stellen muss.

Genauso kann es auch der stille oder gar ausgesprochene Vorwurf sein: „Das hast du jetzt davon, dass du jahrelang nicht gut zu mir warst, jetzt bin ich krank." Das kann bewusst oder unbewusst geschehen. Ich hatte mal einen Patienten, der mit etwa 50 Jahren schwer erkrankte und sich nicht mehr allein versorgen konnte und sagte, er würde sich sogar freuen, dass seine Mutter sich jetzt endlich um ihn kümmern müsse, was sie seine ganze Kindheit lang nie getan hat. Dieser Mann empfand regelrecht eine innere Genugtuung, weil er sah, wie anstrengend das für seine Mutter war und hatte gar nicht in erster Linie vor, gesund zu werden. Er hoffte vielmehr, auf diese Weise seinen seelischen Hunger nach mütterlicher Zuwendung stillen zu können – was so sicher nicht funktionieren wird. Es bedeutet jedoch keineswegs, dass nicht durch eine solche Situation auch auf der Seelenebene Heilung geschehen kann, wenn ein erwachsener, erkrankter Sohn nun seine Mutter braucht und vielleicht wirkliche Nähe entsteht und ehrliches Bedauern auf beiden Seiten über das in der Kindheit Erlebte.

In einem anderen Fall entwickelte eine Frau, nachdem ihr Mann einen Herzinfarkt hatte, von dem er sich zwar erholte, plötzlich Paniksymptome. Sie konnte nicht mehr allein auf die Straße gehen, kein Auto mehr fahren, nicht mehr ohne ihn zum Einkaufen – ihr Mann durfte im Prinzip gar nicht mehr weggehen. Sie lebte schon vorher lange mit einer diffusen Angst, dass ihr Ehemann sie verlassen könnte, obwohl es bei ihrem sehr zuverlässigen und zugewandten Mann keinerlei Anlass gab, das zu denken. Auf Nachfragen erfuhr ich, dass ihr eigener Vater die Familie auf Nimmerwiedersehen und ohne ein Wort verließ, als sie zwei Jahre alt war. Ihr war dieser Zusammenhang nicht bewusst.

Als Kind ist man definitiv nicht in der Lage so einen erlebten Verlust auf väterlicher Seite emotional zu verarbeiten, zumal in den wenigsten Familien auf hintergründiger Ebene über solche Ereignisse gesprochen wird oder Kinder in ihrem Schmerz wirklich aufgefangen werden. Man trägt diese Verlustangst also mehr oder weniger allein Jahrzehnte mit sich herum. Dann gibt es einen Auslöser – in dem Fall der Herzinfarkt des Partners – und die im Unterbewusstsein gespeicherte und verdrängte Angst überschwemmt einen derart, dass man Paniksymptome entwickelt. Die Verlustangst, genau wie der Schmerz, sind wieder präsent wie zu Kinderzeiten. Wenn man sich diesen Zusammenhang nicht bewusst macht, wird man nicht heilen, womöglich Psychopharmaka bekommen und sagen, der Herzinfarkt sei die Ursache gewesen.

Ein Krankheitsgewinn ist gleichzeitig immer auch Heilungsverhinderung. Diese Frau kann nur gesund werden, wenn sie sich dem alten Verlassenheitstrauma in der Seele stellt. Die Angst davor ist oft groß, weil man sich zum einen den eigenen Emotionen stellen muss und auf der anderen Seite genau weiß, dass man in den meisten Fällen auch seine Ursprungsfamilie mit den kollektiv verdrängten Themen konfrontieren müsste, so dass man oft lieber mit der Panik und dämpfenden Medikamenten lebt.

Noch dazu kommt, dass ein Kind sich immer mitschuldig fühlt, wenn ein Elternteil geht und auch diese Schuldgefühle wollen verarbeitet werden.

Das alles sind definitiv keine seltenen Beispiele, ich erlebe das in der Praxis häufig. Natürlich sind die Gegebenheiten in jedem Fall immer etwas anders, aber ich möchte das sowohl weit verbreitete als auch unterschätzte und vielfach unerkannte Phänomen des Krankheitsgewinns deutlich machen. Wenn es hier eine Lösung geben soll, im Sinne einer Heilung, dann kann das nur damit verbunden sein, dass man sich das eigentliche Thema genau anschaut.

Ein wichtiger Gedanke gehört noch hierher: Eine Krankheit macht uns im Bewusstsein schuldlos. Wenn wir beispielsweise durch eine Krankheit etwas nicht mehr tun können, was wir ohnehin nicht mehr tun wollten, aber uns bislang nicht getraut haben, dazu zu stehen, offenbart sich nun eine Begründung.

Es kann sein, dass ich plötzlich als Erzieherin kein Kindergeschrei mehr ertrage und berufe mich auf ein empfindliches Gehör oder gar einen Tinnitus, der nun aufgetreten ist, aber im Grunde ist es vielmehr meine eigene, unumkehrbar gewordene Kinderlosigkeit, die mich im mittleren Lebensalter zunehmend unerträglich schmerzt. Oder ich entwickle heftige Allergien und kann meinen Beruf als Chemikerin nicht mehr ausüben, den ich eh nie selbst, sondern meine Mutter für mich wollte. Ich hatte einen Patienten, der alle seine Körperhaare verlor, weil er in seinem, für ihn unpassenden Beruf als Vertreter, tagtäglich irrsinnige Ängste ausgestanden hat, ständig in fremde Reviere gehen zu müssen und nun endlich eine Begründung für seine Kündigung hatte, die auszusprechen er sich vorher nicht getraut hat. Haarausfall steht unter anderem für eine Revierangst, für eine Angst, sich in einem anderen Territorium als dem eigenen schlecht abgrenzen zu können. Nachdem er die Kraft fand, diesen Beruf zu verlassen und sich der ursprünglichen Angst wie auch seiner kreativen Gabe zuzuwenden, sind die Haare nach einer Zeit wieder gewachsen.

Es muss nicht immer so heftig sein, auch eine wiederkehrende Migräne will uns etwas sagen. Wenn wir wachsam sind, werden wir genau merken, dass die Momente, in denen sie auftritt, meist etwas gemeinsam haben.

Krankheit ist die Hinführung zu uns selbst. Die Probleme, die zu einer Krankheit oder einem Symptom führen, sind lange vor dem Ausbrechen derselben vorhanden. Die Krankheit ist stets das Stopp-Schild, ein Warnsignal, was uns zeigt, dass wir in gewisser Form die innere Kontrolle verloren haben, sich die Seele nicht mehr unterdrücken lassen möchte und gleichermaßen offenbart sich, dass die Zeit reif geworden ist für innere Bewusstseinsprozesse. Wenn wir das Potenzial der Krankheit erkennen, den ungeliebten Job nicht mehr ausüben zu müssen, eine schon Jahre nicht mehr funktionierende Beziehung zu verlassen, endlich Nein sagen zu müssen, was wir vorher nie konnten, dann können wir diese auch als Chance annehmen und uns nicht nur als Opfer derselben sehen oder an ihr als Begründung festhalten – denn dann werden wir die Krankheit weiter brauchen.

Wenn wir an der Oberfläche bleiben, dann werden wir eine Krankheit auch nur auf dieser Ebene erkennen und behandeln können – was durchaus für den Moment Besserung bewirken kann. Aber es bleibt ein Kampf gegen das körperliche Symptom, anstatt den verdrängten, zugehörigen Bewusstseinsinhalt zu integrieren und den Behandlungsansatz auch darauf auszurichten. Erst dann werden wir „heil" im Sinne von „ganz" – weil alles gesehen wird. Wenn wir uns den emotionalen Themen stellen, dann erleben wir nicht selten, dass auch Körpersymptome plötzlich verschwinden, wo es viele Jahre, manchmal sogar Jahrzehnte, kein Herankommen gab.

Ich gehe davon aus, dass sich Form und Stärke des körperlichen Leidens analog zum seelischen Leiden verhalten. Wenn Ähnliches Ähnliches heilt, dann wird sich auch der Konflikt – egal auf welcher Ebene – ähnlich zeigen. Und je heftiger eine Krankheit sich zeigt, umso grundlegender wird die Lebensveränderung sein müssen, um in die Heilung zu gehen, die immer in zwei Richtungen geschieht – einmal ist es die Bereinigung von Vergangenem und es braucht neue Wege und Perspektiven für die Zukunft. Eine Krankheit zwingt uns oft regelrecht, aufgeschobene Konflikte zu lösen, Unausgesprochenes endlich zu benennen oder überfällige Entscheidungen zu treffen. Meist entsteht im Nachhinein eine Dankbarkeit der Krankheit gegenüber, weil man an irgendeiner Stelle auf tiefer Ebene begreift, dass man sonst all die wertvollen neuen Erfahrungen gar nicht gemacht hätte, sondern im alten Modus weitergelaufen wäre. Wir sind uns nach einer angenommenen Krankheit immer näher, als wir es vorher waren.

Der größte Stress, der uns, neben allem anderen, am meisten krank macht, ist wahrscheinlich, wenn wir „an uns vorbei" leben. Wenn wir nicht das leben, was wir sind und ständig versuchen, jemand anderer zu sein, um den Erwartungen unserer Mitmenschen zu entsprechen. Im Wort Medi-zin steckt, genau wie in Medi-tation das Wort Mitte[2] – es geht in allem also darum, zu unserer Mitte zu finden. Gleiches finden wir im alten Wort Re-medi-um – das Heilmittel – zurück zur Mitte. Sprache ist immer wieder großartig. Es gibt kein größeres Heilmittel als unser tiefstes Wesen. Die beste Garantie für ein weitgehend gesundes Leben ist, der zu werden, der man ist. Und hier ist das Horoskop ein wunderbares Medium, das in klare Sprache zu übersetzen, was wir oft nur diffus empfinden oder noch gar nicht entdecken durften. Es gibt eine Instanz in uns, die genau weiß, wo es hingeht und wenn man das über die Astrologie oder über andere Wege entdeckt, beginnt in dem Moment der Weg zu uns selbst mit noch größerer Kraft.

Das Horoskop ist ein guter Begleiter auf unserem Heilweg. Es zeigt uns neben den persönlichen Anlagen, den Stärken und Schwächen auch die oft krankmachenden, ungelösten Familien- und Beziehungsmuster. Ebenso findet man zeitlich all die Wendepunkte, an denen eine Kompensation nicht mehr aufrechterhalten werden kann. Es geht jedoch nie um Voraussagen, die auch nicht möglich sind, weil das, was wir erleben werden, immer von der eigenen Entwicklung abhängt. Genauso wenig kann man voraussagen, welche Krankheiten wir vielleicht bekommen könnten oder ob wir überhaupt krank werden, denn auch das hängt von der eigenen Bewusstseinsentwicklung ab.

Sinnvoll kann es jedoch durchaus sein, zu schauen, welche körperlichen Organschwachpunkte wir so mitbringen – und die können manchmal zu bestimmten Zeiten aktiviert sein, aber eigentlich ist es dann vielmehr das zugehörige Seelenthema, welches aktiviert und einer Lösung zugänglich ist. In diesen akuten Zeiten kann auch mal eine Schilddrüse entgleisen, ohne dass die eigene Lebenssituation deshalb gleich dramatisch sein muss. Wenn man diesen Zeitraum genauer eingrenzen kann, und das ist möglich, kann man manche Dinge auch abwarten und beobachten, gut alternativ therapieren, sich der Botschaft hinter den Symptomen zuwenden und nicht gleich zu einer Hormontherapie greifen, von der man dann nur schwer wieder wegkommt.

Genauso kann man jemanden, der zum Beispiel eine Anlage zu einem hohen Blutzuckerspiegel hat, zu viel Magensäure oder eine schwache Leber einerseits mit Rat zur Ernährung unterstützen und andererseits den seelischen Zusammenhang zu dem aufzeigen, was der Körper durch diese Neigungen ausdrückt und dieses ebenso unterstützen. Wenn man solche Zusammenhänge erkennt, bevor sich Symptome festgesetzt haben, gibt es viele Möglichkeiten, diese Anlagen gut zu begleiten, sei es homöopathisch, phytotherapeutisch, osteopathisch oder durch andere alternative Therapiemethoden, so dass man im Fall einer Diabetesneigung erst gar nicht zum Insulin greifen muss. Das zu erkennen, ist eine große Chance, die uns die Astrologie bietet. Ich will jedoch nicht ausdrücken, dass wir immer das Horoskop brauchen, um zu therapieren, aber es sollte auch nicht grundlegend ausgeklammert werden. Es ist eine Möglichkeit, die nicht ohne Grund früher untrennbarer Teil der Weltsicht war.

Je selbstverständlicher die Prozesse und Zusammenhänge für uns werden – egal, ob mit oder ohne Horoskop – desto eher werden wir auf unseren Körper und seine Sprache reagieren. Dann reicht vielleicht auch die dritte Erkältung in vier Wochen, um zu merken, dass es genug ist und mir bleiben größere Korrekturen erspart. Wichtig ist, dass ich weiß, der Körper will mir etwas sagen, ich habe meinen Weg verlassen und darf als erstes meinem Körper danken, dass er mir das zeigt. Je mehr ich in Kontakt mit meinem Inneren bin, desto größer wird die Stabilität auf dieser Ebene und die ist einfach durch keinen Halt im Außen zu ersetzen.

Neben den Schlüsselthemen ist es unerlässlich, zu schauen, ob wir die Sinnhaftigkeit der Dinge, die wir tun, noch spüren, wir ausreichend echte und nährende soziale Kontakte pflegen oder es vielleicht die Verbundenheit mit der Natur ist, die uns eher trägt. Es geht darum, Dinge zu finden, die uns glücklich machen, denn man muss die tiefen Themen zwischendurch auch mal los- und wirken lassen. Wir können nicht ständig in die alten Emotionen hineingehen. Das ist für unser Gehirn so, als würden wir das alles noch einmal erleben. Bearbeiten und hinschauen ist wichtig, die Ursache erkennen, aber dann nach und nach auch loslassen. Möglichst viel im Moment bleiben gehört ebenfalls zum Weg dazu – denn wenn wir dauernd in Gedanken beim Gestern oder beim Morgen sind, dann kommen wir in der Gegenwart nicht bei uns an, um Kraft zu tanken.

Wir brauchen Freude und Neugier im Leben, diese beiden Kräfte bilden, neben der Liebe, wahrscheinlich die wichtigste Grundlage für körperliche und seelische Gesundheit. „Gesund um jeden Preis" – das ist etwas, was wir aktuell erlebt haben – trägt uns definitiv nicht weit. Wenn wir insgesamt keine Lebensqualität und auch keine Freiheit mehr haben, für uns zu entscheiden, welche Dinge wir tun, um uns gesund zu erhalten, dann wird eine solche Form der Gesundheit uns früher oder später an anderer Stelle krank machen.

Die Vielzahl der Therapiemethoden – weder die schulmedizinischen noch die alternativen – sind nicht so einfach zu unterteilen in gut und schlecht. Das wichtigste bei der Wahl der Methode ist die eigene Resonanz. Bin ich in guter Resonanz mit etwas oder jemandem, dann fühle ich mich sicher und aufgehoben. So kann es manchmal auch eine Chemotherapie sein, die ein Mensch erstmal machen will, um sich dann auf alternative Wege zu begeben und für einen anderen wäre eine Chemotherapie eine gefühlte Unmöglichkeit, die ihn schon bei dem Gedanken daran sich noch kränker fühlen lassen oder tatsächlich auch machen würde.

Es gibt eine Therapiemethode, die ich begleitend sehr vielen Menschen empfehle – und das ist die Fußreflexzonenmassage. In den Füßen, die auf der Körperebene dem göttlichen Urgrund, dem Fisch, zugeordnet sind, staut sich energetisch alles. So wie alles Leben dem Fisch entspringt, scheint sich analog dazu das Zentrum oder die Basis unserer Energie in unseren Füßen widerzuspiegeln. Es mutet an, als blieben die Füße in besonderer Weise mit diesem lebenstragenden Urgrund verbunden und durch die Behandlung derselben wird womöglich diese Heil(ige) Energie, auf jeden Fall aber unsere Selbstregenerationskraft wieder ins Fließen gebracht. Wir schaffen damit ganz praktisch eine wunderbare Basis, auf der wir im doppelten Sinne stabil stehen und dann auch gut weitergehen können.

Auch Kreativität und Musik kann Heilprozesse unterstützen. Wenn wir uns auf der Sinnenebene angesprochen fühlen, wirkt das positiv auf unsere Schwingungen. Manche Menschen resonieren sehr gut mit Meditation und das kann durchaus ein guter Anfang sein. Es ist im ersten Schritt ein Ausgleich für den heute üblich gewordenen Wahnsinn im Außen. In der Meditation, genau wie auf anderen spirituellen Lebenswegen hat man die Chance, sich selbst auf neue Weise zu erfahren und es kann uns zu Erkenntnissen über die geistige Welt führen, selbst wenn wir sie oft nur berühren.

Die Meditation birgt aber auch Gefahren. Bei mir ist in den vielen Praxisjahren der Eindruck gewachsen, dass – gerade bei intensiv meditierenden Menschen – die eigenen Schatten besonders stark ausgeklammert werden. Offenbar glauben die meisten, das sei dann nicht mehr nötig, wenn man sich direkt der geistigen Welt öffnet oder zumindest dafür bereit ist. Hier besteht die Gefahr, dass alle unangenehmen Emotionen durch die Mediation regelrecht unterdrückt werden und weiter im Körper wirken, solange sie nicht durch hintergründige Erkenntnis und den Weg durch den Schmerz geheilt sind. Wir kommen am Ende nicht drumherum, auch dann nicht, wenn wir intellektuell oder auf einer übergeordneten Ebene ganz vieles erkannt haben. Letztendlich lassen nur die Bereitschaft, sich dem Schmerz zu stellen in Verbindung mit dem Begreifen der Zusammenhänge wirkliche Heilung möglich werden. Der womöglich schmerzende Rücken in der Meditation wird das nicht ausgleichen.

Wer jedoch über Mediation tatsächlich vordringt in die Tiefe der geistigen Welt, für den mag es durchaus ein guter Heilungsweg sein. Wenn sich das Göttliche auf diese Art offenbart, dann wandelt sich in jedem Fall die Sicht auf die Welt und die Gotteserfahrung trägt auf eine Weise, die ganz sicher viel heilendes Potenzial hat und man schon aus dem Grunde ganz anders in sich ruht und weniger „Korrekturen" im Außen braucht.

Aber auch ohne erleuchtende Tiefe ist Meditation eine gute Möglichkeit, die Gedanken und Bewertungen zur Ruhe zu bringen, sich selbst wieder zu spüren, ganz ohne äußere Ablenkung. Das kann man ebenso auf anderen Wegen finden, sich der Gartenarbeit hingeben, dem Wandern oder anderen Dingen, die meditativen Charakter haben, bei denen man nur mit sich ist und nicht mit anderen kommuniziert. Wir sind es gewohnt, unsere Körper zu trainieren, aber auch unsere Seele braucht in gewisser Form eine Art „Training" im Sinne der Ruhe. Auf jeden Fall braucht es für die Selbstheilung – egal auf welchem Weg – ein gesundes Maß an Rückzug und Stille. Im Grunde spürt man nur dort die heilende Begegnung der eigenen Seele mit dem Himmel – und das manchmal ganz deutlich. Je näher wir dem kommen, desto mehr erwächst von ganz allein das gesunde Bedürfnis nach Rückzug, weil man zunehmend spürt, dass man gar nie allein ist.

Ganz gleich, welchen Weg wir wählen, in jeder Phase der Heilung (und dann auch im weiteren Leben) ist es unerlässlich für uns selbst liebevoll zu sorgen, wahrzunehmen, was uns gut tut und was wir brauchen und dafür die Verantwortung zu übernehmen. Denn das ist etwas, was wir vor der Krankheit meist nicht getan haben und auch das will gelernt werden. Es ist nicht leicht, aber lohnenswert.

Und wir bräuchten Gesundhäuser, anstelle der Krankenhäuser.

Kapitel 13.4

Was Schwingungsmedizin ist und warum die Homöopathie nicht wirken darf

Die Welt der Einzelteile ist an ihrem Ende angekommen – egal in welchen Bereich wir schauen. Wir brauchen daher auch in allen Bereichen tragfähige, neue Wege, die alles Wissen und weisheitsvolle Erfahrung wieder in sich vereinen. Im medizinischen Bereich ist es die sogenannte „Schwingungsmedizin", die das leisten könnte und noch unschätzbares Entwicklungspotenzial bereithält.

Schwingungsmedizin gibt es im Grunde schon Tausende von Jahren. Sie ist aber in unseren Breitengraden höchstens in Form der Homöopathie oder der heutigen Bioresonanztherapie bekannt. Die Basis der Schwingungsmedizin ist nichts anderes als die kosmischen Gesetze. Man weiß, dass alles seine Schwingung hat, dass alles miteinander in Resonanz steht und sich oben wie unten wiederfindet, inhaltlich wie funktional und spiegelbildlich. Den Grundsatz dieser Medizin bildet somit das, was wir zusammengefasst als das „Prinzip der Ähnlichkeit" kennen.

Auf der emotionalen Ebene wären das verdrängte schmerzhafte Emotionen oder unbewusste Verhaltensmuster, die erst durch die Konfrontation über Beziehungen und Erlebnisse bewusst und damit einer Heilung überhaupt zugänglich werden können. Exakt identisch verhält es sich auf der körperlichen Ebene. Im Bereich der Schwingungsmedizin wäre das analog zu diesem Prinzip die Konfrontation mit einem Heilmittel, was genau genommen nichts anderes ist, als die Schwingung, in der wir uns derzeit befinden. Dieses Mittel würde bei einem gesunden Menschen die gleichen Symptome hervorrufen, die bei dem Erkrankten geheilt werden sollen. Dadurch werden in unserem Körper die Selbstheilungskräfte aktiviert, die das Fehlende wieder integrieren oder herstellen, weil jeder Organismus immer nach Vollständigkeit strebt.[1]

Ein schönes Bild für dieses Ur-Wissen findet sich bei einem Teil der nordamerikanischen Indianerstämme wieder. Sie glauben, dass Teile von Tieren Krankheiten auslösen können und dort, wo die Krankheit vermutlich sitzt, werden dann entsprechende Tierteile an den Körper des Menschen angebracht. Dann werden sie so besprochen, dass sich die negative Energie in eine positive umwandelt. Andere Stämme gaben den Kranken Amulette mit der krankmachenden Substanz, die am Körper getragen werden sollte. Auch östlichen Kulturen ist dieses keineswegs fremd. Auf Sri Lanka gibt es heute noch eine Maskenschnitzerstadt, in der man für bestimmte Krankheiten bestimmte Masken schnitzte, die der Kranke dann getragen hat. Es gab zahlreiche Maskenrituale, mit denen das Gleichgewicht zwischen Menschen und Göttern wiederhergestellt werden sollte, die teilweise noch heute existieren. Dabei ging und geht es sowohl um die Korrektur von Neid und Arroganz oder anderen seelischen Ungleichgewichten als auch um die Behandlung einzelner Kranker.[2]

Das sind nichts anderes als frühe Formen einer Art Homöopathie. Homöopathie kommt aus dem griechischen von HOMOIOS und bedeutet ähnlich. Das Prinzip: „Similia Similibus Curantur" – Ähnliches heilt Ähnliches – kannte man jedoch schon im Altertum und zu der Zeit umfasste Ähnlichkeit noch die astrologischen Entsprechungen der

Planeten und deren körperliche Auswirkungen auf den Menschen im Zusammenhang mit den dazugehörigen Arzneimitteln.

Die Verbindung mit der Astrologie drückte sich zum einen darin aus, dass man davon überzeugt war, alles, was man am Himmel findet, ebenso auf der Erde wiederzufinden. Das entsprach dem damaligen Weltbild. So waren sämtliche Stoffe, Pflanzen und Metalle den Planeten zugeordnet und man wusste auch, welche Heilwirkung sie demnach haben müssen. Weder die Gabe des Mittels noch deren Herstellung erfolgte zu einem beliebigen Zeitpunkt. Man orientierte sich immer an den Planetenständen.

Die Wurzeln der für uns nachvollziehbaren, astrologischen Homöopathie gehen bis ins 3. Jahrtausend vor Christus zurück. Dort gab es in Ägypten von Hermes Trismegistos die ersten bekannten Aufzeichnungen darüber. Allerdings wurde der Begriff der Homöopathie damals noch nicht gebraucht. Vielmehr war alles unter dem Begriff der Alchemie zusammengefasst und die hippokratischen Ärzte arbeiteten auf der Basis des Ähnlichkeitsprinzips. Öffentlich bekannt und weiterentwickelt wurde die Alchemie dann erst wieder im Mittelalter, vor allem durch Paracelsus (1493 - 1541).

Bei Paracelsus[3] heißt es: *„(...) dass der Arzt wissen soll, dass im Menschen Sonne, Mond, Saturn, Mars, Merkur, Venus und alle Zeichen, der arktische und antarktische polus, der Wagen und alle Viertel im Tierkreise sind. Das muss der Arzt wissen, wenn er vom Grund der Arznei reden will; wo nit, so ist er nix als ein klarer Bescheißer und arzneiet wie ein Bauer (...)"*

Und an anderer Stelle schreibt er:

„Denn der Saturn ist nicht allein im Himmel, sondern auch im Untersten des Meeres und im Hohlsten der Erde. Melissa ist nicht allein im Garten, sondern auch in der Luft und auch im Himmel. Was meint ihr, dass Venus sei, als allein artemisia? Was artemisia oder Beifuß, als allein Venus? Was sind sie beide? Matrix oder Mutter, conceptio oder Empfangen, vasa spermatica oder Samengefäße. Was also ist ferrum oder Eisen? Nichts als Mars. Was ist Mars? Nichts als ferrum, – das ist, sie sind beide ferrum oder Mars. Dasselbe ist auch urtica oder die Brennessel, auch (das Harz) tereniabin quarta, – und ist alles eins. Wer Mars kennt,

der kennt ferrum, und wer ferrum kennt, der weiß, was Mars ist, und wer die kennt, der weiß, was tereniabin ist, und auch was urtica ist."[4]

Bei Paracelsus gibt es bereits die Zuordnung der sieben Planeten zu den Organen, wie sie auch in der Anthroposophie bekannt ist:

„Und weil die Arznei ohne den Himmel nichts taugt, so muss sie durch den Himmel geführt werden (...) Was zum Hirn gehört, das wird durch Luna zum Hirn geführt; was zur Milz gehört, wird durch Saturn zur Milz geführt; was zum Herzen gehört, wird durch Sol zum Herzen geleitet, und also durch Venus zu den Nieren, durch Jupiter zur Leber, durch Mars zur Galle."[5]

In unserer Zeit ist es Hahnemann (1755 - 1843), den wir mit der Homöopathie in Verbindung bringen. Er hat enorm viel bewegt und konnte Behandlungserfolge nachweisen, auch wenn er zu seiner Zeit von den jeweils ansässigen Ärzten – wen wundert es – oft angefeindet wurde. Weltweit bekam er aber aufgrund seiner Erfolge große Unterstützung.[6] Diese Art zu behandeln verbreitete sich in den USA und in Europa in Windeseile. Mitte des 19. Jahrhunderts gab es in Frankreich bereits 400 homöopathische Praxen und schon 1830 hielt sie im Königshaus in England Einzug. 1850 wurde in England ein homöopathisches Krankenhaus eröffnet, das es heute noch gibt und mittlerweile auch auf andere alternative Therapiemethoden ausgeweitet wurde. Leider ist die feindliche Gesinnung der Homöopathie gegenüber auch dort in den letzten Jahren spürbar. In Indien allerdings gehört sie zum Leben dazu. Es gibt anerkannte homöopathische Kliniken, die mit großem Erfolg arbeiten – und auch bei der Behandlung von Corona Großartiges geleistet haben.

Hahnemann hat die Homöopathie auf eine komplett neue Stufe gehoben, indem er begann, die Mittel zu potenzieren. Das heißt, sie immer mehr zu verdünnen, um damit die Möglichkeit zu schaffen, auf einer ganz anderen Ebene als der stofflichen therapieren zu können. Leider hat er diese Art der Medizin aus dem kosmischen Kontext herausgelöst. Der Bezug zur Astrologie wurde von ihm nicht mehr berücksichtigt. Sein Schwerpunkt lag in der exakten Aufnahme und Systematisierung aller Körper- und Gemütssymptome, mit denen der Mensch lebte und die ihm als Basis für seine Behandlungen dienten.

Er lebte in einer Zeit, in der man weder ein brauchbares Stethoskop noch ein Thermometer hatte und die offizielle Medizin an vielen Stellen beinahe rudimentär ausgeübt wurde. Aber wenn auch nicht grundsätzlich alles schlecht war, man kannte die Säftelehre und führte häufig reinigende Aderlässe durch, war die verbreitete Sicht der Medizin bereits durch das materielle Weltbild geprägt. Die gängigen Methoden waren teilweise abenteuerlich bis brutal. Bis ins 19. Jahrhundert sollte ein Tabakklistier gegen Darmbeschwerden helfen, indem mit Hilfe eines Blasebalgs Nikotin-Qualm in den After[7] appliziert wurde und Syphilis mit Quecksilber zu therapieren war erst mit Beginn des 20. Jahrhunderts umstritten.

Hahnemann sah deutlich, dass die Methoden der Medizin die Menschen mehr schwächten, als sie gesünder zu machen. Aus seiner Sicht waren Krankheiten Verstimmungen der Lebenskraft und das Ziel einer guten Therapie müsse es vor allem sein, die Lebenskraft wiederherzustellen, anstatt nur die Symptome zu bekämpfen. Er war davon überzeugt, dass eine Krankheit nur dann zum Erliegen käme, wenn sie durch stärkere, ähnliche Symptome überlagert und dieses dann die Lebenskraft wieder anheben würde, so dass der Mensch gesunden kann. Durch die starke Verdünnung der Mittel, das Zerreiben und Verschütteln, wollte er die verborgenden dynamischen Kräfte des Mittels entwickeln, um genau dieses zu erreichen.[8] Das gab es vor seiner Zeit nicht und das bekannte Prinzip der Ähnlichkeit bekam eine ganz neue Form.

Und seine Erfolge gaben ihm recht. Nicht nur er selbst wurde für seine Zeit sehr alt, auch von seinen 11 Kindern, die er als Arzt natürlich selbst behandelte, haben alle überlebt – in einem Deutschland, in dem im 19. Jahrhundert jedes zweite Kind[9] starb und Bakterien noch nicht nachweisbar waren. Diese Entdeckungen begannen erst nach dem Tod von Hahnemann. Er hat über die Maßen brilliant hingeschaut und ebenso so brilliant geforscht und damit die heutige – an sehr vielen Stellen immer noch gültige – Grundlage dieser großartigen Medizin geschaffen.

Georgios Vithoulkas, ein herausragender griechischer Homöopath, 1932 geboren, war dann im Grunde der erste, der in unserer Zeit bei den homöopathischen Arzneimitteln einen entscheidenden Schritt weiter ging und Körper- und Gemütssymptome zu einem psychischen Gesamtbild des Menschen vereinte. Die Arzneimittel bekamen somit ein „Gesicht", einen eigenen Charakter, was sich für die Behandlung als überaus hilfreich erweist. Vithoulkas hat in dem ganzen Bereich außergewöhnlich tief geforscht und dafür 1996 den alternativen Nobelpreis erhalten. Ebenfalls einen bedeutenden Schritt tat Wolfgang Döbereiner, der die Homöopathie neben körperlichen und seelischen Inhalten wieder mit der Qualität der Zeit, also mit den astrologischen Konstellationen, in Zusammenhang brachte. Es gab und gibt weltweit noch viele andere großartige Köpfe in diesem Bereich, durch die sich die Homöopathie stetig beeindruckend weiterentwickelt.[10] In der Essenz bleibt es aber eine Erfahrungswissenschaft, in der die Erfahrungen zahlreicher Therapeuten zusammengetragen werden.

Hahnemann hat die Mittel so weit verdünnt, das eine, auch mit unseren heutigen Möglichkeiten, nicht mehr nachweißbare Substanz in der Flüssigkeit zurückblieb, deren Wirkung – gerade deshalb – noch viel tiefer geht, als wenn wir die gleichen Mittel stofflich verwenden würden. Im Grunde bleibt die Information, der „Geist" des Ausgangsstoffes übrig und der wirkt eben genau auf der gleichen, seelisch-geistigen Ebene.

Um das zu verstehen dürfen wir an der Stelle noch einmal auf das Prinzip des Wassers schauen. Wasser erinnert sich und homöopathische Mittel werden in Wasser und Alkohol gelöst. Das Wasser speichert alle Informationen der einmal in ihm enthaltenen Substanzen. Wir wissen, dass nichts an Energie in diesem Universum verloren geht – sie kann sich lediglich in ihrer Form verändern und daher muss, auch wenn nichts nachweisbar Stoffliches zurückbleibt, die Information der Ausgangssubstanz im Wasser gespeichert bleiben. Sie kann nicht verschwinden. Das ist ausgeschlossen, wenn die kosmischen Gesetze funktionieren – was sie ohne Frage tun. Auf dieser Basis funktioniert die Homöopathie – die Information des Ausgangsstoffes bleibt im Wasser gespeichert und eine enthaltene Information bedeutet nichts anderes, als dass die Schwingung der Ur-Substanz erhalten bleibt.

Der Wasserforscher, Masaru Emoto, hat das Wasser nicht nur als Schwingungsüberträger untersucht, seine Aufmerksamkeit galt vor allem dem Phänomen der Schwingungen selbst. Er hat in seinen Versuchen mit einem Schwingungsmessgerät herausgefunden, dass die Schwingungen menschlicher Gefühle mit den Schwingungen eines Elements korrespondieren. Wut hat eine ähnliche Schwingung wie Blei und das Gefühl der Unruhe beispielsweise hat dieselbe Schwingung wie

Quecksilber. Und in der Homöopathie ist Mercurius (Quecksilber) bei sehr unruhigen Menschen, wenn die körperlichen Schlüsselsymptome ebenfalls passen, häufig ein gutes Heilmittel. Menschen, die Mercurius brauchen, haben auch meist eine sehr starrsinnige Seite – ganz im Gegensatz zum hochflexiblen Quecksilber. Das soll nur ein kleines Beispiel für die verschiedenen Ebenen der Entsprechungen sein, die in einem Mittel enthalten sein können und davon gibt es bei jedem Mittel enorm viele.

Die Schwingung von Aluminium entspricht Trauer und Einsamkeit.[11] Interessant ist, dass Gehirne von Alzheimer-Patienten oft eine erhöhte Aluminiumkonzentration aufweisen. In der Homöopathie ist Aluminium ein großartiges Medikament, was bei verzögerten Funktionen auf der geistigen Ebene und im Bereich des Nervensystems eingesetzt werden kann. Jetzt möchte man meinen, dann könnte doch jeder Patient mit Alzheimer Alumina bekommen – aber so einfach ist es leider nicht. In der Homöopathie behandelt man nie die Krankheit oder das Symptom, man behandelt immer den ganzen Menschen und da jeder Mensch individuell ist, kann er bei gleicher Krankheit ein anderes Mittel brauchen als ein anderer Mensch. Das erklärt, warum medizinische Studien in diesem Bereich nie aussagekräftig sein können.

Es gibt immer einiges an vergleichbaren und möglichen Mitteln, die bei jedem einzelnen Krankheitsbild infrage kommen können. Man nimmt jeweils das Mittel, was für den jeweiligen Menschen am besten auf sein gesamtes Wesen passt, aber dennoch gibt es auch typische Mittel für bestimmte Krankheiten oder Symptome, die sehr vielen Menschen helfen. Ein, den meisten Laienhomöopathen recht bekanntes Beispiel ist Allium cepa, die simple Küchenzwiebel. Sie heilt homöopathisch zubereitet Erkältungen und Zustände, die dem des Zwiebelschneidens ähnlich sind. Alles läuft und brennt gleichzeitig, Augen und Nase. Vor allem aber die Augen.

Die Homöopathen arbeiten nicht nur mit verdünnten Mitteln, sondern jedes einzelne Mittel gibt es noch dazu in verschiedensten Verdünnungsstufen (Potenzen), die je nachdem, welche Ebene des Menschen vordergründig behandelt werden soll, ausgewählt werden. Je stärker die Verdünnung, desto eher erreicht man die seelisch-geistige Ebene. Im niedrigen Potenzbereich liegt der Schwerpunkt mehr im körperlichen Bereich. Man kann daher über Homöopathie gleichermaßen ein akutes seelisches Ungleichgewicht wieder harmonisch ausgleichen oder auch alte, in der Seele verletzte oder als traumatisierend erlebte Ereignisse „ansprechen" und auf dieser Ebene die Selbstheilungskräfte in Gang setzen und die Befreiung von alten Mustern erleichtern. So wird klar, dass die Homöopathie eine tief wirkende, alle Ebenen umfassende Schwingungsmedizin ist.

Speziell der Homöopathie wird zu gerne der Placebo-Effekt vorgeworfen, aber gerade Kinder und Tiere sprechen hervorragend auf diese Art der Behandlung an. Jeder Homöopath hat kleine Wunder erlebt, bevor er an dieser Methode regelrecht „hängen" blieb, sonst würden es die wenigsten tun, da es enorm komplex ist und für ein Leben – ähnlich wie die Astrologie – eigentlich zu viel. Aber die Erfolge entschädigen für die viele Arbeit.

Ich behandle mittlerweile sogar meine Pflanzen homöopathisch und bin selbst immer wieder erstaunt, was sich da tut. Ich hatte einen Weinstock, der in heftigster Weise jedes Jahr aufs Neue die üblichen Blattpocken aufwies, die jeder Weinbauer kennt. Eine Gabe eines Mittels und am nächsten Tag war schon eine deutliche Änderung zu sehen. Alle neu ausgetriebenen Blätter sind seitdem komplett ohne Befall. Und ich habe die Blätter nicht besprüht, ich habe den Wein mit einer kleinen Menge des aufgelösten homöopathischen Mittels lediglich gegossen.

Die Wirksamkeit der Schwingungen ist nicht zu unterschätzen – im Positiven genau wie im Negativen. Daher sollte man im Bereich der heute forcierten Bereitschaft zu Organspenden etwas genauer hinschauen. Jedes Organ, jede Nervenbahn, jede Zelle, genau wie jede Krankheit, besitzt ihre eigene Schwingung. Das bedeutet, dass der Mensch, der eine gespendete Niere bekommt, plötzlich die komplette Information (Schwingung) eines anderen Menschen in sich trägt. Aber es wirkt eben auch in der anderen Richtung weiter und damit bleibt der Spender des Organs nicht nur mit seinem Organ, sondern energetisch ebenso mit dem Träger des Organs verbunden. Das kann gutgehen oder einen so verändern, dass man nur noch schwer zurechtkommt. Ich hatte selbst in der Praxis einmal einen extremen Fall. Es handelte sich um ein Kind, das im Alter von 2 Jahren eine Leberlebendspende von einem 12-jährigen Spendermädchen bekam. Als das Kind 6 Jahre alt war, hatte man das Gefühl, vom Wortschatz und Verhalten her einer aggressiv Pubertierenden gegenüber zu stehen. Die Eltern waren verzweifelt, weil sie auf ihr Kind kaum mehr einwirken konnten und sich im Äußeren keine Erklärung finden ließ. Zum Spendermädchen hätte dieses Verhalten gut gepasst, es war zu dem Zeitpunkt 16 Jahre alt.

Es gibt auch im Bereich der Blutuntersuchungen dieses fast unheimlich anmutende Phänomen. Das aufbewahrte Blut eines Menschen verändert sich mit dem Menschen. Das heißt, es bleibt, genau wie die Leber, mit seinem „Eigentümer" verbunden. Wenn man Blutabnahmen aufheben würde, würden sie nach langer Zeit, selbst noch nach Jahren das Ergebnis zeigen, das dem Blut dieses Menschen in aktueller Zeit entspricht und durchaus anders sein kann und wird als das Jahre zuvor abgenommene.[12]

Durch die Computertechnik möglich geworden, entwickelt sich seit knapp 30 Jahren auch auf der technischen Ebene eine Schwingungsmedizin, die Bioresonanztherapie – die negative und krankmachende Schwingungen erfasst und praktisch umkehrt. Jeder ungesunden Schwingung wird eine gesunde, auf der ähnlichen Ebene schwingend, entgegengesetzt. Das wird mit einem Bioresonanzgerät gemessen und auf diesem Gerät sind verschiedenste gesunde Schwingungen unterschiedlichster Stoffe – Pflanzen, Mineralien, Bachblüten, auch einige homöopathische Mittel, viele Medikamente sowie Nahrungsmittel, Schadstoffe und jede Menge Allergene – gespeichert.

Durch die Überlagerung der beiden sich entsprechenden positiven und negativen Schwingungen bekommt der Körper den Impuls, die Selbstheilungskräfte wieder zu aktivieren und die negative Schwingung kann sich auflösen. Die Ähnlichkeit der Schwingungen scheinbar gegensätzlichster Dinge und Emotionen beruht auf dem Prinzip der Polarität – denn alles hat seine zwei Seiten. Zu hell gehört dunkel, zur Freude das Leid und zu krank gehört gesund. So kann man verstehen, dass die zusammengehörigen Schwingungen auf einer ähnlichen Wellenlänge stattfinden, aber in unterschiedlicher Richtung schwingen. Bringt man beide zusammen, können sie sich sozusagen neutralisieren und alles kann wieder Eins werden.

Diese Behandlungsmethode bezieht sich im Schwerpunkt auf die körperliche Ebene, kann aber durchaus Erstaunliches bewirken – allerdings darf man nie vergessen, dass es nicht reichen kann, die „Verantwortung", statt an die Ärzte, an ein solches Gerät abzugeben. Die jeweiligen, oft auch krankmachenden Lebenssituationen, die verdrängten seelischen Schmerzen und Traumata wollen dennoch bearbeitet werden.

Die Königin der Schwingungsmedizin bleibt die Homöopathie mit ihrer enormen Bandbreite und Tiefe und ihrem großen Erfahrungsschatz – vor allem auch, weil sie auf sämtliche Bereiche wirkt: auf Körper, Geist und Seele und es schafft, die gestörte Verbindung zwischen allem wiederherzustellen. Es sind energetische Mittel, die auf der energetischen Ebene heilen. Für mich ist es DIE Medizin der Zukunft. Und genau das soll verboten werden, denn die Machthaber in ihrem materialistischen Weltbild verunsichert das, selbst wenn sie es nicht zugeben. Wenn etwas einfach nur nutzlos wäre, könnte man es den Menschen doch einfach lassen.

Aber Homöopathie fördert die Eigenständigkeit der Menschen – das ist für ein Machtsystem zu gefährlich. Das ist die eine Seite, aber es geht aus meiner Sicht noch um etwas anderes, viel elementareres: Das herrschende System kämpft mit aller Macht um den Erhalt eines materiellen Weltbildes, da sonst alles, was sie etabliert haben und weiter etablieren möchten, keine Basis mehr hätte. Homöopathie heilt auf der geistigen Ebene und das darf einfach nicht wirken, denn dann müsste man das Weltbild tatsächlich infrage stellen! Und genau aus diesem Grund muss die Homöopathie am besten ganz verschwinden und mit ihr gleich alle alternativen Heilmethoden, die sich meist ebenso an der geistigen Ebene orientieren oder aber diese zumindest mit einbeziehen, weil sie den Menschen in seiner Ganzheit sehen und alle Kräfte bei einer Genesung eine Rolle spielen: die körperlichen, die seelischen und die geistigen.

Alternative Heilmethoden sind ohnehin ein Dorn im Auge der Mächtigen, weil sie dem System einfach nicht dienlich sind und nie sein werden, da sie sich immer an dem orientieren werden, was die Natur für uns Menschen erschaffen hat und nicht die Profitmaximierung zum Ziel haben. Ich las neulich in der Mainstream-Presse einen Artikel, dass das gerne gesehene und vorangetriebene Verbot vor allem der Homöopathie auf keinen Fall auf die Pharmaindustrie zurückgeht, da der Umsatz der homöopathischen Mittel etwa nur 600 Millionen ausmacht, im Gegensatz zu etwa 47 Milliarden bei den synthetischen Mitteln. Der Mensch, der nicht weiterdenkt, wird das plausibel finden, wenn man aber mal überlegt, wieviel ein synthetisches Medikament kostet im Gegensatz zu einem homöopathischen Mittel oder einem Heilkraut, dann ergibt sich schon ein ganz anderes Bild.

Die Hälfte der Bevölkerung nutzt mittlerweile teilweise oder regelmäßig die Homöopathie und der Zustrom zu den Heilpraktikern wird ebenfalls mehr. Natürlich sieht die Schulmedizin ihre Felle wegschwimmen und dabei geht es bestimmt nicht nur um den Umsatz, sondern aus meiner Sicht vielmehr darum, zu verhindern, dass sie in ihrer Unfähigkeit den Menschen als Ganzes zu behandeln, entdeckt werden! Und das, obwohl die Medizin angeblich so weit entwickelt ist, wie nie zuvor. Das stimmt aber eben nur auf der funktionalen Ebene. Inhaltlich, möchte man meinen, war der Mensch kaum je weiter von seinem Empfinden, von der Demut vor der Schöpfung und von sich selbst entfernt. Der Markt der Heilpraktiker ist ein wachsender. Und weil man allein die Homöopathie (noch) nicht verbieten kann, schränkt man durch Verbote die Vielfalt der Mittel immer weiter ein und damit auch die Wirksamkeit der Behandlung, so dass man am Ende sagen kann, dass es eben doch nicht funktioniert.

Es ist schon bemerkenswert, dass alle Medizin, die die Einzelteile wieder zusammenführt, also Körper und Seele, und sogar noch die geistige Ebene mit einbezieht, genau wie die Anlagen des Menschen, dass all das zunehmend bekämpft wird, wie damals in der Inquisition. Würde das Potenzial der Astrologie sich verbreiten, hätte sie erneut Ähnliches zu befürchten. Die alternative Medizin ist jedoch schon zu stark geworden oder besser, die Schwächen der Schulmedizin immer offenbarer und nun möchte man alles unterbinden, was dieses deutlicher zeigen würde. Es soll scheinbar um jeden Preis das herrschende Weltbild aufrechterhalten werden.

DIE LIEBE
DIE KÖNIGIN DER HEILUNG

Die Menschen sagen oft, ohne Gesundheit ist alles nichts – was auch stimmt – aber es müsste genauso heißen, ohne Liebe ist alles nichts. Wir können uns mit den feinsten Lebensmitteln ernähren, materiell gut abgesichert sein, uns in einer Krankheit fachkundig begleiten lassen, unsere Kinder bestmöglich fördern und respektvoll mit unseren Mitmenschen umgehen, aber wenn wir hinter all dem nicht die Liebe in der Welt spüren, dann wird alles in seiner Wirkung nicht das erreichen, was möglich wäre und auch bei dem anderen nicht in der, vielleicht sogar beabsichtigten, Tiefe ankommen.

Das bedeutet nicht, dass ich alle Menschen, mit denen ich zu tun habe, lieben muss oder dass ich alles lieben muss, was ich tue – auch wenn das ein gutes Ziel sein kann. Wenn ich etwas nicht in Liebe tun kann, es mir aber möglich ist, mich dennoch mit den ungeliebten Notwendigkeiten zu versöhnen, kann ich zumindest in positiver Schwingung bleiben.

Die meisten Menschen verbinden Liebe mit Sexualität oder Leidenschaft und mit dem Gefühl, welches sie in einer Partnerschaft haben. Liebe ist aber etwas, was noch viel tiefer geht und mit der persönlichen Liebe im Grunde wenig zu tun hat. Diese Liebe im Verhältnis zu Leidenschaft oder Begehren ist im Grunde auch so etwas wie eine Art Polarität – in diesem Fall betrifft es Fülle und Leere. In der Liebe bin ich aus mir heraus gefüllt und kann gut etwas geben, ohne zu erwarten und brauche nichts. Alles, was ich bekomme, sind wundervolle Zugaben.

Liebe ist bedingungslos und wie sich das anfühlt, erleben wir am ehesten mit unseren eigenen Kindern – besonders wenn sie klein sind. Und in der Leidenschaft, die meist mit SehnSUCHT einher geht, fehlt einem etwas. Sie ist oft mit dem Gefühl einer inneren Leere verbunden, die man dann im Außen zu füllen versucht. (→Die falsch verstandene Liebe)

Natürlich gibt es auch wunderbare erotische Liebe und dann ist der körperliche Höhepunkt ein göttlicher Moment. Es ist aber auch deshalb ein göttlicher Moment, weil wir in diesem kurzen Augenblick auf der körperlichen Ebene Anteil an der Schöpfung haben. Ich glaube, dass wir durch eine tiefe Begegnung mit Eros, überhaupt erst in die Nähe von wirklicher Liebe kommen und dann mehr und mehr begreifen, dass sie alles einschließt und nicht beim Eros wieder aufhört. Auch für Sokrates war Eros ein Mittelwesen zwischen Gott und Mensch.[1]

Diese göttliche Liebe umfasst alles und ist ein Zustand, in den man hineinwächst, sobald man herauswächst aus dem Schuld-Unschuld-, Vorwurfs- und Bewertungsdenken; wenn man im Innersten begriffen hat, dass dieses nur der eigenen seelischen Verdrängung und Schmerzvermeidung dient. Diese Liebe ist nur möglich, wenn man sich dem eigenen Lebensweg wirklich gestellt hat. Durch alle Emotionen hindurch. Erst, wer den heilenden Schmerz und mit ihm die wundervollen Wandlungen erfahren konnte, wird diese Art der Liebe empfinden. Sie offenbart sich, wenn man am eigenen Leib gespürt hat, dass wir alle unschuldig sind, unser Gegenüber, genau wie man selbst. Dann können wir den anderen so sehen, wie er ist und uns selbst in gleicher Weise annehmen – all das führt uns in die göttliche Liebe, weil wir auf ganz tiefer Ebene spüren, wie eingebunden wir in das Wunder Kosmos sind. Wir spüren, dass wir unserer Anlage entsprechend geführt und beschützt sind, dass alles miteinander in beeindruckender Perfektion sinnhaft verbunden und Liebe der Urgrund und die Quelle allen Seins ist.[2]

Dieser Urgrund ist das höchste Prinzip im Leben. Es ist eine Liebe, die dem Geistigen entspringt und die einzige Kraft, die Dinge vereinen kann, ohne sie besitzen zu wollen, und die sowohl verbindet als auch befreit. Liebe ist weit mehr als ein Gefühl. Liebe ist Lebensenergie, ein Bewusstseinszustand und innerste Substanz der Schöpfung. Diese Bewusstseinsenergie ist es auch, die uns auf unserem Lebensweg trägt, wenn es unwägbar scheint, und uns die Kraft zur Annahme des gegenwärtigen Moments gibt.

Wenn ich um diese Angebundenheit im Innersten weiß, dann bin ich auch bereit, mich im gewissen Sinne dem Leben hinzugeben, mich allem zu stellen und zur Not alles zu verlieren. Und genau dann werde ich alles bekommen, was ich brauche. Die Tür der Liebe öffnet sich, wenn ich die Angst überwunden habe. Und manchmal offenbart sich das Wunder der Liebe ganz unerwartet, wenn ich mitten in der Natur sitze, von der ich nichts will, und erfüllt bin von Dankbarkeit und spüre, ich bin mit allem EINS. Es sind anfangs oft kurze Momente, die mit der Zeit immer stärker werden. Dann brauche ich im Außen immer weniger.

Wenn ich mit dieser Liebe anderen Menschen begegne, schließt sich jede Form von Gewalt und Abwertung aus, weil ich ganz tief in mir die Gewissheit habe, dass auch der andere und die Welt, in der ich lebe, ein Teil von mir ist und dass alles, was mir begegnet, mein Inneres spiegelt. Wenn wir uns dieser allumfassenden göttlichen Liebe nähern, werden wir auch auf der Beziehungsebene auf andere Art lieben. Letztlich ist es unerheblich, welchen Namen wir diesem Empfinden geben. Manche nennen es auch Gott. Jeder, der das einmal gespürt hat, weiß, dass es dieses ist. Und das verliert man nicht mehr.

Intellektuell kann man das nicht wirklich begreifen. Es ist als würde man jemandem erklären wollen, wie Ananas schmeckt oder wie es sich anfühlt, ein Kind zu gebären.

Jede noch so gute Erklärung wird nie dasselbe sein, wie ein eigenes Erleben und damit kann es sich auch im Empfinden nicht tragend verankern. Auf diesem Weg empfindet man irgendwann die verbreitete Absurdität, Liebe an eine Körbchengröße oder andere Eigenschaften zu knüpfen. Wenn ich vordergründig die äußere Erscheinung eines Menschen liebe, dann liebe ich im Grunde gar nicht ihn selbst, sondern eben nur seine Hülle.

Wir sind alle von dieser wahrhaftigen Liebe durchdrungen, Mensch, Pflanze und Tier. Mir persönlich treibt das tiefe Gefühl der Verbundenheit mit allem und die Dankbarkeit darüber, so gut eingebettet zu sein in diesem Universum, immer mal wieder Tränen in die Augen. Jeder, der einmal an dieser Stelle war, wird nicht so weiter machen können wie vorher, es verändert einen. Daher ist es wichtig, dass jeder sich selbst auf den Weg macht, der im ersten Schritt immer ein Weg zu sich ist.

Liebe lässt frei, Liebe braucht nichts und ist unabhängig vom Zurückgeliebtwerden. Wirkliche Liebe und Mitgefühl hören nicht vor der eigenen Haustür auf, sondern verbinden und lassen uns auch an künftige Generationen denken. Liebe ist Energie und vermehrt sich, wenn wir sie teilen, wie Glück und Freude. Diese Liebe können wir auch von unseren Kindern lernen und unsere eigenen Beziehungen dadurch heilen. Dann wird die Welt in gleicher Weise heilen.

Kapitel 14.1

Die Kinder

In Persien gibt es ein altes Sprichwort, das sagt:

> *„Kinder sind die Brücke zwischen den Göttern und den Menschen“.*

Die Kinder gehören uns nicht. Sie kommen als kleine Menschenwesen mit riesigen Seelenanteilen zu uns, denen wir mit größtem Respekt begegnen sollten, aber es scheint, als hätten wir das nahezu vergessen. Diese persische Sichtweise mag vielen Menschen in unseren Breitengraden womöglich eher fremd sein. Doch Kinder sind wie ein Wunder, die unser Leben bereichern und noch in beiden Welten zuhause sind, in der sichtbaren und der unsichtbaren. Sie sind vermutlich die einzigen Wesen, die der wahrhaften Liebe noch ganz nah sind, sie sind wahrscheinlich ganz Liebe. Sie entspringen direkt der geistigen Welt und bringen nicht nur ein tiefes Wissen um diese Welt mit in unser Erdenleben, sondern sind auch in ihrem Innersten bereits vollständig angelegte Wesen.

Wenn wir sie aufmerksam beobachten, ihnen später achtsam zuhören, dann können wir nur staunen, was sie alles wahrnehmen. Oft wissen sie sogar Dinge, von denen sie eigentlich gar keine Kenntnis haben können. Zumindest denken wir das. Es gibt unzählige Berichte, in denen Kinder ganz konkrete Erinnerungen oder Sprachkenntnisse aus der Vergangenheit mitbringen. In dem Moment, in dem wir geboren werden, vergessen wir leider das meiste sehr schnell wieder. Kinder sind eigenständige Persönlichkeiten, die wir bestaunen und begleiten dürfen wie Lebewesen, die aus einer anderen Welt zu uns gekommen sind. Wir können sie dabei unterstützen, das zu entwickeln, was in ihnen steckt.

Die Realität im Umgang mit unseren Kindern ist häufig leider eine ganz andere, daher liegt mir dieses Kapitel besonders am Herzen. Wenn sich in der Welt wirklich etwas tragend verändern soll, dann müssen wir beim Umgang mit unseren Kindern anfangen. Hier gilt es zu schauen, was eigentlich mit Beginn unseres Lebens alles schon schiefläuft. Und das ist einiges. Im Grunde weiß jeder aus eigenen Kindheitserfahrungen, wie schwer es ist, erwachsen zu werden, wie schwer es ist, gesunde Beziehungen zu führen und wie wenig wir oft selbst gelernt haben, uns in unserem eigenen Wesen anzunehmen.

Ein ganz grundlegendes Problem, was sich seit vielen Generationen kaum verändert hat, ist unsere Sicht auf die Kinder. Wir halten sie für unvollständige Wesen, die einer ordentliche Erziehung bedürfen, damit sie anständige Menschen werden, die möglichst im System nicht anecken. Wir müssen sie aber nicht erziehen, sie sind nämlich schon fertig. Nur in unserem ganzen Denken und dem Lernsystem scheint das gar keine Rolle zu spielen und hat – im Gegenteil – in der normal gewordenen Leistungs- und Fremdbetreuungsgesellschaft einen unguten Höhepunkt erreicht, in dem Eltern ihre eigenen Vorstellungen über ein individuelles Wesen stülpen und meist schon während der Kindergartenzeit an das Abitur ihrer Kinder denken.

Anerkennung durch Leistung, Liebe als Belohnung oder Liebesentzug als Strafe entsprechen viel zu oft dem üblich gewordenen Umgang, mit dem die meisten von uns auch selbst aufwachsen mussten. Dazu wird Liebe gern an unverdiente Eigenschaften geknüpft. Aufgeschlossene, witzige oder hübsche Kinder werden oft besser behandelt als ein Einzelgänger, dessen Qualitäten wir noch nicht erahnen.

Lange wussten wir vieles nicht besser. Die Psychologie ist eine sehr junge Wissenschaft und ohne die Möglichkeit zu reflektieren, geben wir immer das weiter, was wir selbst erlebt haben. Wenn wir das infrage stellen, kann es leicht unseren eigenen Boden ins Wanken bringen und erfordert meist neue Wege, daher halten so viele Menschen an ihrem gewohnten Verhalten fest. Es scheint irgendwie sicher. Man selbst hat es ja trotz dieser Umstände auch geschafft, erwachsen zu werden. Und lange dachte man eben, dass aus Kindern tatsächlich erst „Leute" werden, wenn man ihnen die Richtung vorgibt und erst das soziale Umfeld sie entscheidend prägt in ihrem Wesen. Beide Glaubenssätze halten sich immer noch tapfer.

Dabei ist es möglich, dass man, neben Stärken und Schwächen, die emotionalen Reaktionsmuster, das soziale Umfeld sowie das Verhältnis, was ein Kind zu den Eltern hat in einem Horoskop beinahe messerscharf ablesen kann. Das ist zwar selten als konkretes Ereignis sichtbar, aber das, was für das Kind an seelischem Empfinden und Erleben prägend sein wird, ist deutlich erkennbar und für mich immer noch ein tägliches Wunder. Wir werden ganz offenbar zum richtigen Zeitpunkt in die Welt und in die passenden Familien hineingeboren, so dass sich unsere Anlagen punktgenau verwirklichen können. Und dazu gehören neben unseren eigenen Fähigkeiten und Besonderheiten eben auch unerlöste (Familien-)Themen, Ängste und Schatten, die sich ebenfalls in dem zu uns gehörigen Umfeld erlösen können.

Eine wichtige Voraussetzung für einen gesunden und förderlichen Umgang mit unseren Kindern wird nur gelingen, wenn wir zum einen diese Zusammenhänge anerkennen und uns zum anderen selbst auf den Weg gemacht haben, uns wirklich mit allen Licht- und Schattenseiten anzunehmen und zu lieben. Erst dann wird sich unser Blick und unser Umgang auf unsere Mitmenschen und die eigenen Kinder so verändern, dass wir vermögen ihnen die Liebe und Achtung entgegenzubringen, die wir häufig selbst entbehrt haben.

Wir können von ihnen unglaublich viel lernen und begegnen uns in ihnen zu einem Teil auch immer selbst. Sie sind im Grunde unsere besten Therapeuten, wenn wir sie erkennen und nicht unterdrücken. Wenn wir uns auf sie einlassen, dann „erziehen" sie mehr uns, als wir es je mit ihnen könnten.

Der gute Umgang mit unseren Kindern ist so wichtig, weil sie natürlich einerseits ohne Einschränkung von uns als ihren Versorgern abhängig sind. Auf der anderen Seite – und das ist genauso wichtig zu wissen – empfinden sie alles, was sie in ihrem Aufwachsen erleben, als vollkommen normal. Sie fühlen sich schnell schuldig oder ungenügend, wenn wir mit ihnen schimpfen oder sie für etwas bestrafen. Selbst wenn die Eltern sich streiten oder gar trennen entwickeln sie häufig Schuldgefühle. Das größte Geschenk für Kinder sind vor allem liebevoll verbundene Eltern. Sie vertrauen uns ohne Einschränkung und lieben uns bedingungslos. Sie bewerten nichts und je früher Verletzungen stattfinden, desto schwerer wiegt es meist, da sich das Erlebte oft der bewussten Erinnerung entzieht, aber trotzdem im Körper und in der Seele als Wunde weiter wirkt. Und das oft lebenslang, wenn wir es nicht erkennen.

Das erste Jahr im Leben eines Kindes ist mit der Mutter weitgehend symbiotisch verbunden. Ein Embryo, genau wie ein Säugling bis zu einem Alter von etwa neun Monaten, nimmt schwerpunktmäßig auf der Körperebene wahr und kann sein Erleben von dem der Mutter noch gar nicht trennen – es „ist" die Mutter. Es kann sich noch nicht als eigenständige Person begreifen und erlebt beispielsweise die Ängste der Mutter so, als wären es die eigenen. Erst später durch die erste Loslösung, für die der Vater ein notwendiger Pol ist, erkennt es sich selbst, entwickelt ein ICH und eine eigene Identität.

Das bedeutet, wenn ein Baby oder ein kleines Kind Dinge erlebt, die es mit seinem noch nicht ausgebildeten Intellekt und Bewusstsein weder begreifen noch verarbeiten kann, wird es auf der Ebene gespeichert, auf der es erlebt wird. Entsprechend fest sitzen die als unangenehm oder bedrohlich erlebten Zustände dann auch im Körper, in jeder einzelnen Zelle. Das kann neben anderen ererbten Strukturen ein Teil der Dinge sein, die wir im Laufe unseres Lebens oft nur mühevoll wieder loswerden. Instinktiv reagieren wir auch viel später noch aus dieser unbewussten Prägung heraus und verhalten uns vielleicht abwehrend, obwohl es objektiv gar keine Bedrohung gibt. Der Körper erinnert sich immer.

Ein kleines Kind realisiert auch über dieses frühe Alter hinaus sehr genau, ob die Mutter liebevoll mit ihm verbunden oder ständig gestresst ist, wie die häusliche Stimmung ist und ob es in seinem Wesen so angenommen wird, wie es ist. Wenn wir meinen, kleine Kinder würden vieles doch gar nicht merken, liegen wir in unserer Einschätzung ganz weit daneben. Sie merken alles und tun auch alles für die Liebe der Eltern, da sie ohne diese verloren wären. Ein Tierkind, das von der Mutter nicht gut versorgt wird, stirbt. Wir haben diesen Überlebenstrieb als stärksten Trieb in uns und deshalb machen wir schon als Kind alles, um unser Überleben nicht zu gefährden. Schlimm wird es, wenn wir – und das tun Kinder immer – das Erlebte für normal halten und es aber alles andere als normal ist. Wir können in dem Alter nicht begreifen, dass Papa vielleicht Alkoholiker ist und aus eigenem Unvermögen heraus oft schlägt oder schreit. Genausowenig kann ein Kind verstehen, dass Mama es nicht annehmen kann, weil sie sich immer ein Mädchen gewünscht hat und man selbst dieses nicht geworden ist. Aber wir spüren alles und passen uns an. Dann bringen wir dem Paps die Bierflasche oder verhalten uns wie ein Junge, damit die Eltern uns lieben können, man geborgen ist und sich nicht schuldig fühlt, um größtmöglichen Halt zu erfahren, der für das gesunde Aufwachsen unerlässlich ist.

Das ist es, was unsere Seele tut. Eigentlich unglaublich, was ein Kind imstande ist, zu tragen. Leider brauchen wir nicht selten ein ganzes Leben, um uns von dem, was wir an Verletzungen erlitten haben oder dem, was gar nicht zu uns, sondern zu den unerlösten Anteilen der Eltern gehört, zu befreien. Aber auch ohne solche derartigen Dramen fällt es uns schwer, in dem mit Erwartungen und Druck angefüllten Alltag unseren Kindern ein stimmiges Ankommen in dieser Welt zu bereiten, die für Mensch und Kind so lebensfremd geworden ist.

Ganz vergessen haben wir scheinbar auch die wichtigsten Ur-Erfahrungen unserer Vorfahren – die stets in allen Menschen als Teil des kollektiven Unbewussten gespeichert bleiben werden und zu denen gehört, dass ein Kind am Beginn seines Lebens erst einmal gar nicht von der Mutter getrennt wird und schon gar nicht alleine schläft. Diese Ur-Erfahrungen geben uns Sicherheit auf einer tiefen Ebene, selbst wenn wir uns nicht bewusst daran erinnern. In vielen afrikanischen und anderen naturnah lebenden Völkern ist das immer noch ganz normal. Da wird ein Kind herumgetragen, bis es laufen kann. Es ist immer dabei, egal, ob die Mutter auf dem Feld arbeitet oder Essen zubereitet. Vor allem in westlichen Ländern ist das ganze Gegenteil die Normalität geworden. Da geht es stattdessen um frühestmögliche Fremdbetreuung und schmerzlose Geburten, die gut geplant in den Alltag passen. Ein Kind bekommt man heute nebenbei – neben allem anderen, wie Karriere und sonstigen Wohlstandsbestrebungen.

Das frühe Wegorganisieren, an dem auch das System nicht uninteressiert ist, und das Unterbringen in staatlichen Einrichtungen mit einheitlicher Gesinnung, führen zu dem, was wir heute sehen und erleben. Der eigenständige Mensch ist nicht gewünscht und beginnt sein Leben mit einem staatlichen Anspruch auf einen Kindergartenplatz ab dem 1. Lebensjahr und immer früherer Schulpflicht.[1] Die Franzosen machen uns vor, wo es hingeht. Dort kann ab 3 Jahren eingeschult werden und das wird tatsächlich häufig genutzt! Da kann man doch viel besser auf die Erwachsenen von morgen einwirken.

Es gibt zwar auch freie Kindergärten und Schulen, aber deutlich zu wenige und für viele nur schwierig bezahlbar. Es müsste eine ganz andere Familienpolitik geben, die neben der freien Wahl der Einrichtungen bei gleichen oder subventionierten Kosten das Zuhausebleiben der Mütter, und später auch der Väter, wirklich fördert. Aber leider passt das zunehmend weniger in die derzeitige Geisteshaltung.

Zum Glück wird in den letzten Jahren eine sich rückbesinnende Entwicklung spürbar – mit natürlichen Geburten, Familienbetten oder der Nutzung von Tragetüchern. Dieser positive Wandel ist jedoch derzeit bedauerlicherweise noch ein Tropfen auf dem heißen Stein, denn auf der anderen Seite nimmt der Trend zu geplanten Kaiserschnitten, die medizinisch gar nicht notwendig wären, immer noch zu.[2] Ist halt bequemer und schmerzloser – und das Krankenhaus verdient deutlich mehr.[3] Dabei ist das die wichtigste Grunderfahrung, die Mutter und Kind gemeinsam machen können. Dieser erste Moment, zu dem auch der Schmerz gehört, ist tragend für die Entwicklung der Bindungsfähigkeit und der eigenen Bewältigung späterer schwieriger Lebensbedingungen. Und noch dazu ist es oft (das sieht man in den Horoskopen) eine zu frühe Abnabelung, die sich seelisch bei dem Kind niederschlägt. Häufig entsteht aus der Erfahrung, regelrecht aus der Geborgenheit gerissen worden zu sein, bevor man ganz reif dafür war, eine spätere Angst vor Trennung. Diese Kinder können oft schwer loslassen und fürchten manchmal noch als Erwachsene das Alleinsein.

Sobald die Kinder in die Schule kommen, denkt kaum noch jemand an mögliche Folgen fehlender Bindungsentwicklung und die meisten der dann auftretenden Missstände werden häufig dem alltäglichen Medienwahnsinn zugeschoben. Nur ist dieser eben nicht die Ursache. Die eigentliche Ursache ist, dass wir den inneren Kontakt zu uns selbst und der eigenen Intuition verloren haben, lange bevor wir es zugelassen haben, den Kontakt zu unseren Kindern zu verlieren. Und wir lassen es immer noch zu. Das wird auf den Straßen und selbst auf Spielplätzen täglich erschreckend offenbar. Auch dort sind die Mütter häufig mehr mit dem Handy beschäftigt als mit dem eigenen Kind. Das wirklich Schlimme jedoch ist, dass diese Mütter scheinbar nicht merken, was sie tun. Es machen ja alle, scheint also ganz normal.

Es fehlt heute an allen Ecken der frei denkende, wache Mensch, mit dem Mut, sich der Anpassung zu entziehen. Das wäre mal ein Vorbild für die Kinder, denn unabhängig davon, wie jeder von uns individuell angelegt ist, sind die wichtigsten Botschaften von unseren Eltern (und der Gesellschaft) nicht irgendwelche Erziehungsmaßnahmen, sondern das, was wir vorleben. Kinder imitieren alles, was sie erleben. Sie lernen und wachsen daran – wenn es gute Vorbilder sind. Aber was lernen sie von Erwachsenen, die sie ohne ein Mobiltelefon in der Hand oder einem Stöpsel im Ohr gar nicht mehr antreffen?

Nicht nur der ganze Medienirrsinn offenbart in unausweichlicher Deutlichkeit, dass sich kaum noch jemand mit sich selbst auseinandersetzt. Es bleibt kein Raum für den Parasympathikus, für eine Leere, in der einem die besten Ideen kommen oder fruchtbare Langeweile, die man früher mit begeisterter Fantasie gefüllt hat. Immer gibt es ununterbrochenen Input von außen und irgendwann merkt niemand mehr, dass es eigentlich gesund wäre, aus dem inneren Empfinden heraus den eigenen Impulsen nachzugehen.

Wir haben aber alle ein inneres Empfinden. Das ist sogar unsere wichtigste Instanz, zu der unsere Emotionen gehören, die gelebt und auch ausgedrückt werden wollen. Das zeigt sich heute häufig in falsch verstandener Offenheit, in der sich viele Kinder und Jugendliche im Netz präsentieren, einfach weil sie mit anderen in Kontakt sein und sich im Grunde auch zeigen wollen. Leider ist es oft so zerstörerisch, was man dort findet. Es gibt Gruppen magersüchtiger Mädchen, die täglich mit

Stolz verkünden, wieviel weniger die Waage heute anzeigt, aber auch sehr viele andere Aktivitäten führen Kinder und Jugendliche nicht in die Auseinandersetzung mit ihren Emotionen, sondern stattdessen in zunehmendem Maße direkt in die Sucht oder anderes selbstschädigendes Verhalten.

Vor allem Trauer und Schwäche werden heute aus unserem Leben möglichst ausgeklammert, genauso wie andere unangenehme Gefühle. Das lernen wir weder zuhause noch in der künstlichen Welt, in der uns Werbung und Filme ständig gut gelaunte und immer gleich funktionierende Menschen präsentieren. Eltern, die ihre Emotionen reflektiert zulassen und das dort, wo es für alle sinnvoll ist, auch kindgerecht kommunizieren, würde Kindern das Leben enorm erleichtern.

Die vielschichtigen Probleme, denen Kinder heute ausgesetzt sind, dass sie oft in ihrem Wesen nicht gesehen werden, Übertragungen der ungelösten Elternstrukturen auf die Kinder stattfinden oder Gewalt in manchen Familien herrscht, es Missbrauch und Sucht gibt, sind jedoch nicht allein die Ursache. Vielmehr beginnt es mit dem Umstand, dass gerade Kinder, die wiederum die Erwachsenen von morgen sein werden, mit ihren Emotionen häufig keinen akzeptierten Raum oder Gehör finden. Sie haben auch schlicht keine Worte für das Empfundene. Es spricht ja niemand darüber.

Warum sonst ritzen sich heute so unglaublich viele junge Menschen, meist Mädchen? Tendenz weiter steigend. Auch diese Variante findet man in erschreckender Weise im Netz verbreitet. Das ist eine Form, den Schmerz, der so tief in ihnen steckt, zu fühlen. Sie sind derart verzweifelt, dass sie keinen anderen Weg wissen, als diesen über ihren Körper, im wahrsten Sinne des Wortes, anstelle der Tränen aus sich herausfließen zu lassen. Leider nur wird der Seelenschmerz auf diese Weise keineswegs weniger oder gar gelöst. Wenn man mit diesen Mädchen spricht, hört man oft, wie entlastend sich das anfühlt. Es ist ein Druck-Abbauen, aber Schmerz fühlen sie nicht, selbst die Wunden merken sie kaum.

Therapeuten und psychosomatische Kliniken sind hoffnungslos überlaufen, Eltern allein dringen kaum mehr zu ihren Kindern durch. Ich sehe in der Praxis wirklich viele hilflose Eltern, die sich schon bei ihren kleinen Kindern nicht mehr durchsetzen können, die gar nicht mehr gehört werden und die es auch nicht schaffen, den Gebrauch der technischen Geräte bei ihren Kindern zu reduzieren (sie tun es ja selbst meist nicht) oder gar noch einen Einblick darüber haben, was dort an Inhalten ausgetauscht wird. Und ich sehe, neben der Abhängigkeit, ebenfalls die erschreckend zunehmenden Angst- und Zwangsstörungen vieler Kindern.

Je weniger Eltern sich heute auf heilende Weise mit ihren eigenen Emotionen auseinandersetzen – und das müssen nicht immer nur die verletzten sein – desto weniger können die Kinder das von ihnen lernen. Nicht nur die intellektuelle Bildung befindet sich auf einem nie dagewesenen Tiefflug, auch werden wir zunehmend zu emotionalen Analphabeten.

An dieser Stelle möchte ich ausdrücklich betonen, dass ich nicht einfach den Eltern die Schuld an allen Missständen überhelfen möchte (ich bin selbst Mutter), sondern es geht darum, uns heute bewusst zu machen, dass wir das alle nicht gelernt haben – weder unsere unangenehmen Emotionen als etwas Sinnvolles zu begreifen noch sie in Worte zu fassen. Wer wurde denn als Kind wirklich gefragt, wie es ihm geht? Das haben sich die meisten Eltern früher ja nicht einmal selbst fragen können. Und noch weniger hätten wir dafür Worte gehabt. Daher geht es nicht um Schuld, aber darum, endlich Verantwortung zu übernehmen. Denn heute gibt es Hilfe, um Worte für das Innere zu finden. Und dann können wir mit unseren Kindern auch über Gefühle sprechen – über ihre und ebenso über unsere eigenen – natürlich immer altersangemessen.

Wenn wir uns wirklich für das Innenleben unserer Kinder interessieren, kann sich auch die innere Tür zu uns selbst wieder öffnen, und eine mit Nähe verbundene, eigenständige Entwicklung unserer Kinder wäre uns das wichtigste, zu fördernde Ziel. Dann würden wir alles daransetzen, ihnen wieder ernsthaft zuzuhören und eine kindgerechte Umgebung zu schaffen – was gegenwärtig, vor allem, wenn man in der Stadt lebt, sicher schwer geworden ist, aber nicht unmöglich. Wenn wir heute Zeit mit den Kindern verbringen, wollen oder meinen wir oft, wir müssten ihnen etwas bieten, da sie durch den unglaublichen Eindruckskonsum, von dem sie tagtäglich umgeben sind, im Grunde schon alles kennen. Vielleicht ist es aber auch ein unbewusster Versuch, das eigene schlechte Gewissen zu beruhigen, weil wir im Alltag oft so wenig Zeit für sie haben, häufig zu müde sind oder uns die Phantasie zum gemeinsamen Spielen fehlt? Auf jeden Fall hängen wir die Latte so immer höher, die am Ende nur unzufriedener macht – da neben einem kurzen Kick meist erneute Leere zurückbleibt, wenn die Kinder nicht weiter von außen „gefüttert" werden.

Dabei lieben Kinder das Einfache, sie wollen entdecken, erforschen und eigene Ideen entwickeln. Sie lieben die Natur, genau wie Wiederholungen. Selbst beim fünfzigsten Vorlesen des gleichen Buches entdecken sie noch etwas Neues und freuen sich genauso darauf, weil sie schon wissen, was kommt! Und noch viel wichtiger – das allerwichtigste! – ist ZEIT, die wir MIT und nicht neben unseren Kindern verbringen sollten. Und dazu müssen wir uns kein Sonderprogramm ausdenken, sie sind glücklich, wenn wir mit ihnen in den Wald gehen oder ihnen ungeteilte Aufmerksamkeit schenken. Eine halbe Stunde intensive Zeit ist deutlich mehr wert als vier Stunden, in denen wir ihnen nur mit halbem Ohr zugehört haben. Das spürt ein Kind ganz genau.

Ein Kind nimmt ebenfalls deutlich wahr, ob es ernst genommen wird. Wenn Kinder etwas fragen, sollte man ihnen möglichst eine ehrliche Antwort geben und nicht eine bequeme. Kinder, mit denen man ehrlich (und dennoch altersgerecht) umgeht, kommen auch mit schwierigen Umständen besser zurecht. Es ist fatal, sie in ihrem Empfinden zu betrügen, weil ihnen das die angeborene innere Sicherheit des Empfindens nimmt. Kinder wissen immer, an welchen Stellen etwas verschwiegen wird.

Ich hatte eine Klientin, die erneut und unerwünscht ganz frisch schwanger war, es bislang niemandem gesagt hatte, nicht einmal ihrem Mann, und ihr größeres 3-jähriges Kind sitzt hinter ihr im Auto, als es sagt: „Mama, du hast ein Baby in deinem Bauch". Und die Mutter antwortet: „Das stimmt nicht". Wie fatal! Nur weil sie selbst es am liebsten ungeschehen machen wollte, dabei war es so ein schöner Hinweis, dass diese Seele ganz offenbar ihren Platz schon eingenommen hatte. Und das große Kind bekommt die Botschaft, dass es (womöglich wieder einmal) das Falsche wahrgenommen hat. Wenn innen und außen nicht übereinstimmen, verliere ich den Halt und die Orientierung! Genauso fatal ist es, wenn wir beispielsweise den Lehrer oder die Zustände in der Schule für untragbar halten, aber dem eigenen Kind gegenüber so tun, als sei das schon in Ordnung.

Solche und ähnliche Begebenheiten passieren jeden Tag überall und tragen erheblich dazu bei, dass Menschen den Kontakt zu ihrer Seele, zur inneren Stimme zunehmend verlieren. Wie oft mussten wir als Kinder hören: „Das bildest du dir ein, das ist nicht so." Dabei waren wir doch unserem Empfinden untrüglich nahe, aber das ist oft unbequem für Erwachsene, die sich nicht mit den tieferen Ebenen des Menschseins oder ihren eigenen Verdrängungen auseinandersetzen wollen. Und dann wird diese Stimme mit der Zeit immer leiser, wir verlernen, ihr zu vertrauen und manche hören sie tatsächlich gar nicht mehr.

Diese Verunsicherung wirkt sich tiefgreifend auf viele Bereiche aus. Kinder, die in einer authentischen Umgebung aufwachsen, die sich geliebt und angenommen fühlen und ebenso an anderen Stellen in ihrem Empfinden gestärkt werden, bringen Höchstleistungen. Kinder sind unglaublich klug und von Natur aus neugierig, sie wollen lernen und sich ihre Welt erschließen. Diese Neugierde ist neben dem Überlebenswillen die größte Lebenskraft, die wir haben – und das gilt in gleicher Weise für das erwachsene Dasein. Wenn wir eine Begeisterung spüren, müssen wir niemanden zum Lernen zwingen oder mit langweiligen Themen quälen. Das passiert nur, wenn die Menschen, auch das gilt für alle Altersstufen, keinen Sinn dahinter sehen oder das Gefühl haben, sie können nichts selbst bewegen oder entwickeln und die Inhalte ihnen womöglich gar nicht entsprechen.

Kinder wollen ebenfalls in Gemeinschaft Erfahrungen machen und sich spüren, anstatt isoliert vor ihren elektronischen Freunden zu sitzen. Wir denken, dass es das sei, was sie wollen – aber sie haben heute oft schlicht keine Alternative und auch keine Ideen mehr dazu, wenn wir ihnen diese nicht wieder näherbringen. Die gegenwärtige Gefahr für unsere Kinder ist weniger die virtuelle Welt, als wir das vielleicht annehmen, sondern vielmehr die reale Welt, in der sie einfach keinen Platz mehr für das Kindsein finden. Wenn es uns gelänge, die reale Welt für Kinder wieder spannender zu machen und wir als Eltern mehr Zeit für sie hätten, dann wären die Bildschirme weit weniger interessant.[4]

Wir fördern diese ungesunde Entwicklung noch, indem wir von unseren Kindern immer früher immer mehr Leistung erwarten. Das kleine Kind soll in falschverstandener Frühförderung schon in der Kita eine Fremdsprache lernen und alle müssen Abitur machen. Wer das nicht schafft, ist schon unter den Kindern gefühlt ein Versager und für die Eltern bricht nicht selten eine ganze Welt zusammen. Noch in den siebziger und achtziger Jahren war das Gymnasium die Ausnahme, das schafften nur die ganz Klugen, heute ist es die Regel, ungeachtet dessen, wozu ein Kind begabt ist. Man sieht es auch daran, dass das Handwerk, beinahe in jedem Bereich, keinen Nachwuchs mehr findet. Dabei sind das schöne Berufe und die Zukunft von morgen und es kann Menschen sogar deutlich mehr Zutrauen und Eigenständigkeit geben, wenn sie selbst etwas erschaffen können als sich ewig vor Büchern und dem Rechner zu quälen, wenn ihnen das am Ende einfach nicht liegt. Ein Kind mit Lernschwierigkeiten in die Lerntherapie zu schicken, macht wenig Sinn, wenn man nicht versteht, warum es diese Blockaden hat.

Man sagt, aus Fehlern lernt man, was auch definitiv so ist, aber unsere Eltern haben uns, meist aus bester Absicht heraus oder weil sie es selbst nie anders erlebt haben, genau diese nicht gestattet. Also mussten wir uns anstrengen, uns eine Welt zu erarbeiten, in der wir möglichst fehlerfrei funktionieren. Wenn das gelungen ist, wundert man sich im Laufe des Lebens nicht selten, dass man aus dieser Scheinsicherheit, weil man doch möglichst alles richtig gemacht hat, gar nicht glücklich oder gar krank geworden ist. Und man begreift irgendwann, dass uns damit die Möglichkeit der notwendigen und tragenden inneren Erfahrungs(um)wege genommen wurde. Es wäre wunderbar, wenn wir diese unseren Kindern wieder lassen könnten.

Nicht nur die Erwartungen der Erwachsenen oder die ständige Präsenz der Medien, auch die, spätestens ab der Grundschulzeit den Eltern ähnlich vollen Terminkalender der Kinder lassen ihnen ebenso keine Zeit mehr für ihre Seele. Klavierunterricht, Ballett oder Fußballtraining, Nachhilfe und vieles anderes – die Eltern bemerken dieses Hamsterrad der Kinder kaum. Wie will eine Mutter, vielleicht sogar eine mehrfache, die dazu noch arbeitet und am besten gleichzeitig Karriere macht, das auch leisten? Sie hat oft verständlicherweise keine Kraft mehr und ist froh, wenn wenigstens das Hamsterrad läuft, in dem sie ja selbst mittendrin steckt und ebenfalls nur noch funktioniert.

„Nur" Kinder großziehen zählt heute leider nichts mehr. Dabei ist das die kostbarste Arbeit, die wir machen können – stabile Menschen ins Leben schicken, denen wir Zeit gewidmet haben, die geliebt und gesehen wurden und damit auch beziehungsfähig und mit Selbstvertrauen in ein erwachsenes Leben gehen können. Karriere und Kinder zugleich funktioniert einfach nicht, jedenfalls nicht gut.

Dazu hat ein Kind bis es 6 Jahre ist seinen ganz natürlichen Schwerpunkt im eigenen Familiensystem. Es gehört zu den Eltern, durch die es die Welt erfahren kann, in der es lebt und ein Gefühl für seinen Ursprung entwickelt und nicht in eine künstliche frühgeförderte, womöglich noch zweisprachige Einrichtung, in der es Dinge lernt, die mit seinem eigenen Leben gar nichts zu tun haben. Woran soll es sich denn da noch festhalten – wenn nichts mehr innerlich an Erfahrung wirklich heranwachsen kann, sondern man nur noch (von fremdem Menschen) „erzogen" wird?

Es ist lange schon eine verkehrte Welt. Das Kind darf kaum mehr Kind sein, muss früh vernünftig werden und dann muss es erst herausfinden, ob es Junge oder Mädchen ist (→Das Genderproblem). Eine Mutter sollte möglichst nicht mehr nur noch Mutter sein, die Alten müssen jung bleiben und sterben darf man auch nicht mehr. Alle müssen Karriere machen und was bleibt, und für sehr viele als einzig Erstrebenswertes gilt, ist die ewige Jugend. Im jugendlichen Lebensgefühl wollen sich alle verwirklichen, aber nicht über sich nachdenken oder Schwächen zulassen. Wir scheinen auch hier regelrecht in einer Sackgasse angekommen.

Es ist tatsächlich beinahe zweitrangig, ob wir keine Zeit mehr für unsere Kinder haben oder unseren Druck an sie weitergeben, sie bestrafen, sie in ihren Bedürfnissen gar nicht wahrnehmen oder zu Helicopter-Eltern geworden sind. Bestrafung untergräbt unsere Beziehung zu den Kindern noch tiefer. Sie macht wütend und ist nichts anderes als ein Vorbild für den Gebrauch von (→) Macht. Bestrafung verliert noch dazu mit der Zeit ihre Wirksamkeit und macht Kinder nur egozentrischer und verzweifelter, denn am allerwenigsten können sie begreifen, dass sie von jemandem bestraft werden, der sie doch eigentlich liebt.

Das andere (nicht bessere) Extrem sind die überbehütenden Eltern, die nicht begreifen, dass sie ihre Kinder in ihrem eigenen Wesen und Bedürfnissen genauso wenig wahrnehmen. Stattdessen fühlen sie sich besser, wenn sie ihre Kinder in bester Absicht überbemuttern, weil sie sie ja nicht vernachlässigen. Sie wollen alles besonders richtig machen und ihnen möglichst jeden seelischen Schmerz ersparen – meist, weil ihnen selbst der Umgang damit fremd geworden oder gar geblieben ist.

Nur klammert man eine Seite des Lebens aus, wenn man alles perfekt machen möchte. Auch Eltern müssen keineswegs fehlerlos sein. Es ist viel besser, wenn sie Schwächen oder Nichtwissen zugeben, denn das ist für Kinder authentisch und sie merken, auch das darf sein. Zu wissen, Mama kann sich gerade nicht um mich kümmern, weil sie selbst ganz erschöpft ist, kann sogar stärken, weil das innere Erleben mit dem äußeren übereinstimmt und man dadurch lernt, nicht alles auf sich zu beziehen und auch keine Verantwortung für die gestresste Mutter übernehmen zu müssen.

All der ungesunde Umgang mit unseren Kindern erfolgt aus nichts anderem heraus, als aus eigenen ungelösten seelischen Problemen oder Traumatisierungen, die damit nur manifestiert werden und unser unerlöstes Ego nähren, welches wir oft für Stärke halten. Das Ergebnis werden in allen Fällen Kinder sein, die entweder überfordert sind oder gehemmt, weil sie im herrschenden System weder Schwäche zeigen dürfen noch eigenen Raum haben, sich zu erfahren – aus diesen Kindern, die aus ungesunden Triebkräften von emotional verletzten Erwachsenen auf welche Weise auch immer „behandelt" werden, entwickeln sich keine gesunden Erwachsenen, die selbst mal Kinder auf gesunde Weise heranwachsen lassen. Ein Circulus vitiosus.

Ich möchte nicht behaupten, dass es keine gesunden Familien mehr gibt, aber leider sind diese derzeit noch zu selten, als dass uns das als Gesellschaft verändern könnte. Stattdessen führt das ganze unbefriedigte Erleben und innere Umherirren später oft zur Suche nach materieller Bedürfnisbefriedigung oder auch zur Sucht nach sinnlichen Begegnungen. Beides steht meist für nichts anderes als für die Suche nach uns selbst und nach wirklicher Liebe. Dabei wollten wir es eigentlich nur besser machen als die eigenen Eltern, aber das genaue Gegenteil ist es leider viel zu häufig, was dann passiert. Wenngleich die meisten von uns ganz sicher beste Absichten hatten und immer noch haben mit dem durchaus gesunden Wunsch nach eigenen Kindern und Familie. Aber genau da sollten wir wachsam bleiben, weil wir auf diesem Weg, wie in jeder Bindung und in allem Erleben das in uns Ungelöste unbewusst „herausfordern".

Und niemand kann das besser als unsere eigenen Kinder. Vor allem durch sie (und durch Partnerschaften) werden uns unsere ungesunden Strukturen bewusst und überhaupt erst einer (Er)Lösung zugänglich. In jeder Generation steht immer ein Teil des Unerlösten erneut zur Lösung an. Wenn Eltern mit ihren Kindern zu mir in die Praxis kommen, werde ich nie das Kind allein behandeln, denn das Kind ist fast immer nur der Träger des Symptoms und spiegelt nichts anderes als das (kranke) System, in dem es lebt oder es ist der Spiegel eines Elternteils, der seine eigenen Probleme lange verdrängt hat. Kinder sind unsere besten Wegweiser und wenn wir die Herausforderung, vor die sie uns stellen, wirklich annehmen würden, könnten wir uns auch unserem eigenen inneren verletzten Kind wieder zuwenden, was dann ebenfalls gesehen würde in all seinen Facetten und heilen dürfte. So müssten unsere Kinder erst gar nicht erneut verletzt werden. Mit dem, was wir alle mitbringen auf diese Welt, hat ohnehin jeder schon genug zu tun. Und wenn ich dann noch Eltern habe, die das erkennen, dann beginnt wirkliche Heilung – und auch das (→) Böse hätte keine Chance mehr.

Leider stehen wir bewusstseinsmäßig offenbar immer noch auf der ersten Stufe des griechischen Schöpfungsmythos, in dem Zeus bereit ist, sogar seine eigenen Kinder zu opfern, um sich seinen inneren Schattenanteilen nicht stellen zu müssen. Das haben wir vor allem in der Coronazeit nur allzu deutlich gesehen. Diese Krise hat uns nicht nur in allen Bereichen die Missstände der Welt brutal aufgezeigt, sondern leider ebenso gezeigt, wie schnell wir bereit waren, unsere Kinder regelrecht zu opfern. Kindheit bedeutet das Gegenteil von Verantwortung tragen, aber genau das wurde ihnen in der Zeit massiv zugemutet. Wir haben sie damit über Jahre nicht nur ihrer Kindheit beraubt, wir haben sie sogar regelrecht missbraucht, indem wir ihnen eine Verantwortung zugemutet haben, die sie nicht hätten tragen dürfen. Sie mussten plötzlich fürchten, am Tod eines anderen Menschen schuld zu sein. Wenn man sich dann noch klar macht, dass zwei Jahre im Erleben für ein Kind etwa gleichbedeutend sind wie 20 Jahre für einen Erwachsenen,[5] bekommt das ihnen Zugemutete noch eine ganz andere Dimension.

Schlüsselsymptom eines kindlichen Missbrauchs ist fast immer, dass das Kind sich schuldig fühlt, die Eltern das Gesamtsystem dulden und schweigen. Genau das ist nahezu überall geschehen. Aber selbst in unseren eigenen Familien handeln wir viel zu häufig in diesem Sinne, gespiegelt durch das Ungeheuerliche, was heute immer noch in unzähligen Familien geschieht. Wenn in der Familie ein Kind missbraucht wird, oft ist es sogar der Vater, der Opa oder ein Onkel, ein enger Freund der Familie, weiß es die Mutter fast immer oder wenigstens hat sie eine deutliche Ahnung. Aber meist schweigt auch sie und nimmt es in Kauf, um sich selbst ihrer Angst nicht stellen zu müssen.

Wahrheiten zu benennen macht Angst und lässt Systeme nicht selten zusammenbrechen. Es muss nicht immer so weit gehen, dass es tatsächlich zu einem körperlichen Missbrauch kommt. Missbrauch hat sehr viele Gesichter, vor allem ein emotionaler, aber das Prinzip ist stets das Gleiche. Wir muten aus Angst und Unfähigkeit, die Konsequenzen unseres eigenen Lebens zu tragen, das unseren Kindern zu, indem wir sie oft genauso unterdrücken, wie es uns selbst womöglich geschah. Wir wissen, dass etwas ganz Falsches geschieht und schweigen. Missbrauch hat hier seine Wurzeln.

Daher werden wir uns auch bei einem Missbrauch nicht herausreden können mit der Schuld eines anderen – weder mit der eines machtausübenden Systems, noch mit der Schuld eines einzelnen Täters bei einem realen körperlichen Missbrauch. Die Basis für ein solches Verbrechen ist immer ein Kind, was zuhause nicht ausreichend geschützt wurde – und jetzt sage ich noch etwas, was nie jemand hören möchte, aber es ist wichtig: Es wurde in erster Linie von der Mutter nicht angemessen geschützt, seine eigenen Grenzen setzen zu dürfen.

Ich erzähle Ihnen dazu ein Beispiel aus meiner Praxis. Es handelt sich um eine Frau, die es geschafft hat, als Erwachsene, schwer an Krebs erkrankt, ihrer Mutter zu sagen, dass ihr Vater sie sexuell missbraucht hat. Sie wollte es einfach nicht länger tragen, weil sie wusste, dass sie das krank gemacht hat. Dennoch hatte sie furchtbare Angst davor und war überzeugt, ihrer Mutter etwas ganz Schlimmes antun zu müssen, weil sie sicher war, dass diese nichts davon wusste. Und das einzige, was die Mutter sagen konnte, war: „Auf diesen Tag habe ich 30 Jahre gewartet." Und das ist leider kein Einzelfall.

Aber wenn wir konsequent weiterdenken, dann ist auch die Mutter weder selbst noch alleine schuld, denn sie hat ebenfalls nicht lernen dürfen, ihre körperlichen und seelischen Grenzen spüren und verteidigen zu dürfen. Die Lösung ist nicht das Steckenbleiben in einer Schuldzuweisung, vielmehr geht es um das eigene, wenn auch späte, Erlernen dieser Fähigkeiten, um die Erkenntnis der Zusammenhänge und die Übernahme der erwachsenen Verantwortung, es damals (noch) nicht besser gekonnt zu haben.

Allein in der Ehrlichkeit uns selbst gegenüber können wir solche und andere Muster durchbrechen und wirklich etwas verändern, weil wir in unseren eigenen Familien anfangen, Macht- und Verdrängungsstrukturen gar nicht erst zuzulassen. Wir dürfen begreifen, dass alles ein sinnvolles Ganzes ist und alles, was wir erleben eine folgerichtige Spiegelung – auch in Form unserer Kinder! – und mit uns zu tun hat, ohne dass man selbst oder sonst jemand daran schuld wäre. Wir wachsen innerlich, wenn wir unseren eigenen unangenehmen Emotionen mutig ins Auge schauen. Erst dann werden sich ungesunde Muster auch auflösen und wir müssen die damit verbundenen Ängste und Gefühle nicht mehr im anderen unterdrücken. Denn das ist es, was geschieht, wenn wir die eigenen Muster nicht sehen wollen, dann müssen wir sie übertragen. Wir wissen, dass nichts sich einfach so auflöst in diesem Universum und schon gar nicht, wenn wir es in eine dunkle Ecke packen und versuchen, uns so zu verhalten, als gäbe es diese dunkle Ecke nicht.

Es muss irgendwo hin und in der menschlichen Psyche gibt es das Muster der Übertragung[6] – ich sehe und erlebe beim anderen etwas, was ich in mir nicht zulasse oder nicht ertrage, und genau weil es so ist, tue ich alles – bewusst oder auch unbewusst – dieses, vor allem beim eigenen Kind, zu unterbinden. Da scheint es am einfachsten, weil die Kinder sich selten wehren (können). Leider laufen diese Prozesse meist sehr lange unbewusst ab und sind in ihrer Auswirkung deutlich stärker als es das bewusste Bemühen um gute Elternschaft ausgleichen könnte, solange wir uns der eigenen Muster nicht bewusst sind. Wenn wir jedoch dort ansetzen und schauen, warum wir bestimmte Verhaltensweisen bei unseren Kindern (oder Partnern) nicht gut aushalten, dann werden wir immer bei den eigenen Strukturen landen, die uns im Aufwachsen widerfahren sind oder sich im Familiengefüge wie ein roter Faden durchziehen, aber nie bearbeitet worden sind. Dann würden wir auch nicht mehr die Hand gegen unsere Kinder erheben und sagen: „Das hat mir auch nicht geschadet".

Mit dieser Wachheit würden wir ganz automatisch eine vollkommen andere Empathie für das eigene Kind entwickeln und ihm auf neuer Ebene liebevoll begegnen. Wir könnten es ganz annehmen und erkennen in seinem Wesen, so dass nichts mehr unterdrückt werden muss. Noch unterstützender wäre es, sie nicht so früh wegzuorganisieren, damit sie in der Familie zu stabilen Menschen reifen dürfen, weil sie Liebe erfahren und Bindungsfähigkeit genau wie innere Eigenständigkeit, die in ihnen selbst dadurch selbstverständlich heranwachsen darf. Es wären Kinder mit einem gesunden Urvertrauen und dann wäre das, was wir „da draußen" erleben, immer weniger möglich.

Wir hätten Kinder, die frei und gesund aufwachsen mit einem sicheren Instinkt für das, was stimmt und was nicht, und für das es keine intellektuelle Begründung braucht. Ebenso hätten sie dann die Kraft und innere Sicherheit, zu ihrer eigenen Haltung und ihrem Sein zu stehen – zur Not auch mal allein oder gegen ein dominierendes System. Diese unsäglichen Schulsysteme wären in der Form nicht mehr möglich, weil wir das gar nicht mehr dulden würden. Wir bräuchten Schulen, genau wie Universitäten, an denen etwas dafür getan wird, die sensiblen Wahrnehmungsorgane wieder auszubilden und wirkliche Zusammenhänge zu unterrichten, die noch dazu auf Kinder individueller zugeschnitten sind, anstatt allein den einheitlichen Intellekt zu trimmen. Und vor allem bräuchten wir auch Schulen für Eltern!! Und zwar nicht, weil es uns an Geisteskraft mangelt, sondern weil uns in so viele Zusammenhänge einfach der Einblick fehlt, wir haben das nirgends gelernt. Von der Politik kann man nichts erwarten, denn dort sind die Herrschenden ebenfalls im Verdrängungsmodus steckengeblieben. Wir müssen uns selbst aufmachen, Dinge zu benennen und neue Wege zu schaffen. Selbstverantwortung hat zudem sowohl heilende als auch kraftvolle Energie.

Auf neue Wege könnte uns auch hier die Astrologie führen. Immer wieder wird heute von Psychologen und Hirnforschern gesagt, dass die ersten Beziehungen, die ein Kind erlebt – also in der Regel die mit den Eltern – nicht nur das Kind in seinen späteren erwachsenen Beziehungen prägen, sondern sich ebenfalls im Gehirn, in seinen sich entwickelnden neuronalen Verknüpfungen widerspiegeln.[7] Ich finde es herausragend, was gerade die

Hirnforschung in neuerer Zeit an die Oberfläche gebracht hat, aber es gibt einen so wichtigen Punkt, der heute in keinem Forschungsgebiet auch nur irgendwie beachtet wird: Und das genau ist die Astrologie. Denn dann würde man herausfinden, dass das Kind schon die Anlagen für sein Umfeld mitbringt und sich das sehr wahrscheinlich ebenso in seinen neuronalen Verbindungen im Gehirn wiederfindet – die sich natürlich dennoch weiterentwickeln.

Wenn man gerade in Schulen die Astrologie, vor allem in Form der grandiosen Menschenkunde, die dort enthalten ist, integrieren würde, am besten als Unterrichtsfach, dann könnte man sich die Noten wirklich sparen. Förderung wäre auf ganz andere Weise möglich, weil ein Kind in seinen Stärken gesehen und nicht nur jahrelang mit der Nase auf seine Schwächen gestoßen wird. Wenn Kinder das in der Schule schon lernen würden – nicht nur Astrologie, sondern auch Mythologie und all das Wissen um die wundersamen Zusammenhänge unseres Da-Seins, um die Verbindung zur geistigen Welt und dass wir alle mit allem verbunden sind – diese Menschen würden keine Tiere quälen, die Natur zerstören oder nach Macht streben, im Gegenteil hätten sie sicher wieder Freude am Lernen und am Entdecken der Welt und der Unterschiedlichkeit ihrer Mitmenschen.

Kinder würden sich als ein vielfältiges Miteinander begreifen und sich nicht mehr zu Konkurrenten heranziehen lassen, was ja heute, auch ausgehend von vielen Eltern, die es selbst nicht anders erlebt haben, oft schon im Windelalter beginnt. Es würde ebenso auf der Hand liegen, dass Kinder keine einheitlichen, starren Lernprogramme benötigen, da sie in ihren Anlagen und Fähigkeiten schon ganz differenziert angelegt sind und wir die großartige Aufgabe haben, sie zu entdecken, sie in ihrem Selbstvertrauen zu bestärken und mit manchen Schwächen einfach in Ruhe zu lassen. Auch die gehören zum Leben.

Es gibt natürlich noch andere Wege als die Astrologie, um unser marodes Schulsystem zu verändern, aber es wäre eine großartige Basis, damit gerade die Lehrenden endlich aufhören, aus der Ansicht heraus zu agieren, etwas sei falsch mit den Kindern, die nicht so lernen wie andere. Die Realität sieht einfach nur so aus, dass sie sich Dinge auf ganz andere Art aneignen. Wir müssen aktiv werden und herausfinden, wie sie lernen, und nicht etwa versuchen, sie mit Methoden zu unterrichten, die vielleicht bei uns funktioniert haben, aber bei ihnen definitiv nicht zum erwünschten Ziel führen. Wie wunderbar wäre es, wenn sie so gesehen werden könnten, wie sie sind und nicht, wie sie nicht sind? Was könnte das alles verändern!

Wenn wir Kinder und auch unsere Mitmenschen, Partner, Kollegen, Nachbarn so sehen könnten, wie sie wirklich sind, würde niemand mehr sich permanent falsch fühlen und das empfindet heute die Mehrheit der Menschen – selbst wenn sie nach außen oft so tun, als sei alles bestens und nur die anderen wahrscheinlich nicht in Ordnung.

Die Astrologie kann uns wunderbar helfen, uns so anzunehmen und lieb zu haben, wie wir sind. Denn das gelingt leider den wenigsten und wenn ich in der Praxis manchmal frage, ob jetzt der Frosch oder der Vogel das „bessere" Tier sei, dann lachen immer alle. Ein Frosch kann einfach nicht fliegen, da kann er sich noch so anstrengen, aber von einem Menschen erwarten alle, dass jeder das Gleiche kann. Warum soll ein Kind beim Schreiben eines Aufsatzes besser bewertet werden, weil es vielleicht ein Krebs ist und ihm das wahrscheinlich mehr liegt als einem anderen, der als Stier viel besser singen kann oder jemand, der gerne Dinge zusammenbaut und als Wassermann gerne tüftelt, sehr klug ist, aber die vorgegebenen Denkwege nie versteht?

Der Bezug zu den Tierkreiszeichen soll hier nur eine Idee geben, denn man kann die Menschheit nicht in 12 Schubladen aufteilen. Aber man erkennt bereits an dieser Einteilung Unterschiede, die helfen würden, den Alltag von Kindern wieder zu einem Abenteuer zu machen und je tiefer man dort einsteigt, desto mehr offenbart sich. Das ist nicht anders als in anderen Bereichen auch. Und gerade dem Tierkreis könnte man sich hervorragend spielerisch und vor allem in der Sprache nähern, die Kinder am besten verstehen, und das ist die bildhafte. Es würde sich an so vielen Stellen wieder viel mehr Sinnhaftigkeit hinter allem offenbaren und das zu spüren ist so wichtig, weil wir damit eine deutlich größere Kraft entwickeln, auch Unwegsames durchzustehen. Und passend dazu weiß die Hirnforschung heute,[8] dass Lernen ohne Sinn (und eine gute Note oder Auswendiglernen ist kein Sinn) nicht dazu beiträgt, dass die Gehirnzellen sich vermehren und dass wir das auf diese Weise Gelernte ebenso schnell wieder vergessen.

Stellen Sie sich mal eine Welt vor, in der jeder ein Geburtshoroskop von seinem Kind machen ließe, um schon früh zu schauen, welche kleine Persönlichkeit das eigene Leben von nun an bereichern wird und sich auch selbst dann mal mit seinem eigenen auseinandersetzt. Dann würde es endlich aufhören, dass jeder heute Abitur machen müsste, um „Jemand" zu sein. Wer ist denn eigentlich dieser „Jemand"? Mehr eine Vorstellung von sich als man selbst? Oder oft noch nicht mal nur eine Vorstellung der Eltern, mehr noch eine Vorstellung der Gesellschaft, der sich auch die Eltern nicht mehr entziehen konnten? Aber wenn alle weiter in die falsche Richtung rennen, ändert sich nichts.

Es gibt letztlich doch nur einen Grund, warum wir auf dieser Welt sind und der ist, der zu werden, der wir eigentlich sind. Und mit unseren Kindern sollten wir anfangen, denn sie sind die Welt von morgen. Wir müssen unseren Kindern ihre eigene geistige Entwicklung lassen und sie als fertige Individuen begreifen, die wir liebevoll begleiten, bis sie auf ihren Füßen selbst stehen können.

Anselm Grün findet dafür aus seiner Sichtweise heraus ganz andere wunderbare Worte. Er schreibt: *„(...) dass wir durch liebevolle Erziehung das Bild, was sich Gott von diesem Kind gemacht hat, zum Strahlen bringen".*[9] Dieses Bild wird greifbar über das Horoskop. So ist die Welt mit meinen Klienten in den 25 Jahren wie ein kleiner Mikrokosmos geworden, in dem Menschen wirklich andere Wege gehen, anders reflektieren, ihre Kinder so sehen wie sie sind, alle viel mehr ihren Anlagen entsprechend leben, man anders miteinander umgeht und sich wieder zuhört. Das wünsche ich mir auch im Makrokosmos.

Dafür gibt es Hoffnung. Ich empfinde es beinahe als ein Wunder, das sich in auffallend vielen der aktuellen Geburtshoroskope zeigt, dass recht viele Kinder offenbar wieder deutlich „wacher" geboren werden – also ihrer Seele, selbst für andere spürbar, viel näher sind als es die letzten Generationen waren. Manche Kinder erscheinen einem sogar beinahe ein wenig hellsichtig und erinnern sich ganz offensichtlich an die Welt, in der sie vorher waren. Ich habe mit einigen Lehrern und Pädagogen gesprochen, die Ähnliches beobachten. Sie sind erstaunt, was manche Kinder plötzlich mit einem Selbstverständnis erzählen und deutlich darauf hinweist, dass sie viel näher mit der geistigen Welt in Kontakt sind als wir uns das vielleicht vorstellen könnten.

Es mutet für mich an wie eine Antwort des Universums, das, wie C.G. Jung gesagt hat, ein beseeltes, handelndes und erleidendes Wesen ist. Dieser Wandel scheint eine Antwort, genau wie eine Aktivierung der Selbstheilungskraft unserer Erde und so werden es die zukünftigen Generationen sein, die unser Weltbild verändern, in dem die Seele nicht mehr ausgeschlossen werden kann.

Kapitel 14.2

Die falsch verstandene Liebe

Der materiellen Welt mit ihren vielen Verhinderungen und Verdrängungen von allem, was uns unangenehm erscheint und was auch unsere Kinder schon mittragen, steht auf der anderen Seite eine Evolution gegenüber, die nach Bewusstseinsentwicklung drängt. Wenn wir an dieser (→) Spaltung etwas verändern wollen, die Welt wieder friedlicher werden soll, müssen wir zuerst nach innen schauen – im Besonderen auf unsere Partnerschaften, aus denen unsere Kinder entstehen. Denn gerade in unseren Liebesbeziehungen erreicht die Spannung dieser Gegensätze oft einen explosiven Höhepunkt.

Viele Menschen führen in ihren Partnerschaften auf der einen Seite regelrecht einen Kleinkrieg um missverstandene Bedürfnisse oder offengelassene Zahnpastatuben. Auf der anderen Seite stehen sie dann fassungslos vor dem Krieg, der auf gesellschaftlicher Ebene geführt wird. Aber solange wir in unseren Partnerschaften nicht begreifen, warum wir streiten und warum wir damit oft auch nicht aufhören können, wird sich daran wenig ändern.

Anfangs jedoch ist meist noch alles ganz anders. Die Begegnung mit einem neuen Partner fühlt sich in totaler Verliebtheit an, als hätte man im anderen genau das gefunden, was einem selbst zu fehlen schien. Man sagt ja auch: „Ich habe meine *bessere* Hälfte gefunden." Wir sehen dann nur die guten Seiten unseres Gegenübers, es ist ein innigstes Verschmelzen und ein unglaubliches Gefühl des Glücks in dieser

Einheit, die man sich zwar gewünscht, aber kaum für möglich gehalten hat – weil es so schön ist! Wir fühlen uns wie im Paradies. Alles ist vollständig, wir scheinen angekommen. Dieser Zustand ist letztlich der, den wir unbewusst unser ganzes Leben suchen – die göttliche Einheit, der wir entstammen – und die Emotionen in solchen Momenten sind wahrscheinlich dem Gefühl dieser Ur-Einheit ganz nahe.

Wir werden jedoch in die Trennung dieser Einheit hineingeboren und in uns schlummert eine tief angelegte innere Sehnsucht, diese Einheit wieder zu erleben, jedoch auf einer höheren Bewusstseinsstufe. Dieser sinnhaft in uns angelegte Weg führt uns durch die polare Welt, zu der nicht nur die Erfahrung der materiellen und der geistigen Welt gehört, sondern ebenso alle Polaritäten, die in ihrem Ursprung immer eine männliche und eine weibliche Seite aufweisen, genau wie sie die konkreten väterlichen und mütterlichen Anteile mit einschließen. Zu diesen Bereichen gehören ebenfalls das Verdrängte oder uns noch Unbewusste und auf der anderen Seite das erlöste, bewusste Sein. Für all das braucht es die polare Erfahrung von Lösung und Bindung, um irgendwann diese alles durchdringende Einheit in uns selbst mehr und mehr spüren zu können und so aus dem Innersten heraus stabil im Leben stehen.

Dafür müssen wir den Schmerz der Unvollständigkeit überwinden, was im Grunde erst einmal nur bedeutet, dass ich das mir Fehlende nicht im Außen, sehr wohl aber über das äußere Erleben in mir selbst finde. Niemand hat sich das je ausgedacht; diese archaischen Grundmuster, die alle Mythen im Kern auf ähnliche Weise erfasst haben, sind die Triebkräfte unseres unbewussten Handelns. Man kann sie auch betrachten wie ein auf diese Erde mitgebrachtes Wissen unserer Seele.

Jede Beziehung spiegelt uns unsere unbewussten Seelenanteile, die Schatten und unerlösten Familienthemen, die zur Wiederholung anstehen. Jeder Mensch löst auf seinem Lebensweg mit jedem bewussten Begreifen der Zusammenhänge die Gegensätze in sich und in der Welt ein Stück auf. So können wir uns der inneren Einheit nähern und begreifen, dass wir alle nur auf der physischen Ebene getrennt, auf der kosmischen jedoch untrennbar verbunden sind und das auch immer bleiben werden.

Solange wir es nicht schaffen, uns dieser Einheit, in der es Körper, Geist und Seele an nichts Grundsätzlichem mangelt, aus uns selbst heraus zu nähern, versuchen die meisten Menschen das ersatzweise über Bedürfnisbefriedigung auf verschiedenste Art im Außen zu finden. Das gelingt meist nicht, denn wir spüren, dass dennoch Elementares fehlt. Das erhoffen wir uns in aller Regel dann von einem Partner, der diese Lücke aber nie füllen kann und letztlich auch gar nicht füllen darf. Würde er sie füllen, käme jede seelische Entwicklung auf beiden Seiten zum Stillstand.

Aber er schenkt uns etwas anderes ganz Wunderbares: Er ist derjenige, der es überhaupt erst ermöglicht, zu erkennen, was uns fehlt. Das geht am besten in einer Partnerschaft, weil uns niemand so nah kommt wie ein Mensch, mit dem wir das eigene Leben auch im Intimsten teilen. Ebenso dürfen wir durch einen Partner begreifen, dass die Lösung, genau wie das Fehlende, lange schon in uns selbst schlummert. Unsere Partner spiegeln uns das durch ihr Verhalten und helfen uns beim Finden, weil sie, in der Regel unbewusst, alle Knöpfe drücken, die unangenehme Emotionen oder alte Ängste aktivieren, von denen man an manchen Stellen gar nicht gewusst hat, dass sie überhaupt vorhanden sind. Können wir das als Chance annehmen, begreifen wir mehr und mehr, dass das Ziel eines menschlichen Erdenlebens Bewusstseinswachstum ist und durch nichts Äußeres erreicht oder ersetzt werden, sondern nur aus uns selbst kommen kann, wenn wir bereit sind, in den Spiegel zu schauen.

Alles, was wir als Embryo, als Baby oder kleine Kinder erlebt haben, ist uns meist nicht bewusst. Bei negativen oder bedrohlichen Emotionen gehört es sogar zum menschlichen Überlebensmechanismus, die Gefühle, die wir nicht verarbeiten konnten, abzuspalten. Später suchen wir diese vertrauten Situationen jedoch wieder.

Das geschieht ganz instinktiv, die eigene Seele zwingt uns nahezu, solange, bis uns bewusst wird, was uns treibt und was uns widerfahren ist. Erst durch die erneute Konfrontation mit dem Verdrängten taucht der Schmerz auf, den wir erhofften, zu umgehen. Mit ihm taucht jedoch gleichzeitig die Möglichkeit der Lösung und Veränderung auf. Deshalb trägt alles, was wir erleben und was uns begegnet, so schlimm es manchmal auch sein mag, zur Bewusstwerdung bei. Erst dann kann es sich auf einer tiefen Ebene auflösen und die ungesunden Verhaltensmuster verlieren ihre Macht über uns.

Das braucht viel Geduld, denn was die Seele kennt, lässt sie erstmal Sicherheit empfinden – nur so begreift man, warum eine Frau, die als Kind vom Vater ständig geprügelt wurde, oder gleiches vielleicht bei der Mutter mitansehen musste, sich später einen Mann sucht, der irgendwann dieselben Verhaltensmuster zeigt. Und wie schwer fällt es ihr, zu gehen! So oft steht man im Außen beinahe fassungslos davor und begreift nicht, warum sie bleibt. Aber sie kann erst gehen, wenn sie bereit ist, den Schmerz über das, was ihr vom eigenen Vater angetan wurde, bewusst werden zu lassen und ihn somit zu erlösen. Löst sie ihn nicht, schafft es aber dennoch, diesen Mann irgendwann zu verlassen, wird sie sich wahrscheinlich in der nächsten Bindung mit einer erneuten Wiederholung des Musters konfrontiert sehen.

Es geht auch weniger dramatisch, was es nicht einfacher macht, denn die Strukturen der Muster sind zum einen immer dieselben und zum anderen ist es häufig noch eine zusätzliche Hürde, sich des weniger Offensichtlichen überhaupt erstmal bewusst zu werden. So braucht der emotionale Mann, der vielleicht unter einer gefühlsarmen Ehefrau leidet, womöglich etwas länger, zu begreifen, dass er von seiner Mutter ganz ähnlich behandelt wurde und die Frau, die sich über ihren, sie bevormundenden Mann ärgert, versteht irgendwann, dass ihr Vater ihr ebenfalls nie eigenständige Entscheidungen zugetraut hat.

Ein sehr verbreitetes Beispiel sind die vielen Menschen, die es gewohnt waren, in der Kindheit nur für Leistung gelobt zu werden oder wenn sie sich gut um die Geschwister oder andere familiäre Notwendigkeiten gekümmert haben. Sie konnten nie das Gefühl entwickeln, einfach so gut und ausreichend zu sein, wie sie sind. So wird es schwer, ein eigenes Wertgefühl zu entwickeln. Mit Sicherheit werden sie dieses Verhaltensmuster in einer Partnerschaft wiederholen. Sie strampeln sich ab für den Partner, machen möglichst alles perfekt, sorgen gut für ihn und vergessen dabei sich selbst. Und dann beklagen sie sich irgendwann, dass sie vom Partner gar nicht wahrgenommen werden.

Dabei hatte der andere wahrscheinlich kaum eine Chance. Sie haben ihn an fast keiner Stelle spüren lassen, dass es für sie selbst vielleicht doch zu viel gewesen sein könnte. Aber der eigentliche Punkt ist, dass der eine durch sein Verhalten, seine Nichtwahrnehmung, die kindlichen Emotionen in dem anderen wieder berührt hat und wir werfen ihm vor, was wir als Kind den Eltern nicht vorwerfen konnten. Womöglich haben wir uns bis heute noch nicht getraut, diese alten Verletzungen dort anzusprechen, wo sie hingehören. Sonst müsste sich das nicht in einer Partnerschaft wiederholen.

Das ist im Grunde ein Schlüsselbeispiel für die meisten Beziehungsprobleme. Wir gehen als verletzte und bedürftige Kinder in eine (erwachsene) Liebesbeziehung und fordern vom Partner die Erfüllung unserer kindlichen Bedürfnisse. Der gute, erlösende Weg wäre, die Zusammenhänge zu erkennen und zu kommunizieren, seine eigenen Grenzen zu achten und zu lernen, sich liebevoll um sich selbst zu kümmern. Anfangs wird, um bei dem gerade genannten Beispiel zu bleiben, die Angst mitschwingen, dass der Partner einen ablehnen könnte, wenn man sich plötzlich nicht mehr nur um ihn dreht oder deutlich sagt, was man selbst braucht – so wie man als Kind fürchtete, von den Eltern abgelehnt zu werden, wenn man nicht mehr funktioniert hätte. Der Partner wird einen mit großer Wahrscheinlichkeit nicht ablehnen, sondern eher dankbar sein für die Hinweise und so entsteht nach und nach die Nähe, die wir uns alle wünschen.

Aus astrologischer Sicht wird ganz klar, dass es in der Tat in allererster Linie die Partnerschaften und die erlebten Elternbeziehungen sind, die uns „zwingen", in den Spiegel zu blicken. Beides ist im Tierkreis in seiner Analogie vor allem im 8. Haus zu finden. Das ist die Phase des Skorpions, welche ebenso den verdrängten Schatten zugeordnet ist. Aus diesem Zusammenhang heraus wird deutlich, dass wir so häufig erstmal das bei und mit den Eltern Erlebte in unseren eigenen Beziehungen wiederholen (müssen), um uns der erfahrenen kindlichen Umgebung in der Tiefe bewusst zu werden und die inneren Schatten erkennen zu können. Damit steht die Phase des Skorpions in gleicher Weise für den Schritt in die persönliche geistige Reife, wenn wir es schaffen, uns aus diesen Wiederholungen zu lösen.

Daher liegt es im Grunde auf der Hand, dass ein Partner, über den man sich womöglich ärgert oder von dem man sich schlecht behandelt fühlt, in der Regel nicht weniger entwickelt ist als man selbst, auch wenn man sich in diesem Gedanken manchmal gerne „ausruhen" mag. Es passt immer perfekt – in der Verdrängung, genau wie in der Lösung. Im Grunde sind wir alle füreinander Erfüllungsgehilfen des Schicksals und der Himmel führt uns immer punktgenau so zusammen, dass sich das Angelegte zur richtigen Zeit im Bewusstsein erlösen kann.

Erst, wenn wir das verinnerlicht haben, werden wir vom Partner aus der kindlichen Bedürftigkeit heraus nichts mehr brauchen oder erwarten. Dann kann eine erwachsene Beziehung beginnen. Solange uns das jedoch nicht bewusst ist, verlangen wir häufig viel zu viel von einer Partnerschaft. Sie soll uns alles geben, was wir nicht selbst in uns finden. Der Beginn einer neuen Liebesbeziehung nährt meist die Hoffnung auf Erlösung unserer Sehnsüchte und Schwierigkeiten, der inneren Schatten und alten Verletzungen, aber gerade in einer Liebesbeziehung haben wir keine andere Chance, als ihnen gnadenlos ins Auge zu sehen, wenn wir nicht in Rosenkriegen oder anderen Formen von abhängig-zerstörerischen Beziehungen steckenbleiben wollen.

Das Ungelöste taucht immer auf, selbst wenn wir in bester Absicht gestartet sind, eine gesunde Beziehung führen zu wollen. Wir fühlen uns oft so erwachsen und mögen das in vielen Bereichen des öffentlichen Lebens auch sein, aber in unseren Liebesbeziehungen sind wir häufig auf der kindlich bedürftig-betroffenen Bewusstseinsebene steckengeblieben. Auf dieser Ebene mag es zwar reichlich Eheschließungen geben, aber keine wirkliche Seelenverbindung. Wir sind dann umso enttäuschter, wenn nach der ersten Verliebtheit der Partner plötzlich Seiten an sich zeigt, die wir gar nicht mögen oder die uns verletzen. Dann sind wir oft wütend auf den anderen, fangen an zu kritisieren und stören uns an bestimmten Eigenschaften. Wenn wir jedoch in der Wut und im Vorwurf steckenbleiben, wird sich am destruktiven Beziehungsmuster nichts ändern.

Vielmehr darf man sich fragen, was es denn unter der Oberfläche ist, was uns eigentlich stört? Denn die Eigenschaften eines anderen, die wir ablehnen oder die uns verletzen, stehen meist nur stellvertretend für unser eigenes (oft noch unerkanntes) Problem. Sonst würden sie uns weder stören noch müssten wir dagegen ankämpfen. Auch hier findet sich stets das Gesetz der Resonanz. Ich muss keinesfalls alles gut finden an einem anderen Menschen, aber wenn es mich nicht be - trifft, dann kann ich es dem anderen – vielleicht nicht immer freudig – aber zumindest klaglos lassen oder ohne Vorwurf mitteilen.

Stecken wir auf der „Kinderebene" fest, möchten wir in der Regel, dass der andere so bleibt, wie er am Anfang war. Mit diesem Zustand würden wir jedoch nichts anderes erreichen, als den eigenen unerlösten Zustand zu manifestieren, der nur ein funktionales Vervollständigen der fehlenden inneren Anteile wäre. Erfüllt der andere unsere ungesunden Forderungen, bleibt er in gleicher Weise in seinem eigenen unerlösten Muster stecken.

Unbewusst spürt man meist dennoch, man müsste einen Schritt zurückgehen, auf gesunde Weise loslassen, um erwachsen auf diese Konflikte schauen zu können. Wenn das (noch) nicht gelingt, beginnt oft schon in diesen Momenten die Verlustangst. Nichts erscheint uns gerade schmerzhafter, als wenn der andere sich einen Schritt von uns entfernt. Einer oder beide beginnen dann, eher früher als später, das Klammern und steuern damit direkt in die üblichen Beziehungsdramen.

Dieses Klammern empfinden wir anfangs als Leidenschaft, die wir wiederum lange mit Liebe verwechseln, aber letztlich ist es nichts anderes als ein Klammern an seiner eigenen „anderen" Hälfte, auf die man regelecht Besitzansprüche entwickelt hat. Man will diesen Teil von sich nicht mehr loslassen – und loszulassen, wenn man im Anderen einen fehlenden Anteil von sich empfindet, ist verständlicherweise auch sehr schwer. Für viele in diesem Bewusstseinsstadium schlicht nicht möglich. Es erscheint unerträglich schmerzhaft, denn es fühlt sich ja im ersten Moment an, als würde ein Teil von einem selbst regelrecht abgeschnitten, und das tut weh. Man glaubt fast, man bräuchte den anderen zum Überleben. So entsteht Abhängigkeit und da gibt es keine Entscheidungsfreiheit mehr.

Diesen Schmerz des Getrenntseins von einem Anteil seines Innersten kann man nicht dadurch überwinden, indem man versucht, mit einem anderen Menschen zu Einem zu verschmelzen. Es ist auf diese Weise – egal, ob still oder aggressiv gelebt – immer zerstörerisch. Dauernd erwartet man vom anderen etwas, was man sich selbst nicht geben kann. Man will, dass der andere einen glücklich macht und hat beinahe in jeder Sekunde Angst, den anderen wieder zu verlieren. Und das will man auf keinen Fall, denn dann wäre die eigene innere Leere deutlicher spürbar als vor der Beziehung, als man sich bestimmter Anteile noch gar nicht bewusst war.

Bleiben diese Mechanismen unbewusst, kommt es häufig noch zu einem weiteren Phänomen. Die meisten von uns kennen es: Wenn eine Beziehung zu Ende geht oder wir in einer Liebesbeziehung schlimmste Auseinandersetzungen haben, taucht plötzlich das drängende Bedürfnis nach sexuellem Kontakt mit dem anderen auf – selbst wenn man das manchmal bereits verloren glaubte. Bei vielen, durch zerstörerische LEIDEN-schaft geprägte Beziehungen, gehört dieses Muster allerdings meist schon lange zum Alltag. Nach dem schlimmsten Streit haben wir plötzlich den besten Sex, oder aber die Beziehung scheint zu zerbrechen und wir müssen uns unbedingt noch mal vereinigen.

Für diesen Moment, in dem wir nun auf der körperlichen Ebene ersatzweise (und damit im Grunde auf der funktionalen Ebene) die ersehnte Einheit erleben, verschwindet aller Schmerz. Aber immer nur für kurze Zeit, bis das uns eigentlich Fehlende im Alltag wieder durchbricht und die nächsten Auseinandersetzungen, Schuldzuweisungen und Vorwürfe folgen. Der Schmerz der seelischen Trennung vom anderen ist kaum auszuhalten, die erneute körperliche Vereinigung betäubt den Schmerz. Vorübergehend. Der Kreislauf beginnt von Neuem.

Zur Leidenschaft gehört auch meist die Eifer-SUCHT. Es ist immer eine Sucht, wenn ich das Gefühl habe, ich bin ohne den anderen nicht mehr lebensfähig. Deshalb fühlen sich Trennungen aus solchen Strukturen meist an, als würde man einen Alkoholentzug durchstehen müssen. Man kann an nichts anderes mehr denken als an den anderen, kann seiner Arbeit nicht mehr ordentlich nachgehen, nicht essen, man ist nervös und fahrig und die Konzentration auf etwas anderes gelingt nur schwerlich.

Dennoch halten wir an der Leidenschaft oft fest wie kaum an etwas anderem. Solange wir mit dem Partner kämpfen, verhindern wir jegliche Erkenntnis. Wir bleiben Teil des kranken Systems, aus dem wir uns eigentlich lösen müssten und wenn das nicht gelingt, stecken wir meist in gegenseitigen Vorwürfen fest. Wenn man jedoch weiß, dass es für Menschen kaum etwas Schlimmeres gibt als ignoriert zu werden, versteht man, warum zerstörerische Beziehungen häufig über Jahre aufrechterhalten werden. Kinder ganz ohne Zuwendung und Berührung würden sterben. Lieber lässt man sich schlecht behandeln oder bleibt über den Kampf im Kontakt und bekommt auf diese Weise eine gewisse Energie.

Man kann darin steckenbleiben. Dann hat man manchmal am Ende wirklich alles zerstört und alles dafür getan, vor den eigenen dunklen Anteilen die Augen zu verschließen und sie dem anderen anzulasten. Im Grunde verletzt man sich immer nur selbst im anderen. Erkennt man diesen Zusammenhang nicht, bleibt am Ende meist wenig übrig, es sei denn, man schafft es, das zerstörerische Muster zu durchbrechen oder, wenn der andere „blind" bleibt, ihn zu verlassen. Manche entkommen ihr Leben lang einer solchen Beziehung nicht. Man meint, den anderen so sehr zu lieben, dass man einfach zusammengehört, sich nichts anderes und niemand anderen an seiner Seite vorstellen kann.

Und doch haben sich in derartigen Beziehungen im Prinzip nur die Oberflächen verbunden, wenn das Darunterliegende unerkannt bleibt. Dabei beinhalten gerade diese Verbindungen das Potenzial, uns an den tiefsten Wunden zu berühren – aber eben auch in unserem tiefsten Wesen. Das Unterbewusstsein weiß genau, welch große Möglichkeiten in den meisten solcher Beziehungen stecken. Sobald wir das erkennen, beginnen wir zu heilen. Wenn wir es dann noch zusammen auflösen, fängt das wunderbare Abenteuer Beziehung überhaupt erst an und die Beziehungsstruktur kann sich in eine gesunde wandeln.

Unzählig viele Paare halten abhängige Beziehungen jedoch lange für normal. Sie leben das über Jahrzehnte und meinen, es sei Liebe, wenn nur genug schmerzende Sehnsucht vorhanden ist. Vielmehr ist es eine Sucht – mit dem unbewussten Ziel, den eigenen Schmerz nicht fühlen zu müssen. Jedes Suchtverhalten kompensiert einen Mangel und verstärkt ihn gleichzeitig. Wir suchen das in uns selbst Fehlende irrtümlich im anderen. Die abhängigen Beziehungen sind regelrecht gezwungen, die scheinbare Einheit wieder zu zerstören, damit die fehlenden Anteile in uns eine Chance haben, bewusst zu werden. Erst dann können wir sie integrieren, um überhaupt liebesfähig zu werden.

C.G. Jung hat diesen Mechanismus sehr klar in einem Satz auf den Punkt gebracht:

„Wenn ein unbewusster Inhalt durch eine Projektion ersetzt wird, bleibt das Bewusstsein unberührt und im Unbewussten verändert sich nichts. Von einem gewissen Punkt an entwickelt sich sogar eine Neigung zur Regression auf tiefere und archaischere Stufen."[1]

Das manifestiert die beschriebenen kindlich bedürftig-abhängigen Beziehungen noch zusätzlich und allen ist gemeinsam, dass es sich jeweils um symbiotische Verbindungen handelt, die keine Eigenentwicklungen zulassen. Deshalb müssen wir uns aus der symbiotischen Umklammerung wieder ein Stück lösen.

Und das fällt uns sehr schwer und ist vielleicht mit dem Gefühl eines Kindes vergleichbar, wenn es aus dem warmen Fruchtwasser in die kalte, laute, unbekannte Welt hinaus muss. Gerade ist man noch untrennbar eins mit der Mutter, der Geburtsprozess ist schmerzhaft und macht Angst, vielleicht sogar Todesangst. Es ist eng, die Wehen machen es noch enger, ein Gefühl der Aussichtslosigkeit. In dem Moment, in dem die Enge für das Kind am Größten ist, wird es geboren. Es löst sich in größter Anstrengung vom Körper der Mutter. Und so sehr man diese Trennung vielleicht bedauern mag, nun ist man frei für das eigene Leben. Vorher war es eng und dunkel und nun ist die Welt weit und groß und man muss sich in dieser erst einmal zurechtfinden. Wie schmerzhaft, wie schockierend mag dieser Moment wohl einst gewesen sein? Wer von uns kann sich daran schon erinnern?

Im Prinzip ist jeder neue Schritt im Leben, jede Entwicklung, jeder Bewusstwerdungsprozess immer eine Art Geburt. Auch die inhaltliche Arbeit in einer bestehenden Beziehung ist jedes Mal eine Art Geburtsprozess und fällt manchen schwerer, als vielleicht doch irgendwann eine unglücklich gewordene Verbindung zu verlassen. Da denken wir oft noch, es lag am anderen und hoffen auf das nächste Glück, bei dem alles anders werden soll. Solange wir in diesem Gedanken die Lösung erhoffen, wird das Gegenteil passieren. Nach einer Phase des erneuten anfänglichen Verliebtseins, zeigen sich irgendwann die gleichen Muster in einem etwas anderen Kostüm und bei genauerem Hinsehen erkennen wir meist, dass es in der Essenz exakt das Gleiche ist.

Bei sich zu bleiben, bedeutet loszulassen und befreit, wenngleich es anfangs mehr Angst machen kann, als im vertrauten Widerstandsmodus stecken zu bleiben. Im Kampf fühlt man sich womöglich noch mächtig, das Gefühl der Kontrolle ist latent dabei, da man ja in der Regel weiß, wie es abläuft. Im noch ungewohnten Loslassen mag das Gefühl mitschwingen, aufgegeben zu haben, schwach zu sein und vor allem sieht man sich mit Kontrollverlust konfrontiert, denn hier weiß man zu Beginn nicht, wo es einen hinführt. Aber genau da liegt die Lösung.

Eine andere Variante sind die Bindungen, in denen man nicht streitet, in denen aber beide meist genauso in ihren Mustern und Ängsten feststecken. Es wird aus den verschiedensten Gründen ein oberflächlich-freundliches Miteinander ohne tiefe Berührung gelebt. Ich spreche in der Praxis mit Paaren oft Dinge an, die für mich bei einem dritten Treffen nach dem Kennenlernen normal wären, die sich aber beide nach 20 oder 30 Jahren Beziehung weder erzählt noch nachgefragt haben. Das ist für mich unvorstellbar. Ich will doch wissen, wer der andere ist, wo er herkommt, was er denkt und fühlt ...? Dass das keine Einzelfälle sind, zeigt uns die sich selbst fremd gewordene Gesellschaft. Auch hier müssen wir im Kleinen den Wandel einleiten, wenn wir uns wahrhaft näherkommen wollen. Und dafür müssen wir uns (dem anderen) zeigen – mit allem, was in uns steckt.

Oft sind es auch Ent-Täuschungen über den Partner, die häufig für sich behalten werden und in den Rückzug führen können. Vielleicht zeigt der andere sich verändert, er ist gar nicht mehr so zugewandt wie anfänglich und wenn das Gespräch hier ebenso ausbleibt, weil man nicht gelernt hat, das Empfundene zu formulieren, wird man sich ebenfalls irgendwann fremd. Oder aber man hat sich aus Angst vor dem Alleinsein oder aus Gründen materieller Sicherheit gebunden, hält das oft Jahrzehnte lang aufrecht und kommt sich genauso wenig nahe.

Je länger es dauert, desto schwieriger wird es, die Mauern noch zu durchbrechen und dann findet man gerne äußere Begründungen, aus denen heraus man besser bleiben sollte. Davon gibt es immer genug – sehr viel oder zu wenig Besitz, um es allein zu schaffen, eine gemeinsame Firma, die Erwartungen oder die Haltung der Eltern oder der engen Freunde, der Status und die Kinder – denen das Aufrechterhalten ungesunder Elternbeziehungen jedoch in seltensten Fällen hilft.

Viele werden auf diese Weise alt und meist auch irgendwann krank. Aber manches Mal bricht doch einer von beiden unerwartet aus, weil er oder sie sich Hals über Kopf verliebt hat und die schlummernden Anteile der Seele noch mal eine Chance bekommen, die Oberfläche erlösend zu durchdringen. Für das Umfeld ist das manchmal schwer nachvollziehbar, weil diese Beziehungen doch äußerlich friedlich wirkten, aber hier bricht die Seele durch auf der Suche, die unbewussten Anteile zu erlösen – was eben einfach nicht geht, wenn man einen Partner hat, der diese Punkte in einem nicht berührt oder nicht berühren kann, weil er einem nie so nahe gekommen ist.

Totale Harmonie ist zwar ein schönes Ziel, aber würde auf der oberflächlichen Ebene Stillstand in der Entwicklung bedeuten. Eine gut funktionierende Beziehung wird nur gelingen, wenn beide bereit sind, sich ihren Schattenthemen zu stellen. So wie durch die Befreiung der inneren Kinder, der sinnbildlichen Schatten in der Mythologie, das Erreichen einer höheren Bewusstseinsstufe beschrieben wird, so ist es uns Menschen möglich, wenn wir unsere Schatten erkennen und sie nicht mehr auf den Partner (und die Kinder oder andere Menschen) übertragen. Und beinahe alle Konflikte haben, wenn wir wachsam hinschauen, genau diesen Sinn. Wir dürfen begreifen, dass beispielsweise ein Schmerz, den uns jemand zufügt, fast immer ein eigener Schmerz ist, der sich nur zeigen kann, weil er da ist – in uns gespeichert.

So kann er sich nach und nach auflösen und uns in eine innere Freiheit führen. Im gleichen Maß wird auch die eigene Beziehung eine Veränderung erfahren, wenn wir dem anderen nichts mehr vorwerfen müssen, sondern benennen können, was das Verhalten des anderen in uns auslöst. Eine funktionierende Beziehung zu führen bedeutet keineswegs, dass alle unguten Gefühle, die ein Partner auslösen kann, plötzlich nicht mehr vorhanden sind, aber der Umgang damit wandelt sich. Dann kann ich sie dem anderen mitteilen oder ihn bitten, etwas zu verändern, weil ich mit dem einen oder anderen vielleicht gerade (noch) nicht so gut zurechtkomme. All das geschieht nicht mehr auf einer abhängigen Ebene, sondern im Wissen um die eigentlichen Ursachen.

Auf diesem Weg kann man gemeinsam weiterwachsen. Jeder wird zunehmend eigenständiger und die Bindung zunehmend tiefer. Das ist es, was Paare erleben, die wirklich in den Spiegel geschaut und sich selbst immer besser erkannt haben. Wenn man diese wertvolle Arbeit gemeinsam leistet, ist man auf einer tiefen Ebene verbunden, die man sich nicht in täglichen Rückversicherungen wie Kontrolle oder Eifersucht bestätigen muss.

Dann erst können wir den Partner wirklich sehen und annehmen, wie er ist und die Verantwortung für die eigenen Probleme übernehmen. In dem Moment beginnt dann auch die Heilung und man begreift, dass es die Aufgabe im Leben eines jeden ist, aus sich heraus vollständig zu werden und vor allem, sich selbst anzunehmen und zu lieben, wie man ist. Nur dann ist eine sich gegenseitig stärkende und nährende Beziehung in Freiheit und Liebe möglich.

Wenn wir es schaffen, eine unbewusste Beziehung in eine bewusste, wirklich liebevolle zu verwandeln, nähert sich auch jeder für sich der eigenen Heilung an und dann wird der Partner, was er sein soll: Die Sahne auf meinem Kuchen, den ich mir selbst gebacken habe. Das heißt, ich kann mein Leben auch ohne einen Partner zufriedenstellend gestalten und er darf die wunderbare Zugabe sein. Das ist sicher eines der schwersten, aber gleichzeitig größten und wertvollsten Ziele, die wir im Leben erreichen können. Denn aus diesen Beziehungen wachsen gesunde Kinder heran, die viel weniger erleiden und erlösen müssen und in den Bereichen, wo sie das dennoch müssen, weil wir alle hier sind, um innerlich zu wachsen und zu reifen, können wir sie als Eltern mit diesem Wissen und den eigenen Erfahrungen wirklich gut in ein aufrechtes Leben begleiten.

Aber auch, wenn eine ungesunde Beziehung bearbeitet wird, wir bewusster, ehrlicher mit uns selbst und unseren Partnern umgehen, kann es dennoch sein, dass man auseinander geht. Dann aber mit Sicherheit auf friedliche Weise, weil man weiß, dass der andere einem trotz aller Schmerzen ein großes Geschenk gemacht hat. Es war die Chance, sich selbst ein großes Stück näher zu kommen.

Eine gute Beziehung muss sich zwischen den Polen Nähe und Distanz bewegen – also weder symbiotische Abhängigkeit noch komplette Freiheit, weil wir uns dann gar nicht wirklich einlassen. Es ist ganz wichtig, zu verstehen, dass Freiheit und Bindung keine Gegensätze sind, sondern ebenfalls eine zusammengehörige Polarität. Die Bindungsfähigkeit entwickelt sich erst mit der inneren Reife. Nur als eigenständiger Mensch ist man wirklich bindungsfähig. Deshalb lässt Liebe (den anderen) frei – ohne dass es unverbindlich werden muss. An der Stelle sei kurz bemerkt, dass die zunehmend gelebte „freie" Liebe mit verschiedenen Partnern kein tieferes Einlassen ist, sondern vielmehr eine immer offene Hintertür, die uns die Flucht vor uns selbst ermöglicht, wenn es der Seele zu brenzlig werden sollte.

In der Liebe berühren sich zwei eigenständige Seelen. Liebe lässt Raum. Raum für eigene Entwicklung und diese Liebe wird wachsen und auf natürliche Weise so intensiv verbinden, wie es eine LEIDEN-schaft oder gar Eifer-SUCHT nie vermag. Deshalb kann man in der Liebe am Ende auch loslassen, weil man den anderen nicht mehr zur Abdeckung eigener Defizite braucht. Das verändert gerade Liebesbeziehungen ganz enorm, weil in gleichem Maße auch die Fähigkeit, wirklich zu geben, sich verändert. Man ist nicht mehr leer, bedürftig und darauf angewiesen, den fehlenden (anfangs unbewussten) Teil im Außen gefüllt zu bekommen – sondern kann und möchte aus der eigenen Fülle geben. Und der andere hat die Chance aus freien Stücken zu einem zu kommen – schöner geht es nicht. Das ist etwas, was wir uns im Innersten alle wünschen.

Wenn man durch einen solch schmerzhaften Weg des Sich-Selbst-Erkennens gegangen ist, beginnt die reife Liebe und es verändert sich meist auch die Sexualität. Eine gereifte Liebe ist etwas ganz Besonderes und zeigt sich oft leise und achtsam, vielleicht im ersten Moment weniger leidenschaftlich. Manchmal denkt man anfangs, man ist gar nicht (mehr) verliebt oder die Liebe reicht nicht. Dabei entsteht sie gerade erst neu und wenn man sich mutig auf diesen Weg einlässt, wird auch die körperliche Liebe eine ganz andere Qualität erreichen, die der Leidenschaft in nichts nachsteht – nur eben völlig anders. Ungewohnt. Weich. Offen. Nicht mehr Orgasmus-fixiert. Es geht vielmehr um die Berührung, den Partner zu beschenken, beschenken zu wollen. Liebe entsteht ja erst, indem ich den anderen in seinem ganzen Wesen erkunde und das Körperliche entwickelt sich dabei auf einer vollkommen neuen Ebene und findet dann tatsächlich in der körperlichen Vereinigung seinen Höhepunkt.

Diese Wege müssen in der Tat heranreifen, deshalb werden solche Bindungen tendenziell erst in der zweiten Lebenshälfte wahrscheinlicher – zumindest ist das analog zu dem derzeit verbreiteten Bewusstseinszustand die Realität. Aber wir können das verändern, damit diese Art der Liebe viel selbstverständlicher in unserem Leben einen Platz hat.

Liebesbeziehungen gehören sicher zu den größten und gleichzeitig wunderbarsten Herausforderungen in unserem Leben. Sie konfrontieren uns gnadenlos und kaum etwas anderes kann uns so helfen, wirklich wir selbst zu werden. Im Grunde klingt es beinahe einfach: Der zu werden, der man ist – aber genau das ist das Schwerste überhaupt. Denn das bedeutet, keine Rechtfertigung für das eigene Tun im Außen zu bemühen, keinen Schuldigen mehr zu brauchen, um eigenen Schmerz nicht zu spüren, es aushalten, womöglich auch einen „falschen" Weg zu gehen, die Angst vor Isolation oder Anfeindung mit einzubeziehen. Alles, was wir an Ängsten und Mustern tragen, dürfen wir auf dem Weg der Bewusstwerdung irgendwann abstreifen, wie eine zu eng gewordene Haut. Es erinnert mich an das Bild der Metamorphose, in der die Raupe zum Schmetterling wird. Das menschliche Erdenleben ist permanente Metamorphose. Aus jeder Metamorphose geht man hervor, als wäre ein kleiner Anteil, manchmal auch ein größerer, von einem neu geboren.

Der Weg zu uns selbst führt uns zunehmend in die innere Sicherheit, auch wenn sich das anfangs sehr oft gegenteilig anfühlt. Es geht uns so wie den Kindern, die laufen lernen und unzählige Male hinfallen, aber sie geben nicht auf und am Ende stehen sie strahlend auf ihren eigenen Beinen – allein! Genau das ist es, was wir auch als Erwachsene auf der seelisch-geistigen Ebene erreichen dürfen. Und dann spüren wir, dass wir nicht mehr abhängig sind, aber sehr wohl eingebunden in ein größeres Ganzes. So gelingt echte Beziehung, das gilt für alle Bereiche – und es wäre ein großer Schritt zu einer friedlicheren und bewussteren Welt.

DAS ALTERN UND DER TOD

Für die meisten Menschen, die die Anbindung an die geistige Welt nicht mehr spüren, scheint die größte Angst der Gedanke an den konkreten Tod zu sein. Wir können heute mit dem Tod nicht mehr gut umgehen. Wir fürchten ihn so sehr, dass wir versuchen, ihn um jeden Preis zu vermeiden, indem wir einerseits die ewige Jugend idealisieren und auf der anderen Seite jedes Leben, so lebensunwürdig es auch geworden sein mag, mit allen Mitteln verlängern wollen.

Es ist nicht mal so, dass nur alte Menschen oder Sterbende diese Angst haben, auch die Angehörigen kommen damit oft gar nicht gut zurecht. In solchen Momenten blickt man nämlich der eigenen Vergänglichkeit ins Gesicht. Trauer gehört zu all den unangenehmen Emotionen, die man heute gerne umgehen möchte. Bei mir sitzen manchmal Menschen in der Praxis, die davon überzeugt sind, dass sie ein großes Problem haben, weil sie aus ihrer Trauer gar nicht herauskommen, die Mutter sei doch jetzt schon acht Wochen tot. Mich macht das fassungslos, früher hat man ein ganzes Jahr schwarz getragen und sich die Zeit zum Trauern und Abschiednehmen gegeben.

Woher kommt diese Angst und mit ihr diese Vermeidung gesunder Emotionen?

Ich glaube, in diesem Phänomen finden alle Entwicklungen der letzten Jahrhunderte in einer Art Höhepunkt zusammen. Die Griechen der Antike konnten den Tod als schicksalsgegeben hinnehmen, in Ablösung durch das Christentum fand der Gläubige dann in Gottes Wille und der Hoffnung auf Erlösung seinen Frieden mit dem Tod. Wie aber überwindet der Mensch der heutigen Zeit, den das Christentum nicht mehr trägt und der den Zugang zur spirituellen Seite des Lebens im Grunde verloren hat, seine Angst vor dem Tod?[1] Die Wissenschaft, die – vor allem in der westlichen Welt – seit ein paar Jahrhunderten an die Stelle der Religion getreten ist, ist auf der Seelenebene kein tragfähiger Ersatz. Da scheint es nur naheliegend, dass wir alles versuchen, um den Tod auszuklammern. Wie soll man sich auch gut auf etwas einlassen können, wenn man nicht weiß, was „danach" kommt? Wenn einen der Glaube an das Göttliche, verbunden mit einer sinnvollen kosmischen Ordnung trägt, verliert sich die Angst vor dem Tod von allein.

Das Problem liegt, wie häufig, nicht allein im System begründet, sondern vor allem in uns selbst. Den Schlüssel dazu scheinen wir besonders in der allgemeinen Verweigerung schmerzender Emotionen zu finden, der fehlenden Auseinandersetzung mit den eigenen Schatten und in der Verdrängung von allem, was einen mit sich selbst unangenehm konfrontieren könnte. Ein Mensch, der in einem materiellen Weltbild lebt, sieht dafür auch meist keine Veranlassung mehr. Das Leiden scheint sinnlos, wenn das Leben für uns doch so viele Möglichkeiten bereithält.

Vordergründig wird es den Menschen bewusst jedoch gar nicht um die Vermeidung des Inneren gehen. Vielmehr denke ich, geht es ihnen – passend zur vorherrschenden Geisteshaltung – um die äußere Erscheinung, die sie möglichst nicht mit dem Älterwerden konfrontieren soll. Wir streben nach einem jugendlichen Aussehen, verbunden mit einem problemfreien jugendlichen Lebensgefühl, in einer Welt, die alles zu bieten scheint.

Aber worum geht es unter der Oberfläche? Ist es wirklich nur, dass wir keine Falten wollen, uns möglichst lange jung fühlen und gerne noch mit 70 die gleiche Energie haben möchten wie mit 20 Jahren?

Wollen wir nicht in erster Linie vielmehr die Begegnung mit unserer eigenen Vergänglichkeit und der diesbezüglichen Angst möglichst lange hinausschieben? Die Sehnsucht nach ewiger Jugend stellt doch vielmehr eine unbewusste Folge der verweigerten inneren Prozesse dar. Da diesen Zusammenhang aber kaum jemand realisiert, muss auch an der Stelle etwas inhaltlich Fehlendes zur Erscheinung werden:

So wird der demonstrierte jugendliche Habitus zum Bild der fehlenden Bewusstseinsentwicklung einer ganzen Gesellschaft.

Wenn man alles, was unangenehm ist, vermeidet, bleibt man mehr oder weniger im seelischen Reifeprozess eines Jugendlichen stecken. Das klingt in manchen Ohren sicher hart, weil sich die meisten bestimmt erwachsen fühlen. Aber wirklich Erwachsensein bedeutet, sich dem Leben genau wie dem Älterwerden ganz zu stellen und volle Verantwortung für das eigene Tun zu übernehmen. Leider spiegelt, neben der äußeren Erscheinung, auch unser Verhalten viel zu häufig die typisch jugendlichen Eigenschaften wider. Wir blicken wenig über den Tellerrand, sehen oft nur uns selbst, wissen alles besser, wollen weder Schwäche noch Schmerz fühlen und brauchen dann letztendlich doch Ersatzautoritäten, an die wir uns klammern. In der Folge sind die meisten Beziehungen und Interaktionen geprägt von Schuldzuweisungen und Übertragungen auf andere, verbunden mit zunehmender Konfliktunfähigkeit – und das findet auf der zwischenmenschlichen Ebene genauso statt wie im Weltgeschehen.

Eine andere Ebene dieser verweigerten persönlichen Weiterentwicklung betreten wir, wenn wir, anstatt uns dem inneren Leben zu stellen, äußerlich nur noch funktionieren wie Maschinen, uns anpassen, durch unser Leben rennen, Erwartungen erfüllen. Dieses Tempo ist wie eine unbewusste Verhinderung, dem verdrängten Inneren nur ja keine Chance zu geben, an die Oberfläche zu kommen. Denn das kann es auf gesunde Weise nur in der Ruhe. Leider ist dieser Zusammenhang ebenfalls den Wenigsten bewusst. Wir spüren das nur irgendwann auf anderer Ebene, denn je mehr Zeit vergeht, desto weniger bleibt für unser eigenes Leben. Manche erkennen das erst schmerzlich, wenn sie älter werden oder wenn das allzu lang Aufgestaute sie durch plötzliche Einbrüche im Schicksal mit der eigenen Endlichkeit konfrontiert. Und spätestens dann beginnen wir zu spüren, dass wir für all das, was wir schon immer wollten, vielleicht gar keine Zeit mehr haben.

Auch wenn viele dabei meist eher an oberflächliche Dinge denken, wie beispielsweise einen Flugschein machen, eine Weltreise unternehmen oder einfach nur einmal den Jakobsweg entlang gehen wollten, geht es dabei um viel mehr. Es geht um die nicht gelebten inneren Prozesse, das in uns angelegte, was im Laufe eines jeden Lebens gelebt und damit erlöst werden will. Denn wir ahnen im Innersten, dass wir nur dadurch ganz wir selbst werden können. Wenn wir merken, dass es dafür zu spät ist – und etwas in uns weiß eigentlich immer, trotz aller Verdrängungsmechanismen, dass der mutige Weg unwiederbringlich der richtige gewesen wäre – dann wollen wir das Leben häufig erst recht nicht loslassen.

Jede Verwirklichung des eigenen Lebens braucht den Mut, Konventionen zu verlassen, Erwartungen anderer zu enttäuschen. Das ist es vor allem, was uns mit unserem Inneren konfrontiert. Wie viele halten stattdessen an ungesunden Familienstrukturen fest, verstricken sich in Lebenslügen, die sie am Ende selber glauben. Oder sie bleiben aus mangelndem Selbstwertgefühl, aus Angst zu scheitern, aus Furcht vor moralischem Druck oder sozialen Konsequenzen in unglücklichen Situationen verhaftet. Wie viele leben nicht ihre Wunschberufe, weil die Gesellschaft oder die Eltern die Nase gerümpft hätten. Also machen sie etwas „Ordentliches". Nicht jeder will einen großen Traum verwirklichen, aber ganz sicher hat jeder auch kleine Träume, die für ihn selbst ganz große sind. Manche trauen sich noch nicht mal, sich einen Schrebergarten zu kaufen, obwohl es ein Herzenswunsch ist, weil die Eltern das vielleicht kleinbürgerlich fänden und Größeres von ihnen erwarten.

Je mehr wir unser eigenes Leben verdrängen, desto mehr innere Stabilität wird uns fehlen, die sich immer nur durch das Durchleben von allem, was das Schicksal an uns heranträgt, entwickeln kann. Die logische Folge ist, ebenfalls ein Symptom dieser seelenlos gewordenen Zeit, dass wir unmerklich immer ängstlicher werden. Damit verbunden wächst der Drang, sich im Außen immer mehr absichern zu wollen. Man möchte das Risiko ausklammern, das jedoch untrennbar zum Leben gehört und klammert dadurch das Leben selbst aus. Je mehr wir uns absichern im Außen, und sogar wenn wir bereits über materiellen Wohlstand oder die fünfundzwanzigste Versicherung abgesichert scheinen, desto mehr wächst die Angst vor dem Unvorhersehbaren und damit auch die Angst vor dem Tod.

Wer immer nur den sicheren Weg geht, ist bereits zu Lebzeiten dem Tod näher als dem Leben. Leider ist das der Normalzustand geworden. Wir leben in einer Zeit, in der alles von der Schwangerschaft bis zur Bahre medizinisch überwacht wird und wir nennen das Fortschritt, weil es uns Sicherheit im Außen vermittelt. Es vermittelt uns aber nur eine funktionale Sicherheit, die wir eigentlich im Inneren haben müssten, die dort jedoch längst verloren ist. Insofern ist auch diese äußere Kompensation im Prinzip eine folgerichtige, damit der Mensch sich nicht innen und außen haltlos dem Leben ausgeliefert fühlt.

Aber Kompensationen tragen uns eben nicht. Wenn wir uns den Seelenprozessen nicht stellen, wird sich diese Entwicklung analog zu unseren Ängsten eher noch steigern, bis wir vermögen, die Zusammenhänge zu erkennen. Solange müssen Scheinsicherheiten im einzelnen Leben wie in der Welt früher oder später zusammenbrechen, damit das Verdrängte wieder an die Oberfläche geschwemmt wird und sich erneut die Möglichkeit ergibt, etwas zu erkennen und aufzulösen.

Das innere Erwachsenwerden ist die Basis für eine sich anschließende, geistige Reife, die überhaupt erst im Alter ihren Höhepunkt finden kann. Diese kann sich nur entwickeln, wenn wir das Prinzip der Eigenverantwortung auf tiefer Ebene in das eigene Leben integriert haben. Tun wir das nicht, bleiben wir geistig auf der jugendlichen Ebene stehen und das ist dann im Ergebnis ungefähr so, als sollte ein Jugendlicher, der meist noch in seiner dualen Welt lebt, sich plötzlich mit seinem Tod auseinandersetzen. Dass da Panik aufkommt, ist nur allzu verständlich. Dieser Zustand ist auf der emotionalen Ebene jedoch die heutige Realität.

Aus der astrologischen Sicht heraus wird vor allem dieser Punkt noch mal ganz anders begreifbar. Der wichtigste Schritt der geistigen Entwicklung und damit auch der Beginn des vollständigen Menschseins durch die Integration aller Ebenen, Körper, Seele und Geist, entscheidet sich mit dem Erreichen des 8. Hauses, der Phase des Skorpions. In der dem Skorpion vorausgehenden Phase, der Waage, offenbart sich dem Menschen erstmalig die geistige Welt und mit dem Eintritt in den Skorpion, der als Herrscher über die Unterwelt und damit über die eigenen Schattenanteile steht, kann das innere Leben wahrhaft reifen oder in gleicher Weise dessen Verhinderung anzeigen.

Wenn ich das 8. Haus, das Skorpion-Prinzip, nicht annehme – das heißt, die in jedem Leben angelegten Schattenanteile verneine – dann kann ich den gesunden Weg zum Tode hin nicht mehr gehen und alle nachfolgenden Entwicklungsstadien – Schütze (die Weisheit und geistige

Weite über das Persönliche hinaus), Steinbock (das Finden und Leben der eigenen Bestimmung oder Berufung) und Wassermann, als letzte Phase vor dem physischen Tod (wirklich mit dem Ursprung verbunden zu sein, aus diesem heraus zu leben und zur inneren Einheit zurückzufinden) sind nicht mehr möglich. Das wäre in der Tat so, als ob, mitten im noch unbewussten Stadium des eigenen Lebens, der Tod, dem wir uns nur auf diesen Entwicklungsschritten gut annähern können, dann irgendwann drohend vor uns stünde. Oder, um für die Astrologen unter uns zu sprechen, als wenn der Fisch als letztes Zeichen direkt auf die Waage folgen würde oder aber der Tierkreis unerlöst mit dem Skorpion zu Ende wäre. Aus dieser Sichtweise wird begreifbar, wie sehr wir unser ganzes eigenes Leben verhindern, wenn wir meinen, wir negieren doch „nur" die inneren Schatten.

Die Entwicklung der Medizin trägt auf der funktionalen Ebene viel zu dieser Entwicklung bei. Krankes soll möglichst einfach weggeschnitten werden, ohne auf tiefere Ursachen zu schauen. Organe und Gelenke werden immer häufiger einfach ausgetauscht oder wenn einem etwas nicht gefällt und man sich das leisten kann, erwägen wir vielleicht eine Schönheitsoperation – die ja ebenso deutlich ausdrückt, etwas möglicherweise „Unangenehmes" – genau wie auf der Seelenebene – einfach weg haben zu wollen.

Wir geben die Verantwortung gern ab und viele der sich als mächtig empfindenden Mediziner, die sich oft längst von der eigenen Seele abgeschnitten haben, fühlen sich besser, wenn sie uns möglichst lange vor der Sterblichkeit bewahren. Wenn das nicht gelingt, stehen wir wieder vor der Angst und dann womöglich noch heftiger, weil der letzte Strohhalm, an den wir uns geklammert haben, auch nicht hilft. Wir haben solche Angst vor dem Tod, dass sterbenskranke und sehr alte Menschen mit Apparaten künstlich am Leben erhalten werden, obwohl jeder weiß, dass es keinen Therapieerfolg mehr geben wird. Dennoch erlebt man häufig, dass selbst die Angehörigen einfach nur froh sind über jede Maßnahme, die die Existenz verlängert, auch wenn die dann zu erwartenden Lebensbedingungen eine Katastrophe sein werden. Hauptsache nicht tot!

Nicht älter werden wollen, ist eine Verweigerung, innerlich zu reifen. Eine zweite Lebenshälfte, in der ich mich vom Leben nicht trennen kann, ist genauso ungesund und entspringt den gleichen Mustern und Ängsten, wie ein Leben in jüngeren Jahren, in dem ich aus lauter Angst nichts wage. Reifen bedeutet, man selbst zu werden, keine „Rolle" mehr zu spielen, der eigenen Berufung zu folgen, die Zusammenhänge zwischen materieller und geistiger Welt zu begreifen. Jede Lebensstufe ist das Betreten eines neuen Raumes. Wir sind so angelegt, dass wir uns Stufe um Stufe entwickeln und jede Phase ist gleichermaßen wichtig. Für viele östliche Kulturen gehört das noch selbstverständlich zum Leben. Im astrologischen Tierkreis ist das ebenso wunderbar ablesbar, aber in der westlichen Fortschrittswelt scheint uns dieses tiefe Wissen gänzlich abhandengekommen.

Jede erlebte Emotion, jeder Entwicklungsschritt würde uns in kleinen Etappen der geistigen Reife, dem Alter und irgendwann dem Tod entgegenbringen – bis wir dann auch das letzte Verhaftetsein auf der Erde bereit sind, loszulassen. Wir brauchen ein ganzes Leben, um uns diesem letzten Schritt zu nähern. Da funktioniert keine Abkürzung. Erst wenn ich es schaffe, mich dem Leben in gewisser Weise auch hinzugeben, weil ich mich in einer Welt aufgehoben weiß, in der nichts zufällig geschieht, dann kann ich jede Lebensphase, auch das Alter, ganz anders annehmen. Selbst wenn es schwierige Hürden auf diesem Weg zu bewältigen gibt und wir uns möglicherweise mit einigem davon arrangieren müssen – im besten Fall erkennen wir, all das geschieht nie ohne einen tieferen Sinn.

Wir begreifen auf diese Weise das Leben mehr und mehr als Chance, an uns selbst zu wachsen, bewusster zu werden und von der reinen Existenz zu einem wirklichen Dasein zu kommen. Ein erfülltes Leben ist es, wenn wir uns allem gestellt, vieles gewagt haben und dann können wir auch in Frieden gehen. Das wäre im Grunde das Ideal eines Lebens – anstatt in Ermangelung eines eigenen unerfüllten Lebens ewig leben zu wollen, immer in der Hoffnung, der nächste Frühling möge mir doch noch eine Chance geben.

Nur auf mutigen eigenen Wegen können wir unsere Identität finden und darüber hinaus beschert uns ein solches Leben keineswegs nur „Täler", sondern zunehmende Zufriedenheit und Glücksgefühle, die uns gesund und wach erhalten, das Immunsystem stärken und für ein bis ins Alter waches Gehirn sorgen.[2]

Die heutige Realität sieht jedoch anders aus. Die Sinnhaftigkeit des Alters ist uns verlorengegangen und bedeutet für die meisten nur noch körperlichen und geistigen Verfall, den niemand will. Dabei bietet das Älterwerden eine Qualität, die wir in der Jugend niemals erleben können – niemand, der sich dem Leben wirklich gestellt hat, will dahin noch einmal zurück. Wir können im Alter eine Klarheit und eine innere Weisheit erlangen, die uns das Leben in ganz neuer Qualität ermöglicht und uns auch der Liebe öffnen, die nicht mehr an die körperliche Liebe gebunden ist, sondern an die Schöpfung und ihre Wesen.

Im Gegensatz zu früheren Zeiten gibt es kaum alte Menschen, denen noch jemand zuhört, dabei gibt es durchaus Senioren, die etwas mitzuteilen hätten. Aber so wie wir das Alter negieren, schätzen wir auch das nicht mehr. Bei den primitiven Stämmen gehört zum Alter immer die Weisheit. Die Alten sind dort die Hüter des Wissens und der Gesetze, die zu bestimmter Zeit an die nachfolgende Generation, wenn sie reif dafür ist, weitergegeben werden.

Die meisten der heutigen alten Menschen haben allerdings häufig nicht mehr viel zu sagen, vor allem, weil sie oft gar nicht ihr eigenes Leben gelebt haben. Wenn wir unser eigenes Leben, so wie wir gedacht sind vom Himmel, nicht leben, dann verlieren wir unsere Identität. Diese Menschen sind im Grunde, es mag hart klingen, schon zu Lebzeiten gestorben. Für die Griechen symbolisierte sich der Tod interessanterweise durch den Verlust der Identität.[3] Die Verstorbenen waren zuerst vor allem Namenlose oder Gesichtslose. Zur eigenen Identität gehört, dass ich mich erinnere an mein eigenes Leben – und die vielen Alzheimer und Demenzkranken in der heutigen Zeit drücken diesen fehlenden Inhalt nur allzu deutlich aus. Bemerkenswert ist an dieser Stelle allerdings, dass Alzheimer-Patienten sich mit zunehmender Vergesslichkeit im Alltag ihrer Kindheit oder auch lange zurückliegender, nicht selten traumatischer Ereignisse erinnern – als ob es auf diese Weise doch noch mal ins Leben drängt.

Womöglich hat die Corona-Pandemie in erster Linie deshalb eine solche Panik ausgelöst, weil plötzlich die Angst vor dem Tod – und dann noch der grausame Erstickungstod – für alle präsent war. Plötzlich geschieht das, was nicht mehr geschehen darf. Es begegnet uns die Endlichkeit. Je länger wir etwas verdrängen, desto drohender wird es.

Und das spüren wir alle, wenn auch unbewusst. Die Bilder der weltweiten Panik haben es uns gezeigt.

Es ist ein Prinzip im Leben, dass das, was wir auf der Seelenebene ausklammern, auf andere Weise in unser Leben drängt. Und da wir den Tod schon lange ausblenden, hat er uns nun schonungslos ins Gesicht geschaut. Aber haben wir begriffen, wie sehr wir diesen natürlichen Prozess unseres Lebens verdrängt haben? Wahrscheinlich noch immer nicht, da die Angst nach wie vor Regie führt und wir weiterhin auf Lösungen im Außen hoffen.

Mit dem Verdrängen der Angst vor dem Sterben, verdrängen wir mittlerweile auch unsere Alten. Wir können und wollen uns aus den genannten Gründen nicht mit ihnen auseinandersetzen. Wenn wir uns unter Umständen dann sogar täglich mit dem Verfall umgeben müssten, könnten wir den eigenen noch viel schlechter wegschieben. Er würde uns dann regelrecht gespiegelt. So sind wir dazu übergegangen, das Alter wie eine Sache zu behandeln. Es stellt sich ja heute kaum mehr die Frage, ob ein Angehöriger ins Heim kommt, sondern nur noch in welches. So sind überhaupt erst die vielen Altenheime möglich geworden, die waren noch vor 50 Jahren eine Ausnahme für ganz schwere Fälle und plötzlich sind diese wie Pilze aus dem Boden geschossen. Die Heime sind zu funktionalen Aufbewahrungsstätten für unsere eigene verdrängte Entwicklung geworden, für unser eigenes verdrängtes Leben!

Der Mensch muss erkennen, dass allem eine göttliche Ordnung zugrunde liegt. Die Angst zu sterben wird in dem tiefen Begreifen um die Zusammenhänge von Himmel und Erde zunehmend weniger. Es stellt sich dar wie eine gespiegelte Entwicklung. Wir nähern uns durch ein waches Leben geistig dem Himmel an, dem Übergeordneten und so verliert der Tod seinen Schrecken. Wenn wir uns mit dem Himmel verbunden fühlen, begreifen wir, dass wir nur ein sehr kleiner Teil des Ganzen sind, aber deswegen trotzdem ein wichtiger und, dass ein Teil von uns bleibt, eingeht in die Ewigkeit und womöglich wiedergeboren wird. Wir wissen dann auch, dass alles, was wir hier erleben und erleiden ein Puzzleteil eines sinnvollen Ganzen ist. So können wir den Tod als Übergang, als Geburt in eine neue Lebensphase annehmen und die Angst vor ihm verlieren. Auch unseren Angehörigen würden wir dann sicher einen würdevolleren Abschied bereiten.

Wir dürfen uns ebenso dem Gedanken öffnen, dass mit dem Tod eine zweite Schöpfung auf der geistigen Ebene beginnt. Vielleicht ahnten das schon die alten Griechen, denn unter allen Vergehen gegen die Götter ist eines das Größte gewesen und das war, dem Tod entkommen und sich gegen die Sterblichkeit durchsetzen zu wollen.

Das ewige Leben auf Erden kann nur ein totes sein – im Lockdown ist es uns vielleicht bewusst geworden und im transhumanistischen Streben findet es womöglich seinen Höhepunkt. Im Grunde ist der Transhumanismus (→Erlösung oder Zerstörung) ein funktionaler Ersatz für den verneinten Tod.

Eine gesunde Entwicklung wäre neben der Annahme eines alternden Körpers ein wachsender Geist – eine Yin- und Yang-Bewegung – während das eine, das Sichtbare, der Körper sich zur Ruhe zurückzieht, anfangs unmerklich, dann zunehmend, reift in uns auf der anderen Seite das Unsichtbare, das geistige Bewusstsein heran.

Alter hat etwas Großartiges, wenn man sein Leben gelebt und sich dem Inneren gestellt hat. Hat man das nicht getan und stattdessen immer alles nach hinten geschoben, ist der Beigeschmack des Todes ganz sicher bitterer, als wenn ich sagen kann, ich habe vieles von dem gemacht, was ich wollte, ich habe meine Vision verwirklicht – selbst wenn nicht alles perfekt funktioniert hat. Aber ich habe es versucht. Ich bin meine Umwege gegangen und habe zu mir gestanden. Ich habe Konflikte gelöst, konnte Wut und Groll gehen lassen und habe Frieden geschlossen mit mir und anderen.

Wenn man diese geistige Reife erreicht im Leben, hat man viel geschafft und kann der nächsten Lebensstufe – wie auch immer diese aussehen wird – ohne Angst entgegenblicken. Die Menschen, denen dieser Weg nicht möglich war, klammern oft massiv am Leben und der Tod wird negiert wie kaum etwas anderes. Vielleicht fürchten sie aber auch deshalb so extrem den körperlichen Tod, weil der Körper offenbar das letzte Lebendige ist, was sie an sich noch wahrnehmen.

Das Glück liegt eben nicht darin, Karriere zu machen, ein Haus, einen Neuwagen oder ein volles Bankkonto und derartiges zu haben. Das kann manchmal eine nette Zugabe sein, aber es wird irgendwann spürbar, dass das Leben leer ist, wenn es nicht im Inneren auf festen Säulen steht.

Leben und Sterben werden in unserer heutigen Welt nicht wie eine Polarität, sondern ganz klar wie eine Dualität behandelt. Das Leben möchte man – nahezu um jeden Preis und den Tod sollte es möglichst nicht mehr geben. Die eigentliche Polarität ist jedoch Geburt und Tod – und das Leben ist das beide Pole verbindende Element. Und wir sollen es mit allen Herausforderungen möglichst authentisch leben. Das ist die Botschaft des Lebens an uns.

Kapitel 15.1

Das Böse

Was bedeutet das eigentlich?

Das „Böse" verbinden wir eigentlich immer mit etwas, was sich außerhalb von uns befindet. Es geht meist um böse, machtvolle Menschen oder ebensolche Kräfte, die uns schaden wollen – egal, ob in dieser Welt oder in der außerirdischen. In der Regel steht dies immer im Zusammenhang mit der Suche nach einem Schuldigen, was gerade in dem aktuellen krisenhaften Umbruch besonders deutlich wird, in der alle auf den unterschiedlichsten Ebenen nach dem Bösen (= Schuldigen) suchen. Kam das Virus vielleicht absichtlich aus dem Labor? Will Robert Habeck eine Ökodiktatur durchsetzen? Ist Putin doch an allem schuld oder Bill Gates, der womöglich nur die Bevölkerung dezimieren will? Oder Klaus Schwab,[1] der dafür plädiert, dass wir alle zu Transhumanisten umfunktioniert werden?

Die Aufzählung ließe sich eine Weile fortsetzen, die Medien sind voll davon. Im Grunde lesen und hören wir nichts anderes – beinahe egal, welche Quellen wir wählen. Nicht, dass ich, auf unseren Planeten bezogen, nicht auch für möglich halte, dass einige wenige, die Reichsten der Reichen oder bestimmte Großkonzerne die Regie gern übernehmen würden, für die ihnen kaum ein Preis zu hoch scheint. Aber sind sie wirklich die Ursache?

Das Böse ist weder gleichzusetzen mit, noch erklärbar durch eine Schuldzuweisung. In einer polaren Welt gehört das Böse zum Guten. Die christliche Einteilung in einen Himmel – eine gute Welt und eine Hölle – eine böse Welt, wird dem Leben in keiner Weise gerecht. Das Gute und das Böse ist Eins, wie Tag und Nacht es sind. Die Trennung zwischen Gut und Böse ist für unsere Welt vielmehr das, was im Kern zerstörerisch ist. Das Gute darf in mir sein und das Böse ist im Außen. Und so erkennen wir nicht, dass wir alle, jeder einzelne, einen Teil des Bösen in uns tragen und nur wir selbst es erlösen können.

Das Böse steht für all die angesammelten Verletzungen und unbewusst gebliebenen Schatten in uns, vor allem aus frühen, oft gestörten Eltern-Kind-Beziehungen. Minderwertigkeitsgefühle, Einsamkeit, Missachtung, Gewalterfahrungen oder Unterdrückung in der Kindheit – all das wird später zum Bösen – entweder in Form von Autoaggression, Krankheiten, zerstörerischen Partnerschaften oder weiteren Gewalt- und Machtstrukturen im Außen.

Wir tragen alle verletzte Gefühle und nicht selten Traumata in uns. Solange wir das nicht reflektieren und erkennen, was sich an ungesunden Verhaltensweisen oder Vermeidungsstrategien aus dem Erlebten entwickelt hat, werden wir, ob wir wollen oder nicht, diese Muster unbewusst erneut an unsere Kinder weitergeben oder in unseren (Liebes-) Beziehungen ausagieren.

In früheren Zeiten war eine Kindheit oft noch deutlich schwerer als heute. Wie oft ging es nur um die nackte Existenz, wie groß war der Druck und auch die Gewalt in Elternhäusern oder an Schulen! Wenige haben sich wirklich um die Bedürfnisse der Kinder gekümmert oder gar kümmern können!

So hat sich viel Unerlöstes angehäuft, aber solange wir uns der Verarbeitung dessen, was wir selbst an „Bösem" erlebt haben, nicht stellen, erwarten wir häufig, dass die anderen das ebenso tragen, wie wir es ebenfalls tun mussten. Vor allem Menschen der älteren Generation, in der es kaum eine Möglichkeit gab, sich auf der psychologischen Ebene mit Verletzungen auseinanderzusetzen, sagen nicht selten, dass manches Leid, was unsere Kinder heute erleben, ihnen damals auch nicht geschadet hätte. Und dabei merken sie gar nicht, wie tief sie selbst verletzt sind – und was sie ihren eigenen Kindern mit dieser Haltung antun. Gerade in der Coronakrise habe ich immer wieder Menschen, die den Krieg noch miterlebt haben, sagen hören, damals war alles schlimmer, heute geht es uns doch gut und vor allem die heute „verwöhnten" Kinder und jungen Leute sollen sich doch nicht so anstellen.

Mich machen solche Sätze fassungslos, auch wenn ich natürlich nur ahnen kann, wie sich so ein alter Mensch in Gedanken an seine Kriegserlebnisse wahrscheinlich fühlen wird. Dennoch weiß ich bei solchen Sätzen, dass das eigene Leid bis in die hinterletzte Schublade verdrängt und abgeschlossen wurde. Sie konnten es nicht anders tun. Es gab damals kaum andere Möglichkeiten, es musste irgendwie weitergehen. Es ging um die Sicherung des Überlebens, wer wollte da etwas von der Psyche wissen. Und man dachte und hoffte, wenn man es verdrängt, würde alles mit der Zeit wieder einfacher. Oder man war so traumatisiert, dass man schon die Gedanken an das Erlebte nicht mehr ertragen und nur noch verdrängen wollte.

Ganze Generationen haben, auch zu anderen Zeiten, ihre unangenehmen Emotionen gemeinsam verdrängt – und diese oft regelrecht verdrängen müssen – und dennoch ist auch der Krieg mit seinen Folgen nicht die Ursache, sondern vielmehr eine Folge aus dem persönlichen Verdrängten, was sich auf der kollektiven Ebene massiv angesammelt hat. Unbegriffen wird all das Ungelöste unbewusst immer weitervererbt und staut sich unermüdlich an, anstatt weniger zu werden. Bei allem, was unterdrückt wird, bleibt unterschwellig Aggression zurück – egal, ob wir diese spüren oder nicht. Aber raus will sie – früher oder später.

Jede Kränkung, jede Verletzung, jedes Trauma, genau wie jeder Mangel, wird unverarbeitet zu Krankheit oder zu strukturellen Persönlichkeitsstörungen und häufig auch zu Gewalt führen. Das muss nicht immer körperliche Gewalt sein, auch seelische Gewalt kann auf brutale Weise Menschen zerstören – so wie es heute durch die enorm verbreiteten und meist unerkannten Narzissmus-Strukturen geschieht, die man in Partnerschaften zunehmend findet, aber oft auch in Machtpositionen antrifft. Wenn wir nicht in der Lage sind, die unterdrückte Wut und Verletzung mit ihren Ursachen in uns zu erkennen, uns diesen zu stellen und sie damit zu demaskieren, bekommt das „Böse" = das Verdrängte immer mehr Macht. Wenn wir diesen Kreislauf nicht unterbrechen, kommt es irgendwann, wenn sich genug angestaut hat in der Welt, zu Zusammenbrüchen oder Katastrophen, in denen sich das unerlöste „Böse" entlädt.

Überall auf der Welt, zu jeder Zeit haben Menschen schreckliche Dinge getan. Kriege geführt, Menschen unschuldig eingesperrt, Hexen und Bücher verbrannt. Es gab und gibt schlimme Diktaturen, Enteignungen und vieles mehr und stets religiöse, wirtschaftliche oder politische Gründe für alles, aber der tiefe Ursprung aller Gewalt liegt auch dort ganz sicher im Persönlichen. Für solche dramatischen Weltereignisse reicht jedoch das Ungelöste eines einzelnen Menschen lange nicht aus. Erst wenn sich die kranken Strukturen, die aus den Verdrängungen entstanden sind, in weiten Teilen der Gesellschaft wiederfinden – und unerkannt bleiben – kann es zu einem Problem werden, was wir dann meist nicht mehr kontrollieren können.

Lesen Sie mal Biografien von Hitler oder anderen Diktatoren.[2] Da wird sehr deutlich, wieviel Verletzung in deren Kindheit entstanden ist. Aber auch hier reicht es nicht, den Schuldigen allein im Außen suchen. Wenn es keine ebenso seelisch verletzten Mitläufer und Mittäter gegeben hätte, wäre dieses Grauen nicht in der Form möglich gewesen. Wie wäre es sonst erklärbar, dass Menschen damals teilweise sogar begeistert in den Krieg gezogen sind? Konnte man nun scheinbar alle aufgestaute Wut loswerden oder sich endlich einmal wirklich gebraucht oder bedeutungsvoll fühlen?

Der Nationalsozialismus ist nicht überwunden. Das haben uns die letzten Jahre deutlich gezeigt. Feinde braucht man, um sich mit dem eigenen Schmerz oder der eigenen Angst nicht auseinandersetzen zu müssen. Dazu kommt, dass das Opfer-Schulddenken heute zur Normalität geworden ist und gar nicht mehr hinterfragt wird. Was alle tun, kann ja so falsch nicht sein. Und lieber ist man Opfer als Täter, dann wähnt man sich zumindest in Unschuld und für die meisten ist es leichter zu sagen: „Du bist schuld" als zu sagen: „Ich habe Angst".

Das Böse staut sich vor allem an, weil wir uns vor dem Schmerz und der Wahrheit fürchten – genau wie vor dem Tod. Das Böse entspricht in der Essenz dem nicht gelebten Leben. Es entspricht dem Prinzip des Skorpions, das mittlerweile in großen Teilen nur noch in seiner Verhinderung als Pluto in der Welt sein kann.

Solange wie in unseren Partnerschaften der fast schon alltäglich gewordene „Du-bist-schuld-Krieg" gelebt wird, werden sich im Außen, in der Politik und in der Gesellschaft kaum andere Strukturen entwickeln. Im Kleinen wie im Großen. Innen wie außen. Da das, was wir in der Welt erleben, das Ergebnis persönlicher und, daraus resultierend, gesellschaftlicher Entwicklungen ist, können wir nur bei uns selbst anfangen, wenn wir das Böse in der Welt entmachten wollen.

Wir kommen nicht daran vorbei, uns auch die Schatten anzuschauen. Wir werden mit diesen Anlagen geboren und all das persönlich Erlebte macht uns die eigenen Themen deutlich. Es ist im Leben wie in den Märchen, in denen man vor dem erlösenden Ende immer an dem Teufel, am Rumpelstilzchen oder dem bösen Wolf vorbei muss.

Die Wahrheit ist deshalb so furchterregend, weil sie in der Regel nichts so zurücklässt, wie wir es vorgefunden haben. Wir wissen, wenn wir der Wahrheit ins Auge sehen, dass wir uns selbst ins Auge sehen und unser Weg nur noch ein veränderter sein kann. Wir würden Dinge zurücklassen, ebenfalls andere Wahrheiten benennen, unbequem werden und uns unserer Angst stellen müssen. Da lassen viele es lieber so, wie es ist. Und das Verdrängte bleibt so lange liegen, bis es nicht mehr aufgestaut werden kann und bricht sich dann auf eigenen Wegen bahn. Und irgendwann ist es eben keine Sache mehr, die nur das ganz eigene Leben betrifft. Deshalb tragen wir alle die Verantwortung, wirklich in den Spiegel zu schauen.

So heißt es schon im Vater Unser: „Erlöse uns von dem Bösen" – nur findet die Erlösung nicht im Jenseits statt, sondern beginnt in unserem Alltag! Und das Ungelöste drängt solange in die Erscheinung, bis es erlöst – und das bedeutet, wirklich begriffen und angenommen – ist!

Ein Teil von uns wird immer unbewusst bleiben. Das gehört zum Menschsein dazu. Wir müssen ebenso wenig alle „heilig" werden, aber wir können in unseren Möglichkeiten etwas ins Bewusstsein heben, dann hat das Böse immer weniger Macht.

C.G. Jung hat gesagt:

„Ein ganzer Mensch ist einer, der mit Gott gegangen ist und mit dem Teufel gerungen hat."[3]

Wir müssen uns unseren eigenen innersten Nöten und Ängsten, unseren Unsicherheiten und Verletzungen stellen, sie aufarbeiten und damit erlösen. Das ist wichtiger als beispielsweise mit Plakaten auf die Straße zu gehen und gegen das offensichtlich „Böse" zu sein. Wir haben vor allem Verantwortung für unsere Seele und unsere Kinder und wenn wir diese ernst nehmen, hat das Böse in der Welt eine Chance, weniger zu werden, so dass es keine Macht mehr über uns hat und wir aufhören werden, im Außen danach zu suchen. Nur, wenn wir das scheinbar Böse in uns annehmen, können wir es mit dem Guten in uns verbinden. Dann wird es eine Einheit und verliert mehr und mehr das Drohende.

Selbst wenn wir die „Innenschau" noch scheuen, können wir zumindest beginnen, liebevollen Umgang und Achtsamkeit zu leben, denn die gute Energie vermehrt sich genauso wie das Böse, dem man auch auf diese Weise Energie entziehen kann.

Kapitel 15.2

Die Macht

Die Macht auf Erden ist entstanden durch den Menschen. In der Antike gab es den Herrscherkult, dieser war noch angelehnt an eine Verehrung der Götter und deren Vertreter auf Erden. Im Christentum waren es die Priester, die diese Rolle übernahmen. Seit der Mensch sich jedoch nicht mehr als Mittler zwischen den Welten, sondern vielmehr an der Stelle Gottes sieht, wurde er selbst zum Träger der Macht. Seitdem geht es vordergründig in jeder Epoche um die Machtübernahme des neuen Zeitgeistes durch seine Herrscher auf Erden.

Wir dachten alle lange, wir leben in einer modernen und immer freieren Welt. Tatsächlich aber ist die Welt immer unfreier geworden. Nahezu überall stehen wir heute Machtstrukturen gegenüber. Und je mehr „Böses" sich ansammelt in der Welt, desto größer (müssen) die Machtstrukturen werden, die es braucht, um das Wahrhafte unter der Oberfläche zu halten. Dennoch ist Macht erstmal etwas, was Menschen

Halt gibt. Diese Form von Macht kann das jedoch nur scheinbar und nur vorübergehend leisten. Und das gilt für beide Richtungen – für die, die Macht ausüben, genau wie für die Menschen, die sich daran orientieren. Die Basis ist in beiden Richtungen dieselbe: Es ist der Versuch, den anderen Pol der Macht auszuklammern: Und das ist die Ohnmacht. Niemand will sich in seinem Leben ohnmächtig fühlen, denn das macht Angst.

Nicht jede Macht ist grundsätzlich etwas Schlechtes. Sich an einer größeren Macht zu orientieren, sich in ihr eingebettet zu fühlen, ist vielmehr die Grundlage eines sicheren Lebensgefühls. Es gibt uns eine Sinnhaftigkeit im Leben. Diese trägt uns aber nur, wenn wir uns an der einzig gesunden Macht orientieren: Und das ist die Allmacht der geistigen Welt, die Allmacht Gottes oder Macht des Lebens an sich, wie auch immer wir das nennen wollen. Und das ist eine Macht, die aus sich heraus wirkt und nichts erzwingt.

Diese natürliche Seite der gesunden Macht kann man nur in sich empfinden und ich würde sie eher als Orientierung bezeichnen. Jeder Mensch braucht eine gewisse Form von „geführt werden" – nur ist es vielmehr eine innere Führung als eine äußere. Es ist im Grunde ein Urwissen in uns. Wir spüren, es gibt etwas, was größer (und mächtiger) ist als wir selbst. Ohne dieses Prinzip finden wir weder im Inneren noch im Äußeren wirklichen Halt. Es ist das Sinnhafte unseres Daseins, welches uns als Orientierung in der Welt dient. Wenn wir uns für diese höhere Ordnung öffnen, können wir erfahren, dass diese Form der „Macht" uns eine Richtung weisen kann, in der wir selbst immer kraftvoller werden. Denn sie gibt uns im eigenen Leben mit der Zeit ein tragendes und sicheres Gefühl, im Sinne von „ermächtigt sein", selbst Entscheidungen zu treffen, eine gesunde Unabhängigkeit zu entwickeln, mit Unsicherheit und Angst umzugehen, weil wir all unsere Wege und scheinbaren Umwege als etwas Sinnvolles begreifen.

Da uns jedoch diese Anbindung zur geistigen Welt im Inneren genau wie im Äußeren nahezu verlorengegangen ist, kommt es überwiegend zur beschriebenen Orientierung an der kompensierten Form der Macht, die eine abhängige Persönlichkeitsstruktur genau wie das Verdrängen nur verstärkt. Eine „gesunde", eine höhere Macht führt uns exakt in das Gegenteil, nämlich in die seelische Eigenständigkeit. Der Zugang und die Akzeptanz der geistigen Welt ist in allen Bereichen des Lebens die wichtigste Basis für gesunde Strukturen. Sind vielleicht die eigentlichen Wurzeln der „Macht auf Erden" dieser verlorengegangene Zugang? Unsere Gottlosigkeit?

Erneut können wir uns über die Astrologie dem Hintergrund einer solchen Betrachtung annähern. Die höchste – göttliche! – Macht entspricht im Tierkreis dem Steinbock, dem 10. Haus. Der Steinbock steht als höchstes Prinzip für den Menschen und seine göttliche Bestimmung, kollektiv genau wie individuell. Wenn uns jedoch die eigene Bestimmung als Orientierung fehlt, weil wir uns einerseits von dieser Ebene des Lebens regelrecht abgeschnitten und uns andererseits aber auch über sie gestellt haben, fehlt uns in gleicher Weise die Orientierung aus dem Inneren und damit aus dem Göttlichen heraus zu leben. Also braucht es folgerichtig eine Ersatzorientierung, die dann in Form von Regelungen nicht nur richtungsweisend, sondern so bestimmend wird, wie es im Grunde nur die eigene göttliche Bestimmung sein kann. Das höchste Prinzip des Steinbocks bleibt als bestimmungslose Regelung der Welt zurück, die dadurch zwangsläufig zur funktionalen Machtausübung werden muss. Und der Mensch, der nicht mehr seiner Bestimmung entsprechend lebt und für den diese äußeren Ersatz-Halt-Strukturen bestimmend werden, wird damit überhaupt erst regel- und steuerbar. Es bleibt im Grunde ein Körper übrig, der dem maschinenartigen Funktionieren näher ist als seiner Seele und des in ihm angelegten Schicksals.

Daran sehen wir abermals deutlich, dass alles Existierende, genau wie das Verhinderte, auf jeder Ebene des Daseins seine Entsprechung sucht. Daher ist davon auszugehen, dass der Mensch, wenn die geistige Anbindung noch weiter stirbt, nicht eher ruhen wird, bis er die Allmacht erreicht hat – zumindest wird er es versuchen, den ALLmächtigen funktional zu ersetzen. Wir sind bereits auf dem besten Weg dorthin (→Erlösung oder Zerstörung). Dieses Prinzip zeigt ebenfalls auf, dass auch der Mensch, dem das seelisch-sinnhafte Angebundensein fehlt, eine Art funktionalen Ersatzgott braucht, der ihm Halt gibt. Nur durch die Kompensation auf beiden Seiten konnten und können sich politische oder andere Machtsysteme immer weiter ausbreiten.

Wieder einmal können wir nur selbst diese äußeren Strukturen verändern, indem wir in unserem eigenen Leben anfangen und begreifen, wie häufig wir auch dort in identischen Strukturen leben. Machtausübung in Familien, im beruflichen Bereich, ebenso in Freundschaften und sogar im ganz alltäglichen Umgang sehen wir uns im Grunde ständig damit konfrontiert. Und wie oft fügen wir uns, weil die innere Angst größer ist.

Aber auch ohne Verdrängung gibt es stets Phasen im Leben, in denen wir uns alles andere als machtvoll fühlen. Das gehört zu einem Leben einfach dazu. Wenn wir das als Chance begreifen, uns diesem Gefühl stellen, weil wir im Grunde tief unter der Oberfläche wissen, dass wir daran wachsen können, konfrontieren wir uns mit der darunterliegenden Angst, die sich immer nur durch die Begegnung mit ihr auflösen kann. Schwierig wird es dann, wenn wir dieses unsichere Gefühl, in dem sich unsere Schatten und Seelenverletzungen spiegeln, einfach nicht spüren wollen und die innere Schwäche nach und nach immer weniger und irgendwann gar nicht mehr zulassen. Dann kann sich aus den gesunden Phasen der zeitweisen Unsicherheit unter der Oberfläche ein Lebensgefühl der Unsicherheit entwickeln, was jedoch meist unbewusst bleibt.

Unsere Seele weiß es aber! So finden sich, neben diversen anderen Vermeidungs- oder Verdrängungsmechanismen, im Bereich der Macht und der gegensätzlichen Ohnmacht oft zwei typische Wege der Kompensation – von denen beide sich auch brauchen, um als Kompensation dienen und bestehen bleiben zu können. Der eine Mensch sucht den fehlenden Halt mit der Zeit dann ersatzweise im Außen und orientiert sich an machtvollen Menschen oder entsprechenden Strukturen. Ein anderer kompensiert die eigene Angst früher oder später, indem er selbst Macht ausübt, um sich dadurch wieder (schein)stark zu fühlen. Auf beiden Wegen bleibt das, was im Innersten gesehen werden wollte, unerkannt und unbearbeitet liegen. Die seelische Entwicklung, die über die zugelassene Schwäche hätte aufbrechen können, kann nicht stattfinden.

Wenn wir diese Mechanismen nicht erkennen und irgendwann durchbrechen, entwickeln sie sich wie eine Spirale immer weiter nach oben. Das Innerste wird immer unerreichbarer, das Anklammern an Ersatzmächte verstärkt sich oder aber die eigene Machtausübung, bei der man dann auch zunehmend weniger Kritik an der eigenen Haltung duldet, wird stetig starrer und die Menschen ebenso immer unerreichbarer.

Je mehr man seine Angst verdrängt und je mehr man sich der Macht, egal auf welche Weise, als Kompensation zuwendet, desto mehr muss die innere Angst schweigen. Verbleibt man in diesen Strukturen, nimmt die Angst zwar weiter zu, aber da sie verdrängt ist, beginnt man stattdessen eher zu befürchten, dass einerseits die Strukturen, an die man sich ersatzweise geklammert hat, wegbrechen könnten. Dadurch wird die innere Abhängigkeit offenbar. Auf der anderen Seite fürchtet man, dass die eigene Schwäche von anderen doch entdeckt werden könnte. Das ist zumindest ein Grund, aus dem Menschen in Machtpositionen oft viel Angst haben – Angst, dass sich das System nicht mehr aufrechterhalten lässt, weil die Seele auf jeden Fall unbewusst weiß, dass vieles auf keinem sehr tragfähigen Fundament steht.

Bewusst oder unbewusst treibt es solche Menschen und das System, bei dem sich in der Regel mehrere in der Art Gleichgesinnte zusammenfinden, dann zu immer mehr Macht. Wir wissen jedoch, dass sich nichts in unserem Universum einfach auflöst. So sammelt sich mit der Zeit immer mehr Verdrängtes an und die Unsicherheit nimmt eher noch zu, wenngleich das meist unerkannt bleibt, weil sich erstmal alle mächtig fühlen in diesen Positionen. Je länger alles geht, desto weniger scheint ein Anhalten möglich.

Das gleiche Muster finden wir ebenso in weniger offensichtlichen Bereichen, wie bei einem cholerischen Chef und Mitarbeitern, die sich alles gefallen lassen, einem unreflektierten dominanten Partner in einer abhängigen Beziehung oder im Extrem in sektenähnlichen Gemeinschaften. Je mehr uns die Sicherheit im Inneren fehlt, desto mehr suchen wir nach etwas, was uns im Außen Halt zu geben scheint. Nur so lässt sich begreifen, warum auch Sekten immer wieder Zulauf erfahren und die Macht dieser dann so irrsinnig groß ist.

Wenn wir dann noch miteinbeziehen, wie lange die sogenannte „schwarze" Pädagogik zum alltäglichen Umgang mit Kindern gehörte, muss man sich über das Entstehen von Machtstrukturen noch weniger wundern. In der schwarzen Pädagogik, einer bis in die sechziger Jahre hineinwirkenden Erziehungsmethode, ging es vor allem darum, dem Kind den Willen zu brechen, damit es ein guter anpassungsfähiger Bürger wird. Damit verliert es jeden Halt in sich und wird diesen irgendwie kompensieren müssen. Ein so erwachsen gewordenes Kind sucht den Halt immer im System, im Inneren findet es ihn kaum.

Die Wurzeln von so vielen Missständen führen uns immer wieder in die Kindheit und in die verdrängte Angst. Durch das Instrument vermehrter Angst wird ein Mensch, egal welchen Alters, besser führbar und häufig trifft das durch frühe Seelenverletzungen auf „fruchtbaren" Boden. Das hat sich besonders in den letzten Jahren deutlich gezeigt, in denen die Menschen überwiegend froh und beinahe dankbar waren, dass ihnen die „Macht" von oben Regeln vorgab, an denen sie sich orientieren können. Es gab ihnen ganz offenbar das gute Gefühl, dass sich jemand um sie kümmerte, sogar das Leben retten wollte – und dafür wurden selbst diktaturähnliche Züge und massive Freiheitseinschränkungen in Kauf genommen.

Im Grunde möchte niemand, dass Macht über ihn ausgeübt wird, aber wenn wir das nicht wollen, heißt es, selbst Verantwortung zu übernehmen. Das wiederum fürchten viele Menschen oft so sehr, dass sie Fremdsteuerung, manchmal bis zu einem fast unvorstellbaren Ausmaß hinnehmen. Scheinbar empfinden sie das als leichter, als sich der Angst vor der Eigenverantwortung – und dem Risiko möglicherweise falsche Entscheidungen zu treffen – stellen zu müssen.

Beide Seiten passen mit ihren Verdrängungen gut zusammen und es stört sich niemand so richtig am anderen. Die einen befolgen die Richtlinien und die anderen geben sie vor. Nur die eigenständigen Menschen wehren sich und die sind unbequem für jedes Verdrängungssystem. Denn wenn das aufbrechen würde, wäre jeder Einzelne, egal, ob machtausübend oder machtabhängig, mit sich selbst und seinen verdrängten Ängsten konfrontiert. Deshalb ist die Abwehr in jedem derartigen System gegenüber freien Menschen immer von beiden Seiten groß. Wenn man jemanden zum Feind erklären kann, ist es leicht, ihm alles als persönliche Schuld anzulasten. Und sich selbst (zumindest für den Moment) entlastet zu fühlen.

Dieses ewig gleiche Prinzip findet sich im Großen – in der Gesellschaft, in politischen Systemen und in gleicher Weise im Kleinen – in einer Familie, einem Freundeskreis oder einer Firma wieder. Derjenige, der tiefer blickt, der nicht mitschwimmt mit dem Strom und innerlich eigenständig ist, der Wahrheiten oder Missstände benennt, die niemand hören will, weil es genau dann eben unbequem würde, derjenige wird gern an den Rand gedrängt, ist dann der Außenseiter, das schwarze

Schaf. Diese Rolle auszuhalten fordert doppelt heraus, da Zugehörigkeit das erste und tiefste Bedürfnis des Menschen ist.

Dieses Bedürfnis, das für ein Kind noch mit Überleben verbunden ist, bleibt tief in uns abgespeichert. Unsere Zeit bringt es noch zusätzlich mit sich, dass in vielen Familien keine gesunde und damit eigenständige Orientierung mehr vorgelebt wird. Es fehlt den Heranwachsenden das Fundament und in der Welt gibt es ebenfalls wenig zum wirklichen Festhalten. Auf einem wackligen Boden kann sich der innere Halt nicht gut entwickeln und das wird gerade deutlich sichtbar, indem vor allem junge Menschen durch die Suche nach äußerem Halt und Orientierung dazu neigen, sich erstmal der offensichtlichen Stärke, die sie noch nicht als Macht erkennen, zuzuwenden.

Die Machthabenden bekommen dadurch noch mehr Macht. Diese Strukturen tragen jedoch ein gefährliches Potenzial in sich, wenn ihre Macht zu groß wird. Aber bis dahin kennt der Mächtige keine Grenzen. Er hält sich für omnipotent und man möchte meinen, vielen ist gar nicht bewusst, wie sehr sie wiederum abhängig von anderen Machtstrukturen sind, die sich dann nicht selten in verschiedensten Formen von Lobbyismus wiederfinden.

Je dünner das Eis ist, auf dem sich ein Machtapparat ganz zwangsläufig irgendwann bewegen wird, je mehr (berechtigte) Kritik es gibt, desto mehr scheint es, als würden viele der von „oben" verordneten Gesetze oder Maßnahmen in erster Linie dem Erhalt und womöglich noch der Erweiterung des Machtinstrumentariums dienen, die die gefährdete oder schwindende Allmacht wie in einem letzten Aufbäumen untermauern sollen.

Kein derartiges System wird sich auf Dauer halten: So wie das Böse sich irgendwann entladen muss, wird jedes Machtsystem früher oder später in sich zusammenbrechen. Der einzige Unterschied zwischen all diesen Systemen, den privaten oder den politischen, ist lediglich die Größe der Bereiche, auf die sich das „Explosionspotenzial" bezieht. Derzeit betrifft es nahezu die ganze Welt.

Die dahinterliegenden Verdrängungen lösen sich jedoch durch das Zerbrechen eines Systems nicht einfach auf, es sei denn, wir werden uns der Mechanismen bewusst. Gelingt das nicht, entstehen irgendwann wieder neue Machtsysteme. Das Potenzial bei allen Systembrüchen bietet immer eine Chance für uns selbst, das Verdrängte endlich anzuschauen und uns auf neue Wege zu wagen, die eigene Unsicherheit zuzulassen, damit eine innere Stärke als einzig wirklich tragendes Lebensgefühl heranwachsen kann.

Wenn man wirklich für eine Sache steht, die inhaltlich stimmt, und Menschen aus ihrer echten Stärke heraus und mit Kraft für etwas eintreten, dann braucht es keine Machtausübung. Und auf einer gesunden Ebene könnten sich Menschen an einem gut funktionierenden, alles integrierenden System dennoch orientieren und auch einen gewissen Halt finden, ohne davon abhängig zu sein. Eigentlich weiß man immer, wenn etwas nur mit Macht durchgesetzt werden kann, dass es inhaltlich nie stimmen kann.

Wir können all das dennoch nicht allein auf die Politik abschieben, wenn wir uns im Inneren nicht verloren hätten, hätte die Angst nie die Macht über uns gewinnen können. Solange wir in der Anklage oder im Kampf „gegen etwas" steckenbleiben, bleiben wir Teil des Systems. Glücklicherweise rückt der Zusammenbruch der zerstörerischen Kompensationen spürbar näher, da die Mächtigen dieser Welt sich schon viel zu lange für gottgleich halten und noch immer meinen, eine „bessere" Welt mit optimierten Menschen schaffen zu wollen, die auf diese Weise jedoch nur eine seelenlose sein kann.

Eine Welt, in der das Göttliche und die Schöpfung den höchsten Platz innehaben, entbehrt jeglicher Macht. Für uns heißt das, uns auf den Weg zur inneren „Macht" zu begeben, uns dem wahrhaft Großen wieder zu nähern. Je mehr ein Mensch sich sinnhaft eingebettet fühlt in sein Leben, desto weiter weg ist er von Strukturen wie Macht und Abhängigkeit und desto mehr findet er, trotz aller Herausforderungen im individuellen Leben, zu innerer Eigenständigkeit. Es ist ebenso unerlässlich, dass wir unsere Kinder nicht zur Anpassung an ein System nötigen, das wir im Inneren womöglich selbst für falsch halten. Dann wird die Spirale nicht enden. Und auch, wenn wir noch zögern, zu hinterfragen, unbequem für andere zu werden und eine eigene Haltung zu entwickeln, sollten wir uns auf jeden Fall für sie auf den Weg machen – selbst wenn wir wissen, dass der Weg in die Stärke uns zunächst in die Schwäche führen wird und wir uns damit der Angst, dem möglicherweise nicht gewachsen zu sein, ebenfalls stellen müssen. Aber genau dann, wenn wir dieses Risiko annehmen, wird sich eine neue Welt im Inneren auftun – und die äußere wird folgen.

DIE SPALTUNG

Die Spaltung der materiellen und der Seelenwelt, die sich an fast allen Stellen als Phänomen durch dieses Buch, genau wie durch unser modernes Leben zieht, ist zum kollektiven Thema geworden, weil sie sich nun im Außen ganz offensichtlich zeigt und spürbar alle Menschen betrifft. Diese Spaltung ist in der Essenz in gleicher Weise Ursache und Ergebnis aller Zerstörung, weil es die Manifestierung der Dualität bedeutet und damit die Aufhebung aller lebendigen, in uns und der Welt angelegten Prozesse.

Wir leben mittlerweile mit einem Selbstverständnis in einer Welt, in der einfach alles voneinander getrennt betrachtet wird. Wir sehen das nicht nur in den einzelnen Fachgebieten beinahe aller wissenschaftlichen Bereiche, wir behandeln ebenfalls die Natur in der Art, da auch dort alles in Einzelteile zerlegt wird. Diese Art des zersplitterten Denkens hat vor dem Menschen und seinem eigenen Selbst nicht Halt gemacht. Es hat dazu geführt, dass wir unsere unterschiedlichen Erfahrungen meist als getrennte Ereignisse betrachten und sie nicht mehr in sinnvollem Zusammenhang erkennen. Wir spalten unsere Emotionen weitgehend vom Handeln ab, es dominiert die Vernunft und der rationale Verstand. Die Trennung von unseren göttlichen Wurzeln genau wie die Trennung von unseren Mitmenschen fällt uns kaum mehr auf und wird durch soziale Medien in gleichem Maße kompensiert wie noch verstärkt. Wir teilen die Welt in Gut und Böse, in Opfer und Täter, in Richtig und Falsch. Die gleiche Spaltung findet mit dem Ausklammern der Schatten statt, genau wie im Verdrängen von Schuld und Schmerz.

Es scheint, als fände all das in der Gesellschaft derzeit zu einem Höhepunkt. Spaltung ist das Ende der Einheit, der alles Leben entstammt und damit auch das Ende von dem, was das Menschsein ausmacht. In den Mythen war der Bruch von Mensch und Natur, von Mensch zu Gott und der Menschen untereinander noch nicht vollzogen. Im Grunde ist es unglaublich, dass gerade die nachfolgenden christlichen Religionen, die Gott den Menschen näherbringen wollten, zu den größten Spaltungen überhaupt beigetragen haben. Es ist also nichts, was in unserer Zeit als neues Phänomen auftritt, sondern etwas, was schon lange ungelöst in der Welt ist.

Diese Weltsicht, die von der Getrenntheit von allem ausgeht, hat im Ergebnis in so vielen Bereichen etwas Zerstörerisches. Aller Umgang mit der Natur, den Tieren, genau wie mit unseren Mitmenschen und uns selbst wäre nie in der Art möglich, wenn wir die alles miteinander verbindende Einheit wirklich in uns spüren würden. Wir wüssten, wenn wir das gequälte Tier essen, dass wir nicht nur Reste der Antibiotika, sondern auch von dieser qualvollen und schmerzhaften Energie etwas in uns aufnehmen. Wir wüssten, dass Schuldzuweisung nur eine Abspaltung von eigenen, unangenehmen Emotionen ist und dass negative Gedanken in der Welt weiterwirken. Mediziner würden den Menschen nicht mehr als Träger eines kranken Organs betrachten, sondern sich bemühen, ihn in seinem ganzen Wesen und seinem Umfeld wahrzunehmen und mit ihm gemeinsam an der Heilung arbeiten. Wir wüssten, dass Träume uns immer etwas zu sagen haben, ebenso wie unsere innere Stimme. Und wir wüssten, dass wir in jedem Sinne das ernten, was wir säen.

Auf der anderen Seite wird die Welt wie in einer unbewussten Gegenbewegung uniformer denn je. Wir haben immer weniger, was aus dem individuellen Seelenleben heraus seinen Ausdruck findet – und auch das finden wir bildhaft im Sichtbaren gespiegelt. Man sieht es deutlich durch die Geschäfte, die sich weltweit in einem Maße ähneln, dass man sich in mancher Fußgängerzone oder Einkaufsstraße beinahe fragen möchte, in welcher Stadt man eigentlich gerade ist. Die kleinen, individuellen, landestypischen Läden sind nahezu verschwunden und die großen Ketten präsentieren uns an den verschiedensten Orten ein ähnliches Bild. Genauso haben wir Medien, die fast überall das Gleiche berichten. Alle sollen möglichst die gleiche Geisteshaltung teilen, Individualität erscheint beinahe als Makel. Grenzen sind gefallen, Kulturen vermischen sich nicht mehr nur auf gesunde Weise. Sie verlieren nach und nach das, was sie ausgemacht hat und wir damit zunehmend unseren Ursprung.

Man möchte meinen, die irrsinnige Spaltung, die auf der inneren Ebene schon so lange Realität geworden ist, soll ersatzweise in der äußeren Welt zu einer einzigen Einheit verschmelzen. Es mutet an, wie eine funktionale Gegenbewegung, da sich das Leben inhaltlich aus sich heraus immer zur seelischen und geistigen Einheit hinbewegt. Das ist tief in unseren Wurzeln angelegt. Wir entstammen der Einheit, aber geboren werden wir in die polare Welt und sind unser ganzes Leben unterwegs, die Gegensätze in uns erfahrbar zu machen, weil sie nur durch den Menschen zu einer Einheit verschmelzen können. Auf diesem bewussten und erlösenden Weg nähern wir uns durch das Leben der inneren Einheit, im unerlösten Zustand bleiben wir abgespalten. Entsprechend spiegelt sich das in unserem Lebensumfeld wider.

Bis heute gibt es kein Erkennen, dass beide Welten – nicht nur nebeneinander – sondern sogar nur miteinander zu erkennender Erlösung führen können. Nur auf diese Weise kann alles auf immer höherer Ebene nach und nach zu der Einheit werden, der alles entstammt und auf der wir analog dazu dann auch unser Bewusstsein genau wie unsere Geisteshaltung erweitern können – was es unbedingt braucht für eine Heilung der Welt, die derzeit ganz offensichtlich an einer tiefen (Ab) Spaltung erkrankt ist.

Überall heißt es, Corona habe die Welt gespalten und in der Tat ging ein tiefer, für jeden deutlich spürbarer Riss durch die gesamte Weltbevölkerung, aber es ist, wie immer bei einem Symptom, umgekehrt: Die Spaltung der geistig-seelischen Welt von der intellektuell-rationalen war lange vorher da und ist nun in einer Weise offenbar geworden, die einen schwindlig werden lässt. Auch hier findet sich das Prinzip, dass sich der unbewusste Inhalt auf allen Ebenen ersatzweise funktional zeigen muss. Das hat Corona mit all seinen Facetten in einer brutalen Deutlichkeit getan. Weltweit. Es musste früher oder später irgendetwas geschehen, was die Welt im Ganzen betrifft, weil dieses Phänomen sich in fast allen Bereichen der Welt findet und sich im Ganzen verändern muss.

Corona war kollektiv das, was für einen Menschen eine heftige Erkrankung oder ein Einbruch im Schicksal bedeutet, wenn er den eingeschlagenen Weg aus eigener Kraft nicht unterbrechen kann, trotz des Wissens, dass es so nicht mehr geht. Bei jeder Krankheit oder auch jedem korrigierenden Ereignis – ganz gleich, ob im persönlichen Leben oder im Weltgeschehen – kann man das, was sich als Symptom oder als begleitendes Phänomen in den Lebensumständen zeigt, als das nehmen, was man eigentlich in die Lösung bringen müsste. Die Lösung dieser Situation in der Welt kann daher keineswegs ursächlich mit der Behandlung oder Bekämpfung eines Virus zu erreichen sein. Vielmehr ging es hier um ein Zeichen, ein regelrechtes Alarmsignal, weil wir an einer Grenze der Zerstörung des Menschseins und der Welt angelangt sind, die in dem Ausmaß einfach nicht weitergehen kann.

Corona war das Stoppschild und gleichermaßen das, was beide Entwicklungen – die gleichgeschaltete monotone, genau wie die spaltende massiv offenbar gemacht hat. Leider treibt das herrschende System beides weiter voran. Es ist längst nicht vorbei, auch wenn im Grunde niemand mehr so richtig etwas von Corona hören möchte. Doch endlich fordern auch die offiziellen Medien Aufarbeitung des Umgangs mit der Krise, nur leider ist damit im Moment nichts anderes als die Suche nach den Schuldigen gemeint – was in diesem Fall unerlässlich und lange überfällig ist. Es sollte jedoch vor allem um die inhaltliche Aufarbeitung des Geschehens gehen und dafür ist es hilfreich, sich die Krankheit einfach mal in ihrer „Körper"sprache anzusehen. Um sich dem Inhalt zu nähern, ist es unerheblich, ob das, was uns begegnete, von außen erzwungen war oder tatsächlich notwendig. Entscheidend ist das, was das „Symptom" als Folge in unserem Leben auf allen Ebenen mit sich gebracht hat.

Das erste, was wir erlebten, war eine Vollbremsung, die sich in einem elementaren Stau in sämtlichen Bereichen zeigte. Im Körper kam es zu stockender Atmung, verklumptem Blut, Thrombosen, Herzinfarkten und Schlaganfällen. Die Nervenleitbahnen waren geschädigt, oft spürbar in Form von Geschmacks- und Geruchsverlust, manche Menschen fühlten auch deutlich weniger und sehr viele waren über die Maßen erschöpft. Der ganze Energiefluss im Körper sowie die Sinne zeigten starke Störungen und im Außen sahen wir beinahe folgerichtig das gleiche Bild: Der Verkehrsfluss stand nahezu still oder war enorm eingeschränkt, wenig Flugverkehr, kaum Reisen, stark reglementierte Kontakte, der Geldfluss und der Handel erlahmten an vielen Stellen ebenfalls. Innen wie Außen ein einziger großer Stau.

Plötzlich waren wir mit unseren weggeschobenen Emotionen konfrontiert: Es stand quasi über Nacht der verdrängte Tod vor unserer Tür und hat sämtliche Scheinsicherheit und Allmachtsgedanken, genau wie alles unter den Teppich Gekehrte empfindlichst erschüttert. Überall Panik. Die Angst übernahm schlagartig die Regie und ließ uns auch im übertragenden Sinne das Blut in den Adern stocken.

Weltweit waren Menschen im seelischen und körperlichen Kontakt voneinander abgeschnitten. Was das entstehende Kontrollsystem nicht schaffte, schaffte die Angst – wie nie zuvor führte das alles zu weiteren, unüberwindbaren Spaltungen. Andersdenkende wurden und werden teilweise immer noch gemieden und selbst vor Familien machte das nicht Halt. Es gab Abstandsregeln, ebenso wurde die schon lange herrschende Angst, das eigene „Gesicht" zu zeigen, die eigene Meinung zu vertreten, zu einem bedrückenden Bild. Kinder spielten alleine, die Alten starben allein, Freunde durften wir nicht mehr treffen. Jeder wurde für jeden zur Bedrohung. Die Ellenbogengesellschaft offenbarte sich und die sich daraus entwickelnden Begrüßungsrituale sind ein nur folgerichtiges Bild, ebenso wie die sozialen Netzwerke, die das Gegenteil von echter Nähe sind, noch weiter explodierten.

Die Welt litt regelrecht an einer Angstpsychose. Und wie es für eine Psychose typisch ist, kommt es zu einer mentalen Spaltung, in der man unbewusst den Teil seines Empfindens, der einem zu grauenhaft oder zu schmerzhaft erscheint, so abspaltet, dass man ihn nicht mehr fühlen kann. Stattdessen kommt es dann oft zur Übertragung der eigenen bedrohlichen Emotionen auf jemand anderen, den wir für unseren Zustand verantwortlich machen. In diesem Panikmodus, in dem keine vernünftige Reflektion mehr möglich ist, denken wir, wenn der andere sich doch nur anders verhalten würde oder gar nicht mehr da wäre, sei unser Problem gelöst und unsere Angst verschwunden. Deshalb können Menschen mit anderer Geisteshaltung wirklich als Bedrohung erlebt werden – denn der andere spiegelt uns unsere eigene verdrängte Angst, weil wir diese ja genau auf ihn übertragen haben. Auch dieser

Mechanismus der Verdrängung gehört unterschwellig schon längst zum Alltag der meisten Menschen. Das ist nun ebenfalls offenbar geworden.

Früher oder später taucht das eigene Unerlöste, ganz gleich auf welcher Ebene, wieder auf und braucht neue Projektionsflächen, wenn man es immer noch nicht anschauen will. So wie ein mit Kortison unterdrückter Hautauschlag nicht selten zur Allergie oder einem Asthma werden kann. All das sind dann neue „Feinde", denen ich abermals die Schuld an meinem Zustand geben kann.

Und ebenfalls für derartige Verdrängungsstrukturen typisch ist, dass man sich der Abspaltung nicht bewusst ist, sondern das Erlebte allein für die ganze Wahrheit hält und ausschließlich das Phänomen sieht. Die Basis für eine solche Entwicklung war aber schon lange vorher vorhanden, da die Entfremdung und Entfernung von den eigenen Emotionen massiv dazu beiträgt, dass Menschen nicht mehr in der Lage sind, die kranken Strukturen im Außen zu erkennen. Sie verlieren regelrecht ihre gesunde und intuitive Urteilsfähigkeit und dann gibt es nur noch schwarz oder weiß.

Passend dazu bricht die Menschheit regelrecht in zwei Teile und zeigt damit unseren inneren desolaten Zustand deutlich. Diese Spaltung drückt die Spaltung von Körper und Seele aus und zeigt in der Essenz die Spaltung der seelisch eigenständigen und die der seelisch abhängigen, meist am materiellen Weltbild orientierten Menschen, die sich der herrschenden Meinung weitgehend unterworfen haben – um die innere Bodenlosigkeit möglichst nicht spüren zu müssen.

Das, was längst schon die Welt dominiert, die Spaltung der materiellen von der geistigen Welt, ist unübersehbar geworden. Eigentlich ist die Erde an Corona erkrankt. Wir leben in zunehmender innerer Isolation durch das Leben mit der virtuellen Welt und durch die Angst vor den eigenen Emotionen und dem ersatzweisen Klammern an Zahlen, Daten und oberflächlichen Fakten. Es fehlt die Zeit für wirkliche Begegnungen und unter der Oberfläche wird die Einsamkeit immer größer und die Alten in den Heimen immer mehr. Nicht anders ergeht es den Kindern, die in Ermangelung innerer Phantasiebilder und einer fehlenden kindgerechten Umwelt nur noch vor dem Rechner sitzen und vor ihren

Bildschirmen in der Gefahr sind, sich zu sozialen Legasthenikern zu entwickeln, von der Sucht ganz zu schweigen. All das ist längst unser Alltag geworden, aber wir haben das immer weiter verdrängt. Und nun geht es nicht mehr. Der Mensch muss begreifen, wie weit er sich von der Schöpfung, von sich selbst und anderen innerlich entfernt hat.

Die innere Isolation verbunden mit der äußeren, nicht mehr zu verarbeitenden Eindrucksflut, in die die meisten Kinder heute hineingeboren werden, wird sich früher oder später auch in den Genen widerspiegeln – so wie bei den Elefanten, die heute auffallend oft ohne angelegte Stoßzähne geboren werden, um ihr Leben zu retten. Vielleicht spiegelt es sich bereits schon im menschlichen Sein wider, denn seit 1975 hat sich der Anstieg der Kinder, die mit Autismus geboren werden, etwa um das dreißigfache erhöht[1] – ohne dass man einen plausiblen Grund dafür findet. Ist Autismus womöglich ein Bild der fehlenden Empathie und des inneren Abgeschnittenseins – als ein kollektives Phänomen?

Vielleicht sind autistische Menschen aber gar nicht wirklich von sich abgeschnitten, vielleicht können sie nur das im Inneren Empfundene nicht mehr mit der äußeren Welt in Übereinstimmung bringen, weil es zunehmend entgegen der menschlichen Natur läuft und verbleiben daher im Schutzraum ihrer Seele. Wir wissen es nicht. Wir können in diese Menschen nicht hineinschauen und auch wenn man Ursachen dafür in Impfungen oder in anderen Bereichen sucht, die sicher ihren Teil dazu beitragen können, liegt die Ursache allein (fast) nie im Phänomen, sondern im Inhalt, der in der Welt keinen Platz mehr findet. Den Elefanten fehlen die Stoßzähne ja auch nicht ursächlich, weil sie plötzlich einen Gendefekt aufweisen, vielmehr ist der Gendefekt die Folge des bedrohten Überlebens einer Art. Bei Menschen ist das nicht anders.

Wenn wir die innere und äußere Welt weiter getrennt betrachten, kann irgendwann nichts mehr fließen. Dann manifestiert sich die duale Welt und es findet auf keiner Ebene mehr Austausch statt. Daher erscheint es mir ebenso wenig zufällig, dass es gerade die Lunge war, die im Fokus stand. Die Lunge ist das zentrale Organ für den – in jedem Sinne – lebensnotwendigen Austausch von Innen und Außen, für den Gasaustausch und im weiteren Sinne für Kommunikation. Es geht ganz klar um unsere Beziehung nach außen, aber genauso um die nach innen. Der Atem als „Nabelschnur" zum Lebendigen[2] und die Verbindung aller Lebewesen: Wir atmen alle dieselbe Luft. Im Chinesischen ist der Lunge das Element Metall und die Traurigkeit und Resignation zugeordnet. In der Traumdeutung[3] steht die Lunge für etwas, was einem zu eng geworden ist – man auch im übertragenen Sinne nicht mehr frei durchatmen kann – und im Positiven ist sie Symbol der Stärke, die man aus geistigen Energien und eigener Urteilskraft gewonnen hat.

Gleichermaßen gehört die Luft, die wir atmen, auf der Analogieebene der Tierkreiszeichen zum Wassermann, unserem Schöpfer aus der geistigen Welt. Diese Analogie verdeutlicht die immense Bedeutung der seelisch-geistigen Anbindung an den Himmel, da wir ohne diese weder lebendige Seelenwesen wären noch könnten wir real atmen. Es zeigt sich in der Welt inhaltlich deutlich, dass die geistige Anbindung nahezu abgespalten ist und das wurde durch die erschwerte und regelrecht „bedrohte" Atmung auf der funktionalen Ebene zu einem bemerkenswerten kollektiven, weltweiten Bild, das uns nachdenklich stimmen sollte.

Es ist ebenso bemerkenswert, dass es in diesen Jahren im Besonderen die Kunst war, die schweigen musste. Denn obwohl die Kunst in unserer profitorientierten Welt eine Randposition einnimmt, hat sie eine unglaublich wichtige Bedeutung. Martin Spura beschreibt das in seinem Buch über das „verweigerte Opfer des Prometheus"[4] sehr eingängig. Die Kunst hat das Potenzial, die beiden Welten in jedem Sinne frei zu verbinden – frei von Bewertung, genauso wie Kunst ursprünglich im Denken jede Freiheit hat. Sie schöpft aus dem Inneren und verbindet damit das im Außen Wahrgenommene. Ein System ohne Künstler ist niemals frei und Kunst spiegelt immer das Bewusstsein der jeweiligen Zeit, genau wie sie auch über den Globus hinweg verbindet. Wahrhaft große Werke enden in ihrer Wirkung keineswegs im eigenen Kulturkreis. Aber auch im kleineren Rahmen verbindet und berührt Kunst Menschen stets im Empfinden.

Obwohl der Umgang mit der „Krankheit" katastrophal war und es noch ist, war es gut, dass die Welt auf allen Ebenen an- und innehalten musste. Und da ist es keineswegs wichtig, wie das Virus in die Welt gekommen ist, denn das ist und bleibt nur der Auslöser für einen tiefen, unerlösten, verdrängten und damit ungelebten Inhalt – wie er in der Essenz jeder Katastrophe in der Welt zugrunde liegt. Wäre es nicht

Corona gewesen, hätte etwas anderes Ähnliches ausgelöst. Dennoch ist es wiederum kein Zufall, dass Corona die „Krone" bedeutet und mit dem Bild des Virus, das so aussieht, als hätte es Dornen, drängt sich einem der Gedanke an eine Dornenkrone auf. Jesus trug eine Dornenkrone. Es war, ist und wird noch ein dorniger Weg für uns alle, aber es kann nur der Weg zu unserem Selbst und in die Liebe sein, der sich dann auch heilend in der Welt auf allen Ebenen widerspiegeln wird.

Noch aber stehen wir vor dem Bild einer Spaltung, die uns im Ergebnis zwingt, das, was wir von uns abgespalten haben, anzuschauen und uns – wenn wir heilen wollen – vor allem wieder nach innen zu wenden und auf die elementaren Dinge im Leben zu besinnen. Um den Zugang zur Seele wiederzufinden, braucht es Stille und Rückzug. Im Hamsterrad der heutigen Welt ist dies nur möglich, wenn wir uns bewusst diese Zeiten nehmen. Das abrupte Anhalten und die Einschränkungen haben uns interessanterweise dazu gezwungen und das Annehmen dieser Situation hat uns eigentlich erst gezeigt, was uns verlorengegangen ist.

Wir haben wieder mehr zuhause gekocht und gemerkt, wieviel gesünder das ist. Oft saß die Familie auch wieder gerne zusammen. Viele haben gespürt, wie großartig es ist, mit ihren Kindern mehr Zeit zu verbringen, obwohl diese Doppelbelastung durch die erschwerten beruflichen Umstände häufig an die eigenen Grenzen der Belastbarkeit ging. In meiner Praxis habe ich so oft gehört, wie gut den Menschen die Entschleunigung tat und wie schön sie es empfanden, mehr zuhause zu sein – auch weil man endlich mal wieder intensiveren Kontakt zu seinen Familienmitgliedern hatte. Die meisten waren froh, dass sie nicht mehr an so vielen Geschäftsessen, Dienstreisen oder ähnlichen Verpflichtungen teilnehmen mussten, sondern stattdessen plötzlich Zeit für ihre Partnerschaft fanden. Sie haben gespürt, wie sie sich im Außen zunehmend verloren haben und wie schön es in der umgebenden Natur sein kann. Es wurden viele Wohnmobile gekauft oder kleine Busse selber ausgebaut. Die Wartelisten für kleine Gärten wurden auffallend lang und sogar essbare Pflanzen wieder nachgefragt.

Natürlich wissen wir um all die anderen Katastrophen, die durch die Maßnahmen geschehen sind, doch ich möchte hier diese positiven Aspekte beleuchten, die wir im Bewusstsein behalten und weiter ins Leben integrieren sollten.

Eine weitere positive Seite von Corona ist, dass es uns gezeigt hat, dass wir viel mehr anhalten können, als wir sehr wahrscheinlich dachten. Wir könnten tatsächlich elementar etwas verändern, wenn wir das als Gesellschaft wollten. Wir könnten uns dafür öffnen, dass wir alle zusammengehören – aber nicht funktional unter einer einzigen Weltregierung, von der gerade so viele reden und die vielleicht sogar angestrebt werden soll. Das wäre jedoch ein sehr schlechter Ersatz für den eigentlichen Wandel und wieder einmal mehr, anstelle einer inhaltlichen Lösung, nur eine funktionale Aufhebung der Spaltung. Wenn wir unser Weltbild in ein ungeteiltes wandeln könnten, würde vielleicht auch der Krieg der Religionen untereinander aufhören, weil es für alle klar wäre, dass es nur einen Gott geben kann.

Für einen Wandel in der Welt braucht es also nicht in erster Linie fortgeschrittene Forschung oder technische Neuerungen, sondern ein verändertes Weltbild. Im Grunde müssen die wissenschaftliche und die religiöse Ebene, der Vorder- und der Hintergrund, der Inhalt und die Funktion zu einer Einheit verschmelzen – was sie in ihrem Ursprung ohnehin sind. Würden wir aus einem solchem Weltbild heraus agieren, würden wir ganz andere Entscheidungen treffen und unsere technischen Möglichkeiten wirklich sinnbringend einsetzen können.

Im persönlichen Leben ist der einzige Weg heraus aus der Spaltung die Gegensatzvereinigung in uns selbst. Das bedeutet, dass wir das eigene Dunkle, das Unverarbeitete, welches meist mit Angst und auch Schmerz verbunden ist, integrieren als Teil unseres Lebens, der erst durch das Anschauen, durch das Ins-Licht-bringen seinen Schrecken verliert. Nur, wenn wir auf der Seelenebene geheilt sind, braucht es dafür keine Projektionen mehr im Außen – die immer (Ab-)Spaltungen sind.

Im Grunde bietet uns die Welt gerade, so wie es unser Körper und unsere Seele tun, wenn wir selbst erkranken, die Möglichkeit, kollektiv zu heilen, als Gesellschaft eine andere zu werden. Es ist eine globale Heilungschance, die leider von so vielen gar nicht gesehen wird und so passiert das, was wir täglich in der Schulmedizin erleben – wir bekämpfen an allen Stellen nur noch die Symptome und schauen nicht nach der eigentlichen Ursache.

Unreflektiert bleibt es ein Circulus vitiosus, was uns die Geschichte der letzten Jahrtausende spiegelt. Es kommt so nur zu noch mehr Traumata, noch mehr Ängsten und weiterer Abspaltung innerer Seelenanteile, die das Erlebte nicht aushalten wollen oder können. Erst wenn wir alles wieder in den Zusammenhang bringen, haben wir eine Chance, den Irrsinn zu durchbrechen. Das System wird nicht von sich aus anhalten – denn dazu müsste es die Macht aufgeben und sich den eigenen Schatten stellen, die mittlerweile abgrundtief sind.

Das System muss aber anhalten, wenn wir keine oder nicht ausreichend Projektionen bieten. Ein Schritt der Lösung geht über das Zurückfinden zu dem, was das menschliche Dasein ausmacht. Zurück zur echten Nähe, echten Kontakten, mit Interesse und im Mitgefühl mit anderen – und natürlich auch zu sich selbst. Die Wärme des Miteinanders, das in-den-Arm-nehmen, sich tief in die Augen schauen und die Verbindung spüren. Das ist ein selten gewordenes Gut, was uns in die Achtsamkeit und Liebe führt, zu uns selbst, unseren Mitmenschen und Tieren sowie der wunderbaren Natur. Je mehr Menschen sich auf den Weg machen, desto schneller wandelt sich die Welt.

Man kann bereits mit kleinsten Schritten Dinge bewegen. Tun Sie doch mal etwas für einen Nachbarn, der sie nicht leiden kann oder haben ein nettes Wort für eine unfreundliche Verkäuferin. Wenn man sich öffnet für andere Menschen, wird einem Offenheit begegnen und auch auf dieser Ebene wieder ein Stück weniger Spaltung und mehr Emotion in der Welt sein. Die Verschiedenheit der Menschen und Wege sollten wir weniger als Feindschaft betrachten, sondern als ein uns von unseren eigenen Schatten befreiendes Miteinander erkennen – und uns wieder die Hand reichen.

Das Genderproblem – die missverstandene Einheit als funktionales Phänomen

Es ist bemerkenswert, dass in einer Zeit, in der die Spaltung so tief wie niemals zuvor weltweit in der Menschheit spürbar wird, zeitgleich der Wahnsinn der aktuell geführten Geschlechterdiskussion hochkocht, wie nie zuvor. Einerseits stehen wir vor einer gespaltenen Gesellschaft, die jedoch auf allen Ebenen versucht, alles zu vereinheitlichen und keinerlei Diskriminierung mehr duldet. Die einzigen, die heute diskriminiert werden dürfen, sind die, die sich gegen die Genderpolitik wehren oder Frauen und Männer, die das, vielleicht sogar mit typischen Verhaltensweisen, am Ende noch gerne sind. Und fast schon paradoxerweise gibt es in einer bedenklich unfrei gewordenen Welt offenbar nur noch in einem einzigen letzten Bereich grenzenlose Freiheit: Und das ist die an Absurdität nicht zu überbietende freie Wahl des eigenen Geschlechts.

Das Genderthema genauer zu betrachten ist enorm wichtig, weil diese Diskussion[1] in der aktuell geführten Form zwar noch mit dem als überholt geltenden, gesellschaftlich geforderten oder auch erwarteten Rollenverhalten von Frauen begründet wird – und viele Fragestellungen davon ganz sicher nach wie vor berechtigt sind – aber es hat sich längst ins Gegenteil verkehrt.[2] In der Genderbewegung geht es nicht mehr in erster Linie darum, seine Rolle als Frau oder Mann gleichberechtigt zu finden, sondern es am besten gar nicht mehr zu sein – jedenfalls nicht von Geburt an.

Es gibt viel zu viele Menschen, die glauben, dass sich die Genderfrage heute in erster Linie um die Verwendung des Gendersternchens und die damit verbundene Gleichberechtigung dreht, und es wäre fast schön, wenn es so wäre. Denn man kann sich kaum vorstellen, was an Ungeheuerlichkeiten von Politik und allen möglichen Organisationen schon alles existiert oder in der Schublade auf sein „coming out" wartet.

Eine freie Gesellschaft zeichnet sich vor allem durch eine freie Sprache aus, von der wir uns gerade ganz enorm entfernen. Es wird regelrecht Druck ausgeübt und man fühlt sich fast schon schuldig, wenn man die aktuelle Sprachreform infrage stellt. Diejenigen, die Sprache, Bücher oder Reden verboten oder eingeschränkt haben, wussten jedoch immer, warum sie das taten. Es ging und geht stets darum, etwas auszulöschen – etwas, was man aus dem Bewusstsein der Menschen verdrängen will. Und das ist in diesem Fall nicht weniger als unsere gesunden Wurzeln als Frau und Mann, weil nun alles geschlechtsneutral sein soll. Am Anfang war das Wort.[3]

Wir wollen die Einheit – keine Trennung in Mann und Frau mehr. Alles soll möglich sein. Die Ur-angelegten Unterschiede zwischen Mann und Frau sollen zugunsten einer absoluten Minderheit aufgehoben werden. Wem nur nützt es, außer der Minderheit – die man ganz anders vernünftig stützen könnte und sollte. Ist das förderlich für eine wirkliche Versöhnung der Geschlechter, für die Entwicklung junger Menschen oder funktionierender Liebesbeziehungen? Die zunehmende Unfruchtbarkeit, genau wie die zunehmende Zeugungsunfähigkeit sprechen doch eine ganz andere Sprache und zeigen lange schon, dass hier etwas ganz elementar nicht mehr stimmt und wir uns offenbar trotz sich entwickelnder Gleichberechtigung in unseren Wurzeln immer weniger finden können.

Die Zahl der Spermien in westlichen Ländern ist zwischen 1973 und 2011 um bis zu 60 Prozent gesunken.[4] Wenn das in dem Tempo weiter voranschreitet, dann ist der Fortbestand der Menschheit auf dem Weg der natürlichen Zeugungen in der Tat gefährdet. Die Ursachen sind mit Sicherheit vielfältig, Umweltgifte, denaturierte Lebensmittel in östrogenwirksamen Plastikverpackungen, Östrogen im Trinkwasser, die moderne Unterdrückungsmedizin, Stress- und steigende Strahlenbelastung und ganz sicher auch die heutige Rolle des Mannes, genauso wie die der Frau.

Die heutige Genderdiskussion ist aus meiner Sicht vielmehr Ausdruck dessen, dass beide Geschlechter sich vollkommen verloren haben. Die Frau musste sich emanzipieren, das ist gar keine Frage. Im öffentlichen Leben ist sie sicher immer noch oft genug in einer schwächeren Position – auch das ist keine Frage. Aber in den Liebesbeziehungen und in der

Familie scheint mir diese Entwicklung häufig über das Ziel hinausgeschossen. Dort hat die Emanzipation die Rolle des Mannes geschwächt, denn auch er muss sich „emanzipieren" aus seiner früheren Rolle als funktionierender, möglichst keinen Schmerz zeigender Versorger der Familie. Auf diesem Weg hat sich der Mann auf der einen Seite definitiv entwickelt, ist aber auf der anderen Seite in einer Art Unterlegenheit gelandet, die es ihm erschwert, seinen Weg der Veränderung gut und offen weiter zu gehen. Das zeigen mir 25 Jahre Beratung von Paaren und Familien deutlich. Denn es sind bis heute vor allem Frauen, die ihre Vorstellungen von Männern formulieren.

Genauso hat sich die Frau in gewisser Hinsicht verloren und scheint nur noch vollwertig, wenn sie neben ihren Kindern noch Karriere macht, und vom Mann wird erwartet, dass er ebenfalls bereit ist, zuhause zu bleiben und meist trotzdem die Familie finanziell versorgt. Jeder muss heute im Prinzip Mann und Frau gleichzeitig sein.

Denkt man in der Genderbewegung überhaupt darüber nach, dass es ursprünglich mal um ein ausgeglichenes und friedvolles Miteinander der Geschlechter ging? Wir bekommen reife und gesunde Beziehungen so schon kaum hin und diese Bewegung wird daran nichts verbessern, sondern nur noch mehr Schwierigkeiten schaffen. Da die Frauenbewegung sich über die Genderbewegung nahezu abgeschafft hat und es nur noch um das Geschlecht und Minderheiten geht, wird diese Politik keine Lösungswege aufzeigen. Vielmehr wird die Genderdiskussion mit der Ignoranz und Überschreitung der körperlichen Grenzen eine Zerstörung unvorstellbaren Ausmaßes mit sich bringen und die Spaltung der Welt in gewisser Hinsicht unumkehrbar machen, anstatt sich mit der gesunden Einheit und Versöhnung von Mann und Frau zu beschäftigen. Man darf sich das Ungeheuerliche klar machen, dass es hier um eine funktionale Einheit geht, die inhaltlich im Grunde nur über eine geistige Entwicklung und über wirkliche Liebe zu erreichen ist. Und damit ist keineswegs in erster Linie die geschlechtliche Liebe gemeint.

Gender ist mit dem, wie die Unabhängigkeit vom eigenen Geschlecht gelebt werden soll, in der Konsequenz letztlich nichts anderes, als die nun im Kern sichtbar werdende Aufhebung der menschlichen Bestimmung sowie des Ursprungs und damit die Vollendung der Abspaltung vom Himmel. Übrig bleibt auch an dieser Stelle eine duale Welt. Denn allen Polaritäten liegt das männliche und weibliche Prinzip zugrunde, was nun mehr oder weniger zur Disposition steht und damit funktionalisiert wird.

Das Leben ist weiblich und männlich zugleich. Das ist die Basis von allem, was existiert. Ganz gleich, was wir uns heraussuchen, ob es die Gegensätze von Denken und Fühlen sind, von Geben und Empfangen, von Vater Himmel und Mutter Erde oder Sonne und Mond, Bindung und Lösung. Es liegt in der Essenz immer einer Seite das weibliche und der anderen das männliche Prinzip zugrunde – und nur zusammen wird es vollständig.

Auch auf allen anderen Ebenen wissen wir, dass wir immer beide Anteile in uns tragen. Wir haben die gleichen Hormone, nur in unterschiedlicher Verteilung. Medikamente wirken bei Mann und Frau unterschiedlich. Allein die rechte und linke Gehirnhälfte drücken die männliche und weibliche Struktur aus, die jedem Menschen in unterschiedlicher Ausprägung innewohnt.

Die meisten Frauen sind gerne Frau, genauso sind viele Männer gerne Mann. Viele Frauen lieben trotz aller Emanzipation auch einen gewissen männlichen Schutz, den viele Männer auch gerne geben wollen, genau wie das Versorgende der Frau ein Urbedürfnis ist. Das heißt nun keineswegs, dass ich dafür plädiere, die Frau zurück an den Herd und den Mann in die Vorstandsetage zu schicken, sondern vielmehr, dass wir wieder das schätzen, was eine Frau und einen Mann ausmacht, und als Gesellschaft einen besseren Rahmen dafür finden sollten, Möglichkeiten und Raum für die Menschen zu bieten, die das so nicht leben wollen oder können.

Wenn wir, ohne unsere rudimentären Anlagen zu verleugnen, in unseren Beziehungen einen reifen, liebevollen Umgang pflegen würden, dann wäre es gar kein Problem, wenn eine Mutter gleichzeitig Karriere macht oder der Mann zuhause bei den Kindern bleibt, wenn das beide wollen. Natürlich setzt das gleichberechtigte Bedingungen für alle voraus, die wir dringend weiter schaffen müssen. Und dennoch gibt es Berufe, die für Männer besser geeignet sind als für Frauen und natürlich auch umgekehrt. Auch das darf man einfach mal sagen und wahrnehmen. Wir sind nicht alle gleich, wir sind Mann und Frau und nicht nur getrennt durch den „kleinen“ Unterschied. Die Geschlechter haben verschiedene Anlagen und empfinden einfach unterschiedlich und das hat tiefe – und auch durchaus gesunde – Wurzeln, die sich heute auf neue Weise weiterentwickeln dürfen.

Wir haben uns so weit verloren, dass es einer Politik möglich ist, selbst diese elementaren Wurzeln zerstören zu wollen. Angefangen bei den Kleinsten, denen schon in den Kindergärten das geschlechtsspezifische Verhalten abtrainiert werden soll. Schulbücher werden längst entsprechend geändert. Kinderbücher[5] und der Fernsehkanal KIKA[6] leisten ihre Beiträge ebenfalls. Es gibt eine Vielzahl von Broschüren – auch als Lehrmaterial an Schulen gedacht – zum Beispiel von Pro Familia: „Anders ist normal“.[7] Schließlich wird von der WHO bereits empfohlen, bei Vierjährigen mit der Bildung zur sexuellen Vielfalt zu beginnen.[8] In immer mehr Bundesländern gibt es erste Schulen mit Gendertoiletten,[9] und nahezu überall gehen Genderbeauftrage regelmäßig in Kitas und Schulen, um dort die neue Welt zu „unterrichten“.[10] Das sind nur wenige Beispiele unzähliger anderer, eines gruseliger als das nächste.

Es ist keine Frage, dass ein Mensch, egal, wie alt er ist, aufgrund seines Geschlechts, und auch aus keinem anderen Grund, bevorzugt oder benachteiligt werden darf. Aber wir leben momentan in einer Zeit, da ist es schlecht, als Junge womöglich ausschließlich Rennautos super zu finden oder im Spiel den Bösewicht zu erschießen. Niemand ist geschlechtsneutral und da geht es nicht nur um die körperlichen Merkmale – die tragen einen Inhalt in sich! Und ein Junge kann genauso gerne Junge sein, wenn er es mag, einen Puppenwagen vor sich herzuschieben. Wir sollten vor allem unseren Kindern alle Freiheiten lassen und nichts bewerten und uns in gleicher Weise darüber freuen dürfen, wenn jemand offenbar gerne in seinem Geschlecht lebt und über die eine oder andere typische Eigenschaft auch schmunzeln dürfen. Aber all das ist heute unerwünscht. Da haben wir die Bewertung, die sonst an keiner anderen Stelle mehr geduldet wird.

Wie sollen Kinder sich noch finden, wenn normale Emotionen und Reaktionen, die in gewissem Maße immer zu einem Geschlecht dazu gehören, nicht mehr normal sein dürfen? Auch erwachsene Menschen fühlen sich in vielen Bereichen nicht mehr gesund verwurzelt, sei es in Kultur oder Sprache, aber vor allem fehlt die wichtigste Basis des verlorengegangenen Zugangs zum eigenen Empfinden und nun sollen wir auch noch von unserem Geschlecht abgeschnitten werden. Wenn Kinder sich jetzt als Junge oder Mädchen erst finden müssen und die Eltern das ebenfalls nicht mehr ohne schlechtes Gewissen leben dürfen, kann das nur in einer kompletten Orientierungslosigkeit enden. Die Werbung auf den Straßen mit Bildern von Männern (?) mit Frauenkörpern und langen Haaren, aber mit Bart, tragen zur Gewöhnung und Verwirrung – gerade für die Kinder – enorm bei. Wir sollen uns offenbar daran gewöhnen, dass wir EINS sind. Ein Geschlecht, statt der fehlenden inneren Einheit.

Die Zahl der Kinder, die sich mit ihrem Geschlecht nicht mehr identifizieren können, genau wie die Zahl der damit in Zusammenhang stehenden chirurgischen Eingriffe, ist seit der zunehmenden Genderpolitik rasant angestiegen.[11] Passend dazu haben die Grünen einen Gesetzesentwurf[12] vorbereitet, der ab dem 01.11.2024 Realität wird und eine Geschlechtsumwandlung deutlich erleichtert. Jugendliche ab 14 Jahre dürfen im ersten Schritt nun allein entscheiden, ob sie Mann oder Frau sein wollen und können das notfalls mit Unterstützung des Gerichts selbst gegen den Willen der Eltern durchsetzen. Auch in anderen Ländern, wie England, der Schweiz[13] oder Belgien[14], reicht die reine Willenserklärung zum gewünschten Geschlecht aus, um es in den Ausweispapieren ändern zu lassen. In Australien ist gleiches in fünf Bundesstaaten bereits in den Geburtsurkunden von Kindern möglich und in den Niederlanden[15] soll ab 2024/25 in den Ausweisen ganz auf einen Geschlechtseintrag verzichtet werden. Birgit Kelle formuliert dazu sehr trocken, aber treffend: *„Heteroheilung ist heute Staatsauftrag, Bildungsauftrag und krankenkassenfinanziert. Alle anderen Geschlechter zu „heilen" ist zur Straftat geworden"*.[16]

Wir können operieren und umerziehen so viel wir wollen. Aus einem Jungen wird kein Mädchen werden, wie die tragische Geschichte der Geschwister Reimer[17] in den sechziger Jahren, als man ideologisch ebenfalls schon mal in die gleiche Richtung ruderte, gezeigt hat. Die Verneinung einer inneren, in Verbindung mit der äußeren Geschlechtlichkeit ist die Spitze des Ausmaßes, über die sich ausdrückt, dass der Mensch sich auf der einen Seite komplett zur Funktion und auf der anderen Seite zu Gott gemacht hat. Alle anderen Eingriffe in die Natur sind schon katastrophal, aber hier wird eine Größenordnung erreicht, die einen nur noch fassungslos macht. Und sie nennen das Fortschritt.

Die Zweigeschlechtlichkeit ist ein durch und durch natürliches Element des Lebens, welches wir mit allen Säugetieren teilen. Und nun plötzlich ist das Geschlecht nur noch etwas sozial Konstruiertes? Was sich im Falle seiner Veränderung, dem gerade schon im Jugendalter Tür und Tor geöffnet wird, nur mit zweistelliger Anzahl an Operationen und lebenslanger Medikamentengabe aufrechterhalten lässt.

Das hat doch alles nichts mehr damit zu tun, dass es eine sehr geringe Anzahl von Menschen gibt, die mit ihrem Körper nicht leben können oder tatsächlich ohne eindeutiges Geschlecht geboren wurden und denen ohne Frage Möglichkeiten zur Verfügung stehen sollten und in gleicher Weise Akzeptanz entgegengebracht werden muss. Aber das, was hier großflächig propagiert wird, ist ein zerstörerischer Angriff auf die Natur. Wir führen Krieg gegen uns selbst, denn wir sind Teil der Natur.

Wir sollten aufhören, Geschlecht und Gender – womit die empfundene geschlechtliche Identität gemeint ist und nicht die biologischen Tatsachen – weiter in einen Topf zu werfen. Vielmehr sollten therapeutische Möglichkeiten geschaffen werden, die versuchen, genau herauszufinden, was sich hinter der Ablehnung des eigenen Geschlechts verbirgt. Natürlich gibt es Fälle, in denen man sich tatsächlich nicht damit identifizieren kann, aber ich bin sicher, dass es weitaus häufiger andere Gründe sind, die dazu führen. Kürzlich hatte ich in der Praxis den tragischen Fall eines Mädchens, das vom Vater massiv abgelehnt wurde, weil sie nicht der gewünschte Junge geworden war und leider auch das einzige Kind blieb. Er wollte die ersten Jahre gar nichts mit ihr zu tun haben. Sie hat früh angefangen, sich zu ritzen. Eine psychische Störung wurde diagnostiziert und mit dem Arzt war sie sich dann einig, dass die Ursache ihre Brüste sind, die sie sich mit 19 Jahren – vom Vater bezahlt – hat abnehmen lassen, um es wenige Wochen später zu bereuen. Und niemand hat die frühe Ablehnung überhaupt nur in Betracht gezogen.

Junge Menschen benötigen mehr Unterstützung, sich anzunehmen, wie sie sind. Und ganz gleich, wie man ist oder sein möchte, braucht es dafür in der Gesellschaft offene Räume, anstatt sich zu verstümmeln in einem Alter, in dem man die Folgen unmöglich überblicken kann. Man muss gerade Kinder und Jugendliche vor irreversibler Schädigung ihres Körpers bewahren, bevor man sie mit Operationen und lebenslangen Medikamentengaben zu Dauerpatienten macht. Derzeit werden Pubertätsblocker sogar schon von der Regierung beworben, wenn „jemand" noch nicht weiß, ob er Mann oder Frau sein will.[18] Mir fehlen eigentlich nur noch die Worte. Nicht nur Pubertät wird mit solchen Medikamenten unterdrückt – sie wirken sich auf alles aus – auf Knochendichte, Wachstum, Gehirnentwicklung und Körpergröße! Mit Pubertätsblockern wird eine normale Entwicklung verhindert, von den psychischen Nebenwirkungen ganz zu schweigen. Wenn doch wenigstens die Ärzte auf die Barrikaden gingen!

Künstlichen Befruchtungen, Leihmutterschaften und Samenbanken stehen durch die Genderbewegung in ganz neuer Form eine Hochkonjunktur bevor! Frauen lassen sich immer selbstverständlicher Spermien von vollkommen unbekannten Männern einpflanzen, wir züchten Embryos in Reagenzgläsern und wenn wir diese nicht selber austragen können, nehmen wir uns eine Leihmutter. Kinder verlieren gänzlich ihren Ursprung.

Leihmutterschaft ist moderner Kinderhandel.[19] Es widerspricht auf das Schärfste der Würde des Menschen, ihn nicht mehr als Subjekt zu behandeln, sondern auf dem Weltmarkt der Reproduktionsmedizin als Produkt zu handeln! Menschenhandel zu verbieten war ein langer Weg, der nun bei Babys erlaubt ist – ja sogar gesetzlich legalisiert werden soll, wie die Genderbewegung fordert.

Es ist alles mit allem verbunden und am leichtesten ist das noch vorstellbar bei einem Kind, welches im Bauch seiner Mutter heranwächst. Weder haben wir die leiseste Ahnung, was eine Mutter an Emotionen durchmacht, die für Geld ein Kind austrägt, noch wissen wir, in welchen Verhältnissen sie lebt oder was sie in ihrer Kultur prägt. Ob sie Gewalt erlebt oder erlebt hat, Armut, Unterdrückung, ob sie ihren Bauch hasst oder das Kind am Ende gar behalten wollte? Wie sie sich ernährt, welche Gene und Krankheiten sie selber hat – so etwas tut man doch nicht aus Nächstenliebe, sondern in der Regel aus finanzieller Not. Alle Emotionen, alle Schwingungen werden sich im Leben des Kindes niederschlagen. Wie sollen wir darauf einwirken, wenn wir die Herkunft unseres „eigenen" Kindes gar nicht mehr kennen? Seine Wurzeln nicht zu kennen, macht orientierungslos und krank.

Es will mir nicht in den Kopf, dass der Mensch diese Entwicklung als fortschreitende Freiheit empfindet und nicht spürt, wie weit er sich selbst von seinem Menschsein schon abgeschnitten hat. Es zeigt einfach nur überdeutlich, wo wir als ursprungslose Gesellschaft heute stehen, in der das innere Erleben mit dem, was wir im Außen vorfinden, kaum noch in Übereinstimmung zu bringen ist. Was diese Politik ebenso zwangsläufig mit sich bringen wird, ist, dass wir uns daran gewöhnen, dass Zeugung außerhalb des Körpers stattfindet und nicht mehr untrennbar zum eigenen Körper gehört.

Es müsste einen Aufschrei geben, stattdessen darf man sich schuldig fühlen, wenn man es gut findet, Mann oder Frau, oder gar „nur" Mutter zu sein. Dabei ist gerade zu Lebensbeginn gute Mütterlichkeit für die seelische Stabilität eines Menschen die wichtigste Basis.[20] Irgendwann finden wir es womöglich noch ganz normal, dass Menschen nicht mehr wissen, wo sie herkommen. Ein Mensch ohne Ursprung wird jedoch kaum stabilen Halt in sich finden. Er entspringt nicht mehr dem Gewachsenen seines eigenen Umfeldes – die Tomate mit der Wurzel in einer Nährstofflösung hat womöglich auch keine Erinnerung mehr an ihr ursprüngliches Tomatendasein und würde die Fortpflanzungsfähigkeit möglicherweise irgendwann auch aus sich heraus verlieren – wenn wir ihr das nicht schon vorher genommen hätten.

Die Bedeutung des (abgeschafften) Ursprungs, werden wir vielleicht erst schmerzlich erkennen, wenn die heranwachsende Generation sich unter diesen Bedingungen immer schlechter orientieren kann und psychische Auffälligkeiten noch weiter zunehmen. Die Wurzeln sind elementar wichtig und wir spüren das oft erst, wenn sie uns fehlen. Es ist unsere Ur-Sehnsucht, zu wissen, wo wir herkommen, wer wir sind und wohin wir gehen.

Es ist ja schon problematisch, wenn ein Elternteil fehlt. Denn dann fehlt im Grunde auch der Spiegel und damit die Resonanz von einem Teil, der in gleicher Weise in mir angelegt ist. Dieser Teil wird mir im Bewusstsein verschlossen bleiben, weil ich ihn im Außen nicht wiederfinden und damit auch nicht erkennen kann. Aber ich trage diesen Anteil dennoch in mir, denn wir sind ja immer zu 50 Prozent auch der Vater. Die künstlichen Befruchtungen mit fremden Samen, die immer weniger eine Seltenheit sind, erschweren das Finden der eigenen Identität noch mehr, vor allem dann, wenn diese Samenspenden anonym sind.

Wir erkennen uns im genetisch fremden Vater nie so wieder als wäre es der eigene. Die Verwirrung bei einer Leihmutter müsste da noch um einiges größer sein, weil ich ja das, was ich in der Schwangerschaft erlebt habe, nicht mit dem, was ich nach der Geburt erlebe, in Übereinstimmung bringen kann. Viele Kinder spüren diese Fremdheit, ohne etwas zu wissen. Manche „Eltern" verheimlichen sogar lange die wirkliche Herkunft. Es ist ungeheuerlich, was wir im Sinne der angeblichen Selbstbestimmung und der darin liegenden missverstandenen Freiheit unseren Kindern antun, die die Eltern von morgen sein werden.

In meiner Praxis habe ich mit auffallender Häufigkeit erlebt, dass Menschen, die ihren Vater gar nicht kannten oder nichts von ihm wussten – selbst bei Menschen, die lange gar keine Ahnung hatten, dass ihr Vater nicht ihr Vater ist, sich unbewusst dieselben Berufe oder Hobbys gesucht haben. Es mutet an, als würde die Seele das in der Tiefe wissen. Es scheint wie ein unbewusster Versuch, sich in dem Unbekannten ein Stück zu verwurzeln, was dann leider nur funktional in der äußeren Tätigkeit möglich ist. Dennoch empfindet man durch das im Außen Erfahrbare etwas mehr Ruhe, eine Art Vollständigkeit. Ich habe Menschen, die einen Teil ihrer Herkunft nicht kannten, immer dazu ermutigt, zu forschen und einigen ist das auch gelungen. Manche haben dann sogar diese identischen Berufe oder Hobbys an den Nagel gehängt, als sie das erfahren haben. Sie waren regelrecht erlöst und konnten dann eigene Wege gehen. Sie haben ja in diesen Berufen unbewusst den Vater gesucht und als sie ihn dann real hatten – und wenn es nur die Information über ihn war, weil er schon gestorben war oder keinen Kontakt wollte – war es erleichternd und sie mussten ihn nicht mehr in ihrem Tun suchen.

Wo führt uns das alles nur hin? Wir wollen uns frei fühlen, alles selbst entscheiden, unser Schicksal selbst bestimmen und werden uns auf diesem Weg einfach nur hoffnungslos verirren in einer Welt, die uns keine natürlichen Grenzen mehr aufzeigt. Vielleicht gibt es dann nicht nur Samenbanken, sondern auch Gen-Daten-Banken.

Es wird etwas geschehen mit der Art der Menschen, die nicht mehr wissen, ob sie Männlein oder Weiblein sind oder nicht mehr wissen, wo sie herkommen. Der Mensch ohne Ursprung wird zur funktionalen Erscheinung werden. Es wird sich in der Art niederschlagen, in unseren Genen, im Charakter. Wir entwickeln uns zu einer zeugungsunfähigen Gesellschaft, auch wenn es etwas dauern kann, bis es sich auf dieser Ebene verankert hat. Und wahrscheinlich wird man dann von einem Gendefekt sprechen, wenn wir eines Tages vielleicht noch mit uneindeutigem Geschlecht oder anderen Mutationen geboren werden.

Die Evolution passt sich immer der Entwicklung und den Bedingungen an. Willfried Nelles,[21] der beruflich sehr viel Zeit in China verbracht hat, machte die Beobachtung, dass viele Frauen dort sehr stark und sehr männlich sind. Die Mädchen waren aufgrund der Ein-Kind-Politik ja auch jahrzehntelang in Gefahr. Sehr viele wurden entweder gleich abgetrieben, in Waisenhäuser gegeben und sogar getötet oder verkauft. Man wollte aufgrund der Tradition das männliche Geschlecht in der Familie als Nachfolger. Natürlich schlägt sich das in der Art nieder. Mädchen sein bedeutete dort Lebensgefahr.

Sehen wir nicht genauer hin, werden wir die Reproduktionsmedizin oder die Gentechnik mit all ihren Möglichkeiten der Zeugung, oder eines Tages vielleicht sogar die Klonung von Nachwuchs, sicher als Geschenk betrachten. Man wird sich gar keine Gedanken mehr machen, was man langfristig anrichtet, wenn man so tief in die Natur eingreift, und irgendwann finden das alle normal.

Wäre es nicht deutlich besser und heilsamer, eine Gesellschaft würde dabei unterstützen, dass man die Kraft findet, sich so anzunehmen, wie man ist? Und eine Toleranz dafür zu entwickeln, dass jeder den Menschen lieben kann, den er lieben will? Dann eben auch mit den Einschränkungen und vielleicht einem Verzicht auf eigene Kinder. Es gibt genug Kinder, die zur Adoption freigegeben sind und sich über ein neues Zuhause freuen würden, so dass wir unsere Ursehnsucht nach Familie dennoch stillen könnten. Warum treibt man stattdessen fern von jeder Natur die Zeugung im Reagenzglas mit Leihmüttern und anonymen Samenspenden voran – nur weil wir heute in einer Welt leben, wo wir Freiheit immer mehr damit verbinden, die Grenzen jedweder Schöpfung zu überschreiten?

Im Einklang mit sich und der Schöpfung zu leben, würde bedeuten, die Grenzen, die nun einfach mal gesetzt sind, anzunehmen. Schon im Samenkorn einer jeden Pflanze, eines jeden Baumes ist der gesamte Habitus angelegt, alle Eigenschaften sind in diesem Samenkorn enthalten, genau wie im Moment der Zeugung bei einem Menschen, wenn sich Samen und Eizelle vereinigen, bereits feststeht, was dieser Mensch an Anlagen, Neigungen und Eigenschaften mit in die Welt bringen wird. Die Natur nimmt diese Grenzen an – ein Apfelbaum wird auch nie eine Eiche werden (wollen), ebenso wenig wird eine Maus Eigenschaften haben wie eine Katze, selbst wenn sie noch so gerne eine wäre.

Vielleicht verdrehen Sie die Augen bei solch absurden Beispielen, aber der Mensch tut nichts anderes – er hat die Grenzen seiner eigenen Bestimmung an so vielen Stellen schon lange verlassen und fühlt sich großartig, wenn er mehr „kann", als die Natur in ihm angelegt hat. Die Genderdiskussion sollte sich vielmehr der Frage widmen, ob die Menschen ihren Verstand vollständig verloren haben, indem sie am Ursprünglichsten ansetzen, womit der Mensch geboren ist. Allein das zeigt schon, auch ohne tiefer zu schauen, das zerstörerische Potenzial dieses Denkens, bei dem der Mensch ganz offensichtlich als Maschine behandelt wird, weil es nun immer leichter werden soll, ihn umzubauen. Es ist damit der erste reale Schritt der funktionalen Neuschöpfung des Menschen. Setzt sich diese Entwicklung fort, hätten wir das Sprachproblem gleich mitgelöst: „Das Mensch" – passt dann für alle. Der Begriff Mutter wird ohnehin teilweise schon umgangen und durch „gebärende Person" ersetzt. In Schweden – wie so oft Vorreiter für so einige fragwürdige Entwicklungen – gibt es bereits Kitamodelle, in denen die Kinder frei entscheiden dürfen, ob sie mit sie, er oder ES angesprochen werden wollen.[22] Alles unter dem Deckmantel der Gleichberechtigung, aber vor allem unter der Überschrift: Wir sind doch alle gleich!

Das sind wir eben nicht! In der Essenz sind wir alle EINS, aber nicht gleich. Wir sind jedoch definitiv alle gleichwertig und darüber hinaus viel mehr als unser Geschlecht. Eine Gleichberechtigung zwischen beiden (und allen) Geschlechtern sollte uns das höchste Ziel sein – einfach schon aus dem Grund, weil wir alle Menschen sind. Man kann jedoch nie nur die materielle Ebene, in dem Fall den Körper betrachten, denn wir sind alle auch geistige Wesen.

Rudolf Steiner hat dazu sehr eindrücklich geschrieben:

„Die Seele gestaltet sich zu allen Zeiten ihren Leib (…) man kann nun sagen, dass der männliche Leib eine weibliche Seele hat und der weibliche Leib eine männliche. Diese innere Einseitigkeit wird durch die Befruchtung im Geiste ausgeglichen. Das äußere wird durch den anderen Menschen befruchtet. Mann und Frau sind durch die männlich-weiblichen Anteile der Seele in ihrem Inneren vollkommenere Geschöpfe. Im Äußeren sind sie verschieden, im inneren verschmelzen Seele und Geist zu einer Einheit. Der Mensch ist in Frau und Mann derselbe.[23]*Das Natürliche wurzelt in der Differenz zwischen Mann und Frau, die nur in der Seele ausgeglichen werden kann (...) Je mehr die Menschen das Geistige in sich fühlen (…) desto mehr lernen sie den Menschen zu verstehen, wenn sie in die Tiefe der Seele sehen (…) Der Mensch ist in Wahrheit ein Doppelwesen.*[24] *Solange man jedoch nur den physischen Leib anerkennt, kann etwas Vernünftiges nicht herauskommen. Man muss das Geistige anerkennen, was dahinter ist. Durch das Männliche erscheint uns im Manne seine innere Weiblichkeit, und durch das Weibliche in der Frau ihre innere Männlichkeit. Der Ausgleich zwischen Mann und Frau findet erst auf dem Gebiete des geistigen Zusammenlebens statt. Je mehr wir hinuntersteigen in das bloß Seelische und in das Äußere des Menschen, desto größer wird der Unterschied in Bezug auf ihr Leben."*[25]

Diese Gedanken und Worte kann man einfach mal wirken lassen. Sie drücken deutlich aus, dass der Mensch, wie alles in der Welt, aus sich heraus ebenfalls ein polares Wesen ist, welches die Einheit zuerst einmal in sich finden muss und nicht über eine Ersatzvollständigkeit durch einen Partner. Und wenn die kosmischen Gesetze wirken und oben wie unten, innen wie außen und nicht gelebte Inhalte als Funktion erscheinen (müssen), dann wäre die Genderpolitik in der aktuellen Form ein funktionaler Ersatz, nicht nur für die fehlende Einheit der Geschlechter untereinander, sondern auch für die fehlende seelisch-geistige Einheit in uns selbst. Beides spricht die Sprache der unbewussten Sehnsucht nach der in uns (und in der Welt) angelegten Einheit.

Im zweiten Clemensbrief, Kap. XII drückt sich das in ganz anderen Worten aus. Dort heißt es, dass Jesus sagte, als er einst gefragt wurde, wann sein Reich käme:

„Es wird kommen, wenn zwei und zwei Eins sind, wenn das Äußere gleich dem Inneren und wenn es weder männlich noch weiblich gibt".[26]

Die in der Evolution angelegte Entwicklung der Geschlechter findet zwar schon längere Zeit statt, indem die Frau ebenso ihre männlichen und der Mann seine weiblichen Anteile lebt. Das allein reicht jedoch nicht aus und spiegelt über die vielen kaputten Beziehungen wider, dass weder ein Ankommen in sich selbst, noch die äußere Vereinigung bislang gelungen ist.

Es mutet an, als solle auch das nun funktional geschehen – denn jede Entwicklung drängt ins Leben – auch wenn sie nur noch in verhinderter Form möglich ist. In der Genderpolitik soll die in uns angelegte Einheit sehr wahrscheinlich unbewusst, aber dennoch offensichtlich auf der funktionalen Ebene erreicht werden – was im Grunde auf dieser Ebene folgerichtig ist, wenn die Einheit auf der geistigen Ebene nicht mehr möglich ist.

Ist es nicht vielmehr so, dass es jetzt an der Zeit wäre, diese Einheit im Innen und Außen durch geistige Reife zu entwickeln? Die Integration der Schatten würde quasi wie in einem ersten Erkenntnisschritt auf der Seelenebene als Basis dazu gehören, damit in jedem Selbst eine liebevolle Einheit der polaren Anteile entsteht und man beides leben kann, anstatt des beliebigen Geschlechts. Dieser Prozess ist für eine innere Vollständigkeit unerlässlich.

Die astrologische Zeitqualität zeigt uns auch dieses deutlich. Der bevorstehende Pluto im Wassermann ist ein Anzeiger dafür, dass wir nicht nur in der Gefahr sind, uns von der geistigen Welt als Menschheit nahezu unumkehrbar abzuschneiden, sondern ebenfalls von unserem Ursprung – zu dem auch die geschlechtliche Anlage gehört.

Es ist bemerkenswert, dass gerade in der Zeit vor der Corona-Krise, in der die normale Familie einschließlich ihrer Geschlechterrollen zunehmend abgeschafft werden sollte, wir durch die Krise und das zwangsweise verordnete Zuhausebleiben genau damit konfrontiert waren – und sich dieses Thema auch inhaltlich offenbar noch einmal in unser Bewusstsein drängen „wollte".

Nur ist es uns wirklich bewusst geworden? Eher nicht, würde ich sagen oder nur sehr begrenzt. Wenn wir nicht anhalten und die Manifestation der funktionalen Einheit weiter vorantreiben, dann trägt auch diese Entwicklung massiv dazu bei, dass das Menschsein auf der geistigen Erkenntnisebene mehr und mehr stirbt. Kaum jemand begreift in der unsäglichen Tiefe, was da eigentlich Zerstörerisches geschieht. Ich selbst kann es ebenso nur erahnen, empfinde das aber alles als so haarsträubend, dass ich es in Worten kaum ausdrücken kann. Denn spätestens damit wird die Zerstörung des Ursprungs offenbar und wenn das so weitergeht, auch nicht mehr aufhaltbar. Das ist noch schlimmer als die Zerstörung der uns umgebenden Natur, die sich ja mit unglaublicher Kraft immer wieder regeneriert. Aber wenn ich Vater und Mutter aufhebe (selbst wenn es erstmal „nur" über die Sprache geschieht)[27] – dann hebe ich Himmel und Erde auf. Und es bereitet ebenso den Weg in eine transhumanistische Zukunft, weil wir im ersten Schritt vor allem die Emotionen zu diesen „Begriffen" verlieren werden und die Technik auf weniger Widerstand stößt, je weiter sie in diesen Bereich eindringt. Das ist der Anfang vom wirklichen Ende. Wir schaffen uns ab. Wirklich bewusst werden kann einem dieses Drama in der Tiefe wahrscheinlich nur über das Begreifen, durch den eigenen Seelenweg, auf dem man sich in seinem eigenen Dasein spürt. Intellektuell ist das kaum fassbar.

Erst wenn wir erkennen, dass es nicht „nur" um die Gleichberechtigung geht, sondern vor allem um einen inneren Reifeprozess und ein seelisch-geistiges erwachsenes Miteinander der Geschlechter, dann würde sich die Gleichberechtigung durch unsere vertiefte Sicht auf das Leben ganz automatisch einstellen. Und wirklich gleichwertig gegenüber stehen können wir uns, wenn wir uns als seelisch und geistig entwickelte Persönlichkeiten begegnen und nicht vordergründig als Geschlechter. Das ist doch die Ebene, die wir anstreben sollten. Dann könnten Mann und Frau sich auf ganz wunderbare Weise geistig befruchten, anstatt miteinander zu kämpfen. Es würde eine ganz neue Art des Denkens, Fühlens und Handelns entstehen, eine neue Epoche der Sprache, der Poesie und auch der Kunst.[28] Erst dann haben die vielen unbefriedigenden Beziehungen in unserer aktuellen Zeit eine echte Chance, sich in liebevolle zu wandeln. Und dann verändert sich auch die Welt.

ERLÖSUNG ODER ZERSTÖRUNG
TRANSHUMANISMUS UND DIE GRENZEN DES MENSCHSEINS

Die größte Weisheit des Menschen besteht darin, die Hypothese einer kosmischen Ordnung zu akzeptieren und in dieser seinen Platz zu finden, anstatt sich darüber zu erheben. Leider tun wir seit Jahrhunderten genau das. Die Wissenschaft glaubt an eine rationale Erklärung für alles. Es gibt nichts Heiliges mehr im Leben des Menschen, beinahe alles in der Natur ist zum Gegenstand geworden und auch er selbst ist in Gefahr, auf diesen reduziert zu werden.

Künstliche Befruchtung, künstliches Geschlecht, künstliche Intelligenz – all das mutet an, wie eine Vorbereitung auf eine künstliche Welt mit dem – am Ende – künstlichen Menschen. Alles, was in der Natur existiert, hat seine natürliche Grenze, die der Mensch nicht mehr akzeptieren will, sondern vielmehr für einen Fehler im System hält. Wir wollen die Natur unserem Willen unterwerfen, uns selbst optimieren und am Ende womöglich gänzlich neu schöpfen.

Alles soll kontrollierbar sein, jede Ressource verfügbar gemacht werden. Alles soll ausgerottet werden, was krankheitsähnlich ist oder uns mit unangenehmen Emotionen konfrontiert – und auch das wird für einen Fehler im System gehalten. Mit all den medizinisch-technischen Möglichkeiten auf der einen und einer krank gewordenen Welt auf der anderen Seite werden wir immer älter, aber auch immer kränker, einsamer und zeugungsunfähiger. Angelegte Genstrukturen werden durch Manipulation verändert,[1] Nutztiere und Pflanzen nach unseren

Wünschen kreiert, und genauso wäre es heute theoretisch mit unserem Nachwuchs möglich – Augenfarbe, Haarfarbe, Größe, vielleicht sogar Talente. Körperorgane werden mittlerweile sogar schon von Tieren in Menschen verpflanzt.[2] Wir wehren uns gegen den naturgegebenen Tod und halten uns für aufgeklärt, wenn wir unser Geschlecht nicht mehr als naturgegeben hinnehmen. Es gibt einfach keine Grenzen mehr und alles zusammen sind das den Transhumanismus öffnende Wege.

Wir selbst lassen uns immer mehr zu einem Ding machen und sind ohne die Benutzung technischer Dinge, insbesondere eines Smartphones, kaum mehr in der Lage, noch am Leben teilzunehmen. Wir finden es ganz normal, wenn wir mittlerweile selbst wie Ware an so vielen Stellen eingescannt werden, wenn wir ein Geschäft betreten – 2022 fand das sogar schon auf einigen Weihnachtsmärkten statt. Wir finden es offenbar ebenso normal, dass wir immer öfter alleine an einer Kasse stehen und ebenfalls alleine unsere Einkäufe scannen. Natürlich bezahlen wir diese dann mit der EC-Karte oder mit unserem Smartphone. Wahrscheinlich können wir auch bald unsere Identität oder unseren Gesundheitszustand nur noch mit diesem Gerät nachweisen. Wenn wir irgendwo anrufen, müssen wir – manchmal minutenlang – immer häufiger mit Automaten sprechen. Viele tun das mit Alexa und Co. sogar freiwillig.

Wenn wir Smarthome[3] installieren, können wir per App im Handy nachsehen, was im Kühlschrank fehlt, während wir im Supermarkt stehen.[4] Wir können auf dem Sofa sitzen bleiben und dem Computer sagen, dass er das Licht an- oder ausmachen soll. Wenn wir morgens aufstehen, sind die Vorhänge aufgezogen, der Kaffee fertig und das Bad schön warm. Es gibt Saugroboter, Fensterputzroboter oder Mähroboter für den Garten. Und draußen rennen die meisten tagein, tagaus ebenfalls nur noch wie Roboter durch das eigene Leben und finden für nichts mehr Zeit, was die Seele befruchten würde. Dabei sollte man doch mit all den „Entlastungen" gerade Zeit für die Seele haben. Aber die ist uns auf diesem Weg verloren gegangen.

Beinahe sämtliche Bereiche des Alltags werden zunehmend automatisiert, in gleichem Maße wird alles immer schneller und das wirkt auf uns. Wir realisieren kaum noch, wie wir uns immer weiter von uns selbst entfernen. Egal, ob wir mit unseren Einrichtungsgegenständen sprechen oder mit unserem Smartphone per Sprachbefehl kommunizieren, sind wir gezwungen, wenn wir verstanden werden wollen, selbst in einer automatenartigen Sprache zu sprechen und nur das zu antworten, was das Gerät uns gefragt hat. Alles andere würde es ohnehin nicht verstehen. Wir werden zunehmend zu Menschen, die auf allen Ebenen des Alltags bald nur noch mit Automaten kommunizieren und nähern uns der Monotonie der Roboter – im inneren Empfinden, genau wie äußeren Erleben, Handeln und Denken und es scheint, als würden wir es kaum bemerken, da es alle gleich tun.

Auf den Straßen begegnet uns kein anderes Bild. Der Habitus des heute von Medien und Handy getriebenen und gesteuerten Menschen mutet ebenfalls roboterhaft an. Alle haben weiße Stöpsel im Ohr oder den Blick starr aufs Handy gerichtet. Oder beides.[5] Unsere Umgebung nehmen wir kaum noch wahr. Roboterähnliche Menschen eilen durch ihren Tag. Da ist der Schritt zum wirklichen Roboter gar nicht mehr so weit. Das, was mit uns geschieht, wird sichtbar, ohne dass es uns bewusst ist. Der Zugang zur Seele stirbt mehr und mehr.

Auf der anderen Seite werden die Roboter immer menschenähnlicher – in Stimme und Bewegung und ihren Möglichkeiten. Es ist wie mit Hund und Herrchen – sie gleichen sich mit der Zeit ebenfalls an. Und wir Menschen werden den Maschinen ähnlicher und die Maschinen uns – bis von unseren Wurzeln womöglich kaum noch etwas übrig ist. Wir werden alle Eins. Aber leider nur funktional.

In Japan werden bereits Alte und Kranke von Robotern gepflegt,[6] und für Kinder wird zur Beschäftigung und zur Sprachentwicklung der Einsatz von Robotern empfohlen. Mir fallen die Sexroboter ein, die man kaufen kann und die in asiatischen Bordellen längst verbreitet sind,[7] aber auch in Deutschland bereits Einzug gehalten haben.[8] Dann gibt es Roboter, die so klein sind, dass sie in der menschlichen Blutbahn leben könnten.[9] Aber selbst das ist noch harmlos gegen das, was kommen wird, wenn wir nicht aufwachen.

Die Technik wird sich blitzschnell immer mehr optimieren und unsere Daten, die von den derzeit Mächtigsten der Welt wie Google, Facebook, Microsoft, Apple, Amazon & Co. gespeichert werden, werden vor allem dafür benutzt, um diese Technik weiter zu entwickeln. Da geht es längst nicht mehr vordergründig um Konsum. Je gläserner der Mensch wird, je mehr Daten in diese Technik einfließen, desto mehr wird sich die künstliche Intelligenz (KI) entwickeln können, die heute schon bedenklich viel menschliches Tun ersetzen kann. Sie ist uns bereits so nahe gerückt, dass es immer schneller immer schwerer wird, etwas von der künstlichen Intelligenz Hergestelltes, wie Texte, Fotos oder Bilder und sogar Videos von den menschengemachten zu unterscheiden. Beide Welten haben bereits begonnen, gefährlich ineinander zu verschwimmen und das ist erst der Anfang. Wir werden das irgendwann einfach nicht mehr trennen können, genau wie wir mit der Technik immer weiter verschmelzen und von dieser immer weniger zu trennen – und irgendwann auch zunehmend schwerer zu unterscheiden sein werden. Wir sehen auch hier, wie an jeder anderen Stelle, im Menschen und in der Welt, innen wie außen, die gleiche Entwicklung. In der Essenz schaffen wir uns mit der Nutzung all dieser Kanäle selber ab. Bemerkenswert ist, dass gerade die Vorantreiber des Transhumanismus genau in diesen größten Weltkonzernen sitzen. Sie träumen von Allmacht und Unsterblichkeit.

Es ist unvorstellbar, wie weit diese Entwicklung einer künstlichen Welt, der Verschmelzung von Mensch und Maschine, die im Transhumanismus angestrebt wird, schon vorangeschritten ist und in wie vielen Bereichen der Industrie, der Medizin oder beim Militär viele dieser Technologien längst im Einsatz sind.[10] Und es geht rasant weiter. In einem Tempo, das für uns ebenso immer unvorstellbarer wird und für das „normale" Gehirn irgendwann auch nicht mehr begreifbar. Wir kommen ja jetzt schon kaum der Entwicklung hinterher. Eine Ahnung von der Geschwindigkeit bekommen wir, wenn wir uns bewusst machen, dass heute ein gut neunzigjähriger Mensch in der Kindheit noch Pferdekutschen auf den Straßen erlebt hat und im Alter mit einem Smartphone zurechtkommen soll. Und es wird alles immer schneller. Technologischer Fortschritt ist exponentiell.[11]

Die aktuellen Pläne[12] des Weltwirtschaftsforums (WEF) stellten im Februar 2023 eine fast schon funktionierende Technik vor, die das Scannen des menschlichen Gehirns über tragbare Geräte ermöglicht – sogenannte Gedanken-Gehirn-Scanner in Form von Ohrstöpseln oder Kopfhörern mit eingebauten Sensoren, die Gedanken lesen können. Es sollen Schnittstellen zwischen Gehirn und Computer geschaffen werden. Die EU findet das gut und hat sich schon vor 10 Jahren mit einer Milliarde Steuergeldern am „Human Brain Project" beteiligt.

Der nächste Schritt werden Implantate sein, an die sich die Menschen genauso gewöhnen werden, wie sie es bei den Smartphones getan haben, es mit der Kommunikation mit ihren Hausrobotern und wahrscheinlich ebenso mit diesen Scannern noch tun werden.

Am 01.12.22 schrieb der Spiegel,[13] dass Elon Musk mit den Implantaten seiner Firma Neuralink in 6 Monaten so weit sei, dass er Chips in menschliche Gehirne einpflanzen lassen will – Realität wurde es im Januar 2024. Eingesetzt werden sollen sie bei Krankheiten wie Parkinson, Demenz oder Rückenmarksverletzngen und damit lassen sich auch Smartphones durch den Verstand bedienen. Bei einem Affen hat der Test schon funktioniert. Er konnte auf diese Weise immerhin ein Computerspiel spielen. 5G wird dafür schon bald flächendeckend installiert sein. Und 6G ist in Vorbereitung[14] – ebenfalls milliardenschwer unterstützt von der EU.[15]

An allen möglichen Stellen wird unsere Gesundheit als Grund für eine Forschung angegeben, die an Gesundheit im Grunde gar nicht interessiert ist. Wirklich gesünder geworden ist der Mensch, trotz der teilweise wirklich atemberaubenden Möglichkeiten der heutigen Reparaturmedizin, bislang jedenfalls nicht. Viel eher wird er durch die weitere Überschreitung der in ihm angelegten Grenzen nur noch kränker werden. Es werden, wie durch jede Unterdrückung, wieder neue Krankheiten entstehen, wenn wir nicht endlich begreifen, dass die Basis, auf der wir unser fortschrittliches Leben aufgebaut haben, krank ist. Was uns als Heilung verkauft wird und den Tod hinausschieben soll, ist in Wahrheit das Gegenteil – der innere Mensch stirbt in der Hülle seines Körpers.

So entsteht nach und nach ein neues Wesen, das irgendwann zu gleichen Teilen aus Mensch und Computer bestehen wird. In gleicher Weise werden die virtuelle Welt und die Realität ineinander verschwimmen. Die Schnittstelle im Gehirn wird in der Lage sein, die Sinnesreize dem Maschinenmenschen so zu vermitteln, als hätte er sie tatsächlich erlebt. Die Lebenszeit des Menschen wird sich drastisch verlängern und seine Fähigkeiten ins Unermessliche steigern. Im letzten Schritt soll es möglich sein, eine 1:1 Kopie eines menschlichen Gehirns zu erzeugen, und den gesamten Inhalt auf eine Art Festplatte oder in die Cloud zu laden.[16] Und wenn das gelingt, dann soll der Mensch beliebig den Körper wechseln können und auf diese Weise geistig – funktional! unsterblich werden – was uns zeigt, wie weit der Mensch auf der geistigen Ebene tatsächlich schon gestorben ist. Soweit die Fantasien der Transhumanisten, und die Visionen werden noch absurder.[17] Googeln Sie selbst.

Das ist keine Wissenschaft mehr, sondern eine fanatische Religion. Noch dazu unterstützt der ganze Genderwahn diese Entwicklung mehr als man glaubt. Die LGBT-Bewegung und vor allem der Transgenderismus glaubt bewiesen zu haben, dass die sexuelle Identität den Gedanken entspringt, und das findet seine Steigerung im Sieg über die restlichen biologischen Zwänge.[18] Diese beiden Bereiche sind im Grunde eines, nur dass sich das eine auf die körperliche und das andere auf die geistige Ebene bezieht. Die Forderungen der Genderbewegung passen wie ein Puzzleteil in die transhumanistische Entwicklung, wenn der Mensch sich zunehmend als Neutrum empfindet und elementare Eingriffe in die angelegte Natur des Körpers immer weniger ein Tabu sind. Transhumanismus ist der letzte in der Reihe der verschiedenen „Befreiungs-Bewegungen" und in dieser werden wir unsere Identität gänzlich verlieren.

Alles, was den Menschen zum Menschen macht, soll letztendlich ausgerottet werden und eine Schöpfung 2.0 entstehen – ohne Krankheit und Gebrechen, ohne Fehler und unangenehme Emotionen und möglichst ohne den Tod – und natürlich möglichst unter maximaler Kontrolle des herrschenden Systems. Es geht dort nie um die Frage, wie der Mensch sich dann fühlen wird, sondern es geht um die Abschaffung seiner selbst. Die Transhumanisten gehen in ihrer Vorstellung so weit, dass sich irgendwann auch das Bewusstsein des Universums aus dem „Mensch-Maschinen-Bewusstsein" speist und sich vollkommen neu entwickelt und ebenfalls vollkommen Neues hervorbringt.

Für die Transhumanisten ist ihre Vision, die an vielen Stellen leider gar keine mehr ist, nichts weiter als die logische Fortführung der, aus ihrer Sicht, mangelhaften Evolution. Aber selbst, wenn wir diese Visionen nicht ernst nehmen, wäre es wichtig zu realisieren, wie sehr unser Leben uns zunehmend exakt in diese Richtung führt. Das kollektive Unbewusste ist bereits zu einem künstlichen namens Google geworden. Der Gott auf Erden ist längst ersetzt durch den mächtigen Menschen und die Medizin, die heutige Königin aller Wissenschaften, die über Leben und Tod bestimmt. Der Heilige Geist, die Verbindung zwischen Gott und Mensch genau wie zwischen Körper und Seele, existiert zunehmend als Funktion, in Form der allumfassenden digitalen Vernetzung.

Wie essentiell es ist, dass zur Seele untrennbar der Geist gehört, zeigt sich heute durch den funktionalen Ersatz. Ohne die Anbindung an das weltumspannende digitale Netz, wird das Leben als Mensch immer weniger möglich und sogar immer weniger gestattet und jetzt soll auch noch unser Gehirn daran angeschlossen werden. Es entsteht so nach dem Internet der Dinge nun das Internet der Menschen.

An dieser Stelle ist es ganz wichtig, sich bewusst zu machen, dass die Mehrzahl aller Menschen längst auf andere Weise abhängig ist von diesem digitalen Netz. Wir sind mediensüchtig geworden und jeder Therapeut oder ein ehemals Süchtiger weiß, dass ein Entzug nur funktioniert, wenn man das Suchtmittel komplett weglässt. Ein Alkoholiker wird nur trocken, wenn er nichts mehr trinkt. Ein bisschen süchtig funktioniert nicht, weil ein Süchtiger nie dauerhaft die Kontrolle darüber hat. Und wie sollen wir uns von unserer Sucht befreien, wenn ein Leben als Mensch ohne das Suchtmittel „Smartphone" schon jetzt nicht mehr nur nicht vorstellbar, sondern in rasantem Tempo schlicht immer unmöglicher wird?

Wir sind, so oder so, ohne diese Vernetzung gar keine vollständigen Menschen mehr. Wenn alles, was inhaltlich stirbt, funktional wird (werden muss), dann wäre es nur folgerichtig, wenn aus der göttlichen Trinität von Körper, Geist und Seele, eine funktionale Trinität in Form von Maschine (Körper), digitaler Schwingung (Geist) und Information (Seele) entsteht. Vielleicht spürt der seelenlose, funktional gewordene Mensch, dass sein Leben ihm entglitten ist und jegliche innere Anbindung verloren, und tut nun unbewusst alles dafür, das Verlorene zu ersetzen. Vielleicht ist er deshalb auch eher bereit, das alles zu akzeptieren und dann in einer Welt, die auf künstlicher Intelligenz aufgebaut ist, nur noch Funktionen aufgrund von Informationen auszuführen, anstatt aus der Intuition heraus zu leben.

Das sind alles nur Gedanken, ohne Anspruch auf Richtigkeit. Viel wichtiger ist es, dass wir alle diese Gedanken weiterdenken. Die Transhumanisten sagen, wir werden uns selbst überwinden. Man spricht sogar offen davon, die Einheit Körper und Geist trennen zu wollen. Das ist das größte Menschheitsverbrechen überhaupt, was hier geschieht. Ist es nicht vielmehr so, dass es darum geht, in unserem Erdenleben unser Ego zu überwinden, um in unser Selbst hinzuwachsen? Aber der in der Dualität lebende Mensch bewegt sich ohnehin fast nur noch auf der funktionalen Ebene und überwindet dann statt seines Egos sich selbst gleich ganz.

Ein Maschinenmensch wird womöglich auch all die „neuen" Nahrungsmittel[19] vertragen, die aus angeblicher Rücksicht auf die Natur und den CO_2-Ausstoß bereits hergestellt und ebenfalls von den Verfechtern des Transhumanismus massiv gepuscht werden.[20] Bei Rewe[21] gab es schon 2018 Insektenburger zu kaufen und zeitgleich wurde das Lebensmittelgesetz angepasst, in dem Insekten seitdem als Lebensmittel gelten. Der ersehnte Umsatz blieb zum Glück aus, aber es gibt genug andere Firmen, die in den Startlöchern stehen, und die Freigaben EU-weit werden immer mehr.[22] In der Zukunft sollen wir neben Insekten, die seit 2024 anderen Lebensmitteln beigemischt werden dürfen,[23] Enzyme essen, künstlich gezüchtetes Fleisch und andere Grausamkeiten zu uns nehmen.[24] Auch diese Entwicklung ist schon viel weiter fortgeschritten, als wir uns das vorstellen können, und dabei scheint es überhaupt keine Rolle zu spielen, wie der Mensch das verträgt. Aber diesen Menschen gibt es ja bald auch nicht mehr.

Mit dem Schritt in vermehrte künstliche Nahrung wird dieser noch die letzte ihr innewohnende, durch die Sonne aufgetankte, geistige Kraft entzogen. Der seelenlose Mensch isst seelenlose Nahrung und wen das nicht stört, der findet es irgendwann vielleicht sogar normal, mit der Sauerstoffmaske in einem Windräderpark spazieren zu gehen. Sie finden, dass ich jetzt übertreibe? Keineswegs. Bislang sind LEIDER noch alle Warnungen der letzten Jahre und Jahrzehnte bittere Realität geworden. Da ist doch der Roboter eine nette Alternative. Der fühlt wenigstens nichts mehr, was er unterdrücken müsste.

Rudolf Steiner hat 1917 in einem Vortrag gesagt:

„Unsere Gegenwartserde ist eine reißende, eine zerspringende, die ihrer Auflösung entgegengeht (...) wir haben es mit einer verendenden, zerbröckelnden Welt zu tun (...) der oberflächliche Mensch der Gegenwart (...) ist deshalb so oberflächlich, weil er, so wie er in der Verkörperung da ist, gar nicht vordringen kann zu seinem eigentlichen Innenwesen. Er wird gar nicht aufmerksam auf sein eigentliches Innenwesen, er entwickelt nicht die Kraft, sich selbst zu kennen, er kommt nicht darauf, was er eigentlich ist. (...). Es sind wandelnde Leiber, und die Seele ist nicht ganz darinnen. (...). Aber wir haben doch die Aufgabe, mit aller Einsicht, mit aller innerlichen Stärke dieses in uns befindliche Wesenhafte gewahr zu werden (...). Und indem der Mensch immer mehr seine Seele vom Leiblichen zurückzieht, wird dieses Leibliche immer mehr und mehr der Gefahr ausgesetzt, von anderem angefüllt zu werden (...). Wie damals auf jenem Konzil in Konstantinopel der Geist abgeschafft worden ist, das heißt wie man dogmatisch bestimmt hat: Der Mensch besteht nur aus Leib und Seele, von einem Geist zu sprechen sei ketzerisch – so wird man in einer anderen Form anstreben, die Seele abzuschaffen, das Seelenleben. Und die Zeit wird kommen, vielleicht nicht in so ferner Zukunft (...) wo man sagen wird, es ist schon krankhaft beim Menschen, wenn er überhaupt nur an Geist und Seele denkt. Gesund sind nur diejenigen Menschen, die überhaupt nur vom Leibe reden. Man wird es als ein Krankheitssymptom ansehen, wenn der Mensch sich so entwickelt, daß er auf den Begriff kommen kann: Es gibt einen Geist oder eine Seele. Das werden kranke Menschen sein. Und man wird finden – da können Sie ganz sicher sein – das entsprechende Arzneimittel, durch das man wirken wird (...). Die Seele wird man abschaffen durch ein Arzneimittel. Man wird aus einer „gesunden Anschauung" heraus einen Impfstoff finden, durch den der Organismus so bearbeitet wird in möglichst früher Jugend, möglichst gleich bei der Geburt, dass dieser menschliche Leib nicht zu dem Gedanken kommt: Es gibt eine Seele und einen Geist. So scharf werden sich die beiden Weltanschauungsströmungen gegenübertreten. Die eine wird nachzudenken haben, wie Begriffe und Vorstellungen auszubilden sind, damit sie der realen Wirklichkeit, der Geist- und Seelenwirklichkeit gewachsen sind.

Die andern, die Nachfolger der heutigen Materialisten, werden den Impfstoff suchen, der den Körper „gesund" macht, das heißt so macht, dass dieser Körper nicht mehr von solch albernen Dingen redet wie von Geist und Seele, sondern „gesund" redet von den Kräften, die in Maschinen und Chemie leben (…). Das wird man durch körperliche Prozeduren herbeiführen. Den materialistischen Medizinern wird man es übergeben, die Seelen auszutreiben aus der Menschheit."[25]

Ich muss das noch mal wiederholen, weil es so ungeheuerlich ist: Das hat er vor 100 Jahren gesagt! Es gab auch andere Menschen, die weit im Voraus für damalige Zeiten scheinbar absurde Dinge vorausgesagt und im Grunde inhaltlich alle recht behalten sollten.

Steiner hat ja nicht einfach gesagt, man wird den Menschen die Seelen austreiben, weil der Mensch mehr Macht will, sondern er hat einen Prozess wahrgenommen, in dem der Mensch sich so weit von seiner Seele entfernt hat, dass er in der Gefahr war, dass die Reste seines Inneren durch dämonische Kräfte gefüllt und damit gänzlich zum Schweigen gebracht werden könnten. Mit dem Dämonischen meinte Steiner immer die seelenzerstörenden Kräfte in der Welt.

Viele Menschen haben aus ihrer Zeit heraus Geistesströmungen formuliert, die sie in der Tiefe empfunden haben, aber durch die Unmöglichkeit in der Zukunft genau vorherzusagen, auf welche Weise sich etwas vollziehen wird, nehmen wir dieses meist nicht ernst, weil uns das Beschriebene so unvorstellbar erscheint.

Orwell und sein beeindruckendes Buch[26] kennen wir alle und wir hätten uns nie vorstellen können, wie sehr und wie bald das Wahrhaftige seiner Utopie uns einholen würde. Auch Aldous Huxleys „Schöne neue Welt" war damals vollkommen absurd – und wie nahe sind wir dieser Welt gekommen? Ganz anders, aber ebenso grandios, hat Michael Ende in „Momo" die seelenlos gewordene Zeit beschrieben. Hier waren es die grauen Männer, ohne eigene Lebenszeit, weil sie den Zugang zur Seele längst verloren hatten. Alle sahen komplett gleich aus und machten immer die gleichen monotonen, roboterartigen Bewegungen und mussten ständig rauchen. Sie waren nur noch funktional am Leben, inhaltsleer ohne eigene Emotionen. Hörten sie auf zu rauchen, erlosch ihr Leben. Sie waren an das Leben nur noch durch das Rauchen angebunden – der Rauch als sehr passende Analogie zum Uranus, dem heiligen Geist.

Bei Huxley wurden Kinder in künstlichen Gebärmüttern produziert und wuchsen ohne natürliche Eltern auf. Emotionen sollten möglichst unterdrückt werden, die Anpassung stand im Vordergrund. Drängten sich später doch mal unangenehme Emotionen in den Vordergrund, gab es „Gute Laune-Pillen" und stets viel und grenzenlosen Sex. Man wollte zufriedene und dem System fraglos dienende Menschen.

Der Gedanke, Menschen genetisch zu beeinflussen und mit gewünschten Eigenschaften auszustatten, ist nicht neu. Es gab schon früh in der Geschichte verschiedenste Ideen und Konzepte dazu und die Grenzen des öffentlich Sagbaren und sozial Machbaren haben sich bis Ende des 19. Jahrhunderts immer weiter verschoben, bis sich die Eugenik als eigene Wissenschaft etablierte. 1912 wurde in einem ersten eugenischen Kongress in London über einen einheitlichen Zukunftsmenschen diskutiert. Viele grauenhafte Versuche[27,28] wurden in dieser Richtung unternommen, aber das, was wir heute mit unseren technischen und vor nichts mehr Halt machenden Möglichkeiten anstreben, ist sicher der tiefstmögliche und umfassendste Angriff auf das Sein des Menschen. Beeindruckend ist jedoch, dass diese Gedanken gesellschaftsfähig wurden, als das Gottesbild immer weniger trug. Der Mensch sah sich nun als Schöpfer.

Evolution ist Entwicklung von Leben und Bewusstsein. Der Mensch an sich ist durch seine allverbundene Seele ein schöpferisches Wesen, da alles das, was er aus sich selbst heraus erschaffen kann, genau wie jede bewusste Erkenntnis, jeder durchgestandene Seelenprozess eine neue Gegenwart erschafft – nicht nur für ihn selbst, sondern auch für die Mitmenschen, die unbewusst wiederum über die eigene Seele darauf Zugriff haben. Die meisten Menschen haben diesen Zugang weitgehend verloren und leben bewusstseinsmäßig in der dualen Welt, in der das Schöpferische seinen Ersatz meist nur noch im Funktionalen findet – im Sinne von besser, schneller, weiter.

Genauso ist das ewige Leben in uns angelegt, die Seele wie der Geist sind unsterblich. Die Unsterblichkeit ist im Inneren ein Teil von uns. Unbewusst spüren wir das und in der Verweigerung des Todes erstrebt der

Mensch als Ersatz ein ewiges Leben auf Erden, was nie ein lebendiges sein kann – aber auch auf der geistigen Ebene soll nun funktionale Unsterblichkeit erreicht werden. Der Himmel kommt hier nicht mehr vor.

Wir müssen erkennen, dass es in unserem Erdenleben um die Höherentwicklung unseres Bewusstseins geht und Erlösung nur durch die Annahme der Sterblichkeit geschieht. Im Anstreben des Transhumanismus findet dieses Ur-Prinzip statt eines inneren Prozesses seinen zerstörerischen Höhepunkt in einer gefertigten funktionalen Schöpfung – anstelle einer höheren geistigen Bewusstseinsschöpfung.

Damit wäre nach dem Uranus, dem Heiligen Geist, nun der Neptun, das allem zugrunde liegende göttliche Prinzip, dem alles Leben entspringt, in der Gefahr zerstört zu werden. Dann wäre die letzte der möglichen Stufen der Selbstvernichtung erreicht. Wenn es kein Innehalten und kein Erkennen gibt, findet sich am Ende der künstliche Mensch in einer künstlich geschaffenen Welt wieder, in der er sich nicht mehr auskennt und jede Orientierung aus dem Inneren nicht nur verlorengegangen ist, sie würde ihm in dieser Welt auch nicht mehr nützen.

Wir müssen begreifen, dass das Menschsein Grenzen hat, die niemals durch irgendeine Art Technik dauerhaft durchbrochen werden können. Die Vorstellung des allmächtig gewordenen Menschen, alles zu beherrschen, das Leben möglichst bis weit über unsere natürlichen Grenzen hinaus zu verlängern, Krankheit wie ein Unkraut auf dem Feld einfach ausrotten zu wollen und am Ende noch den Geist in einer Cloud zu speichern, ist eine wahnsinnige Illusion, die das ganze Menschsein aufhebt. Dazu optimieren wir Pflanzen und Tiere und alles, was uns sonst nicht perfekt erscheint und es entsteht in der Tat mehr und mehr eine grauenhafte Neuschöpfung, die von der eigentlichen, in uns angelegten geistigen zweiten Schöpfung, weiter nicht entfernt sein könnte.

Je mehr den Menschen die eigene Identität und der innere Zugang verlorengeht, desto geringer werden die Widerstände in Richtung Transhumanismus. Ich befürchte, die Machthabenden wissen gar nicht, was sie in der Tiefe damit anrichten – und die, die mitmachen ebenso wenig. Wir werden vielleicht überleben, aber wir werden keine Menschen mehr sein. Was nützt der perfekteste Mensch, dem keine Krankheit mehr etwas anhaben kann, wenn er in seinem Denken und

Empfinden leer bleibt? Und irgendwann auch keine Entwicklung aus dem Innersten heraus mehr möglich sein wird?

Das Empfinden kann die Elektronik nicht ersetzen. Aber das Ungelebte staut sich auf und irgendwann wird die Technik, mit der wir versuchen, Mensch und Natur zu konstruieren und zu beherrschen, uns schon aus dem Grund entgleiten müssen. Alle Schwachstellen, die man bei Menschen eliminieren will, werden in der Technik irgendwann womöglich auf einen Schlag in die Katastrophe führen. Technik ist genauso wenig fehlerfrei, wie es der Mensch ist. Und das, was da auf den Weg gebracht wird, haben wir früher oder später nicht mehr unter Kontrolle. So wenig, wie wir das Geheimnis der Schöpfung durchdringen können, so wenig werden wir diese zerstörerische Entwicklung kontrollieren können.

Wenn wir Menschen bleiben wollen, sollten wir in den gesunden Möglichkeiten zwischen Himmel und Erde leben. Schon die griechischen Mythen sind voll von unerbittlichen Strafen gegen Menschen, die glaubten, klüger zu sein als die Götter es sind, indem sie die Grenzen des menschlichen Daseins überschritten haben. Das war das höchste Vergehen überhaupt. Am Ende wird auch in unserer Zeit der Himmel siegen. Daher können wir diesen Machtkampf nur verlieren. Allerdings vermag wohl niemand einzuschätzen, auf welche Weise dies geschehen und wie lange es dauern wird.

Erlösung oder Zerstörung – das ist die Polarität, um die es jetzt geht. Es gibt eigentlich nichts mehr dazwischen. Die Sackgasse liegt vor uns, wir können nur radikal umkehren.

Haben wir eine Chance? Ich bin ganz sicher, wir haben zwar keinen komplett freien Willen in dieser Welt, aber wir haben die Wahl, uns – je nach Entwicklungsstand – innerhalb der Polaritäten zu entscheiden. So wie ich in einer ungesunden Liebesbeziehung erkennen kann, was die jeweiligen Muster sind, kann ich aus den meist zerstörerischen Mechanismen aussteigen und heilen oder weitermachen. Der Ausstieg ist der schwerste Weg, denn auf diesem ist man erstmal nur mit sich selbst konfrontiert, mit den eigenen Emotionen, Ängsten und Schwächen. Man muss neu laufen lernen wie ein Kind.

Zurückfinden zu uns selbst und zurück in eine Mit-Menschlichkeit in einem ganzheitlichen Weltbild wären sicher die wichtigsten ersten Schritte in einen guten Umbruch. Stellen wir uns vor, das täten alle. Dann würden die Machtausübenden dieser Welt sich plötzlich mit sich selbst auseinandersetzen, sich anschauen müssen, wofür ihre Macht als Ersatz steht. Und die Ärzte würden liebevoll auf den Patienten eingehen und indem sie ihn sehen, beginnen sie auch sich selbst zu sehen und es würde wieder selbstverständlich, dass Körper und Seele in einem untrennbaren Zusammenhang stehen und eine alleinige Organbehandlung nicht dauerhaft heilen kann. Wissenschaftler könnten erkennen, dass es weit mehr gibt, als das, was offensichtlich nachweisbar ist und würden sich der unsichtbaren Welt öffnen. Oder eine Mutter, die ihren Sohn immer abgelehnt hat, würde ihn endlich um Verzeihung bitten, weil sie sich ihrer eigenen verletzten Emotionen bewusst werden konnte. Ein Chef würde gut mit seinen Mitarbeitern umgehen und nicht durch Macht oder Belohnungssysteme „regieren" und ein Nachbar, der ständig mit allen gestritten hat, könnte erkennen, wie einsam er eigentlich ist und beginnen, mit den Menschen auf freundliche Weise Kontakt zu suchen.

All das klingt vielleicht an manchen Stellen ganz einfach, aber es ist der Weg, der uns am meisten herausfordert. Denn dafür müssen wir in den Spiegel schauen und erkennen, woher unsere Triebkräfte kommen. Nur auf dem inneren Weg geschieht die Heilung von Körper, Geist und Seele und letztendlich auch die der Welt. Und wir müssen nicht darauf warten, dass die „Großen" anfangen, das zu erkennen. Sie werden es nicht sein, die den Wandel einleiten. Ein Wandel beginnt immer von der Basis. Wenn jeder bei sich anfängt, Respekt, Achtsamkeit und Liebe sich selbst und anderen gegenüber in sein Leben zu lassen, dann entwickelt sich eine andere Welt – eine menschliche auf Augenhöhe, eine, nach der wir uns alle sehnen.

Ob wirklich alles erst so kommen musste, bis wir erkennen oder ob wir vorher schon hätten anhalten können, wird offenbleiben. Es ist auch hier im Großen wie im Kleinen, so wie bei einem Menschen, der manchmal erst nach heftigster Krankheit oder einem einschneidenden Unfall die Richtung ändert. Jetzt könnten wir noch umkehren, auch wenn die innere Leere für viele erstmal enorm und die Unsicherheit groß wäre. Aber was müssen wir noch zerstören, um zu begreifen, dass wir uns auf dem Weg in eine Sackgasse befinden? Ich glaube, es ist die letzte Chance, umzukehren, bevor wir das Menschsein so verlassen haben, dass es keine Umkehr mehr gibt. Wir sind an der letzten roten Linie angekommen.

GEDANKEN ZUM SCHLUSS

Viele Menschen heute würden sich wahrscheinlich am ehesten einen Sturz des herrschenden Systems wünschen, um eine Veränderung herbeizuführen. Aber wenn man all das bis hierher Gesagte in sich wirken lässt, dann wissen wir, dass ein Systemsturz nichts nützen würde, solange den Menschen nicht in der Tiefe bewusst wird, dass sie selbst in ihrem Leben – sei es in ihren Beziehungen, in ihrem Einkaufsverhalten oder im Umgang mit Medien viele Systeme aufrecht erhalten, die sie im Grunde ablehnen. Das, was man sich an Änderungen wünscht, bei anderen zu kritisieren, ist einfach, es jedoch bis in den eigenen Lebensalltag hinein zu beherzigen, ist etwas ganz anderes. Spätestens jetzt sollte aber genau das der Anspruch an uns selbst sein, da wir in der Gefahr sind, uns auf allen Ebenen – körperlich, geistig und seelisch – zu zerstören.

Auch wenn man leicht zu dem Schluss kommen kann, dass all die Zerstörung, die wir im Außen sehen (und das ist ja nur die, von der wir wissen) geplant ist[1] und beinahe gespenstisch meisterhaft ineinandergreift, sowie gegen jede Vernunft weiter vorangetrieben wird, wäre dieses unmöglich gewesen, wenn der Mensch sich nicht verloren hätte. Denn ein Mensch, der aus der seelisch-geistigen Anbindung heraus lebt und sich selbst erkannt hat, würde bei einer solchen Zerstörung nicht mitmachen.

Es ist jedoch nie der Weg, in den Kampf gegen das Bestehende zu ziehen, denn im Kampfmodus ist man immer noch abhängiger Teil des Ganzen, welches man infrage stellt. Dazu enthält dieser Modus, meist unbewusst, noch die Angst, sich aus dieser Abhängigkeit zu lösen.

Der Schritt in die Eigenständigkeit ist deutlich schwerer als der Kampf gegen ein System.

Wirkliche Freiheit zu wollen erfordert Mut, sich auf seinen ganz eigenen Weg zu machen. Und dann ist man meist schnell überrascht, dass man auf diesem Weg mehr Gleichgesinnte trifft, als man vorher dachte. Aber man muss das Risiko eingehen, niemanden zu treffen. Ohne Risiko und ohne die Angst mit ins Gepäck zu nehmen, wird es keinen Bewusstseinswandel geben. Jeder neue Schritt im Leben, der aus einer veränderten Bewusstseinslage entsteht, kommt einer Geburt gleich – man muss das Vertraute verlassen, ohne zu wissen, was kommen wird. Das ist der „Preis", den man immer zahlen muss, wenn man wirklich etwas verändern will.

Wir dürfen uns trauen, unbequem für andere zu werden und uns an unsere gesunde Macht erinnern. Denn die haben wir. Wenn wir nicht mehr mitmachen, kann jedes System einpacken. Und das gilt für alle Bereiche. Es wird das mit uns gemacht, was wir zulassen und nur das produziert, was gekauft wird. Wir haben es in der Hand. Jeden Tag. Solange wir unsere Komfortzone jedoch nicht verlassen, müssen wir erkennen, dass wir an allem, was in der Welt geschieht mehr oder weniger stillschweigende Mittäter sind.

Die Zustände sind auf allen Ebenen, egal, wo man hinschaut, kaum noch ertragbar und man fragt sich vielleicht, womit man sinnvollerweise anfangen sollte, etwas zu verändern. Ich denke, es wäre das Wichtigste, sich im ersten Schritt dem Grundlegendsten und Naheliegendsten wieder zuzuwenden und das ist die innere Beziehung zu uns selbst, zu unseren Kindern und unserer Ernährung.

Gute Ernährung ist die Basis von allem. Es sagt ja schon das Wort: LEBENS-mittel. Stattdessen kaufen wir häufig aus Bequemlichkeit oder Unwissen denaturierte Nahrungsmittel, voll mit unnötigen und gesundheitsschädlichen Zusatzstoffen und halten damit tagtäglich ein unglaubliches Machtimperium verschiedenster Industriezweige am Leben. Dazu ist es derzeit von größter Bedeutung, dass wir vor allem unsere regionalen Strukturen erhalten und den Bio-Handel unterstützen. In diesem Zusammenhang ist es elementar zu wissen, dass das, was in konventionellen Supermärkten an Bioprodukten angeboten wird, mit der Qualität der Waren aus reinen Biobetrieben keineswegs vergleichbar ist.

Viele sagen, die Bioläden sind uns zu teuer. Ja, sie sind an manchen Stellen teurer – und leider aktuell noch teurer geworden. Aber wir dürfen uns bewusst machen, dass es nur auf den ersten Blick teurer scheint, denn die Schäden, die die konventionelle Landwirtschaft verursacht, sind um ein Vielfaches höher und die tragen wir alle mit. Außerdem verbraucht man an qualitativ guten biologischen Lebensmitteln viel weniger, weil sie deutlich nahrhafter sind. Noch dazu würden wir mit biologischer Ernährung unsere Welt deutlich friedlicher machen!

Das, was uns derzeit an Lebensmitteln dennoch zu teuer[2] erscheint, wird mit dem, womit wir vielleicht schon in wenigen Jahren dafür „bezahlen" werden, nicht zu vergleichen sein. Gesunde Lebensmittel und der Erhalt regionaler Strukturen sind auch deshalb enorm wichtig, weil hinter den Kulissen die Entwicklung künstlich produzierter Lebensmittel in vollem Gange ist[3] – alles mit der Begründung, dass wir zu viele Menschen auf dem Planeten sind und die Nahrung nicht für alle ausreicht – und eine komplette Umstellung auf biologischen Landbau den Hunger noch verstärken würde. Das schreibt ausgerechnet der Bayer-Konzern.[4] Und nun kommt als Begründung gerne hinzu, dass die Landwirtschaft als CO_2-Verursacher am besten ganz verschwinden sollte. Man spricht über CO_2-Reduzierung und transportiert auf der anderen Seite unnötig Unmengen von Nahrungsmitteln per Flugzeug über den ganzen Globus.

Das ist alles kompletter Unsinn. Was nicht funktioniert, ist die Verteilung der Nahrungsmittel. Dazu kommt die Zerstörung fruchtbarer Flächen in ärmeren Ländern, die man abhängig gemacht hat von Monsanto und Co. Rund 40% aller Lebensmittel werden entsorgt,[5] teilweise schon bevor sie überhaupt verkauft werden. Krumme Gurken oder zu klein geratene Äpfel werden oft in großem Stil vernichtet oder das überschüssige Getreide als Biomasse verbrannt,[6] von dem jahrzehntelang produzierten Überschuss aller Lebensmittel ganz zu schweigen. Und neben dem, was wir zuhause an Essen wegwerfen, kommt noch das hinzu, was die Supermärkte tagtäglich entsorgen müssen, denn das landet lange nicht alles bei den Tafeln. Da wird nicht selten an einem!! Tag ein blauer Müllsack voll Brot in einem!! Geschäft weggeworfen.

Wer dort einen Einblick bekommen möchte, muss sich nur mal für eine Zeit bei „foodsharing"[7] engagieren – ein schönes Projekt für Familien mit Kindern oder eine gute Gelegenheit für Menschen mit Zeit und/oder weniger Geld. Spätestens danach wird man umdenken. Und es ist weitaus sinnvoller als sich auf Straßen festzukleben.

Wenn wir jetzt nicht mit etwas mehr Geld oder Engagement den regionalen Anbau und insbesondere die Biobetriebe unterstützen, werden wir womöglich beides bald nicht mehr haben. Dann müssen wir nicht nur das essen, was die Chemiekonzerne uns vorsetzen wollen, sondern das mit unserer Gesundheit, dem Verlust regionaler Strukturen und weiterer Abhängigkeit bezahlen.

Die regionale Landwirtschaft ist in der Gefahr auszusterben, die biologische ist durch die Preistreiberei noch mehr bedroht. Es ist unsere Entscheidung. Wenn wir Bio und regional kaufen, uns Gemüsekisten direkt von Bauern bestellen oder mehr Möglichkeiten für Selbstversorgung schaffen, und ebenso in anderen Bereichen genau schauen, wo und was wir einkaufen, dann bereiten wir auf dieser Ebene unsere „neue" Welt gut vor, anstatt uns die Basis derer auch noch zerstören zu lassen.

Und am besten ist, wir bezahlen das alles wieder hauptsächlich mit Bargeld, da das sonst ebenfalls weg sein wird. Auch dieses wird massiv vorangetrieben.[8] Sogar die Geschäfte müssen schon seit 2014 Gebühren zahlen, wenn sie Münzen bei der Bank einzahlen. Geldautomaten verschwinden zunehmend, es gibt bereits Banken, die gar kein Bargeld mehr anbieten und Smartphone-Bankkonten sind massiv auf dem Vormarsch. Eine Gesellschaft ohne Bargeld verliert ihre Freiheit gänzlich. Und auch das haben wir (noch) ein wenig in der Hand, denn es sind vor allem die Kartenzahler, die das Verschwinden des Bargeldes vorantreiben.

Aber selbst wenn wir in bester Absicht aufbrechen in eine Gegenbewegung, konkret etwas tun, neue ökologische Konzepte verwirklichen, vom Auto auf das Rad umsteigen, die Medien überlegter nutzen, WLAN durch Kabel ersetzen, in Ermangelung eines eigenen Gartens Gemüse in Hinterhöfen oder auf dem Balkon anbauen, Bienen züchten, Lebensmittel retten, Carsharing betreiben, vielleicht sogar Gemeinschaften gründen oder freie neue Schulen, wird all das dauerhaft nur sein Potenzial entfalten können, wenn wir wirklich in unserem Innersten ansetzen

– was ganz automatisch auch einen Wandel des bestehenden Weltbildes mit sich bringen wird.

Der Tierkreis hat gezeigt, dass der Anfang vom Ende in der Phase des Skorpions mit dem Negieren der eigenen Schatten beginnt. Hier entscheidet sich, ob wir unser Menschsein auch auf der geistigen Ebene annehmen oder nur als gefühlt seelenlos funktionierende Menschen in der Welt bleiben wollen. Wenn wir dort steckenbleiben und nicht sehen wollen, was wir in uns – und insbesondere unsere Kinder in sich – tragen, kann sich das Leben nicht in seiner angelegten gesunden Form weiterentwickeln, sondern jede weitere Phase sich nur in zunehmender Zerstörung zeigen.

Auf einem gesunden Entwicklungsweg verbinden sich Geist und Seele, und es beginnt die bewusste Orientierung aus dieser Rückkopplung heraus. Das bedeutet lange nicht, dass wir alle „fertig" sein müssen, aber wenn wir uns auf den inneren Weg machen, wenn wir – auch gegen noch so plausible Begründungen – vor allem unserer Intuition vertrauen, führt uns das von ganz allein auf andere Wege. Wenn wir uns einander zeigen und öffnen, auch in unserem Unperfektsein, gibt es echte Nähe und echte Begegnungen, die für einen Wandel ebenso unerlässlich sind. Nur auf diese Weise entsteht gleichermaßen die gesunde Polarität zwischen Verbundenheit und Autonomie. Mit all dem schaffen wir überhaupt erst eine gesunde Basis, die Kindern in ihrem Aufwachsen tragendes Vorbild sein kann. Gelingt das nicht, bleiben wir Bedürftige, die alles vom anderen erwarten und wenn es unangenehm wird, auf diesen übertragen.

Wenn wir nicht selbst unser inneres Licht wieder zum Leuchten bringen, wird es ausgehen. Wir leben dann vielleicht noch, aber nicht mehr so, wie es zum Menschsein gehört. Es bleibt dann auch auf dieser Ebene nur noch die Funktion des Menschen übrig, weil wir den Inhalt dem Ego, den Verdrängungen, und letztlich der Angst geopfert haben.

Leider ist es so oft erst die nackte Verzweiflung, die uns in die Lage bringt unsere emotionalen Mauern, die wir um uns herum gebaut haben, einzureißen. Im Grunde hält der Mensch wirklich viel aus. Wie viele leben Jahrzehnte in Bedingungen, von denen sie ganz genau spüren, dass diese sie quälen und dennoch funktionieren sie scheinbar unermüdlich weiter. Und wieviel halten auch unsere Kinder aus! Das ist oft enorm. Wie wäre es wohl, wenn wir diese Energie, diese Kraft, die in uns Menschen steckt, für das einsetzen würden, wofür unser inneres Feuer brennt? Ich bin sicher, wir könnten richtig viel bewegen. Aber dafür müssen wir durch die Angst und in unserem Mikrokosmos aufräumen, damit sich diese Energie auch im Makrokosmos manifestieren kann.

Genauso ist es wichtig, uns als Teil des Göttlichen zu begreifen, denn sonst wird der ganze Kampf um Naturschutz und andere Katastrophen nahezu sinnlos. Der beste Naturschutz ist der Sinn für das Heilige hinter den Dingen. Wenn wir der Natur mit Achtung und Staunen begegnen, dankbar erkennen – und möglichst auch empfinden – dass wir Teil von ihr sind und dass sie uns in Fülle alles gibt, was wir brauchen, werden wir ganz automatisch aufhören, sie zu zerstören. Die Natur hat zudem die größte Kraft und diese wird sich auf uns übertragen, sobald wir uns wieder mit ihr verbunden fühlen.

Nur auf einem ganzheitlichen Weg können wir dem anstehenden Wandel auf allen Ebenen, politisch, sozial, wirtschaftlich und menschlich gut begegnen. Dann überwinden wir innere und äußere Spaltungen und können die Einheit erfahren, die wir alle gemeinsam sind. Je höher unsere eigene geistige Energie wird, desto mehr verändert sich auch die kollektive Energie und desto weniger haben Unterdrückung, Missbrauch und Zerstörung eine Chance.

Gelingt dieser Wandel, wäre irgendwann auch die seriöse Sternenkunde wieder selbstverständlicher und geachteter Teil der geistigen Welt. Derzeit aber würde die offizielle Welt, würde sie dieser „inoffiziellen" Welt den Zutritt erlauben, zusammenbrechen, weil sich Prinzipien wie Macht, Zufall und Schuld einfach nicht mehr halten könnten.

Wir stehen vor einer gewaltigen Revolution, das ist wahr, aber die digitale ist nur die funktionale. Es geht um eine geistige und eine menschliche Revolution. Eine Revolution des Bewusstseins und eine Revolution, die im Inneren nicht stattfindet, wird auch im Außen nicht gelingen – sie wird dann höchstens Schadensbegrenzung sein.

Der Weg beginnt mit der Selbstverantwortung für all das, was wir in unserem Leben vorfinden – jeder in seinem eigenen. Und er beginnt mit dem ersten Schritt.

Sonst kommt das Wasser doch.

Anmerkungen, Quellen und Weiterführendes

Zitat von Seite 15
1. Wolfgang Döbereiner, „Die belegte Gegenwart", Seminarband 13, S. 33

KAPITEL 1.1 EIN KURZER AUSFLUG IN ANFÄNGE DER ALTEN MYTHEN
1. https://www.rosalux.de/news/id/42148/witwenverbrennung-in-indien^

KAPITEL 1.2 DER MYTHOS DER ANTIKE
1. Luc Ferry, „Die Weisheit der Mythen", S. 18
2. Olga von Ungern-Sternberg, "Die innerseelische Erfahrung am Bild der Astrologie", S. 25
3. „Mythen der Welt", Roy Willis, S. 9 ff.
4. Luc Ferry, „Die Weisheit der Mythen", S. 58
5. Luc Ferry, „Die Weisheit der Mythen", S. 38
6. C.G. Jung, „Erinnerungen", S. 343

KAPITEL 2 DIE UR-TEILUNG
1. https://www.deutschlandfunkkultur.de/schmerzhafte-trennung-des-liebespaares-himmel-und-erde-100.html
2. https://www.evolution-mensch.de/Anthropologie/Pangu
3. Roy Willis, „Mythen der Welt", S.18 ff.

KAPITEL 2.1 MIKROKOSMOS-MAKROKOSMOS
1. C.G. Jung, „Bewußtes und Unbewußtes", S. 42
2. Absatz aus: Martin Spura, „Das verweigerte Opfer des Prometheus", S. 11
3. Yin und Yang Symbol, https://de.wikipedia.org/w/index.php?title=Yin_und_Yang&oldid=230483557

KAPITEL 2.2 DUALITÄT UND POLARITÄT
1. Bibelstellen 2 Kor 12:10
2. Mt 20:16
3. Mt 23:12
4. C.G. Jung, „Bewußtes und Unbewußtes", S. 47

KAPITEL 3 DIE KOLLEKTIVE SEELE
1. Das Märchen von der größten Kraft des Universums
Gefunden: http://lin-mueller.de/inspiration.html
2. Vgl. C.G. Jung, „Bewußtes und Unbewußtes"
3. C.G. Jung, „Struktur der Seele", S. 181
4. Lt. Kulturanthropologen und Ethnobotaniker Wolf-Dieter Storl
5. Anselm und Michael Grün, „Gott und die Quantenphysik", S. 23

6. Vgl. C.G. Jung, „Bewußtes und Unbewußtes", S. 32

KAPITEL 3.1 DER SCHMERZ UND UNSERE SCHATTEN

1. Wolfgang Döbereiner, „Fluß der Generationen", Seminarband 17, S. 143.
Dort heißt es: „Angst ist die Verdrängung von Schmerz und Schmerz ist die Wahrnehmung des Unvollständigen, die Hilflosigkeit aus der Trennung der Vollständigkeit des Himmels und die Unvollständigkeit wird zum Ereignis (...)."
2. https://www.wissen.de/bildwb/religionen-und-mythen-frueher-zeit-die-erfindung-der-goetter
3. Anne Devillard, „Heilung aus der Mitte", S. 356
4. Chiron ist ein weiser und sanftmütiger Einzelgänger und verwundeter Heiler, Erzieher und Gelehrter. Er ist unehelicher Sohn des Saturn und der Nymphe Philyra und weil er halb als Mensch, halb als Pferd geboren wird, ist seine Mutter über seine Hässlichkeit so schockiert, dass sie Zeus bat, sie in einen Lindenbaum zu verwandeln. Nach dieser frühen Abweisung lebte Chiron einsam in einer Grotte auf dem Berg Pelion als Erzieher und Lehrer von großen Göttern und Helden. Chiron verbindet als ein Wesen zwischen Pferd und Mensch, die dunkle, naturhafte, instinktive und hoch sensible Seite mit der vernunftmäßigen des Intellekts. Wegen einer unheilbaren Verwundung wird er mit körperlichen und seelischen Leiden in Verbindung gebracht. Außerdem wird ihm die Fähigkeit nachgesagt, aus dem eigenen Leiden Weisheit gewinnen und das Leiden anderer Menschen lindern zu können.

KAPITEL 3.2 VOM TIEROPFER ZUM SEELENOPFER

1. Vgl. Martin Spura, „Das verweigerte Opfer des Prometheus", S. 178 ff
2. Martin Spura, „Das verweigerte Opfer des Prometheus", S. 177 ff.
Dieses großartige Buch möchte ich allen Menschen ans Herz legen, die sich diesen und vielen anderen mythologischen Hintergründen und Zusammenhängen zu unserem derzeitigen Leben auf noch tieferer Ebene nähern möchten.

KAPITEL 4 ADAM UND EVA

1. https://de.wikipedia.org/w/index.php?title=Adam_und_Eva&oldid=231335866
2. Roy Willis, „Welt der Mythen", S. 24
3. Vgl. Martin Spura, „Das verweigerte Opfer des Prometheus"

KAPITEL 4.1 WIR SIND UNSCHULDIG

1. Vgl. Olga von Ungern-Sternberg, „Die Sternenschrift im Heraklesmythos"
2. Aus: Luc Ferry, „Leben lernen: Die Weisheit der Mythen", S.350-357
© Verlag Antje Kunstmann GmbH, München 2009 – mit freundlicher Genehmigung
Dtv „Lexikon der antiken Mythen und Gestalten"
3. Wolfgang Döbereiner, „Fluß der Generationen", Seminarband 17, S. 3 und S. 142-153
4. Siehe dazu die Theorie von David Bohm des impliziten, „eingewickelten" Universums in Kapitel 8 Astrologie – die Mythen des Himmels?

KAPITEL 5 DIE SINTFLUT

1. Roy Willis, „Welt der Mythen", S. 23
2. Roy Willis, „Welt der Mythen", S. 26

KAPITEL 5.1 WASSER UND SALZ ALS LEBENSSPENDER

1. https://de.wikipedia.org/w/index.php?title=Hallstatt_(Arch%C3%A4ologie)&direction=prev&oldid=231487569
2. Wahrig, Herkunftswörterbuch
https://www.zentrum-der-gesundheit.de/ernaehrung/lebensmittel/gewuerze/ursalz
mit freundlicher Genehmigung vom 27.02.2023:
3. Peter Ferreira, „Wasser und Salz", S. 85/86
4. https://www.zobodat.at/pdf/MGSL_92_0147-0151.pdf
https://de.wiktionary.org/w/index.php?title=Hall&oldid=9646401
5. Peter Ferreira, „Wasser und Salz", S. 59
6. Vgl. Irene Dallichow, „Salz: Ein Urheilmittel neu entdeckt"
7. https://www.chemie.de/lexikon/Salze.html
8. https://www.der-lebensquell.de/media/attachments/2021/04/20/salz.pdf
9. https://www.planet-wissen.de/gesellschaft/lebensmittel/salz/pwiewiedassalzaufdieerdekam100.html
10. Peter Ferreira, „Wasser und Salz", S. 93

KAPITEL 5.2 SCHWINGUNG

1. Erwin Thoma, „Holzwunder", S. 195
2. Anne Devillard, „Heilung aus der Mitte" S. 336
3. Auf diesen Gedanken brachte mich Miriam Pfaff

KAPITEL 5.3. WASSER HAT EIN GEDÄCHTNIS

1. Vgl. Masaru Emoto, „Die Antwort des Wassers" Band 1 und 2,
Vortrag in der Berliner Urania 2003 von Masaru Emoto
2. „Lebendige Erde", Ausgabe Jan/Feb. 2022, S. 41
3. Dennoch sind durch die heutige, meist minderwertige, Qualität der Nahrungsmittel diese Ergänzungen sehr wichtig geworden und durchaus hilfreich. Die Qualitätsunterschiede sind zum Teil enorm. Wenn man darauf achtet, dann findet man sehr gute Präparate, die teilweise auch die Pflanze, Pflanzenteile, wie Wurzel oder Blätter und Pilze im Ganzen verarbeiten.
4. M.Emoto, „Die Antwort des Wassers", Band 1 und M.Emoto/J.Fliege, „Die Heilkraft des Wassers"
5. Vgl. M.Emoto, „Die Antwort des Wassers", Band 1 und 2
6. https://de.wikipedia.org/w/index.php?title=Seele&direction=prev&oldid=231363670
Günter Drosdowski: Das Herkunftswörterbuch
7. M.Emoto, „Die Antwort des Wassers", Band 1, S. 87
8. Olga von Ungern-Sternberg, „Die Sternenschrift im Heraklesmythos", S. 175

KAPITEL 5.4 WASSER UND SALZ ALS FUNKTION

1.http://biologiedidaktik.blogspot.com/2018/08/alles-leben-kommt-aus-dem-wasser-das.html
2. Während dieses Buch entsteht, werden in der Ostsee Gaspipelines sabotiert (Ende September 2022) und das bisher ausgetretene Methan entspricht nach Schätzungen den Emissionen von 5,8 Millionen Fahrzeugen über einen Zeitraum von 20 Jahren.
https://www.theguardian.com/environment/2022/sep/28/nord-stream-methane-gas-

leaks-may-be-biggest-ever-with-warning-large-climate-risk
https://www.derstandard.de/story/2000139656095/die-lecks-in-nord-stream-sind-die-groessten-methanaustritte-der - vom 05.10.2022
3.https://archiv.bge.de/archiv/www.endlager-konrad.de/DE/bfs/wissenschaft-forschung/stellungnahmen/emf/offshore.html
https://www.tuev-nord.de/explore/de/entdeckt/datenautobahn-durch-den-ozean/
4. siehe oben unter Anmerkung 2.
5. M.Emoto, „Die Antwort des Wassers", Band 1, S. 154
6.www.zentrum-der-gesundheit.de;https://www.mallig.eduvinet.de/autoren/geo/bauer/salzla2d.htm
7. Aluminium gelangt auch als Bestandteil vieler Düngemittel ins Trinkwasser und wird in manchen Wasserwerken auch zur Wasserreinigung eingesetzt
http://www.al-ex.org/alu-fallen/alu-falle-wasser.html
8. Fluor kann den Zähnen schaden, da sie bei einer Überdosierung, die leicht passieren kann, brüchig werden können, genau wie auch Knochen dadurch poröser werden können. Osteoporose gilt heute als Volkskrankheit und mit weiterem massiven Anstieg wird gerechnet.
9. www.alzheimer-forschung.de
10. www.jw.org
11.https://www.individualmedizin-mund.de/schwerpunkte/schilddruesenerkrankungen/jodmangel.html
12. Meersalz ist heute aus den genannten Gründen keine gute Alternative mehr. Besser ist Steinsalz und da ist es vor allem das Ursalz, welches vom Körper am besten aufgenommen werden kann. Auch jodhaltiges Quellwasser ist gut, aber man sollte Quellwasser meiden, das mit Ozon abgefüllt ist, weil das ebenfalls die kristalline Struktur des Wassers stört und damit auch uns nicht gut tut.

KAPITEL 6 DAS HEILENDE SPIEGELPRINZIP
1. Gottfried von Purucker, „Esoterische Philosophie", S. 220

KAPITEL 6.1 INHALT UND FUNKTION
1. Wolfgang Döbereiner ist der Begründer der „Münchner Rhythmenlehre"
2. Der deutsche Physiker Hermann von Helmholtz (1821 - 1894) formulierte
in seiner 1847 erschienenen Schrift „Über die Erhaltung der Kraft" den Energieerhaltungssatz als allgemeingültiges Prinzip. Eine besonders klare und einfache, auf HELMHOLTZ zurückgehende Formulierung lautet:
„Energie kann weder erzeugt noch vernichtet werden. Sie kann nur von einer Form in andere Formen umgewandelt oder von einem Körper auf andere Körper übertragen werden."
3. C.G. Jung, „Die Dynamik des Unbewussten", S. 534
4. Stephen Hawking und Masaru Emoto haben den Neptun auf 0°Waage, beide mit einem Aspekt zum Mond (Konj.bei Hawking, Opp.bei Emoto). Hawking verleugnet – mit der Sonne auf 17°Steinbock – die Seele aufs Tiefste, der andere erkennt sie im Wasser. Der Mond-Neptun, als Bild eines besonders tiefen Zugangs zur Seele, auf einem Kardinalpunkt 0°Waage – ist genau der Punkt, an dem die geistige Welt mit der persönlichen zusammentrifft und der Inhalt (in diesem Fall der des Mond-Neptun) in die

Bewusstheit bzw.in die Gegenwart drängt. Es ist darüber hinaus auch ein Punkt für die Öffentlichkeitswirkung dieser Menschen und dem, was sie hervorgebracht haben. Auf diesem Kardinalpunkt wird ebenso deutlich, dass sich für diese beiden Menschen alles im Leben darum dreht. Der Mond ist als Bild auch der Fluss, der dem Neptun (dem Göttlichen) entspringt und wird hier in der Gesamtkonstellation zur Suche nach dem, was als Prinzip allem Leben zugrunde liegt. Auf 17°Steinbock (Mars-Saturn) kann man seine Berufung finden, aber sich auch gegen das Prinzip stellen und sich selbst zu Gott machen, wie Hawking es verkörpert. Auf jeden Fall beinhaltet dieser Tierkreisgrad einen enormen Widerstandsgeist und gekämpft hat Hawking ganz sicher wie kein zweiter – und das auf allen Ebenen. Er führte vor allem einen Kampf gegen Gott, den er eigentlich hätte annehmen sollen. Das zeigt dieser Tierkreisgrad deutlich. Beide erlebten letztlich, wie es bei Mond-Neptun häufig vorkommt – vor allem, wenn man sich über das Prinzip stellt - eine Art Unterlegenheit – der eine sehr deutlich über seinen Körper, der andere über partielle Anfeindungen.

5. Das warf man Emoto als Kritikpunkt vor. In der Homöopathie sind auch keine Studien möglich, weil jede Behandlung immer absolut individuell ist. Auch in Russland gibt es Wasserforschung und Geräte, die ohne Chemie – auf energetische Weise – Wasser reinigen.

6. https://www.derstandard.de/story/2000135116963/weltgroesster-teilchenbeschleuniger-am-cern-wieder-in-betrieb (vom 22.04.2022)

7. Ein Mensch hat Nervenbahnen von insgesamt 5,8 Millionen Kilometer Länge. https://www.qualitaetskliniken.de/news/fakten-freitag-nervenbahnen/

KAPITEL 6.2 BILDER

1. Viele Kliniken und Therapeuten bieten das Malen als Therapieform an.
2. Lt. Gerald Hüther
3. Waltraud Kirschke und Hartmut Ast, „Die Sprache der Seele", S. 116
4. https://www.spektrum.de/news/meere-kehren-seepferdchen-in-die-nordsee-zurueck/2085426?utm_source=pocket-newtab-global-de-DE

KAPITEL 6.3 TRÄUME

Eine wirklich gute Empfehlung für Menschen, die in das Thema „Träume" noch etwas tiefer eintauchen möchten: Waltraud Kirschke und Hartmut Ast, „Die Sprache der Seele"

1. Waltraud Kirschke und Hartmut Ast, „Die Sprache der Seele", S. 38 ff.
2. Aus Waltraud Kirschke und Hartmut Ast, „Die Sprache der Seele", S. 41 ff.
3. Kirschke und Ast, S. 42 ff.
4. Kirschke und Ast, S. 84/85
5. Traumforscher Dement suchte die Antwort in einem gewagten Experiment. Fünf Nächte lang hinderte er acht freiwillige Testschläfer am Träumen. So oft Augenbewegungen und EEG-Kurven den Beginn eines REM-Traumes ankündigten, ließ Dement die Schlafenden durch Klingelsignal wecken. Schon in der ersten Nacht setzten die Testpersonen bis zu 22-mal zum Träumen an, in den folgenden Nächten sogar bis zu 30-mal. Am Tage zeigten sich die Traumlosen gereizt und zunehmend verstört. Sie verspürten Heißhunger, ihr Gedächtnis ließ nach, ihre Bewegungen wurden unsicher. Sie begannen, sich vor dem Ausgang des Versuchs zu fürchten. Nach fünf traumberaubten Nächten brach Dement das Experiment ab: Alle acht Testpersonen litten unter Halluzinationen. Sie sahen Gesichter aus der Dunkelheit auftauchen, fanden sich von menschenfressen-

den Pflanzen umgeben oder wurden von lebenden Möbelstücken verfolgt.
Dass diese seelischen und körperlichen Störungen in der Tat dem Traum-Entzug und nicht etwa den nächtlichen Schlafunterbrechungen zuzuschreiben waren, wies Dement an einer zweiten Schläfer-Gruppe nach. Die Mitglieder dieser Kontrollgruppe wurden ebenso oft geweckt wie die acht anderen Versuchspersonen – doch nie während der REM-Phase. Sie fühlten sich am Morgen ausgeschlafen und zeigten keinerlei Ausfallerscheinungen.
https://www.spiegel.de/kultur/rollende-augen-a7935
2e10-0002-0001-0000-000043067450
6. Statt Schlaftabletten sollte man als erstes die Uhr oder den Wecker aus dem Schlafzimmer verbannen und sich verbieten, nachts auf die Uhr zu schauen. Stehen Sie auf, wenn Sie wach sind, legen Sie sich hin, wenn Sie müde sind. Wenn Sie dreimal in der Nacht 20 Minuten tief schlafen, können Sie durchaus auch träumen und werden deutlich ausgeruhter sein, als wenn Sie die ganze Nacht im Bett liegen und Angst vor dem Nicht-einschlafen-können haben. Legen Sie sich ein Buch neben das Bett, in das Sie Ihre Gedanken, die Sie am Schlaf hindern und die auch oft nur in der Nacht kommen, hineinschreiben. Das ist wichtig, weil es sich sonst im Kopf irgendwann anstaut. Es entspricht einem inneren Aufräumen. Und wenn man schreibt, dann tauchen so oft noch viel mehr Gedanken auf, als die, die man vorher gedacht hat. Es kommt ins Fließen und entlastet.
7. https://geldfabrik.wordpress.com/2009/07/21/32-moglichkeiten-vom-bett-aus-geld-zu-verdienen-teil-3-von-8/
8. Olga von Ungern-Sternberg, „Die Sternenschrift im Heraklesmythos", S. 147
9. Vgl. Erich Fromm, „Das Wesen der Träume"

KAPITEL 7 GOTT UND DIE RELIGION HEUTE – VON DEN MYTHEN ZUM CHRISTENTUM

1. Harald Specht, „Das Erbe des Heidentums", S. 209 ff
2. Kocku von Stuckrad, „Geschichte der Astrologie", S. 65
3. Specht, S. 211
4. Specht, S. 206/7, S. 213 und https://de.wikipedia.org/w/index.php?title=Messias&oldid=232521039
5. Vgl. Luc Ferry, „Eine philosophische Gebrauchsanweisung"
6. Vgl. Luc Ferry, „Eine philosophische Gebrauchsanweisung"
7. Luc Ferry, „Eine philosophische Gebrauchsanweisung", S. 70.
8. Luc Ferry, „Eine philosophische Gebrauchsanweisung", S. 87 ff.
9. Luc Ferry, „Eine philosophische Gebrauchsanweisung", S. 92/93
10. Von politischer Mitbestimmung ausgeschlossen waren Frauen, Kinder, Fremde, Sklaven und Arme
11. Harald Specht, „Das Erbe des Heidentums", S. 299 ff.
12. und 13. Luc Ferry, „Eine philosophische Gebrauchsanweisung", S. 75

KAPITEL 7.1 DIE REALITÄT DES CHRISTENTUMS

1. Vgl. Karlheinz Deschner, „Abermals krähte der Hahn", S. 85 ff.
2. Harald Specht, „Das Erbe des Heidentums", S. 617
3. Aus „Römisches Recht" von Dr. Philipp Charwath
4. https://de.wikipedia.org/w/index.php?title=Toleranzedikt&direction=

next&oldid=186993412
5. https://de.wikipedia.org/wiki/Konstantinische_Wende
6. Bis heute hat sich an der Machtstruktur wenig geändert, denn die Gehälter der Bischöfe werden nicht aus den Kirchensteuern bezahlt, sondern vom Staat – und damit vom Steuerzahler. Diese Regelung ist im Grundgesetz verankert und die Begründung für dieses Gesetz kann man in der Geschichte finden, die über 200 Jahre zurückliegt. Die Gehälter der Pfarrer hingegen zahlen die Kirchenmitglieder durch ihre Kirchensteuern. https://www.gehalt.de/news/wer-zahlt-gehaelter-der-pfarrer
7. Karl Prümm, „Religionsgeschichtliches Handbuch", Rom 1954, Päpstliches Bibelinstitut, S. 463 ff.
8. Karl Prümm, „Religionsgeschichtliches Handbuch", S. 45
9. Eine Verordnung von 1793 belegt, dass das Gänseblümchen in Deutschland ausgerottet werden sollte, wahrscheinlich vor dem Hintergrund, dass es zu Abtreibungszwecken eingesetzt wurde.
www.adler-apotheke-metzingen.de
10. 5.Allg. Konzil um 538 n. Chr. – Gottfried von Purucker „Esotherische Philosophie" Band 1, S. 71
11. Vgl. Alfred Schütze, „Mithras-Mysterien und Urchristentum"
12. Waltraud Kirschke und Hartmut Ast, „Die Sprache der Seele", S. 41 ff.
13. Wolf-Dieter Storl, „Einsichten und Weitblicke", Zur Hexenverbrennung S. 284
14. Benedikt XVI, alias Kardinal Ratzinger, Predigt vom 31.12.1979, zum Entzug der „missio canonica" für Hans Küng, zitiert nach „Allen, Joseph Ratzinger, Patmos 2002".
15. https://abtei-st-hildegard.de/himmlisches-mit-irdischem-verbinden-%E2%80%93-die-welt-der-hildegard-von-bingen/
16. https://www.deutschlandfunk.de/falsche-deutungen-der-bibel-manche-stellen-muss-man-mit-100.html
17. Harald Specht, „Das Erbe des Heidentums", S. 221 ff.
18. https://www.sueddeutsche.de/panorama/us-umfrage-zu-weihnachten-dreiviertel-der-amerikaner-glauben-an-jungfrauengeburt-1.1847156
19. https://dominikimseng.com/2012/02/05/atrocitology/
20. https://www.sueddeutsche.de/politik/bischoefe-katholisch-waffenlieferung-ukraine-1.5545250
21. Karlheinz Deschner, „Abermals krähte der Hahn", S. 84-87
22. Karlheinz Deschner, „Abermals krähte der Hahn", S. 88
23. https://hpd.de/artikel/vatikan-bestaetigt-existenz-hoelle-15448 (vom 06.04.2018)
24. Wolfgang Döbereiner, „Seminarband 21", S. 140/141
25. Vgl. Joseph Bötzer, „Katholische Blätter, Stimmen aus Maria Laach", 1906
26. https://bibliographie.uni-tuebingen.de/xmlui/bitstream/handle/10900/117830/Gladigow_109.pdf?sequence=1
27. C.G. Jung, „Bewusstes und Unbewusstes", S. 90 ff.
28. C.G. Jung, „Bewusstes und Unbewusstes", S. 60 ff.

KAPITEL 7.2 DIE SONNENRELIGION

1. Kocku von Stuckrad, „Geschichte der Astrologie" S. 125 - 126
2. Und 3. Harald Specht, „Das Erbe des Heidentums", S. 213
4. Sebastian Buck, „Mithras. Geschichte einer Gottheit"

https://antike-christentum.de/mithraskult
5. Von Stuckrad, S. 127
6. Ob die Herkunft etwas mit dem Jahrhunderte älteren iranischen Gott Mitra zu tun hat, ist bis heute nicht sicher zu klären, genauso sind griechische Ursprünge möglich und auch persische nicht auszuschließen (von Stuckrad S.126).
Nachweisliche Erwähnung findet Mithras erstmals um 1380 v. Chr.
Sebastian Buck, https://antike-christentum.de/mithraskult
7. Specht, S. 283
8. Karlheinz Deschner, „Abermals kräht der Hahn", S. 90
9. Aus der Wortwurzel „div" leiten sich ab:
diu (indogermanisch) Hell,Tag
dies (Lateinisch) Tageslicht, Leben
Deus (lateinsch): Gott
divine (Englisch) göttlich
dyaus (alt-indisch): Strahlung, Erscheinung
Deva (alt-indisch): Gottheit
Bei den Germanen wurde der Himmelsgott Teiwaz verehrt. Der Name geht zurück auf die indogermanische Form für den Gott „deiwos", was sich ebenfalls aus „dyaus" ableitet und zurückgeht auf eine ur-indogermanische Vrddhi-Ableitung zum Wort „djew" gleichbedeutend mit dem Himmel. Die Personifizierung des „Vater Himmel" findet sich nahezu in allen Mythen und enthält damit dem Ursprung dyaus: Strahlung. Etymologie im germanischen Sprachraum.
https://qa.edu.vn/de/Gott-4088848684 und Thomas Reichert, „Gottesoffenbarung", S.35
10. Von Stuckrad, S. 129
11. https://www.freimaurer-wiki.de/index.php/Mithras-Kult
12. Von Stuckrad, S. 126
13. Von Stuckrad, S. 129
14. Von Stuckrad, S. 127
15. https://de.wikipedia.org/wiki/Mithräum
16. Von Stuckrad, S.126
17. https://antike-christentum.de/mithraskult
18. Karlheinz Deschner, „Abermals kräht der Hahn", S. 94
19. Deschner, S. 89
20. Deschner, S. 94 ff.
21. https://antike-christentum.de/mithraskult
22. Deschner, S. 88 ff und umfassende Darstellung in von Stuckrad, „Geschichte der Astrologie"
23. Vgl. Harald Specht, „Das Erbe des Heidentums", S. 283 ff.
24. Umfassende Darstellung in Specht, „Das Erbe des Heidentums", S. 283 ff.
25. Thomas B. Reichert, „Gottesoffenbarung", S. 60
26. https://bibelcenter.de/bibel/studien/jesus/d-std802.php
27. https://petermertingk.de/der-ursprung-von-weihnachten/
28. Kocku von Stuckrad, „Geschichte der Astrologie", S. 123
29. Von Stuckrad, S. 123f.
Ebenfalls war es Theodosius, der ein persönliches Glaubensbekenntnis zum Gesetz machte:

Wir wollen, dass alle Völkerschaften, die die maßvolle Herrschaft unserer kaiserlichen Gnade regiert, an der Religion in der Version teilnehmen, wie sie der heilige Apostel Petrus den Römern überliefert hat (...), das heißt: wir glauben der apostolischen Lehre und der evangelischen Doktrin folgend an eine einzige Gottheit des Vaters, des Sohnes und des heiligen Geistes unter Annahme gleicher Majestät und heiliger Dreifaltigkeit. Wir befehlen, dass alle, die diesem Gesetz folgen, das Recht haben, sich katholische Christen zu nennen, während alle übrigen, die wir als Schwachsinnige und Verrückte von häretischem Glauben beurteilen, der Infamie unterliegen (Codex Theosodius XVI,1,2; Edikt der Kaiser Theodosius und Valentinian auf dem Jahre 380).
30. und 31. https://antike-christentum.de/mithraskult#Sebastian--Buck
32. GALILEI wurde 1616 erstmals von der Inquisition ermahnt, von der Verteidigung des heliozentrischen Weltbildes abzusehen. Im Jahre 1633 wurde GALILEI deshalb vor ein Inquisitionsgericht in Rom, das „Gericht des Heiligen Offiziums", geladen. Nach vier Verhören und unter Androhung von Folter wurde er von den katholischen Richtern gezwungen, öffentlich seinen Lehren und damit dem heliozentrischen Weltbild abzuschwören und stand bis Ende seines Lebens unter Beobachtung und seine letzten Jahre mit Verbot seiner Lehrtätigkeit sogar unter Hausarrest.
https://www.faz.net/aktuell/feuilleton/kunst-und-architektur/galileo-galilei-neun-jahre-unter-hausarrest-1928303.html (vom 30.03.2009)
33. https://universal_lexikon.de-academic.com/248954/heliozentrisches_Weltbild
34. Vgl. Alfred Schütze, „Mithras-Mysterien und Urchristentum"

KAPITEL 7.3 DIE WISSENSCHAFT

1. Luc Ferry, „Eine philosophische Gebrauchsanweisung", S. 118 ff.
2. Luc Ferry, „Eine philosophische Gebrauchsanweisung", S. 113 ff.
3. Wolfgang Döbereiner, „Fluß der Generationen", Band 17, S. 7
4. Gottfried Purucker, „Esoterische Philosophie", Band 1, S. 79 – dort findet man noch viele andere Beispiele
5. Purucker, „Esoterische Philosophie", Band 1, S. 80
6. Diese nannte man „Gemmen", das sind in Edelsteine eingeschnittene Bildmotive, die meist als Siegel dienten, beispielsweise bei den Babyloniern.
Aus: Purucker, „Esoterische Philosophie", Band 1, S.80 ff.
7. https://jimdo-storage.global.ssl.fastly.net/file/875fb6c1-3547-4afd-b262-c79b952bfb7b/Zitat_Max_Planck.pdf
8. Unwissenschaftlich ausgedrückt erforscht die Quantenphysik an den Grenzen der stofflichen Ebene das, was der Mensch auf der religiösen und spirituellen Ebene schon in sich erfahren hat und irgendwie weiß. Jedoch finden sich in beiden Bereichen kaum Worte dafür, weil es ungreifbar bleibt, wie nahe man an manchen Stellen der Schöpfung gekommen zu sein scheint. In beiden Bereichen werden Grenzen bleiben, da wir im anderen Fall sonst irgendwann Gott erklären könnten.
9. Martin Spura, „Das verweigerte Opfer des Prometheus", S. 484
10. Martin Spura, „Das verweigerte Opfer des Prometheus", S. 487

KAPITEL 8 ASTROLOGIE – DIE MYTHEN DES HIMMELS?

1. Vgl. David Bohm, „Die implizite Ordnung"
2. Masaru Emoto, „Die Antwort des Wassers", Band 1, S. 132

3. Nikolaus von Kues war ein berühmter, universal gebildeter deutscher Philosoph, Theologe, Kardinal und Mathematiker.
4. Michael Grün, „Gott und die Quantenphysik", S. 30 ff.
5. Michael Grün, S. 28
6. Vgl. Olga von Ungern-Sternberg, „Die Sternenschrift im Heraklesmythos"

KAPITEL 8.1 DIE LANGE GESCHICHTE DER ASTROLOGIE IN KÜRZE

1. Kocku von Stuckrad, „Die Geschichte der Astrologie", S. 34
2. Sternbilder (der Astronomie) stehen im Grunde für die Funktion und Tierkreiszeichen (der Astrologie) für den Inhalt – hier wird deutlich, dass beides zusammengehört, da das eine nie ohne das andere hätte entstehen können. Hier zeigt sich womöglich Hinweisendes in der Frage, ob wir nicht immer erst das Funktionale entdecken müssen, bevor wir inhaltlich etwas erkennen. Wiederum war die Himmelsbetrachtung zuerst mit Inhalt gefüllt, beziehungsweise von dem funktionalen Hintergrund gar nicht trennbar. Erst später mit der Forschung entstand daraus die Astronomie und dann wurde der Inhalt abgetrennt.
3. http://www.spiegel.de/wissenschaft/mensch/zeitmessung-archaeologie-aeltester-kalender-entdeckt-a-911211.html
4. Kocku von Stuckrad, „Die Geschichte der Astrologie", S.40
5. Von Stuckrad, S. 46,
6. Von Stuckrad, S. 47f.
7. Von Stuckrad, S. 50f.
8. Von Stuckrad, S. 56
9. Von Stuckrad, S. 62
10. Von Stuckrad, S. 62
11. Von Stuckrad, S. 86 ff.
12. Von Stuckrad, S. 117
13. Von Stuckrad, S. 80
14. Von Stuckrad, S. 114
15. Von Stuckrad, S. 109
16. Von Stuckrad, S. 383
17. Von Stuckrad, S. 384
18. Von Stuckrad, S. 29
19. Vgl. Paracelsus, „Das Buch Paragranum Septem Defensiones" und Stuckrad, S. 225 ff.
20. Von Stuckrad, S. 222 ff
https://de.wikipedia.org/w/index.php?title=Heinrich_Cornelius_Agrippa_von_Nettesheim&oldid=228407095
21. https://www.degruyter.com/document/doi/10.1515/9783110852134.101/pdf
22. Von Stuckrad, S. 249
23. Von Stuckrad, S. 243
24. https://de.wikipedia.org/wiki/Meteorologie
25. Sehr gute Lektüre zu diesem Thema:
Wolfgang Döbereiner, „Astrologische Wetterprognosen von damals oder Dokumente einer Inquisition und ihrer Unterdrückung", Münchner Rhythmenlehre
26. In der Astrologie ist es leider sehr verbreitet, nach einer Art „Baukastensystem" zu arbeiten, z.B. Mond in Haus 1, Mars in Haus 2 oder Venus in Haus 4 usw., aus dem dann

vor allem Computerhoroskope zusammengesetzt werden. Es ergeben sich auf diese Weise lauter aneinandergereihte Aussagen, an denen zwar meist etwas Wahres dran ist, mit denen man aber letztlich nichts anfangen kann, da sie sich auch widersprechen können und nie ein inhaltlich vollständiges tiefes Bild ergeben werden.

27. Von Stuckrad, S. 227

28. Vgl. Bernd A. Mertz, „Also sprachen für die Astrologie – Zitate berühmter Persönlichkeiten"

KAPITEL 8.2 KURZE EINFÜHRUNG IN DEN TIERKREIS

1. Elisabeth Vreede, „Geschichte und Phänomene der Astronomie", S. 11

2. Gottfried von Purucker, „Esoterische Philosophie", S. 223

3. Vgl. Dr. Hans-Peter Hadry, „Astrologie" Eine Einführung

4. https://www.sonntagsblatt.de/artikel/spiritualitaet-mystik/geheimnisvolle-12-was-es-mit-der-zahl-auf-sich-hat

5. Ich muss betonen, dass ich mich in allen Ausführungen die Astrologie betreffend in der Grundlage immer nur auf die „Münchner Rhythmenlehre" beziehe, da – nach meinem Wissen – kein inhaltlich vollständigeres System existiert, was diese Gesetzmäßigkeiten in ihren Rhythmen, Gruppenschicksalpunkten, sowie der Mythologie und der Tiefe der menschlichen Psyche erfasst und ausdrückt.

6. Als die Babylonier vor etwa 2000 Jahren bemerkten, dass die Sonne zu Frühlingsbeginn nicht exakt in jedem Jahr am gleichen Punkt in Bezug zu den Sternbildern am Himmel stand, entwickelten sie, neben dem siderischen, einen weiteren Tierkreis. Dieser orientierte sich an den feststehenden jahreszeitlichen Wendepunkten der Sonne – interessanterweise fiel das mit der Zeit zusammen, als das Christentum für unser Leben bestimmend wurde. Sie nannten ihn „tropischen" Tierkreis (aus griech. trope „Wendung, Umkehr, Wendepunkt"; Quelle: Wahrig Herkunftswörterbuch). Ursprünglich arbeitete man mit dem siderischen Tierkreis. Beide Tierkreise teilen den Himmel in 12 gleich große Abschnitte, aber der siderische orientiert sich an den sichtbaren Sternbildern und stimmt in seinem Beginn (dem Frühlingspunkt 0°Widder) mit den Sternbildern überein, genau wie er mit diesem Punkt „mitwandert".

Siehe auch Anmerkung 1. in Kapitel 9. Wassermannzeitalter bei „Präzession".

Beide Tierkreise waren in ihrer Lage vor rund 2000 Jahren noch deckungsgleich. Sie bewegen sich aber am Himmel aufgrund der rotierenden Pendelbewegung der Erde (Präzession) in unterschiedlicher Richtung. Das wird, obwohl es enorm langsam geschieht (in 72 Jahren etwa 1 Grad), sehr oft als schlagendes Argument gegen das Funktionieren astrologischer Deutungen angeführt, weil angeblich die Tierkreiszeichen dann nicht mehr stimmen würden. Die meisten Laien wissen jedoch gar nichts von der Existenz des tropischen Tierkreises und vermischen beides. Fakt ist, dass sich am Sonnenlauf für uns auf der Erde nie etwas ändert und der tropische Tierkreis inhaltlich mit den „Eigenschaften" der Sonne auch noch in vielen tausend Jahren identisch sein wird.

In der asiatischen Welt (vor allem in Indien) arbeitet man nach wie vor mit dem siderischen Tierkreis. Zu welchen Deutungen man dort kommt, vermag ich nicht zu beurteilen.

Vgl. Peter Niehenke, „Astrologie - Eine Einführung"

https://www.astrologie-zentrum.net/index.php/de/8-siderischer-tierkreis/6-siderischer-und-tropischer-tierkreis

https://www.astro.com/astrologie/in_vedic_g.htm

KAPITEL 8.3 DER INHALT DES TIERKREISES

1. Vgl. Olga von Ungern-Sternberg, „Die Sternenschrift im Heraklesmythos"
2. Vgl. Olga von Ungern-Sternberg, „Die Sternenschrift im Heraklesmythos"
3. Vgl. Wolfgang Döbereiner, „Tierkreisbuch Jungfrau"
4. Vgl. Wolfgang Döbereiner, „Tierkreisbuch Waage"
5. Olga von Ungern-Sternberg, „Die Sternenschrift im Heraklesmythos", S. 122 ff.
6. Vgl. Wolfgang Döbereiner, „Tierkreisbuch Steinbock"

KAPITEL 8.4 ASTROLOGIE PRAKTISCH - MÖGLICHKEITEN UND GRENZEN

1. Gottfried von Purucker, „Esoterische Philosophie", S. 263
2. Vgl. David Bohm, „Die implizite Ordnung"
3. Das entspricht dem oberen und dem unteren Rhythmus, den ich im Kapitel „Einführung in den Tierkreis" schon angesprochen habe.

KAPITEL 9 DAS WASSERMANNZEITALTER

1. Präzession: Um es für die Nichtastrologen nicht zu kompliziert zu machen, drückt sich darin die Verschiebung der Sternbilder am astronomischen Hintergrund in Beziehung zum Modell des feststehenden (tropischen) astrologischen Tierkreises aus. Etwa mit Beginn des Christentums (300 v. Chr.) waren der siderische (astronomisch-orientierte) und der tropische (an den jahreszeitlichen Wendepunkten ausgerichtete) Tierkreis noch in Übereinstimmung, oder vielmehr, wieder in Übereinstimmung. Denn unsere Welt ist ja deutlich älter.
Siehe auch Anmerkung 6. in Kapitel 8.2. Kurze Einführung in den Tierkreis.
Vgl. Peter Niehenke, „Astrologie - Eine Einführung"
https://www.anthroposophie-lebensnah.de/lebensthemen/lebensrhythmen/das-platonische-weltenjahr/
2. Es sind zwar verschiedene Ebenen – ein Zeitalter bezieht sich auf den siderischen Tierkreis und die Konstellationen auf den tropischen Tierkreis. Inhaltlich jedoch drücken sie das Gleiche aus.
3. Uranus und Wassermann sind in diesem Kontext hier gleichbedeutend zu betrachten, genau wie Fisch und Neptun oder Skorpion und Pluto. Die Planeten sind jeweils nur das ausführende Prinzip der zugrundliegenden Inhalte der Tierkreiszeichen.
4. 1987 wurde der erste Windpark gebaut
5. https://www.verlagdrkovac.de/978-3-8300-9157-8.htm
6. https://www.lgl.bayern.de/rubrikenuebergreifende_themen/gentechnik/gentechnik_geschichte.htm
7. Seit 1999 kaufte Monsanto für mehr als 13 Milliarden US-Dollar überall auf der Welt Saatgutfirmen. Am 25.Januar 2005 übernahm Monsanto den kalifornischen Produzenten von Obst- und Gemüsesaatgut Seminis für 1,4 Milliarden US-Dollar. Monsanto ist mit mehr als vier Milliarden Euro Umsatz nach DuPont der zweitgrößte Saatgutanbieter weltweit und mit 90 Prozent Marktanteil der größte Anbieter von Gentech-Saatgut. https://www.chemie.de/lexikon/Monsanto.html
8. https://www.agrarheute.com/politik/gentechnik-neu-bewerten-gruene-halten-tuer-fuer-crisprcas-offen-603307
9. Sicher ist es kein Zufall, dass Ray Kurzweil, der Verfechter des Transhumanismus und Chefentwickler bei Google, davon spricht, dass er bis zu diesem Zeitpunkt – die Rede ist

von etwa 2045 - die Singularität erschaffen haben will. Mit dem Beginn der Singularität soll sich die Technik ihrer selbst bewusst werden – Mensch und Maschine verschmelzen zu einer Einheit.
https://de.futuroprossimo.it/2024/06/ray-kurzweil-svela-il-futuro-ora-la-singolarita-e-ancora-piu-vicina/
10. Dazu kommt, dass die immer mehr und immer stärkende werdende Strahlung unsere Blut-Hirn-Schranke, die verhindert, dass Schadstoffe und Krankheitserreger ins Gehirn gelangen, zunehmend durchlässiger macht.
https://www.zentrum-der-gesundheit.de/bibliothek/koerper/gehirn/blut-hirn-schranke
https://www.diagnose-funk.org/aktuelles/artikel-archiv/detail&newsid=1061
11. Vgl. Timm Koch, „Das Feuer des Wassers"
12. https://de.wikipedia.org/wiki/Elon_Musk
13. Bibelstelle Johannes 10:34
14. http://www.zeno.org/Philosophie/M/Meister+Eckhart/Predigten,
+Traktate,+Spr%C3%BCche/Fragmente+und+Spr%C3%BCche/Fragmente

KAPITEL 10 DIE WUNDERSAME WELT DER SYMMETRIE

1. https://www.spektrum.de/lexikon/biologie-kompakt/symmetrie/11518 (aufgerufen 14.03.2023)
2. Max Planck Forschung, Heft 2/2016, „Ein Wurm sucht seine Mitte", S. 19-24
https://www.mpg.de/10659931/F001_Fokus_018-025.pdf
https://www.mpg.de/11885989/plattwurm-genom (vom 24.01.2018)
3. https://de.wikipedia.org/w/index.php?title=Chiralit%C3%A4t_(Chemie)&oldid=231514823
4. https://www.chemie.de/lexikon/Kristallstruktur.html
5. https://www.scinexx.de/dossierartikel/innen-ist-nicht-gleich-aussen/
6. https://www.cosmos-indirekt.de//physik_137/index.php?title=Chaosforschung&oldid=18221
7. https://www.5-stern.de/glos/5st-sy.html

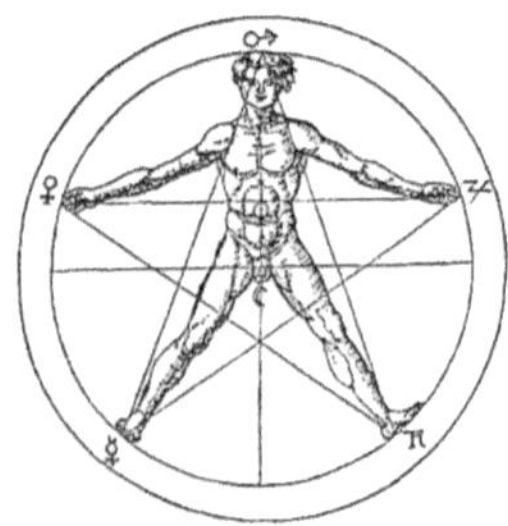

Abb.5

Nach alter Vorstellung besteht die Materie aus 4 Elementen: Feuer, Wasser, Luft und Erde und daraus folgen die Pflanzen, Tiere und der Mensch: Feuer = Wärme des Körpers, Wasser = Blut, Luft = Atem und Erde = Fleisch. Doch kommt allein beim Menschen das 5. Element hinzu: Der Geist, der nicht an die Materie gebunden ist und dem Menschen innewohnt. Aus diesem Grunde ist das Pentagramm als Symbol für den Geist (unsterblicher, göttlicher Geistfunke) im Menschen zu sehen, bzw. das Pentagramm ist

Symbol für den Menschen als Krone der Schöpfung und der Mensch ist fähig die Materie als „Gotteskind" zu überwinden. Pentagramm-Zeichnung des Universalgelehrten Henricus Cornelius Agrippa (Agrippa von Nettesheim 1486 - 1535).
8. Vom 09.05.2022: https://www.typolexikon.de/goldener-schnitt/
9. Vom 13.11.2008: https://www.principia-magazin.de/muster/92-sind-pflanzen-aesthe-ten-oder-mathematiker/
10. https://de.wikipedia.org/w/index.php?title=Fibonacci-Folge&oldid=231435322.
11. www.golden-section.eu
Naturwissenschaftlich-philosophische Abhandlung von Dr. Dr. Ruben Stelzner von 2003
12. https://de.wikipedia.org/w/index.php?title=Fibonacci-Folge&oldid=231435322
13. www.golden-section.eu, S. 27
14. www.golden-section.eu, S. 29
15. www.golden-section.eu, S. 30f.
https://de.wikipedia.org/w/index.php?title=Goldener_Schnitt&oldid=231919887

KAPITEL 11 GEDANKEN ZUR NATUR, DEN PFLANZEN UND HEILKRÄUTERN
1. Entwickelt von Carl von Linné (1707 - 1778)
2. Wolf-Dieter Storl, „Kräuterkunde", S. 59
3. Die Helligkeit der Flamme ist enorm, es ist jedoch die letzte, in die man noch mit bloßem Auge schauen darf. Für die wenigen, noch helleren Metalle braucht man dann eine Schutzbrille.
4. Live Stream Vortrag „Die Seele der Natur" mit Wolf-Dieter Storl am 8.7.2021 um 19:30h
5. Storl, „Kräuterkunde", S. 36
6. Storl, „Einsichten und Weitblicke", S. 200
7. https://www.legifrance.gouv.fr/jorf/id/JORFTEXT000023912654
8. Seit 2011 gibt es ein Gesetz, nach dem natürliche Heilmittel ihre Wirksamkeit auf die gleiche Weise nachweisen müssen wie chemische Präparate. Dass das nicht möglich ist, liegt auf der Hand. Weder haben kleine Betriebe die Gelder für solche Studien, noch lässt sich der Geist der Pflanze auf diese Weise belegen.
9. https://www.healthcaremarketing.eu/unternehmen/detail.php?rubric=
M%E4rkte&nr=23540&PHPSESSID=qiakslvfuc1o1bcr8t5mspm4k7
10. Bioterra 7/2015
11. https://tageswoche.ch/gesellschaft/pflanzen-haben-eine-art-unterirdisches-gehirn/
12. https://tageswoche.ch/gesellschaft/pflanzen-haben-eine-art-unterirdisches-gehirn/
13. lt. Wolf-Dieter Storl
14. Bioterra 7/2015
15. Vgl. Peter Wohlleben, „Das geheime Leben der Bäume"
16. 500 Wissenschaftler haben 2019 die „European Climate Declaration" verfasst, in der sie sagen, dass es keinen Klimanotstand gibt: aus Storl, „Einsichten und Weitblicke", S. 275 ff.
17. Storl, „Einsichten und Weitblicke", S. 267
18. Storl, „Einsichten und Weitblicke", S. 272
Storl beschreibt, dass die Spaltöffnungen an den Unterseiten der Pflanzenblätter, durch die die Aufnahme von CO_2 geschieht, heute deutlich mehr geworden sind und er sieht das als eine Erstickungsangst der Pflanzen. Die Spaltöffnungen heißen „Stoma" und das kommt aus dem Griechischen und bedeutet Mund. Im Grunde sind das die Atem-

öffnungen der Pflanzen.
19. https://www.nachhaltigkeit.info/artikel/biokraftstoff_1783.htm
20. https://www.beton.org/aktuell/news/details/beton-fuer-windenergie/
21. https://www.nzz.ch/feuilleton/windraeder-statt-maerchenwald-deutschlands-absurde-energiewende-ld.1680906
22. https://www.welt.de/politik/ausland/plus236040572/Energiewende-absurd-Tropenholz-fuer-deutsche-Windraeder.html
23. https://www.fr.de/panorama/sonne-strahlung-erde-harvard-bill-gates-kalzium-staub-all-atmosphaere-zr-90469520.html
Dazu wollen die Harvard-Forscher das Aerosol Kalziumkarbonat, bzw. kohlensauren Kalk, mithilfe eines Ballons in die Atmosphäre befördern. Das Aerosol soll die Sonnenstrahlen zurück ins All reflektieren, wie forbes.com berichtete. Eine Finanzspritze bekommt das Forscherteam von Bill Gates.
24. „Die Welt" vom 23.02.2018: https://www.welt.de/vermischtes/plus173892777/Wettermanipulation-Was-laeuft-da-eigentlich-worueber-wir-nichts-erfahren.html
https://www.rubikon.news/artikel/die-verdunkelung-der-sonne
25. Vom 13.09.2022: https://www.daswetter.com/nachrichten/wissenschaft/wettermanipulation-duerre-extremwetter.html
26. Sicherheitsdatenblatt (EG) Nr. 1907/2006 (Reach), geändert mit 2015/830/EU
27. https://dokumente.landtag.rlp.de/landtag/drucksachen/9603-17.pdf
28. Tom-Oliver Regenauer, „Die kollektive Selbstzerstörung", Rubikon 28.05.22
29. https://weather.com/de-DE/wissen/klima/news/regenmacher-staaten-steuern-wetter
30. https://www.deutsches-klima-konsortium.de/de/klimafaq-7-3.html
31. https://www.mdr.de/wissen/entfernung-kohlenstoff-cozwei-luft-atmosphaere-dac-schon-effizient-moeglich-100.html
32. https://www.bund.net/themen/aktuelles/detail-aktuelles/news/bienenfreundliche-pflanzen-voller-gift-achtung-bei-kauf/
33. Bioprodukte der Eigenmarken der konventionellen Supermärkte sind in der Regel deutlich minderwertiger als die Qualität aus reinen Biobetrieben, die man in Bioläden oder natürlich direkt beim Erzeuger findet.
https://utopia.de/siegel/eu-bio-siegel/;
https://eatsmarter.de/ernaehrung/news/bio-siegel;
https://www.zentrum-der-gesundheit.de/bibliothek/umwelt/gentechnik/gentechnik-lebensmittel-ia
34. „Sepp Holzer`s Permakultur", S. 272 ff.
Wunderbare Lektüre und wertvolle, leicht umsetzbare Tipps – auch für kleine Gärten und Balkone.

KAPITEL 12 DIE WELT DER TIERE
1. Vgl. Stephan Niederwieser, „Die heilende Kraft der Tiere"
2. Mythen der Welt, S.31
3. Wir haben im Grunde eine unglaubliche Artenvielfalt, von denen aber alle 24 Stunden 150 bis 200 Arten aussterben - laut einem Bericht der UN von 2010.
4. Arte: „Gen-Labor Afrika" vom 01.07.2022, 11:30h
https://www.transgen.de/tiere/1509.gentechnik-insekten-blockierte-fortpflanzung.html
5. https://www.ecowoman.de/freizeit/natur/bienen-sterben-aufhalten-pestizid-von-be-

yer-toetet-bienen-3874
6. Die neueste Entwicklung (Stand Juli 2022) wird uns alle noch härter treffen, da wird das Zerstörte unter dem Deckmantel der Rettung zu noch weiterer Zerstörung führen. https://report24.news/bienen-rettung-covid-impfstofftechnologie-soll-milben-unfruchtbar-machen/?feed_id=19186
https://taz.de/Gentechnik-soll-Bienen-retten/!5062284/
7. Zur grundsätzlichen Wirkungsweise der neuen Impfstoffgeneration finden Sie eine kurze Erläuterung in Kapitel 13.2 Warum werden wir krank und immer kränker.
8. In den letzten 27 Jahren beträgt der Rückgang der Bienen 76% laut einer Studie des entomologischen Vereins Krefeld e.V.
9. https://www.nationalgeographic.de/tiere/2020/06/kolibris-sehen-farben-die-wir-uns-nicht-mal-vorstellen-koennen
10. Laut einem Bericht der UN von 2010
https://www.spiegel.de/wissenschaft/natur/artensterben-uno-bericht-beschreibt-dramatischen-verlust-der-artenvielfalt-a-1265482.html
11. Armin Risi, „Evolution", S. 40
12. Armin Risi, „Evolution", S. 68

KAPITEL 13 GESUNDHEIT UND MEDIZIN
1. www.wikipedia.de und Roy Willis, „Welt der Mythen", S. 23
2. Luc Ferry, „Die Weisheit der Mythen", S. 226 ff.
3. Medusa gehörte zu den drei Gorgonen, das waren abartige und unheilvolle Wesen mit schrecklichstem Aussehen und jeder, der ihnen in die Augen blickte, erstarrte zu Stein. Medusa war als einzige von den dreien sterblich. Diese drei Schwestern waren früher einmal wunderschön und haben aber behauptet, sie seien noch schöner als die Göttin Athene, die sie dann zur Strafe in diese hässlichen Wesen verwandelte. Nicht nur die Ärzte, auch sonst durfte sich niemand über die Götter stellen.
Aus: Luc Ferry, „Die Weisheit der Mythen", S. 128
4. Grant und Hazel, „Lexikon der antiken Mythen und Gestalten"
5. https://de.wikipedia.org/w/index.php?title=Hippokrates_von_Kos&oldid=229296345
6. https://de.wikipedia.org/w/index.php?title=Humoralpathologie&oldid=229728985
7. Die fünf Phasen sind: Metall, Holz, Wasser, Feuer und Erde. Dabei handelt es sich nicht um „Elemente" im klassischen Sinne, sondern vielmehr um zyklische und inhaltliche Strukturen, sowie zeitliche Abläufe.
8. Vata (Wind, Luft und Äther), das Bewegungsprinzip
Pitta (Feuer und Wasser), das Feuer- bzw. Stoffwechselprinzip
Kapha (Erde und Wasser), das Strukturprinzip
9. https://de.wikipedia.org/w/index.php?title=Galenos&direction=prev&oldid=229227830
10. S. 67: https://naturscheck.de/wp-content/uploads/2019/02/Naturscheck7.pdf
11. http://www.sternwelten.net/grundlagen-der-astrologie/einfuehrungen/141-astrologie-im-mittelalter.html
12. Paracelsus, „Das Buch Paragranum", Alchimia, der dritte Grund medicinae

KAPITEL 13.1 DER ALLTÄGLICHE WAHNSINN DER HEUTIGEN SCHULMEDIZIN

1. Heute ist es das erst 1948 abgewandelte Genfer Ärztegelöbnis, was 2017 noch einmal überarbeitet wurde. https://www.hausarzt.digital/kultur/ueberkommener-eid-oder-heute-noch-richtschnur-fuer-hausaerzte-36005.html
2. Die Bruttowertschöpfung im Kernbereich der Gesundheitswirtschaft lag 2020 bei knapp 364,5 Milliarden Euro (Prognose). Das entspricht mehr als 12,1 Prozent des Bruttoinlandsprodukts. Die Gesundheitswirtschaft ist damit weiterhin eine Wachstumsbranche auf Expansionskurs. Mit einem Wachstum von jährlich 3,3 Prozent wuchs der Sektor in den letzten zehn Jahren deutlich stärker als das Bruttoinlandsprodukt (BMWI Gesundheitswirtschaft Fakten & Zahlen 2020). Die Gesundheitswirtschaft sorgt des Weiteren für eine konjunkturunabhängige und damit wirtschaftlich stabilisierende Nachfrage und ist zudem Beschäftigungsmotor für die deutsche Wirtschaft insgesamt. Neben einer umfassenden Gesundheitsversorgung zeichnet sich der deutsche Gesundheitsmarkt vor allem durch die Entwicklung innovativer Hightech-Produkte in der Medizintechnik und bei Arzneimitteln sowie neuer Behandlungs- und Untersuchungsmethoden aus. Der industrielle Teilbereich der Gesundheitswirtschaft trägt einen Anteil an der Wertschöpfung von 20,6 Prozent der Gesundheitswirtschaft und umfasst Medizinprodukte, Arzneimittel sowie Einzelhandels- und Großhandelsleistungen, aber auch Waren zur Gesundheitsversorgung, erweiterte Handelsleistungen, Bauinvestitionen und Geräte für E-Health und digitaler Anwendungen. Die digitale Gesundheitswirtschaft ist dabei derzeit noch ein kleiner Teilbereich der Gesundheitswirtschaft, aber die starke Wachstumstendenz verdeutlicht ihr großes Potenzial. Neben dem allgemeinen digitalen Transformationsprozess trägt auch die pandemische Lage zum steigenden Wachstum bei.
https://www.bundesgesundheitsministerium.de/themen/gesundheitswesen/gesundheitswirtschaft/bedeutung-der-gesundheitswirtschaft.html
3. Weltweit: https://www.aerzteblatt.de/nachrichten/105842/WHO-Alle-40-Sekunden-stirbt-ein-Mensch-durch-Suizid
4. Allein in Deutschland: https://www.rnd.de/gesundheit/selbstmord-alle-57-minuten-nimmt-sich-ein-mensch-das-leben-aerzte-fordern-mehr-geld-fuer-praevention-3G2MG5IVH7FTY4TDJAXIMSJI4I.html
5. „Die Zeit" vom 31.07.2019
https://www.zeit.de/zustimmung?url=https%3A%2F%2Fwww.zeit.de%2Fthema%2Fstammzelle
6. Ende 2022 wird das Gesetz aufgrund enormer Proteste zurückgenommen.
https://www.deutsche-apotheker-zeitung.de/news/artikel/2022/11/16/homoeopathie-fuer-haustiere-karlsruhe-kippt-tierarztvorbehalt
7. https://www.landundforst.de/landwirtschaft/tier/homoeopathie-erlaubt-tierheilpraktikerinnen-klagen-erfolgreich-568438
8. https://www.spiegel.de/gesundheit/diagnose/gesundheit-jede-minute-fuenf-tote-durch-falsche-medizinische-behandlung-who-a-1286800.html

KAPITEL 13.2 WARUM WERDEN WIR KRANK UND IMMER KRÄNKER?

1. Gerd Herold, „Innere Medizin"
2. Lt. Wolfgang Döbereiner und aus eigener Praxiserfahrung vielfach bestätigt
3. Etwa 30% der Falschbehandlungen sind allein schon offiziell anerkannt

https://www.sueddeutsche.de/gesundheit/medizin-tausende-menschen-werden-jedes-jahr-falsch-behandelt-1.3931335
4. https://pharma-fakten.de/news/617-multiple-sklerose-eine-krankheit-im-wandel/
5. https://www.euro.who.int/__data/assets/pdf_file/0006/69009/fs04G_TBHIV.pdf
6. https://www.pei.de/SharedDocs/FAQs/DE/impfen-impfstoffe/enthalten-impfstoffe-quecksilber.html
7. Sogar der Vatikan hält den Einsatz von abgetriebenem Gewebe in Impfstoffen für vertretbar: https://religion.orf.at/stories/3203682/
https://aerzte-fuer-das-leben.de/fachinformationen/schwangerschaftsabbruch-abtreibung/impfstoffe-und-abtreibung/
8. Eine Hilfestellung findet man in dem wirklich empfehlenswerten Buch von Friedrich-P. Graf „Die Impfentscheidung"
9. https://www.aerzteblatt.de/nachrichten/98725/Immer-mehr-junge-Menschen-sind-psychisch-krank
https://rp-online.de/leben/gesundheit/immer-mehr-deutsche-leiden-an-psychischen-krankheiten_aid-53642251
10. https://link.springer.com/article/10.1007/s15005-019-0049-7
11. https://www.bpb.de/kurz-knapp/hintergrund-aktuell/544498/eu-verlaengert-glyphosat-genehmigung/
12. https://www.topagrar.com/betriebsleitung/news/parkinson-gilt-jetzt-als-berufskrankheit-mediziner-klaert-hintergruende-20002272.html

KAPITEL 13.3 WEGE UND UMWEGE DER HEILUNG

1. Auch in meiner Praxis hatte ich solche Fälle zweimal.
2. Anne Devillard, „Heilung aus der Mitte" – eine schöne und vertiefende Buchempfehlung über die Vielfalt alternativer Heilwege
https://www.navigium.de/latein-woerterbuch/Medi?nr=null

KAPITEL 13.4 WAS SCHWINGUNGSMEDIZIN IST UND WARUM DIE HOMÖOPATHIE NICHT WIRKEN DARF

1. Diese Beschreibung mag ähnlich klingen wie der ursprüngliche Impfgedanke. Aber bei den herkömmlichen Impfungen wird mit dem gleichen, jedoch abgeschwächten, stofflichen Erreger gearbeitet und in der Homöopathie mit einem hoch verdünnten ähnlichen Mittel, das ganz anderer Herkunft sein kann als der nachweisbare Krankheitserreger. Diese Impfungen funktionieren somit nach dem Gleichheitsprinzip (Isopathie), die Homöopathie nach dem Ähnlichkeitsprinzip.
2. https://rautenstrauch-joest-museum.de/download/Bulletin1996-03_Sterbende Daemonen.pdf
3. Paracelsus, „Das Buch Paragranum", Der zweite Traktat, von der Astronomia und S. 41, Tierle, „Heilung durch Krankheit"
4. Paracelsus, „Das Buch Paragranum", Der erste Traktat, von der Philosophia
5. Paracelsus, „Das Buch Paragranum", Alchimia, der dritte Grund medicinae
6. M.Emoto „Die Antwort des Wassers", Band 2, S. 85
7. https://seniorweb.ch/2021/01/19/manche-heilmethoden-waren-gefaehrlicher-als-die-krankheit/
8. Samuel Hahnemann, „Organon", § 269

9. https://dewiki.de/Lexikon/Kindersterblichkeit
10. Jan Scholten ist derzeit sicher führend in Europa und hat die Homöopathie erneut revolutioniert durch die Einteilung aller Stoffe in „Familien" und Stadien in Form eines Periodensystems (angelegt am bekannten System der Elemente).
11. M. Emoto, „Die Antwort des Wassers", Band 1, S. 86
12. M. Emoto, „Die Antwort des Wassers", Band 2, S.120 ff.

KAPITEL 14. DIE LIEBE – DIE KÖNIGIN DER HEILUNG
1. Anselm Grün, G.Hüther und M.Hosang,, „Liebe ist die einzige Revolution"
2. Anselm Grün, G.Hüther und M.Hosang,, „Liebe ist die einzige Revolution", S. 105f.

KAPITEL 14.1 DIE KINDER
1. https://de.euronews.com/2018/03/27/schulpflicht-ab-3-jahren-in-frankreich-2019
2. https://www.spiegel.de/gesundheit/schwangerschaft/kaiserschnitt-raten-haben-sich-weltweit-verdoppelt-a-1232774.html
3. Ein Kaiserschnitt kann mit rund 1000 Euro zusätzlich abgerechnet werden und den Hebammen wird das Leben seit Jahren so schwer gemacht, dass viele aufgegeben haben.
https://www.babelli.de/kaiserschnitt-verdienen-aerzte-mehr/
https://www.rubikon.news/artikel/produktionsfaktor-baby
4. André Stern, „Die Rhythmen und Rituale unserer Kinder"
5. Gerald Hüther
6. Übertragung im psychologischen Sinne ist ein tief in uns verwurzelter und durchaus in manchen Situationen sinnvoller Abwehrmechanismus, der uns vorübergehend schützen kann und wie eine innere Abspaltung funktioniert. Ähnlich erleben wir das auch in Schock- und Schrecksituationen. Da sind wir oft komplett seelisch gelähmt, wir spüren gar nichts, funktionieren nur noch mechanisch weiter und erst, wenn wir uns wieder in Sicherheit fühlen, dann können sich die Emotionen zeigen. Manchmal ist es so schrecklich, dass wir über Jahre bestimmte Erlebnisse gar nicht mehr fühlen, uns kaum mehr erinnern können und manches Mal taucht es erst auf, wenn wir zum Beispiel nach einem Auffahrunfall Stunden später plötzlich mit zitternden Knien auf der Couch zuhause sitzen.
7. Gerald Hüther
8. Gerald Hüther
9. Anselm Grün, G.Hüther und M.Hosang, „Liebe ist die einzige Revolution", S. 160

KAPITEL 14.2 DIE FALSCH VERSTANDENE LIEBE
1. C.G. Jung, „Bewusstes und Unbewusstes", S. 62

KAPITEL 15 DAS ALTERN UND DER TOD
1. Luc Ferry, „Eine philosophische Gebrauchsanweisung"
2. Gerald Hüther
3. Luc Ferry, „Die Weisheit der Mythen", S. 185

KAPITEL 15.1 DAS BÖSE
1. https://www.weforum.org/de/open-forum/event_sessions/life-in-2030-humankind-and-the-machine

2. Alice Miller hat viele derartige Beispiele in ihren Büchern gut recherchiert und analysiert.
3. Vgl. C.G. Jung, „Erinnerungen"

KAPITEL 16 DIE SPALTUNG
1. https://psychotherapie-rupp.com/tag/warum-wird-autismus-immer-haufiger/
2. Rüdiger Dahlke, „Krankheit als Symbol", S. 97
3. Klausbernd Vollmar, „Handbuch der Traum-Symbole", S. 261
4. Martin Spura, „Das verweigerte Opfer des Prometheus"

KAPITEL 16.1 DAS GENDERPROBLEM
1. Birgit Grube-Kersten, „Warum noch Mann und Frau"
2. Wer sich dazu umfassender informieren möchte, dem sei das brilliante Buch von Birgit Kelle „Noch normal?" unbedingt empfohlen.
3. Birgit Kelle, „Noch normal?", S. 104
Es werden und sind bereits in einigen großen Ländern Änderungen in den Gesetzen verankert worden, in denen geschlechtsspezifische Begriffe und Bezeichnungen an entscheidenden Stellen gestrichen wurden. Beispielsweise heißt es dort – im Falle einer Eheschließung – jetzt nicht mehr Mann und Frau, sondern Ehepartner.
Die britische Regierung drängte 2017 in einem UN-Vertrag darauf, den Begriff „schwangere Frau" durch „schwangere Person" ersetzen zu lassen. Dagegen scheint es fast wie ein Klacks, dass jetzt der deutsche Duden auch geschlechtsneutral werden soll. Den Menschen, die das forcieren, ohne jemals gefragt zu haben, ob das gewünscht ist, ist durchaus bewusst, wie sehr Sprache auf das Denken wirkt. Es ist wie eine Umerziehung, die hier stattfindet. Ich bin gespannt, wann die Tierkreiszeichen Jungfrau und Wassermann dem Genderwahn zum Opfer fallen.
4. Tagesspiegel vom 26.03.2021:
https://www.tagesspiegel.de/wissen/was-hinter-dem-angeblichen-spermienschwund-steckt-4163500.html
5. https://binobino.de/produkt/wie-lotta-geboren-wurde-schmitz-weicht-schmitz/
6. Birgit Kelle, „Noch normal?", S. 178
7. https://www.profamilia.de/fileadmin/publikationen/Jugendliche/anders_ist_normal.pdf
https://www.bpb.de/shop/materialien/entscheidung-im-unterricht/34227/coming-out-im-klassenzimmer/
8. Birgit Kelle, „Noch normal?", S. 176
9. https://www.merkur.de/lokales/muenchen-lk/pullach-ort29321/pullach-landkreis-muenchen-toiletten-drittes-geschlecht-divers-wc-grundschulen-bayern-13562226.html
https://kopernikusoberschule.padlet.org/c_richter/diversity-und-sexuelle-vielfallt-lgbtiq-ypucrvdg7zz868wo
https://pestalozzi-rs-fr.de/toilette-fuer-alle/
10. Birgit Kelle, „Noch normal?" S. 176
11. https://www.bundestag.de/resource/blob/802752/8fe155e6f019c4734ae2aa92efe2f505/A-Drs-19-4-626-C-neu-data.pdf
Alexander Korte, leitender Oberarzt an der Ludwig-Maximilians-Universität München, erklärt in seiner Stellungnahme zur Novellierung des TSG (Transsexuellengesetz): „Mit

großer Sorge und tief bestürzt blickt der Sachverständige auf die wachsende Zahl von – körperlich gesunden – Mädchen mit pubertätstypischen Altersrollenkonflikten oder Körperbildstörungen, denen bereits im Alter von 14, 15, 16 Jahren nicht nur die Brüste amputiert, sondern auch Gebärmutter und Eierstöcke entfernt werden." Mädchen sind laut Korte besonders betroffen, doch auch insgesamt steige die Zahl der Kinder mit Wunsch nach körpermodifizierenden Maßnahmen zur äußeren Angleichung an das gefühlte Geschlecht seit Jahren weltweit und auch in Deutschland dramatisch an.

12. https://www.bmfsfj.de/bmfsfj/aktuelles/alle-meldungen/bundestag-beschliesst-selbstbestimmungsgesetz-238306

13. Heimlich, still und leise ist seit dem 1.1.2022 in der Schweiz ein Gesetz gültig, das den Geschlechterwechsel per Sprechakt ab dem 16. Lebensjahr möglich macht. Es reicht ein Termin beim Zivilstandesamt und 75 Franken Gebühren.
https://www.emma.de/artikel/basel-will-die-frauen-abschaffen-339243

14. Birgit Kelle, „Noch normal?", S. 102

15. Birgit Kelle, „Noch normal?", S. 122

16. Birgit Kelle, „Noch normal?", S. 158

17. John Colapinto, „Der Junge, der als Mädchen aufwuchs". Walter-Verlag, 2000. Nach einer missglückten Beschneidung beschlossen die Eltern und die Ärzte, David Reimer als Mädchen aufwachsen zu lassen. Er und sein eineiiger Zwillingsbruder Brian sollten vor allem den Forschern als Beweis dafür dienen, dass geschlechtsspezifisches Verhalten keine Frage der Natur sei, sondern eine Frage der Erziehung und der Prägung. Dieses damals hochgelobte Experiment endete als Tragödie. Nach vielen Jahren des Kampfes um seine wahre Identität und dem sicheren Gefühl, trotz Frauenkleidung und Hormonen, ein Mann zu sein, hat er sich mit 38 Jahren das Leben genommen – zwei Jahre nachdem auch sein Bruder Selbstmord begangen hatte.

18. https://www.stern.de/gesellschaft/pubertaetsblocker--regierung-laesst-passagen-auf-regierungsseite-aendern-32813000.html

19. Birgit Kelle, „Noch normal", S. 163

20. Hans-Joachim Maaz, „Der Lilith Komplex", S.171

21. Wilfried Nelles, „Die Welt, in der wir leben"

22. https://www.kita.de/wissen/geschlechtsneutrale-erziehung/

23. Rudolf Steiner, Spirituelle Perspektiven „Sexualität", S. 8 ff.

24. Rudolf Steiner, Spirituelle Perspektiven „Sexualität", S. 16

25. Rudolf Steiner, Spirituelle Perspektiven „Sexualität", S. 20

26. Gottfried von Purucker, Esoterische Philosophie, S. 101

27. Heute heißt es ja in den verschiedensten Bereichen, die sich für aufgeklärt halten, nur noch „Mensch mit Uterus". Frauen gibt es schon gar nicht mehr.
https://doctorsforchoice.de/ueber/begriffe/menschen-mit-uterus/

28. Birgit Grube-Kersten, „Warum noch Mann und Frau", S. 59

KAPITEL 17 ERLÖSUNG ODER ZERSTÖRUNG

1. https://www.transgen.de/forschung/2564.crispr-genome-editing-pflanzen.html
2. https://www.drze.de/im-blickpunkt/organtransplantation/module/xenotransplantation
3. https://www.homeandsmart.de/smart-home-moeglichkeiten
4. https://www.euronics.de/beratungswelt/smart-home-welt/haushalt/smarter-kuehlschrank/

5. Die Smartphonehersteller sorgen auch dafür, dass wir irgendwann auf diese Stöpsel im Ohr angewiesen sein werden, weil die neuen Mobiltelefone kaum noch Anschlüsse für Kopfhörer mit Kabeln haben.
https://www.inside-digital.de/handylisten/handys-ohne-klinkenanschluss
6. https://www.deutschlandfunkkultur.de/einsatz-von-robotern-in-kitas-sie-langweilen-sich-nicht-100.html
7. https://www.sueddeutsche.de/projekte/artikel/wissen/sexroboter-kann-das-liebe-sein-e763870/?reduced=true
https://www.sexdolls.com/de/collections/sex-robots
8. https://www.nzz.ch/gesellschaft/sexpuppen-in-einem-deutschen-bordell-erstmals-angeboten-ld.1428448
9. https://medizin-und-technik.industrie.de/technik/forschung/mikroroboter-nach-dem-vorbild-weisser-blutkoerperchen/
10. https://www.bitkom.org/sites/default/files/2021-04/210330_lf_ar_vr.pdf
11. https://ereignishorizont-digitalisierung.de/future-shit/fortschritt/
12. https://winfuture.de/news,132619.html
https://linkezeitung.de/2023/02/03/sind-sie-bereit-fuer-gehirntransparenz-und-ki-die-ihre-gedanken-liest/
http://blauerbote.com/2023/02/08/die-plaene-des-wef-beinhalten-eine-neue-technologie-die-das-scannen-des-menschlichen-gehirns-ueber-tragbare-geraete-ermoeglicht/
Jens Bernert, „Die neurologische Eroberung", Rubikon, 11.02.2023
13. https://www.spiegel.de/wissenschaft/elon-musk-neuralink-will-in-sechs-monaten-gehirnchips-an-menschen-testen-a-96ae02c8-406a-49c2-b83c-f56b935d4ad1
14. https://hexa--x-eu.translate.goog/?_x_tr_sl=en&_x_tr_tl=de&_x_tr_hl=de&_x_tr_pto=sc
15. https://digital-strategy.ec.europa.eu/de/news/europe-launches-second-phase-its-6g-research-and-innovation-programme
16. Tom-Oliver Regenauer, „Die kollektive Selbstzerstörung", Rubikon, 28.05.22
In der Bildung träumt man von einer Standleitung ins Gehirn, über die das Wissen vom Computer direkt hochgeladen wird.
17. http://2045.com/; https://www.kurzweilai.net/reinventing-humanity-the-future-of-human-machine-intelligence Sehr gute Zusammenfassung: https://www.sein.de/transhumanismus-die-groesste-gefahr-fuer-die-menschheit/
18. https://ifamnews.com/de/transhumanismus-befreiung-von-der-menschlichkeit-
19. Simone Hörrlein, „Die Schlacht ums Essen, Rubikon, 13.10.22
Willy Meyer, „Das Essen der Zukunft", Rubikon, 27.09.22
20. https://winfuture.de/news,123986.html
21. https://utopia.de/rewe-insektenburger-88174/
https://www.wiwo.de/erfolg/gruender/lebensmittel-aus-insekten-kommt-jetzt-das-grosse-krabbeln/27016820.html
22. https://www.eurofins.de/lebensmittel/food-news/food-testing-news/novel-food_insekten-als-nahrung-der-zukunft/
23. https://www.geo.de/wissen/ernaehrung/insekten-in-lebensmitteln-jetzt-in-der-eu-zugelassen-33115156.html?utm_source=pocket-newtab-global-de-DE
24. https://www.kla.tv/WHO/28049 vom 31.01.2024
25. Rudolf Steiner, 7. Vortrag Dornach, 7.11.1917

http://fvn-rs.net/index.php?option=com_content&view=article&id=1916:fuenfter-vortrag-dornach-7-oktober-1917&catid=117:ga-177-die-spirituellen-hintergruende-der-aeusseren-&Itemid=4
Auch in einem Vortrag in Zürich vom 6.11.1917 hat er sich ähnlich geäußert.
26. George Orwell, „1984"
27. Maren Lorenz, „Menschenzucht"
Maren Lorenz untersucht Utopien und Konzepte der Menschenzucht im Alten Reich, Großbritannien, Frankreich und den USA. Sie betrachtet wissenschaftliche, religiöse und politische Diskurse ebenso wie Literatur, Zeitschriften und Sexual- und Eheratgeber. Man suchte immer wieder nach Wegen selektiver und zentral gesteuerter Fortpflanzung – im Grunde vergleichbar mit Viehzucht und Massentierhaltung. Zwangssterilisation war in den USA offiziell bis 1981 erlaubt. Gerne hätte man sich so der Ureinwohner ganz entledigt – von Menschen, die den Kontakt zum Geistigen noch nicht verloren hatten. Zwischen 1935 und 1976 wurden in Schweden rund 62 000 Menschen zwangsweise sterilisiert. Auch Literaten, Journalisten, Philosophen, Sexualaufklärer, Theologen, religiöse Utopisten und erste Frauenrechtlerinnen forderten staatliche Regulation und Kontrolle über die menschliche Reproduktion. Dieses vorher religiös bestimmte Thema sollte sich allein am Staatswohl und nicht am Recht des Individuums orientieren.
28. Vgl. Justus Möser 1799, „Patriotische Phantasien": 1839 hat man tatsächlich unter Beifall von Zuschauern ein Baby vergast, es gab immer wieder Konzepte für überschüssige Säuglinge und Kinder. Einer plädierte sogar dafür, nicht mehr gegen Blattern zu impfen, damit mehr Kinder sterben.

KAPITEL 18 GEDANKEN ZUM SCHLUSS

1. Klaus Schwab, „Covid 19: The great reset" Ernst Wolff, „World Economic Forum – Die Macht im Hintergrund"
2. Aus: https://www.rapunzel.de/naturpost/23_02/#24
Die Folgekosten einer günstigen Ernährung werden nicht an der Kasse gezahlt, sondern in der Gesamtbilanz der Allgemeinheit – oft Jahre später. So kompensieren wir alle finanziell und gesundheitlich, etwa bei konventioneller Landwirtschaft, die Folgen von nitrat- und pestizidverunreinigtem Grundwasser, von Bodenerosion und Hochwasserereignissen, Treibhausgasemmissionen und dem Verlust von bestäubenden Insekten. Aber auch bei nicht fair gehandelten Produkten oder Produkten, die nur die Minimalanforderungen an Bio erfüllen, wird der Preis für unser Handeln bezahlt – beispielsweise von der Erde oder den Menschen, die an der Herstellung des Produkts beteiligt sind.
3. https://fokus.swiss/lifestyle/gesundheit/ernaehrung/6-lebensmittel-der-zukunft/
https://www.bundesregierung.de/breg-de/suche/food4future-2007992
https://www.basf.com/global/de/media/magazine/archive/issue-5/how-will-we-feed-ourselves-in-the-future.html
4. https://www.bayer.com/de/de/hsdf-kann-oekolandbau-die-welt-ernaehren
5. https://www.stern.de/wirtschaft/lebensmittel--millionen-tonnen-verschwendet---bevor-sie-im-supermarkt-kommen-31610520.html
6. Josef H.Reichholf, „Das Verschwinden der Schmetterlinge", S. 262
7. https://foodsharing.de/
8. Wußten Sie, dass der Staat seit Jahren Millionen an Steuergeldern in die Bargeldabschaffung investiert? Marc Friedrich, „Krieg gegen das Bargeld", Rubikon, 21.01.2023

Literaturverzeichnis

Bohm, David – Die implizite Ordnung, Crotona-Verlag, 2. Auflage, 2021
Colapinto, John – Der Junge, der als Mädchen aufwuchs, Walter-Verlag, 2000
Deschner, Karlheinz – Abermals kräht der Hahn, btb Verlag, 1. Auflage, 1996
Devillard, Anne – Heilung aus der Mitte, Driediger Verlag, 4. Auflage, 2017
Wolfgang, Döbereiner – Seminare Band 13, Die belegte Gegenwart, Eigenverlag, 1996
Wolfgang, Döbereiner – Seminare Band 17, Fluss der Generationen, Eigenverlag, 2000
Wolfgang, Döbereiner – Tierkreisbücher Band 1 – 12, Heyne-Verlag, 1974
Dossey, Larry – One mind, Crotona-Verlag, 1. Auflage, 2014
Emoto, Masaru – Die Antwort des Wassers, Band 1, KOHA Verlag, 3. Auflage, 2014
Emoto, Masaru – Die Antwort des Wassers, Band 2, KOHA Verlag, 2. Auflage, 2015
Emoto, Masaru; Fliege, Jürgen – Die Heilkraft des Wassers, KOHA Verlag, 2. Auflage, 2012
Ferry, Luc – Leben lernen: Die Weisheit der Mythen, Kunstmann-Verlag, 2009
Ferry, Luc – Leben lernen: Eine philosophische Gebrauchsanweisung, Kunstmann-Verlag, 2007
Fromm, Erich – Die Kraft der Liebe, Diogenes Verlag, 2005
Grant, Michael; Hazel, John – Lexikon der antiken Mythen und Gestalten, dtv-Verlag, 13. Auflage, 1997
Grube-Kersten, Birgit – Warum noch Mann und Frau? Verlag am Goetheanum, 2007
Grün, Anselm; Grün, Michael – Gott und die Quantenphysik, Herder Verlag, 2. Auflage, 2020
Grün, Anselm; Hüther, Gerald; Hosang, Maik – Liebe ist die einzige Revolution, Herder Verlag, 2020
Harari, Yuval Noah – Homo Deus, C.H.Beck Verlag, 16. Auflage, 2020
Heininger, Franz – Trink Wasser!, Ennsthaler Verlag, 2. Auflage, 2004
Hendel, Barbara Dr.med; Ferreira, Peter – Wasser und Salz, Ina-Verlag, 4. Auflage, 2001
Holzer, Sepp – Sepp Holzers Permakultur, Leopold Stocker Verlag, 5. Auflage, 2010
Jünger, Friedrich Georg – Griechische Mythen, Vittorio Klostermann Verlag, 5. Auflage, 2001
Jung, C.G. – Erinnerungen, Träume, Gedanken, Walter-Verlag, 11. Auflage, 1999
Jung, C.G. – Bewusstes und Unbewusstes, Fischer Bücherei, 1997
Jung, C.G. – Die Dynamik des Unbewussten, Patmos Verlag, 5. Auflage, 2021
Kelle, Birgit – Noch normal? FBV Verlag, 2. Auflage, 2020
Kirschke, Waltraud; Ast, Hartmut – Die Sprache der Seele, Claudius Verlag, 2002
Klein, Stefan – Die Tagebücher der Schöpfung, Fischer-Verlag, 2009
Koch, Timm – Das Feuer des Wassers, Westend Verlag, 1. Auflage, 2022
Köhlmeyer, Michael – Sagen des klassischen Altertums, Piper-Verlag, 7. Auflage, 1998
Kohlmeyer, Heinrich – Das Konzept unseres Lebens, freya Verlag, 2007
Maaz, Hans-Joachim – Der Lilith Komplex, dtv-Verlag, 14. Auflage, 2020
Miller, Alice – Am Anfang war Erziehung, Suhrkamp-Verlag, 1. Auflage, 1983
Nelles, Winfried – Die Welt, in der wir leben, Innenwelt-Verlag, 1. Auflage, 2020
Niehenke, Peter – Astrologie, Reclam, 1994

Paracelsus – Das Buch Paragranum, Hofenberg-Verlag, Berlin 2014
Prümm, Karl S.J. – Religionsgeschichtliches Handbuch, Päpstliches Bibelinstitut 1954
Reichert, Thomas B. – Gottesoffenbarung, Selbstverlag, 1. Auflage, 2014
Reichholf, Josef – Das Verschwinden der Schmetterlinge, Carl Hanser Verlag, 1. Auflage, 2018
Risi, Armin – Evolution, Govinda Verlag, 2. Auflage, 2014
Schrödinger, Erwin – Mein Leben, meine Weltansicht, dtv Verlag, 8. Auflage, 2020
Schütze, Alfred – Mithras-Mysterien und Urchristentum, Verlag Urachhaus
Schwab, Klaus; Thierry Malleret – Covid 19: Der große Umbruch, Forum Publishing, 2020
Singer, Christiane – Wo läufst Du hin? Der Himmel ist in dir, Edition Avicenna, 2017
Specht, Harald – Das Erbe des Heidentums, Tectum Verlag, 2015
Spura, Martin – Das verweigerte Opfer des Prometheus, Könighausen & Neumann, 2009
Steiner, Rudolf – Spirituelle Perspektiven, Stichwort Sexualität, Steiner-Verlag, 2. Auflage 2021
Stern, André – Die Rhythmen und Rituale unserer Kinder, Beltz-Verlag, 1. Auflage, 2021
Storl, Wolf Dieter – Einsichten und Weitblicke, at-Verlag, 4. Auflage, 2021
Storl, Wolf Dieter – UR-Medizin, at-Verlag, 8. Auflage, 2021
Tepperwein, Kurt – Die geistigen Gesetze, Goldmann Verlag, 20. Auflage, 2002
Tierle, Maria – Heilung durch Krankheit, Selbstverlag, 2015
Thoma, Erwin – Die geheime Sprache der Bäume, Servus-Verlag, 10. Auflage, 2016
Osho – Astrologie, Innenwelt-Verlag, 14. Auflage, 2014
Von Ungern-Sternberg, Olga – Die Sternenschrift im Heraklesmythos, Novalis-Verlag, 1989
Von Ungern-Sternberg, Olga – Die innerseelische Erfahrungswelt am Bilde der Astrologie, Rudolf Arnold Spieth Verlag, 2. Auflage, 1975
Vredde, Elisabeth – Geschichte und Phänomene der Astronomie, Verlag am Goetheanum, 1996
Von Purucker, Gottfried – Sichtbare und unsichtbare Welten, Verlag esoterische Philosophie, 3. Auflage, 2013
Von Stuckrad, Kocku – Geschichte der Astrologie, beck`sche Reihe, 1. Auflage, 2007
Willis, Roy – Die Welt der Mythen, Orbis Verlag, 1998
Wolff, Ernst – World Economic Forum, Klarsicht-Verlag, 1. Auflage, 2022
Wohlleben Peter – Das geheime Leben der Bäume, Ludwig Verlag, 9. Auflage, 2015

Abbildungsverzeichnis

Ein Buch schreibt man nie allein

Die Tiefe dieser Worte sollte mir erst im Laufe des Buches wirklich bewusst werden. Es braucht das Tun und das Sein anderer Menschen, weil alles, was in der Welt ist, die eigenen Gedanken befruchtet, die dann wieder weiter schwingen und sich entwickeln. Es braucht Unterstützung von wohlmeinenden, genau wie von kritischen Menschen. Fachleute sind in gleichem Maße wichtig wie Laien und Freunde – jeder schaut aus seinem Fenster auf das gleiche Projekt und jeder sieht etwas anderes. Das ist das Leben und ich wünsche mir, dass Menschen mehr und mehr anerkennen, dass wir nur alle gemeinsam Schöpfer sind und jeder seinen Teil dazu beiträgt!

In diesem Sinne danke ich von Herzen allen Menschen, die mutig gedacht, ihrer Intuition gefolgt sind, kritisch hinterfragt, entdeckt und aufgedeckt haben, ganz gleich, ob das Jahrhunderte, manches auch Jahrtausende zurückliegt oder aus der heutigen Zeit stammt. Sehr vieles davon hat mein Denken beflügelt und mein Projekt zu dem gemacht, was es ist.

Das Eigentliche jedoch ist nie nur auf der intellektuellen Ebene begreifbar, sondern allein durch die Gewissheit des eigenen Empfindens, der man nur auf dem eigenen Lebensweg begegnen kann. An dieser Stelle danke ich vor allem dem Himmel, der mich über viele Höhen und Tiefen – insbesondere waren es die Tiefen – zunehmend in diese Gewissheit geführt hat.

Ich danke meiner Tochter, diesem wunderbaren Wesen, die mein Leben so bereichert und ohne die ich dieses Buch sehr wahrscheinlich nicht geschrieben hätte.

Ich danke meinem Lehrer, Wolfgang Döbereiner, ohne den ich viele meiner Gedanken nie hätte denken können.

Im Besonderen danke ich meinen vielen Klienten, ohne deren langjähriges Vertrauen in meine Arbeit dieses Werk seinen Weg in die Welt ebenfalls nicht hätte finden können.

In gleicher Weise danke ich all meinen Probelesern, die sich geduldig durch die vielen Seiten gelesen, die an mich geglaubt und mir so viele wertvolle Rückmeldungen gegeben haben.

ÜBER DIE AUTORIN

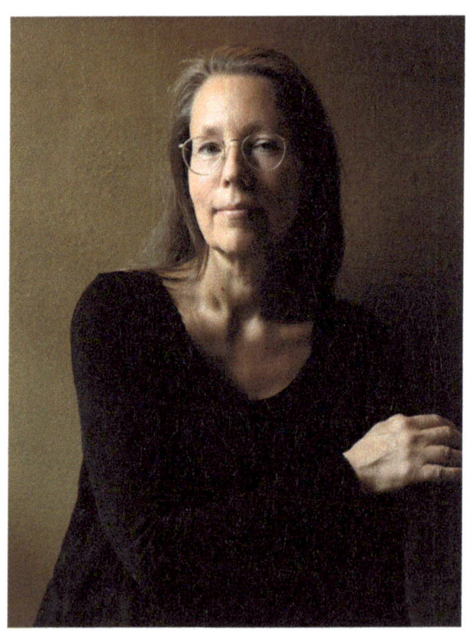

Caroline Raasch arbeitet seit 1997 als Astrologin und Heilpraktikerin in eigener Praxis in Berlin-Lichterfelde. Sie war 10 Jahre Schülerin bei Wolfgang Döbereiner, dem Begründer der „Münchner Rhythmenlehre" und dem sicher bedeutendsten Astrologen unserer Zeit. Er befreite die Astrologie von Aberglaube, Unterhaltung und unseriösen Voraussagen und füllte sie stattdessen mit tiefem Inhalt, indem er altes Wissen mit neuen Strukturen verband, die Homöopathie und vor allem die griechische, aber auch die biblische Mythologie in sein Deutungssystem mit einbezog.

Es ist ein System entstanden, das den Möglichkeiten der Astrologie wahrhaft gerecht wird. Über diese Sichtweise tut sich eine hintergründige geistige Welt auf, die alle vordergründigen Erscheinungen und Erlebnisse nicht nur durchdringt, sondern auch bedingt. Es zeigt die vollständige Einheit, der wir uns auf unserem Erdenweg, der vom Vordergrund in den Hintergrund führt, von der Ahnung des Unsagbaren aber Spürbaren, nur annähern können.

Dieses Buch ist die Essenz einer langjährigen beratenden Arbeit in den Bereichen Psychologie, Homöopathie, Phytotherapie, Traumdeutung und Gesichterlesen – alles immer im Kontext und auf Basis dieser Astrologie.

Die therapeutische Begleitung von Menschen genau wie die Beratung von Unternehmen oder Berechnung von Ortsqualitäten auf dieser

Ebene ermöglicht tiefe Einblicke in oft ungeahnte Zusammenhänge und Verhaltensmuster, die sich dann auf ebenso tiefe Weise lösen lassen – und das begeistert mich heute noch genauso, wie an meinem ersten Tag.

KONTAKT

www.caroline-raasch.de
caroline.raasch@web.de